Post-partum
Recommandations CNGOF pour la pratique clinique

Chez le même éditeur

Gynécologie, par J. Lansac, H. Marret. Collection « Pour le praticien ». 9e édition, 2018. 656 pages.

Obstétrique, par J. Lansac, G. Magnin, L. Sentilhes. Collection « Pour le praticien ». 6e édition, 2013. 584 pages.

Pratique de l'accouchement, par J. Lansac, P. Descamps, F. Goffinet. 6e édition, 2016. 512 pages.

Guide pratique de l'échographie obstétricale et gynécologique, par G. Grangé. Collection « Pratique en gynécologie-obstétrique ». 2e édition, 2016. 416 pages.

Chirurgie en obstétrique. Chirurgie de la femme enceinte et de l'accouchement, par P. Deruelle, G. Kayem, L. Sentilhes. Collection « Techniques chirurgicales ». 2015. 168 pages.

Pathologies maternelles et grossesse, par A. Benachi, D. Luton, L. Mandelbrot, O. Picone. Collection « Pratique en gynécologie-obstétrique ». 2014. 488 pages.

Conduites pratiques en médecine fœtale, par A. Benachi. Collection « Pratique en gynécologie-obstétrique ». 2e édition, 2013. 368 pages.

La contraception en pratique. De la situation clinique à la prescription, par B. Raccah-Tebeka, G. Plu-Bureau. Collection « Pratique en gynécologie-obstétrique ». 2013. 272 pages.

Post-partum

Recommandations CNGOF pour la pratique clinique

Collège national des gynécologues et obstétriciens français

Coordonné par:

Loïc Marpeau
PU-PH, service de gynécologie obstétrique, CHU de Rouen

Marie-Victoire Senat
PU-PH, service de gynécologie-obstétrique, hôpital Bicêtre (AP-HP), Le Kremlin-Bicêtre

Loïc Sentilhes
PU-PH, chef de service de gynécologie-obstétrique, CHU de Bordeaux

Elsevier Masson

ELSEVIER

Elsevier Masson SAS, 65, rue Camille-Desmoulins, 92442 Issy-les-Moulineaux cedex, France

Post-partum : recommandations CNGOF pour la pratique clinique, 1re édition, du Collège national des gynécologues et obstétriciens français, coordonné par L. Marpeau, M.-V. Senat, L. Sentilhes.

ISBN : 978-2-294-75918-5

e-ISBN : 978-2-294-76251-2

Table des matières

Collaborateurs

- **Anne Battut,** sage-femme, cabinet de sage-femme et rééducation périnéale, Paris.
- **Dan Benhamou,** PU-PH, service d'anesthésie-réanimation, hôpital Bicêtre (AP-HP), Le Kremlin-Bicêtre ; Inserm U1195 et université Paris-Sud (Petites molécules de neuroprotection, neurorégénération et remyélinisation).
- **Sylvie Billecocq,** kinésithérapeute, cabinet de kinésithérapie et de rééducation périnéale, Paris.
- **Sarah Bydlowski,** psychiatre d'enfant ; PH, HDR, Directrice du département de psychiatrie de l'enfant et de l'adolescent de l'Association de santé mentale du 13e arrondissement (ASM 13), Paris ; Laboratoire de psychologie clinique, psychopathologie, psychanalyse (PCPP) de l'Institut de psychologie de l'université Paris Descartes.
- **Anne Chantry,** sage-femme, Inserm UMR 1153, Équipe de recherche en épidémiologie obstétricale, périnatale et pédiatrique (EPOPé), Centre de recherche épidémiologie et statistique, Sorbonne Paris Cité, DHU Risques et grossesse, université Paris Descartes, Paris ; école de sages-femmes Baudelocque (AP-HP), université Paris Descartes, Paris.
- **Bénédicte Coulm,** Inserm U1153, Équipe de recherche en épidémiologie obstétricale, périnatale et pédiatrique (EPOPé), maternité Port Royal, Paris.
- **Xavier Deffieux,** PU-PH, service de gynécologie-obstétrique et médecine de la reproduction, hôpital Antoine-Béclère (AP-HP), Clamart.
- **Muriel Doret-Dion,** PU-PH, faculté de médecine et de maïeutique Charles-Mérieux, Lyon-Sud, université Lyon 1 ; service de gynécologie-obstétrique, hôpital Femme-Mère-Enfant, hospices civils de Lyon.
- **Florent Fuchs,** PH, service de gynécologie-obstétrique, hôpital Arnaud-de-Villeneuve, CHU de Montpellier, Montpellier ; Inserm, Centre de recherche en épidémiologie et santé des populations (CESP), U1018 (Reproduction et développement de l'enfant), Villejuif.
- **Géraldine Gascoin,** PU-PH, service de réanimation et médecine néonatales, CHU d'Angers, Angers.
- **Marc Laffon,** PU-PH, pôle d'anesthésie-réanimation, CHRU de Tours, Tours.
- **Louis Marcellin,** MCU-PH, service de gynécologie-obstétrique II et médecine de la reproduction, hôpital universitaire Paris Centre, Cochin (AP-HP), maternité Port-Royal ; université Paris Descartes, Paris.
- **Loïc Marpeau,** PU-PH, service de gynécologie obstétrique, CHU de Rouen, Rouen.

■ **Isabelle Monier,** sage-femme, Inserm UMR 1153, Équipe de recherche en épidémiologie obstétricale, périnatale et pédiatrique (EPOPé), Centre de recherche épidémiologie et statistique, Sorbonne Paris Cité, DHU Risques et grossesse, université Paris Descartes, Paris ; maternité Antoine-Béclère (AP-HP), Clamart.

■ **Jacky Nizard,** PU-PH, service de gynécologie-obstétrique, groupe hospitalier Pitié-Salpêtrière (AP-HP), Sorbonne Université (Paris 6) ; CNRS UMR 7222, Inserm U1150, Paris.

■ **Geneviève Plu-Bureau,** PU-PH, unité de gynécologie médicale, hôpital Cochin-Port-Royal (AP-HP) ; Université Paris Descartes, Paris ; Inserm UMR 1153, Équipe de recherche en épidémiologie obstétricale, périnatale et pédiatrique (EPOPé), Centre de recherche épidémiologie et statistique, Sorbonne Paris Cité.

■ **Brigitte Raccah-Tebeka,** PH, service de gynécologie-obstétrique, hôpital Robert-Debré (AP-HP), Paris.

■ **Marie-Victoire Senat,** PU-PH, service de gynécologie-obstétrique, hôpital Bicêtre (AP-HP), Le Kremlin-Bicêtre.

■ **Loïc Sentilhes,** PU-PH, chef de service de gynécologie-obstétrique, CHU de Bordeaux, Bordeaux.

■ **Emmanuel Simon,** PH, service de gynécologie-obstétrique, médecine fœtale, CHRU de Tours, Tours ; Inserm UMR U930, université François-Rabelais, Tours.

■ **Thibault Thubert,** PU-PH, service de gynécologie-obstétrique et médecine de la reproduction, hôpital Antoine-Béclère (AP-HP), Clamart.

■ **Sarah Vieillefosse,** PU-PH, service de gynécologie-obstétrique et médecine de la reproduction, hôpital Antoine-Béclère (AP-HP), Clamart.

Préface

Le post-partum, de tous les problèmes concernant la femme/mère en général, est souvent considéré comme le « parent pauvre » de notre vaste spécialité. Trop souvent délaissées par les professionnels et les chercheurs, les problématiques du post-partum sont nombreuses et complexes puisqu'elles touchent à tous les domaines de la santé de la femme, de la mère et de son enfant. Elles exigent les compétences des gynécologues-obstétriciens et sages-femmes, premiers acteurs concernés, mais aussi des médecins généralistes, anesthésistes, pédiatres, psychologues, psychiatres, kinésithérapeutes, sexologues. Ce moment privilégié où s'installe la relation mère-enfant, où le couple doit trouver un nouvel équilibre, est marqué par une certaine vulnérabilité physique et psychologique des différents acteurs. Ceux-ci devront être écoutés, guidés et compris. Le Collège national des gynécologues obstétriciens français (CNGOF), conscient de ces enjeux, a donc décidé, sous l'impulsion de son comité scientifique, d'élaborer des recommandations pour la pratique clinique (RPC), concernant tous les aspects du post-partum, de la surveillance d'un accouchement par les voies naturelles ou par césarienne, en passant par la prévention des risques psychosociaux sans faire l'impasse sur l'allaitement, la rééducation périnéale et les dyspareunies ainsi que sur les problèmes spécifiques de la contraception et de la consultation du post-partum. Il faut souligner la clairvoyance et l'originalité de cette décision prise par le CNGOF, puisqu'il n'y a que très peu de sociétés savantes à avoir fait cette démarche et émis des recommandations sur cette période spécifique.

Les experts-rédacteurs sollicités ont fourni un énorme travail de qualité, analysant toute la littérature sur l'ensemble des thématiques du post-partum, sans parti pris, basé uniquement sur une analyse objective des études scientifiques publiées. Toutes les recommandations s'appuient donc sur un argumentaire solide qui n'a pas pu être publié en l'état lors de la publication de ces RPC, du fait du volume de la pagination. Afin que toutes les données soient disponibles et lisibles, Elsevier a proposé au CNGOF de publier les textes des recommandations et leur argumentaire sous une forme destinée à en favoriser la lecture. Des encadrés rappellent régulièrement les points principaux à retenir.

Cet ouvrage inédit consacré entièrement et uniquement au post-partum a pour vocation de mieux faire connaître à un vaste public les caractéristiques très spécifiques de cette période charnière de la vie d'une femme.

Cette préface est pour nous aussi l'occasion de remercier vivement le CNGOF qui a eu l'idée de cette RPC, les experts qui ont participé à cet ouvrage et Elsevier de permettre de rendre visible et disponible au plus grand nombre cette « mine » d'informations.

Loïc Sentilhes, Loïc Marpeau, Marie-Victoire Senat

Abréviations

AAP	American Academy of Pediatrics
ACCF	American College of Cardiology Foundation
ACCP	American College of Clinical Pharmacy
ACOG	American College of Obstetricians and Gynecologists
ACP	analgésie contrôlée par le patient
ACTH	*adrenocorticotropic hormone*
ADN	acide désoxyribonucléique
AEM	Agence européennes des médicaments
AFDPHE	Association française pour le dépistage et la prévention des handicaps de l'enfant
AHA	American Heart Association
AHRQ	Agency for Healthcare Research and Quality
AINS	anti-inflammatoire non stéroïdien
AM	allaitement maternel
AMM	autorisation de mise sur le marché
AMP	assistance médicale à la procréation
ANAES	Agence nationale d'accréditation et d'évaluation en santé
ANSM	Agence nationale de sécurité du médicament
AP-HP	Assistance publique-hôpitaux de Paris
APL	anticorps antiphospholipides
ARN	acide ribonucléique
ARS	agence régionale de santé
AVC	accident vasculaire cérébral
AVK	antivitamine K
BAT	bas antithrombose
BFB	*biofeedback*
BFLUTS	Bristol Female Lower Urinary Tract Symptoms
BJOG	*British Journal of Obstetrics and Gynaecology*
BT	*behaviour therapy*
CDC	Centers of Disease Control and Prevention
CESP	Centre de recherche en épidémiologie et santé des populations
CFU	*colony forming unit*
CH	centésimale hahnemannienne
CHRU	centre hospitalier régional universitaire
CHU	centre hospitalier universitaire
CIANE	Collectif interassociatif autour de la naissance

CMV	contraction maximale volontaire
CNAMTS	Caisse nationale de l'assurance maladie des travailleurs salariés
CNEMM	Comité national d'experts sur la mortalité maternelle
CNGOF	Collège national des gynécologues et obstétriciens français
COP	contraception œstroprogestative
CP	contraception progestative
CPI	compression pneumatique intermittente
CRAT	Centre de référence des agents tératogènes
CSHPF	Conseil supérieur d'hygiène publique de France
dB	décibels
DG	diabète gestationnel
DHU	département hospitalo-universitaire
DIU	dispositif intra-utérin
DIU-Cu	dispositif intra-utérin au cuivre
DIU-LNG	dispositif intra-utérin au lévonorgestrel
DM	différence moyenne
DMPA	*depot medroxyprogesterone acetate*
DPP	dépression du post-partum
EAU	European Association of Urology
ECBU	examen cytobactériologique des urines
EE	éthinylestradiol
EMG	électromyographie
ENP	enquête nationale périnatale
ENS	échelle numérique simple
EP	embolie pulmonaire
EPDS	*Edinburgh postnatal depression scale*
EPO	érythropoïétine
EPOPé	Équipe de recherche en épidémiologie obstétricale, périnatale et pédiatrique
EPP	entretien prénatal précoce
ERAS	*enhanced recovery after surgery*
ESPGHAN	European Society for Paediatric Gastroenterology Hepatology and Nutrition
EUSOMA	European Society of Breast Cancer Specialists
EVA	échelle visuelle analogique
EVS	échelle verbale simple
FA	fissure anale
FBR	facteur biologique de risque
FCP	fausse couche précoce
FCPC	fédération de cardiologie pédiatrique et congénitale
FCT	fausse couche tardive

FCV	frottis cervicovaginal
FIQL *scale*	*faecal incontinence quality of life scale*
FSFI	*female sexual function index*
GEHT	Groupe d'étude sur l'hémostase et la thrombose
HAS	Haute Autorité de santé
HAV	hyperactivité vésicale
HBPM	héparine de bas poids moléculaire
HCSP	Haut Conseil de la santé publique
HDR	habilitation à diriger des recherches
HELLP	*hemolysis, elevated liver enzymes, low platelet count syndrome*
HGPO	hyperglycémie *per os*
HNF	héparine non fractionnée
HP	hématome puerpéral
HPP	hémorragie du post-partum
HRP	hématome rétroplacentaire
HSPP	hémorragies secondaires du post-partum
HTA	hypertension artérielle
IC	intervalle de confiance
ICIQ-SF	*International Consultation on Incontinence Questionnaire-Short Form*
ICS	International Continence Society
IFBAT	*infant breastfeeding assessment tool*
IGAP	Interagency group for Action on Breastfeeding
IMC	indice de masse corporelle
IMG	interruption médicale de grossesse
INB	infection néonatale bactérienne
INBP	infection néonatale bactérienne précoce
Inserm	Institut national de la santé et de la recherche médicale
IRM	imagerie par résonance magnétique
ISSVD	International Society for the Study of Vulvovaginal Disease
IST	infection sexuellement transmissible
IU	incontinence urinaire
IUE	incontinence urinaire à l'effort
IUM	incontinence urinaire mixte
IUU	incontinence urinaire sur urgenturies
IV	intraveineux
IVG	interruption volontaire de grossesse
JCIH	Joint Committee on Infant Hearing
LARC	*long-acting reversible contraceptives*
LCR	liquide céphalorachidien
MAMA	méthode de l'allaitement maternel et de l'aménorrhée

MCU	maître de conférences des universités
MEOWS	*modified early obstetric warning score*
MFIU	mort fœtale *in utero*
MICI	maladie inflammatoire chronique intestinale
MIN	mort inattendue du nourrisson
mmHg	millimètre de mercure
MPA	*medroxyprogesterone acetate*
MPP	muscle du plancher pelvien
MTEV	maladie thromboembolique veineuse
MTHFR	5,10-méthylènetétrahydrofolate réductase
NFS	numération de formule sanguine
NHS	National Health Service
NICE	National Institute for Health and Care Excellence
NIH	National Institutes of Health
NP	niveau de preuve
NPEU	National Perinatal Epidemiology Unit
NPSA	National Patient Safety Agency
OASIS	*obstetric anal sphincter injuries*
OEA	otoémission acoustique
OEAA	otoémission acoustique automatisée
OMS	Organisation mondiale de la santé
ONU	Organisation des Nations unies
OR	*Odds ratio*
ORa	*Odds ratio* ajusté
PAD	pression artérielle diastolique
PAG	poids pour l'âge gestationnel
PAS	pression artérielle systolique
PCR	*polymerase chain reaction*
PCU	phénylcétonurie
PE	prééclampsie
PEAA	potentiels évoqués auditifs automatisés
PFIQ-7	*Pelvic Floor Impact Questionnaire-short form*
pH	potentiel hydrogène
PH	praticien hospitalier
PMI	Protection maternelle et infantile
POCA	pseudoobstruction colique aiguë
POP-Q	*Pelvic Organ Prolapse Quantification*
PRAMS	Pregnancy Risk Assessment and Monitoring System
PROBIT	Promotion of Breastfeeding Intervention Trial
PU	professeur des universités

QI	quotient intellectuel
RANZCOG	Royal Australian New Zealand College of Obstetricians Gynaecologists
RCIU	retard de croissance intra-utérin
RCOG	Royal College of Obstetricians and Gynecologists
RCP	recommandations pour la pratique clinique
ROC	*receiver operating characteristic*
ROR	rougeole-oreillons-rubéole
ROT	réflexe ostéotendineux
RPM	rupture prématurée des membranes
RR	risque relatif
RRAC	récupération rapide après chirurgie
RUPP	rétention urinaire du post-partum
RUPP-C	rétention urinaire complète du post-partum
RUPP-P	rétention urinaire partielle du post-partum
SA	semaine d'aménorrhée
SACHDNC	Secretary's Advisory Committee on Heritable Disorders in Newborns and Children
Samu	service d'aide médicale urgente
SAPL	syndrome des antiphospholipides
SFAR	Société française d'anesthésie et de réanimation
SFCP	Société française de colo-proctologie
SFD	Société francophone du diabète
SFE	Société française d'endocrinologie
SFMP	Société française de médecine périnatale
SFMV	Société française de médecine vasculaire
SFN	Société française de néonatalogie
SGB	streptocoque du groupe B
SIGN	Scottish Intercollegiate Guidelines Network
SNC	système nerveux central
SNFGE	Société nationale française de gastro-entérologie
SOGC	Society of Obstetricians and Gynecologists of Canada
SSPI	salle de surveillance postinterventionnelle
TENS	*transcutaneous electrical nerve stimulation*
TEV	throboembolie veineuse
THC	δ-9-hydrocannabinol
THE	thrombose hémorroïdaire externe
TIH	thrombopénie induite par l'héparine
TSPT	trouble de stress post-traumatique
TVP	thrombose veineuse profonde

UDI	Urogenital distress inventory
UMR	unité mixte de recherche
Unicef	United Nations International Children's Emergency Fund
VHC	virus de l'hépatite C
VIH	virus de l'immunodéficience humaine
VZV	*varicella-zoster virus*
WAO	World Allergy Organization
WGO	World Gastroenterology Organisation

CHAPITRE

1

Allaitement maternel (I)

Fréquence, bénéfices et inconvénients, durée optimale et facteurs influençant son initiation et sa prolongation

Anne Chantry, Isabelle Monier, Louis Marcellin

POINTS CLÉS

- L'allaitement maternel (AM) concerne en France 66 % des enfants à la naissance.
- Sa durée médiane est de 15 semaines et de 3 semaines et demie pour l'allaitement exclusif.
- L'allaitement présente de nombreux avantages bien documentés pour l'enfant dans le cadre de la prévention d'un grand nombre de maladies à plus ou moins long terme (otites, infections gastro-intestinales, maladies atopiques, obésité et maladies cardiovasculaires, etc.).
- Pour la mère, un des avantages les plus documentés concerne la réduction de l'incidence du cancer du sein associée à un AM prolongé. Ainsi, pour diminuer le risque du cancer du sein, il est recommandé d'allaiter.
- Dans le but d'augmenter le taux d'initiation de l'AM ainsi que sa durée, il est recommandé d'installer dès la naissance le nouveau-né en peau à peau, ainsi que de promouvoir un AM à la demande sans intervalle fixe entre les tétées.
- De même, dans cet objectif, il est recommandé que les professionnels de santé accompagnent les mères dans leur projet et que les messages de promotion de l'allaitement intègrent des messages à destination des conjoints.

- En revanche, on ne dispose pas de suffisamment de données pour recommander d'employer une position particulière lors des tétées ou d'utiliser un sein ou les deux lors des tétées.
- Au total, un AM exclusif et prolongé de 4 à 6 mois est recommandé.

Introduction

Dans les objectifs du millénaire pour le développement adoptés en 2000 par l'Organisation des Nations unies (ONU) dans le but d'éliminer la pauvreté dans le monde, l'AM a été décrit comme un moyen de prévention qui pourrait contribuer de manière efficace à atteindre l'objectif de réduction de la mortalité infantile (objectif n° 4) [1]. Ainsi, l'Organisation mondiale de la santé (OMS) et le Fonds des Nations unies pour l'enfance (Unicef, pour United Nations International Children's Emergency Fund) préconisent depuis 2001 « un allaitement maternel exclusif dans les six premiers mois de vie, et la poursuite de l'allaitement pendant l'introduction d'aliments sûrs et adéquats jusqu'à l'âge de 2 ans ou plus » [2]. Malgré cela, la pratique de l'AM, n'est pas aussi répandue et les recommandations ne semblent pas correctement appliquées. En France, les dernières recommandations conjointes de l'Agence nationale d'accréditation et d'évaluation en santé (ANAES) et du Collège national des gynécologues et obstétriciens français (CNGOF) sur l'AM datent de 2002 [3]. Or, de nombreuses publications ont apporté depuis des preuves nouvelles qui justifient une mise à jour.

Dans ce texte, les définitions employées s'appuient sur les recommandations OMS/Unicef, celles de l'Interagency group for Action on Breastfeeding (IGAP), celles de l'Académie américaine de pédiatrie (American Academy of Pediatrics [AAP]) et celles de l'ANAES publiées en 2002. Ainsi, le terme « allaitement maternel » désigne une situation où un enfant est nourri par le lait de sa mère. On distingue deux modes d'AM :

- l'AM **exclusif**, réservé aux allaitements où le nouveau-né ou nourrisson reçoit uniquement du lait maternel ;
- l'AM **partiel**, qui correspond à un AM associé à tout autre substitut (lait, céréales, eau, eau sucrée ou autre).

Par ailleurs, l'expression « montée de lait » caractérise la lactogénèse de type II.

Épidémiologie de l'allaitement maternel

Quelles sont la fréquence et la durée de l'allaitement en France ?

Deux études majeures réalisées en France permettent d'évaluer le taux d'initiation d'AM et sa durée.

Tout d'abord, les données issues de l'enquête nationale périnatale de 2016 (ENP, enquête nationale sur la base d'un échantillon représentatif des naissances françaises de 13 384 naissances) informent sur la fréquence de l'AM en maternité, puisque les informations sont recueillies auprès des femmes lors de leur séjour en maternité. Pour l'année 2010, la fréquence d'initiation de l'AM était de 66,5 % avec 52,2 % d'AM exclusif et 14,5 % d'AM partiel. À noter qu'une tentative de mise au sein précoce, c'est-à-dire dans les 2 heures qui suivent la naissance, a été réalisée pour 65 % des naissances (NP2) [4].

Ensuite, la cohorte Épifane (« Épidémiologie en France de l'alimentation et de l'état nutritionnel des enfants pendant leur première année de vie ») réalisée en 2012 fournit non seulement des données sur les modalités d'alimentation des nourrissons à la naissance mais également jusqu'à 12 mois (échantillon aléatoire de 3 368 couples mère-enfant nés après 33 SA issus de 136 maternités de France métropolitaine tirées au sort – 25 inclusions par maternité) (NP2). La fréquence d'initiation de l'AM à la maternité était de 69,1 % des nourrissons (59,7 % d'AM exclusif et 9,3 % d'AM partiel) et diminuait progressivement avec l'âge des nourrissons. Ainsi, à 1 mois, 54,4 % des nourrissons inclus étaient encore allaités (19,0 % d'AM exclusif et 45,6 % d'AM partiel), 39 % à 3 mois pour atteindre 21 % à 6 mois. À l'âge de 1 an, seuls 9 % des enfants étaient encore allaités. La durée médiane de l'AM était de 15 semaines et celle de l'AM exclusif ou prédominant était de 3 semaines et demie (NP2) [5].

☑ ***Synthèse***

L'AM concerne en France près de 66 % des enfants à la naissance (NP2). Sa durée médiane est de 15 semaines et de 3 semaines et demie pour l'allaitement exclusif. À 3 mois, seul un tiers des enfants allaités à la naissance le sont encore (NP2).

La fréquence et la durée de l'allaitement ont-elles évolué en France ?

En compilant les données issues des enquêtes périnatales successives de 1972 jusqu'à la dernière, réalisée en 2016, la prévalence de l'AM (exclusif et partiel) à la sortie de maternité a d'abord progressé en passant de 32 % à près de 70 %, pour significativement diminuer entre 2016 (NP3). En retenant uniquement les informations relatives à l'AM exclusif, qui correspond à la pratique recommandée par l'OMS, sa fréquence a d'abord augmenté en passant de 40,5 % en 1995 à 60,2 % en 2010 pour ensuite diminuer et atteindre 52,2 % en 2016.

La durée de l'AM (exclusif et mixte) s'est allongée au fil des années. Les premières études dont on dispose rapportaient dans les années 1990 (premières enquêtes nationales périnatales) une durée médiane de 8 semaines dans deux enquêtes (NP3) [6], qui s'est progressivement allongée à 13 semaines dans une étude réalisée en 1999, pour atteindre une durée médiane de 15 semaines dans deux études réalisées en 2007 et 2012 (NP3 et NP2) [5,7].

Synthèse

En une vingtaine d'années, la fréquence d'initiation à l'AM, comme sa durée, a doublé (NP3). On note cependant un décrochage du taux d'initiation à l'allaitement dans la dernière enquête de 2016.

Comment se situe la France sur la scène internationale ?

Au niveau international, des données de 2008 issues de 36 pays d'Asie, d'Afrique et d'Amérique latine rapportaient plus de 95 % d'AM dans les deux premiers mois de vie avec un taux d'AM exclusif plus élevé en Amérique latine (57 %) qu'en Asie (environ 52 %), ou encore en Afrique (47 %) (NP3).

Dans la revue de la littérature publiée en 2012, Ibanez *et al.* décrivaient les taux d'AM dans 16 pays industrialisés considérés comme ayant un niveau de ressources comparable à celui de la France (NP3) [8]. Les taux d'initiation d'AM exclusif les plus importants concernaient la Norvège, le Danemark et le Japon (supérieurs à 98 %) ; alors que ce taux était le plus bas pour le Royaume-Uni (70 %) et les États-Unis (69,5 %). Dans cette étude, la France représentait le pays industrialisé ayant le plus faible taux d'initiation d'AM exclusif (NP2).

Le rapport Euro-Peristat, qui regroupe les statistiques périnatales issues de registres nationaux, états civils et statistiques nationales des 28 pays européens, retrouvait les mêmes résultats. Les taux d'initiation de l'AM exclusif présentaient de grandes variations en Europe, avec un groupe de pays avec un taux de plus de 80 %, représenté par la République tchèque, la Lettonie, le Luxembourg et la Slovénie, et un groupe de pays ayant les taux les plus bas avec l'Irlande (55 %), Chypre (66 %), Malte (69 %) et la France (69 %) (NP3).

Synthèse

La France est l'un des pays à haut niveau de ressources ayant le plus faible taux d'initiation d'AM exclusif (NP3).

Quelques particularités

Quid de l'allaitement maternel chez les prématurés ?

Si les données de l'ENP de 2003 montraient une évolution importante de l'AM chez les prématurés depuis 1998 (60,4 % d'AM en 2003 *versus* 49,6 % en 1998, $p < 0{,}0001$), elles rapportaient toutefois une fréquence d'initiation de l'AM moindre chez les enfants nés prématurément que chez les enfants nés à terme (60 % *versus* 64 %, $p < 0{,}0001$). Et ces AM étaient plus souvent partiels pour les prématurés que pour les enfants à terme (17 % *versus* moins de 8 %, $p < 0{,}0001$) (NP2) [4]. En outre, les analyses de la cohorte Épifane identifiaient la prématurité comme un facteur de risque d'arrêts d'allaitement plus fréquents entre 3 et 6 mois que chez les enfants nés à terme (14,7 % d'AM à 6 mois chez les enfants prématurés *versus* 23 % d'AM à 6 mois chez les enfants nés terme, p = 0,03) (NP2) [5].

Synthèse

Les enfants prématurés sont moins souvent allaités et moins longtemps que les enfants nés à terme (NP2).

Quid de l'allaitement maternel chez les jumeaux ?

D'après les données de l'ENP de 2003, il n'existait pas de différence significative entre le taux d'AM chez les jumeaux et celui des singletons (58,3 % *versus* 62,7 %, p = 0,12) (NP2). En revanche, les jumeaux étaient plus souvent allaités de façon partielle que les enfants uniques (24,8 % *versus* 5,9 %, p < 0,0001) (NP2) [9]. Enfin, bien que les fréquences d'initiation de l'AM soient semblables entre jumeaux et singletons, il apparaît que les arrêts d'allaitement à 1 mois sont plus fréquents chez les jumeaux. En effet, les données de l'étude Épifane indiquaient qu'à 1 mois, 40 % des mères de jumeaux ont arrêté d'allaiter, alors qu'elles n'étaient que 20 % dans le groupe des singletons (NP2) [5].

Synthèse

L'AM des jumeaux se caractérise par une initiation fréquente mais qui se maintient peu dans la durée (NP2).

Impact de l'allaitement

Sur la santé de l'enfant

L'allaitement a-t-il un impact sur le développement cognitif ?

De nombreuses études réalisées à partir de cohortes d'enfants allaités suggèrent un lien entre l'AM et le développement cognitif des enfants.

Parmi ces études, un des premiers travaux publié en 1992 reposait sur l'évaluation entre 7 ans et demi et 8 ans du quotient intellectuel (QI) de 300 enfants pris en charge en 1982 et 1984 dans 5 unités de néonatalogie au Royaume-Uni et pesant moins de 1 850 g. Après ajustement sur le niveau d'éducation et la catégorie socio-professionnelle des parents, les résultats montraient que les enfants de mères qui avaient allaité avaient des scores de QI plus élevés que ceux dont la mère n'avait pas allaité (+ 8,3 points de QI [IC95 % : 4,9-11,7], p < 0,0001) (NP2). Une relation dose-effet était même suggérée avec un avantage de plus de 9 points de QI [IC95 % : 6,6-12,4] chez les enfants allaités exclusivement par leur mère *versus* ceux n'ayant jamais reçu de lait maternel (p < 0,001) (NP2).

Les résultats d'autres cohortes publiés plus récemment montraient des résultats similaires. Une cohorte britannique en population ayant inclus début 2000 près de 12 000 nouveau-nés revus à 5 ans pour des tests d'aptitudes cognitives, indiquait après ajustement sur une vingtaine de facteurs, un gain moyen significatif de 2 points sur les échelles de scores pour les enfants nés à terme et allaités *versus* ceux non allaités [IC95 % : 1,3-3,6] et de 4 points chez les prématurés allaités *versus* non allaités [IC95 % : 1,7-7,5] (NP2). Aussi, les résultats issus de l'analyse d'une cohorte danoise montrent que la relation dose-effet perdure dans le temps. En effet, sur 1 575 participants initialement inclus, 973 ont accepté de réaliser un test de QI à l'âge de 27 ans en moyenne [min. 20-34 max.]. Ils représentaient 73 % de l'échantillon initialement inclus de 1982 à 1994 et ne présentaient pas de différences majeures avec les caractéristiques de l'échantillon initial – excepté pour le statut social qui était légèrement plus favorable dans l'échantillon ayant accepté le test (score de 4,6 *versus* 4,4, p = 0,006) (NP2). Après analyses ajustées sur une série de facteurs maternels, obstétricaux et liés à l'éducation des mères, les auteurs démontraient que l'impact de cette relation dose-effet s'observait toujours à l'âge adulte, avec des scores de QI plus élevés, plus l'AM avait été prolongé (moyennes de QI respectivement de : 99,4-101,7-102,3-106,0 et 104,0 pour des durées d'AM d'un mois, 2 à 3, 4 à 6, 7 à 9 et plus de 9 mois ; tous p = 0,003) (NP2).

Les données françaises issues de la cohorte EDEN (2 centres : Poitiers et Nancy – 1 907 enfants inclus, dont 1 387 enfants ont été revus à 2 ans et 1 199 à 3 ans) présentaient des conclusions identiques. Une relation dose-effet entre la durée d'AM et le développement cognitif des enfants était observée et renforcée en cas d'AM exclusif. Par exemple, après ajustement, les enfants allaités prononçaient à l'âge de 2 ans, 3,7 mots de plus en moyenne que ceux non allaités (p = 0,038) et à chaque mois de plus d'AM exclusif, les enfants pouvaient faire le gain de près d'un mot de plus à 2 ans (p = 0,002) (NP2) [10].

Enfin, plus récemment (avril 2015), Victora *et al.* ont évalué à partir d'une cohorte brésilienne les effets à très long terme de l'AM. Dans cette étude, 3 701 participants ayant été inclus à leur naissance en 1982 ont accepté de se soumettre à l'âge de 30 ans à un test de mesure du QI. Ils représentaient 68 % de la cohorte initiale et avaient des profils globalement comparables. Après analyses ajustées sur les facteurs socioéconomiques des parents et certaines caractéristiques maternelles et obstétricales, les analyses établissaient une relation positive et linéaire entre l'AM et le QI à 30 ans (+ 3,8 points en cas d'AM de plus de 12 mois *versus* moins d'un mois, soit un tiers de la déviation standard), et également entre l'AM et le niveau de scolarité (+ 1 an en moyenne en cas d'AM $\geq$ 12 mois *versus* $<$ 1 mois, soit un quart de la déviation standard) et le niveau de salaire (+ 381 réaux en moyenne, soit plus d'un tiers du salaire moyen). En cas d'AM partiel, les analyses montraient une tendance identique mais plus faible (NP2) [11].

Cependant, si la grande majorité des études publiées semblent indiquer une association positive, elles sont toutes issues d'études observationnelles qui limitent la portée des résultats. Ainsi, bien que les analyses soient réalisées à partir de modèles statistiques qui, par ajustement, tiennent compte des caractéristiques maternelles qui pourraient être sources de biais et altérer les résultats (âge, niveau d'études, tabagisme pendant la grossesse, profil socioéconomique, etc.) ; peu d'études avaient pris en compte le niveau de QI des mères elles-mêmes. Sur ce plan, les analyses de Der *et al.* réalisées à partir d'une étude en population commencée en 1979 sur un échantillon de 12 686 jeunes Américains (14 à 22 ans) apportaient un certain nombre d'éclairages puisque les auteurs disposaient de données de 3 161 mères concernant leur AM, leur score de capacités cognitives et le score de leur enfant (réalisé entre 5 et 14 ans [n = 5 475]) (NP2). Après ajustements, les auteurs ont montré que les scores de capacités cognitives des mères influencent celui des enfants avec un poids de 70 %. Bien qu'en analyses brutes le lien entre AM et capacités cognitives des enfants est montré, ce lien disparaît après ajustement sur certains facteurs dont le score de QI des mères. En revanche, l'association entre AM et capacités cognitives reste significative pour les enfants qui ont été allaités longtemps (dernier quartile de la durée d'AM dans la cohorte) (chiffres non montrés dans l'article) (NP2) [12]. Si cette étude montre que le développement cognitif des enfants était en partie influencé par les capacités cognitives de leurs parents (24 % à 70 % selon les auteurs, elle indiquait cependant, un rôle propre de l'AM, lié notamment à sa durée (NP2).

Cependant, ces études observationnelles ne peuvent intégrer dans leurs analyses certains facteurs potentiellement sources de biais tels que :

- l'environnement affectif rassurant développé lors des tétées ;
- l'interaction des mères avec leur bébé ;
- ou encore leur implication dans la stimulation cognitive de leur enfant.

En effet, il a déjà été suggéré dans les années 1990 que ce n'est pas la composition du lait maternel en lui-même qui semble associée à des scores de QI élevés mais plutôt le comportement de la mère caractérisé par sa volonté d'allaiter son enfant (NP2). Ainsi, dans leur cohorte d'enfants inclus en néonatalogie au Royaume-Uni et suivis à 7 et demi-8 ans, les enfants de mères qui avaient allaité et qui n'avaient pas réussi à allaiter pendant tout le séjour en néonatalogie avaient des scores de QI plus élevés que les enfants de mères qui ne souhaitaient pas allaiter et qui avaient pourtant reçu du lait de mère issu du lactarium (avantage de 7,5 points [IC95 % : 3,5-11,5], $p < 0,001$) (NP2).

Potentiellement associés à de meilleures performances des tests, mais non contrôlables dans les analyses, les effets liés aux comportements des mères allaitantes constituent un biais de confusion résiduel qui ne permet pas de déterminer de façon formelle le lien direct entre AM et développement cognitif des enfants.

À ce jour, seul l'essai contrôlé randomisé en grappes réalisé en Biélorussie en 1996 et en 1997 permet, de par sa méthodologie, de tenir compte dans ses analyses des effets liés aux comportements des mères. Les 31 maternités participantes avaient été tirées au sort et réparties en deux groupes : un groupe avec des mesures renforcées en faveur de l'AM *versus* un groupe sans mesure particulière avec des pratiques inchangées. À 6,5 ans, les 13 889 enfants qui étaient toujours intégrés dans le suivi (soit 85 %) ont réalisé un test de QI. Après des analyses tenant compte à la fois des facteurs d'ajustements et de l'effet centre, les résultats indiquaient pour le critère « QI verbal » un gain de plus de 7,5 points en moyenne pour le groupe expérimental *versus* le groupe de contrôle [IC95 % : + 0,8 ; + 14,3] ou encore + 4,9 points pour le critère « vocabulaire » [IC95 % : + 0,4 ; + 9,3]. En revanche, concernant l'échelle globale de QI, le gain de + 5,9 points était à la limite de la significativité [IC95 % : – 1,0 ; + 12,8] (NP1) [13].

Enfin, la métaanalyse réalisée à partir de 13 études et publiée en 2013 concluait au lien entre AM et capacités cognitives avec une moyenne d'augmentation de 3,5 points de QI [IC95 % : 1,9-5,0] chez les enfants allaités (NP2) [14].

Si la grande majorité des études publiées suggèrent un lien entre l'AM et développement cognitif des enfants, les mécanismes qui expliquent ce phénomène ne sont pas totalement élucidés. Une des explications possibles repose sur la composition même du lait maternel particulièrement riche en acides gras polyinsaturés à chaînes longues (oméga 3 et 6), essentiels pour le développement de la rétine et du cortex cérébral. Cependant, le phénomène semble plus complexe. En effet, les métaanalyses d'essais qui comparaient les enfants nourris au biberon qui recevaient du lait artificiel classique, ou du lait artificiel supplémenté en acides gras polyinsaturés à chaînes longues n'ont pas montré d'impact sur l'amélioration du développement cognitif des enfants, que ce soit à 4, 12, 18 ou 24 mois, ou qu'ils soient nés prématurés ou non (NP2). Une autre métaanalyse qui comprenait 6 essais randomisés et qui s'intéressait à la supplémentation en acides gras polyinsaturés des mères pendant la grossesse et l'allaitement *versus* placebo ne montrait pas non plus d'effet (NP1). Toutefois, les travaux issus de la cohorte française EDEN révèlent que parmi les femmes qui allaitent et qui ont un mauvais ratio d'acides gras polyinsaturés pendant la grossesse, l'AM long est associé à un meilleur développement cognitif des enfants, notamment sur le plan des capacités de langage à 2 ans, suggérant le rôle crucial et propre de l'AM dans la construction neuronale du cerveau ($p = 0{,}004$) (NP2) [10].

À ce jour, les travaux de la littérature ne permettent pas de déterminer le mécanisme exact qui expliquerait cette association. Si l'hypothèse de la composition du lait ne peut être ni privilégiée, ni écartée, il semble que le QI des mères et les interactions qu'elles développent avec leur enfant constituèrent des mécanismes tout aussi contributifs pour le développement cognitif des enfants.

☑ Synthèse

Que cela s'explique par la composition du lait maternel ou par le comportement des mères vis-à-vis de leur enfant ou encore par leur QI, voire par toutes ces composantes à la fois, l'AM est associé à un meilleur développement cognitif des enfants (NP2). Cet effet est d'autant plus renforcé quand les mères allaitent de façon exclusive et prolongée (NP2).

L'allaitement protège-t-il des infections ?

Parce qu'il est riche « en cellules immunocompétentes (macrophages et lymphocytes) qui participent directement à la destruction des microorganismes agresseurs par phagocytose, en lactoferrine, en oligosaccharides (agents prébiotiques qui permettent le développement et l'implantation de bifidobactéries qui assurent une barrière vis-à-vis des agents pathogènes), en immunoglobulines (IgA sécrétoires résistantes à la protéolyse qui s'attachent à la muqueuse intestinale et préviennent de l'adhésion des virus et des bactéries), en lysosomes (hydrolysant les liaisons moléculaires des parois bactériennes des bactéries Gram + et quelques Gram –) et en acides gras libres et monoglycérides qui ont une activité détergente et lytique de la paroi des bactéries », le lait maternel de par sa composition biologique semble contribuer à la prévention des infections de la période néonatale [15]. Cependant, l'allaitement permet-il effectivement de prévenir les infections chez les nouveau-nés et nourrissons ?

Infections gastro-intestinales

Une revue de la littérature publiée en 2011 reprenant 18 articles ayant étudié l'association entre AM et diarrhées aiguës infectieuses de l'enfant dans les pays en voie de développement rapporte une prévalence des diarrhées près de 5 fois plus fréquentes chez les enfants non allaités que chez ceux allaités entre 0 et 5 mois (RR = 4,9 [2,9-8,2]). Cette fréquence est 4 fois plus importante chez les enfants avec AM partiel *versus* exclusif (RR = 4,6 [2,4-9,0]) (NP2).

Dans une métaanalyse publiée en 2008, le risque de mortalité infantile par diarrhées dans 36 pays d'Asie, d'Afrique et d'Amérique latine était estimé 10 fois plus important chez les enfants non allaités que ceux allaités de façon exclusive (RR = 10,5 [2,8-39,6]) (NP2) [16]. La mortalité toutes causes confondues était estimée 14 fois plus importante pour ceux non allaités (RR = 14,4 [6,1-34,0]). Cette surmortalité est également observée chez les enfants allaités partiellement comparés à ceux allaités de façon exclusive (NP2) [16].

Concernant les pays plus développés, l'AM a également un effet protecteur contre les infections gastro-intestinales (diarrhées aiguës, gastro-entérites et vomissements), mais dans une moindre mesure que dans les pays en développement où le défaut d'hygiène des biberons ou la qualité de l'eau utilisée pour les préparations de lait artificiel peuvent également représenter des risques particuliers d'infections gastro-intestinales (NP2).

En effet, plusieurs cohortes publiées dans les années 1990 ont identifié cette protection. Par exemple, une étude réalisée à partir d'une cohorte unicentrique au Royaume-Uni de 618 enfants suivis jusqu'à un an rapporte, après prise en compte des facteurs potentiellement confondants, une diminution de 6 à 17 % des infections gastro-intestinales dans le groupe des enfants allaités jusqu'à 13 semaines au moins comparés à ceux non allaités ($p < 0,01$). Cet effet perdure dans le temps chez les enfants allaités plus longtemps (NP3). Et la revue systématique de

l'Agency for Healthcare Research and Quality (AHRQ, Agence pour la recherche et la qualité en santé, États-Unis) indique un bénéfice important de l'AM sur le risque d'infections gastro-intestinales (OR = 0,36 [0,32-0,41]) (NP2) [17].
Plus récemment (2001), l'essai randomisé PROBIT (pour PROmotion of Breastfeeding Intervention Trial) réalisé en Biélorussie par Kramer *et al.* rapporte 9 % d'infections gastro-intestinales dans la première année des enfants issus du groupe de maternités faisant la promotion active de l'AM *versus* 13 % dans le groupe de maternités « soins standards ». Après ajustements sur certaines caractéristiques maternelles et néonatales, l'association entre AM et prévention des risques d'infections gastro-intestinales restait significative : ORa = 0,60 [IC95 % : 0,40-0,91] (NP2) [18].
Enfin, une équipe britannique rapporte que 53 % des hospitalisations pour diarrhées aiguës peuvent être prévenues par un AM exclusif (NP2). Ces résultats sont issus d'une cohorte en population ayant inclus 15 890 enfants nés à terme en 2000-2002 et suivis jusqu'à 8 mois (échantillon national d'enfants tirés au sort après stratification sur facteurs ethniques et sociaux pour une meilleure représentativité – 15 % de refus). En revanche, les résultats étaient non significatifs concernant l'AM partiel suggérant un effet protecteur plus faible de l'AM partiel. Il est à noter qu'ici, l'effet protecteur de l'AM cesse très rapidement après l'arrêt de l'AM (environ 1 mois) (NP2).

☑ *Synthèse*

L'AM est associé à une diminution de l'incidence des infections gastro-intestinales (NP2) et cet effet est d'autant plus important que l'allaitement est exclusif et prolongé (NP2).

Otites aiguës

Le travail le plus documenté concernant la relation entre AM et risque d'otites moyennes aiguës provient de la métaanalyse réalisée en 2007 par l'AHRQ, qui étudiait les effets de l'AM dans les pays développés. Était identifiée une réduction du risque d'otites moyennes aiguës de 23 % (IC95 % 9-36 %) chez les enfants allaités en comparaison à ceux qui ne l'étaient pas (NP2). Cet effet était d'autant plus fort quand les nourrissons avaient été allaités de façon exclusive pendant au moins 3 mois (OR = 0,50 [0,32-0,41]). Ce bénéfice perdurait dans les 2 mois après l'arrêt de l'AM (NP2) [17].
Si le bénéfice de l'AM sur les risques d'otites a d'abord été montré dans une étude réalisée en 1993 sur un panel représentatif de 3 000 enfants américains (NP2), il n'y a pas de consensus sur le rôle de la prolongation de l'AM dans la protection des otites à moyen terme. Ainsi, d'après d'autres données américaines, le risque de développer des otites récurrentes était augmenté chez les enfants allaités de façon exclusive uniquement jusqu'à 4 à 5 mois en comparaison à ceux allaités au moins 6 mois (ORa = 1,95 [1,06-3,59]) (NP2).

En revanche, les résultats de l'essai biélorusse PROBIT ne montrent pas de différence entre un AM de 3 mois ou de 6 mois (ORa = 1,14 [0,76-1,64]) sur la protection des otites (NP1) [19].

Infections respiratoires

L'effet de l'AM sur les infections respiratoires est très documenté dans la littérature et la très grande majorité des études s'accordent sur un effet protecteur de l'AM, que ce soit sur le risque de développer des infections ou sur le risque de sévérité de ces infections. Ainsi, la métaanalyse de l'AHQR indiquait une réduction de risque de 72 % (IC95 % : 46-86 %) d'infections respiratoires basses chez les enfants allaités exclusivement 4 mois au moins *versus* ceux non allaités (NP2) [17]. Une revue systématique publiée en 2009 reprend 16 études portant sur le lien entre AM et risque d'infections respiratoires et conclut également à un effet protecteur de l'AM et de l'AM prolongé (NP2).

Une étude française, qui n'avait pas pu être intégrée dans cette métaanalyse, présente des résultats concordants et apporte des preuves sur les bénéfices de l'AM prolongé : le risque de pneumonies est augmenté chez les enfants allaités de façon exclusive entre 4 et 5 mois comparés à ceux allaités au moins 6 mois (ORa = 4,27 [1,27-14,35]) (NP2).

En revanche, dans l'essai contrôlé randomisé biélorusse PROBIT, l'effet de la durée de l'AM n'est pas retrouvé concernant le risque d'occurrence d'infections respiratoires et le risque d'hospitalisation pour de telles infections selon que les enfants aient été allaités 3 ou 6 mois (NP1) [19]. Une étude britannique (échantillon de 15 980 enfants), ne montre pas non plus de bénéfice à sa prolongation au-delà de 5 ou 7 mois (ORa = 1,12 [1,0-1,3]) (NP2).

☑ ***Synthèse***

L'AM est associé à une diminution de la fréquence des otites (NP1) et des infections respiratoires (NP2). Cependant, l'effet de sa prolongation sur la prévention de ces infections n'est pas totalement prouvé (NP2).

L'allaitement maternel protège-t-il des maladies atopiques (cutanées, eczémas, allergies et asthme) ?

Les réflexions concernant le moment optimal de la diversification ont beaucoup évolué ces dernières décennies ; on assiste actuellement à un tournant en passant d'une ère d'éviction formelle de tout allergène jusqu'à 6 mois en vue de prévenir les maladies atopiques à une nouvelle approche basée sur une stimulation progressive du système immunitaire des nourrissons qui a pour but de stimuler ce système immunitaire en vue d'établir la tolérance la plus large possible. Si les bénéfices de l'AM sur la prévention tels que l'eczéma, les allergies, les rashs et autres sont établis, la question centrale concerne la durée optimale de cet allaitement en vue de diminuer le risque d'intolérances secondaires dues à une sensibilisation trop tardive du système immunitaire du nourrisson.

Ainsi, la métaanalyse de l'AHQR montre une réduction globale du risque de dermatites atopiques de 42 % (OR = 0,68 [0,52-0,88]) chez les enfants avec un AM exclusif pendant 3 mois *versus* sans (NP3) [14]. Cet effet est d'autant plus important que l'enfant a des antécédents familiaux de 1er degré de maladies atopiques (OR = 0,58 [0,41-0,92]), alors que cet effet protecteur n'est pas retrouvé pour les enfants sans antécédents familiaux de maladies atopiques (OR = 0,84 [0,59-1,19]) (NP3).

De même, selon l'AAP, le risque d'eczéma est réduit de 27 % dans une population d'enfants sans antécédent familial d'atopie, et de 42 % dans une population avec antécédents familiaux d'atopies (NP3). Selon l'essai biélorusse PROBIT, l'AM présentait un effet protecteur sur l'eczéma et les rashs (NP2) [18].

Mais les études sur la durée de l'AM exclusif pour la prévention des allergies notamment présentent des résultats controversés, d'une part à cause de définitions de l'allergie non consensuelles et, d'autre part, parce que les études de grande puissance avec des effectifs importants de patientes allaitant exclusivement à 6 mois ne sont pas nombreuses. Ainsi, l'AHQR ne traitait pas cet *item* dans sa métaanalyse et n'était pas retrouvé de bénéfice à prolonger l'AM exclusif entre 3 et 6 mois ou plus pour la prévention de l'eczéma dans l'essai PROBIT (NP2) [18].

Certains auteurs ont montré qu'il n'y avait pas de lien entre la diversification alimentaire tardive et la diminution du risque d'allergies ou de sensibilisation atopique (NP2), alors que l'introduction tardive de lait de vache (après 7 ou 9 mois *versus* 4 mois) était associée à un sur-risque d'eczéma à 2 ans d'après les résultats d'une cohorte néerlandaise. Poole *et al.* rapportent de la même façon, qu'une exposition après 6 mois à la farine de blé est associée à une augmentation significative des allergies (NP2) [20]. C'est à partir de ces résultats, qui suggèrent qu'une introduction tardive serait délétère pour l'enfant, que le Comité Nutrition de l'AAP a recommandé en 2008 une introduction d'aliments solides chez les nourrissons entre 4 et 6 mois et avant 12 mois pour le lait de vache. Néanmoins, les preuves qui indiquent qu'il ne serait pas délétère pour l'enfant de diversifier trop précocement son alimentation font également défaut.

Dans tous les cas, il semble qu'en prévention du risque allergique, les preuves suggèrent un maintien de l'AM pendant toute la durée de la diversification alimentaire (NP2).

Synthèse

L'AM est associé à une diminution de la fréquence des dermatites atopiques ainsi que de l'eczéma (NP2).

En revanche, le lien entre AM et prévention globale des allergies ne semble pas établi. Si un faisceau d'arguments semble indiquer qu'il n'y a pas de lien entre diversification tardive et réduction du risque allergique, les preuves actuelles indiquent une réduction du risque d'allergies ou de maladies atopiques dans le cadre d'une diversification précoce (avant 6 mois mais après 3 mois) (NP2).

Asthme

La métaanalyse de l'AHQR publiée en 2007 indique que l'effet de l'AM de plus de 3 mois sur le risque d'asthme n'est pas encore clairement déterminé. Si l'effet de l'AM sur la prévention de l'asthme chez les enfants ayant une famille sans antécédent d'asthme ou d'allergies est positivement identifié, il n'est pas clairement établi chez les enfants issus de familles avec antécédent d'asthme ou d'allergies. Néanmoins, une autre étude apporte des résultats contradictoires avec un surrisque d'asthme chez ces enfants allaités au moins 3 mois (NP3). Depuis, plusieurs études ont cherché à explorer cette association, sans montrer d'effet de l'asthme ni dans un sens ni dans l'autre.

Récemment (2014), le lien entre AM et asthme a fait une nouvelle fois l'objet d'une controverse après la publication d'une métaanalyse reprenant les 117 études publiées jusqu'alors et rapportant un bénéfice de l'AM sur la prévention de l'asthme dans l'enfance. Cette association était montrée quelle que soit la méthode utilisée pour renseigner la notion d'asthme dans les études (asthme récent : OR = 0,76 [0,67-0,86]/asthme oui/non : OR = 0,78 [0,74-0,84]/crise récente : OR = 0,81 [0,76-0,87]) et perdurait après stratification sur l'âge, sur la qualité des études incluses, le type de ressources des pays où les études ont été réalisées, ou encore l'année de publication (NP3). L'effet protecteur de l'AM sur l'asthme était fortement mis en évidence chez les enfants de 0 à 2 ans et dans une moindre mesure chez les enfants évalués à des âges plus avancés (NP3).

☑ ***Synthèse***

L'effet protecteur de l'AM sur l'asthme est controversé et n'est pas prouvé (accord professionnel).

L'éviction d'allergènes pendant l'AM diminue-t-elle le risque d'atopies ?

L'éviction d'aliments allergisants pendant la grossesse ou l'AM ne prévient pas les maladies atopiques. C'est ce que rapporte une revue de la littérature incluant 5 essais avec 952 participants qui n'établit pas de lien entre l'éviction d'allergènes pendant la grossesse ou l'AM et la diminution du risque de maladies atopiques, qu'il s'agisse d'allergies, d'eczémas, de rhinites allergiques, de conjonctivites ou de réactions aux tests cutanés (toutes associations non significatives) (NP3).

La supplémentation en probiotiques diminue-t-elle le risque d'atopies ?

La question de la prévention par compléments de probiotiques n'est pas encore élucidée.

En 2015, l'Organisation mondiale de l'allergie (WAO, pour World Allergy Organization) a effectué une revue de la littérature sur le sujet. Si 13 essais contrôlés randomisés ont été étudiés, un seul évalue la supplémentation uniquement pendant l'AM (6 semaines) et le risque d'atopie chez l'enfant. Bien que cette étude ait employé une méthodologie robuste et suggère un effet positif de la supplémentation en probiotiques sur la réponse immunitaire des nourrissons (diminution des cellules inflammatoires), le faible nombre de sujets inclus (à 6 mois du suivi : 37 enfants du groupe placebo et 51 enfants issus du groupe expérimental) lui confère une faible puissance (NP3). Les autres études retenues dans la revue de littérature pour cette recommandation rapportaient une association entre supplémentation en probiotiques pendant la grossesse et l'AM et effets sur l'eczéma (RR = 0,61 [0,50-0,64]), alors qu'elles ne montraient pas d'effets sur le risque d'asthme (RR = 1,05 [0,59-1,87]) ou d'allergies (RR = 1,02 [0,71-1,46]). Bien que les études aient présenté des faiblesses méthodologiques et que leurs niveaux de preuves soient faibles, la WAO a recommandé une supplémentation en probiotiques pendant la grossesse et l'AM en vue de prévenir le risque d'eczéma du nourrisson chez les enfants à risques de développer une allergie. Mais, il est à noter que 13 auteurs sur 23 déclarent des conflits d'intérêts avec des industriels de l'alimentation, limitant la confiance dans ces conclusions (NP3).

☑ ***Synthèse***

Il n'existe pas à ce jour suffisamment de données disponibles pour recommander la consommation de pré- ou probiotiques pendant la grossesse ou l'allaitement en vue de prévenir les allergies ou l'eczéma de l'enfant (accord professionnel).

L'allaitement maternel prévient-il l'obésité et les risques vasculaires ? (HTA et maladies cardiovasculaires) ?

Un nombre important de revues de la littérature et de métaanalyses rapportent des résultats concordants sur la diminution du risque d'obésité chez les enfants allaités [14,17,21,22]. Certains ont estimé cette réduction de risque entre 15 et 30 % selon l'AAP, alors que d'autres attribuent, selon les articles qu'ils incluent ou non dans leurs métaanalyses, une réduction de risque compris entre 7 et 24 % (NP3) [17].

Même si la plupart des études ont réalisé leurs analyses en les ajustant sur un certain nombre de facteurs confondants, on ne peut pas totalement écarter le risque d'une confusion résiduelle qui pourrait biaiser les analyses ou, tout du moins, réduire la part de bénéfice attribué à l'AM sur la prévention du risque d'obésité.

Toutefois, la métaanalyse publiée par l'OMS en 2013 a clairement montré le bénéfice net de l'AM sur le risque d'obésité, que les analyses aient été réalisées globalement ou en catégorisant par groupe d'âge lors des évaluations, ou encore par taille ou type, année ou lieu d'étude (pays à hautes ou faibles ressources), par délai de l'évaluation depuis l'inclusion ou encore par type d'AM (exclusif, partiel ou prédominant) (OR global = 0,76 [0,71-0,81]) (NP3).

Synthèse

L'AM semble associé à une diminution de la fréquence de l'obésité et des maladies vasculaires (NP3).

L'allaitement maternel prévient-il la mort inattendue du nourrisson ?

Le rôle de l'AM sur le risque de mort inattendue du nourrisson (MIN), définie par le décès inattendu d'un enfant en bonne santé âgé de moins d'un an (le plus souvent pendant son sommeil), n'est pas encore clairement élucidé. L'argument avancé en faveur du rôle protecteur de l'AM repose sur la composition biologique du lait qui contribuerait à réduire le risque d'infections respiratoire et gastro-intestinale, causes principales de décès chez les enfants âgés d'une semaine à une année de vie.

La métaanalyse conduite par l'AHRQ inclut 7 études cas témoins ayant utilisé une définition claire et homogène de la MIN (établie à partir des autopsies des enfants). Après ajustement sur les principaux facteurs de risque de MIN (position de l'enfant pendant le sommeil, tabac et niveau socioéconomique), l'AM est associé à une diminution du risque de 36 % [IC95 % : 19 %-49 %], suggérant un effet protecteur de l'AM sur le risque de MIN (NP3) [17]. Dans une autre métaanalyse, les auteurs mettaient également en évidence que l'AM, quels que soient sa durée et son caractère (exclusif ou partiel), était associé à une diminution du risque de MIN (NP3). Et d'autres auteurs suggèrent l'existence d'une relation dose-effet avec un risque de MIN d'autant plus faible que la durée de l'AM est longue (NP2).

En pratique, de nombreux professionnels recommandent aux patientes l'utilisation de tétines comme moyen de prévention de la MIN. Si ces informations semblent transmises aux patientes avec conviction, la lecture attentive de la littérature ne semble pas indiquer de relation causale aussi forte. Parmi les études importantes qui ont fait état d'un lien bénéfique sur l'utilisation de la tétine/sucette en vue de prévenir le risque de MIN, on peut remarquer une métaanalyse publiée en 2006 qui reprend 6 études observationnelles qui rapportent après analyse multivariée un bénéfice de l'usage de ce dispositif sur la MIN (ORa = 0,71 [0,59-0,85] (NP3). Ces résultats sont confirmés par la même équipe à partir d'une étude de cas témoins en population comprenant 260 cas de MIN et 260 témoins avec une diminution significative du risque de mort inattendue en cas d'utilisation de la tétine/sucette (ORa = 0,30 [0,17-0,52]) (NP3). Néanmoins, les habitudes de l'utilisation de la tétine n'ont pas été recueillies de façon précise (ici : « utilisation ou pas » sans indication de fréquence par exemple, à partir de questionnaire aux parents 2 semaines après le décès du nourrisson), limitant les interprétations (NP3).

Enfin, d'autres publications font état d'effets adverses associés à l'utilisation de la tétine comme :

- l'étouffement du nourrisson ;
- l'augmentation de la fréquence des otites ;
- l'augmentation de diarrhées liées à la colonisation orale de candida ;
- l'augmentation de problèmes dentaires liés à une malocclusion ;
- ou encore un effet sur l'AM, comme décrit plus loin quand la tétine est introduite alors que l'AM n'est pas bien installé.

Pour toutes ces raisons, les sociétés savantes considèrent que la balance bénéfice/inconvénient au regard de la fréquence des événements décrits ne milite pas en faveur d'une recommandation de l'utilisation généralisée des tétines et sucettes.

Synthèse

L'AM semble associé à une diminution de l'incidence de la MIN (NP3). Cependant, les études épidémiologiques sont d'un niveau de preuve insuffisant pour recommander l'AM comme moyen de prévention de la MIN (accord professionnel).

De plus, les preuves fournies par la littérature actuelle ne permettent pas de considérer la tétine comme un moyen de prévention de la MIN.

Recommandations

L'utilisation d'une tétine ou d'une sucette en vue de réduire le risque de prévention de la MIN n'est pas recommandée (accord professionnel).

L'allaitement maternel prévient-il l'ictère néonatal ?

L'ictère est l'une des pathologies les plus fréquentes chez le nouveau-né, qu'il soit nourri au sein ou au biberon. Si l'ictère est le plus souvent caractérisé comme bénin, l'ictère nucléaire constitue, quant à lui, une complication rare mais grave à l'origine de paralysies cérébrales par toxicité neurologique induite par un excès de bilirubine. La littérature disponible sur l'impact de l'ictère néonatal sur la poursuite de l'AM est riche de documentations. En revanche, l'effet de l'AM sur l'apparition de l'ictère a été moins étudié. La recherche bibliographique n'a recensé que des études portant sur des enfants nés à terme mais aucune n'a défini de façon homogène l'hyperbilirubinémie, limitant la portée des résultats exposés ici.

Afin d'identifier les facteurs associés à l'apparition d'une hyperbilirubinémie, une étude cas témoins nichée dans une cohorte incluant plus de 50 000 enfants en Californie entre 1995 et 1996 a mis en évidence que l'AM exclusif jusqu'à la sortie de la maternité était un facteur indépendamment associé au risque d'ictère néonatal (95 % *versus* 77 %, ORa = 5,7 [2,1-15,5]) (NP3). Dans une autre étude de cohorte (n = 823 enfants dans une maternité aux États-Unis), les concentrations de bilirubine ont été mesurées tous les jours jusqu'à la sortie de l'hôpital, puis entre 3 et 8 jours de vie après le retour au domicile. Après ajustement, les auteurs ont retrouvé une association entre hyperbilirubinémie et intention d'AM exclusif. Cependant, aucune association n'a été mise en évidence avec l'intention d'un AM mixte (NP2). De même, une étude en population réalisée au Royaume-Uni estime l'incidence des encéphalopathies à 0,9 pour 100 000 naissances vivantes et l'AM exclusif représente le facteur le plus fréquemment associé à ces encéphalopathies (plus de 80 % des enfants étant nourris au sein exclusivement). Cependant, il n'a pas été possible de mettre en évidence une relation causale entre AM et encéphalopathie compte tenu du profil de l'étude (NP3).

En revanche, des études plus précises ont décrit une relation forte entre hyperbilirubinémie et AM partiel. Une étude italienne observationnelle a inclus de façon prospective entre 1997 et 1998 plus de 2 000 enfants nés à terme ($\geq$ 37 SA) et bien portants. Les auteurs ont trouvé que les enfants allaités de manière exclusive ont significativement moins d'hyperbilirubinémie (concentration de bilirubine supérieure à 221 µmol/L) que ceux allaités partiellement ou nourris au biberon (38,4 % *versus* 61,4 %, $p < 0{,}001$) (NP3). Les auteurs ont surtout identifié une association entre hyperbilirubinémie et alimentation par compléments en plus du sein maternel (56,2 % d'hyperbilirubinémie chez les enfants partiellement allaités *versus* 43,8 % chez les autres, $p < 0{,}001$) (NP4). En effet, une perte de poids importante par rapport au poids à la naissance (supérieure à 7 à 10 % selon la littérature) demeure la principale indication à la prescription de compléments, situation plus fréquente chez les enfants allaités que chez ceux nourris au biberon. D'un point de vue biologique, les faibles apports caloriques consécutifs à ce jeûne retarderaient la motilité gastro-intestinale et induiraient une hyperbilirubinémie par activation de la circulation entérohépatique. C'est ce qu'a aussi observé une étude rétrospective réalisée dans une maternité bolivienne entre 2005 et 2008 qui a inclus 137 enfants nés à terme (entre 39 et 41 SA) en bonne santé, et réhospitalisés dans les deux premières semaines de vie pour une hyperbilirubinémie (définie comme sévère pour des concentrations supérieures ou égales à 342 µmol/L). L'analyse a porté sur 79 enfants nourris au sein qui, pour près de 40 % d'entre eux, ont été réhospitalisés après une perte de poids de plus de 7 % par rapport à leur poids à la naissance. Ils présentent plus d'hyperbilirubinémie sévère que ceux ayant perdu moins de 7 % de leur poids (46,7 % *versus* 18,4 % ; OR = 3,9 [1,4-10,8]). Ces résultats suggèrent qu'une importante perte de poids associée à un AM exclusif est un critère objectif permettant de mieux identifier les enfants à risque de développer une hyperbilirubinémie sévère (NP4).

D'autres hypothèses ont été évoquées dans la littérature pour expliquer la relation entre AM et ictère néonatal. D'une part, certains auteurs ont suggéré que l'émission retardée du méconium (situation plus fréquente chez les enfants allaités) peut être associée à des taux de bilirubine plus élevés, par accumulation de méconium riche en bilirubine mais aussi par activation du cycle entérohépatique. Cette hypothèse n'a pas été confirmée dans une revue systématique incluant 3 essais contrôlés

randomisés (n = 469 enfants nés à terme), qui avait évalué l'émission précoce de méconium par un laxatif donné par voie rectale sur la diminution des concentrations de bilirubine. D'autre part, les résultats d'une étude japonaise suggèrent une influence de la fréquence des tétés sur la composition du lait et les concentrations de bilirubine. Ces observations sont issues d'une série prospective unicentrique portant sur 140 enfants nés à terme en bonne santé et nourris au sein, inclus de façon consécutive. À 6 jours de vie, les concentrations de bilirubine sont plus faibles chez les enfants nourris plus de 7 fois par jour au sein par rapport à ceux allaités moins fréquemment ($p < 0{,}05$). En effet, une perte de poids plus importante a été observée chez les enfants nourris moins fréquemment au sein (NP4).
En France, les recommandations sur la sortie de maternité après accouchement émises par la Haute Autorité de santé (HAS) en 2014, soulignent que la relation entre AM exclusif et ictère nucléaire n'est problématique qu'en cas de difficultés de mise en place de l'allaitement conduisant à une déshydratation relative. Elle recommande donc que les situations de prise de poids insuffisante de l'enfant ou de perte de plus de 8 % du poids de naissance, justifient des mesures d'« accompagnement, [de] soutien et une surveillance de la mise en place de l'AM en maternité mais également après la sortie » [23].

☑ *Synthèse*

La perte de poids importante du nouveau-né, plus fréquente chez les enfants allaités, semble un facteur associé au risque d'hyperbilirubinémie (NP4). Le risque d'ictère, en particulier nucléaire, reste cependant faible d'autant que les travaux ayant étudié la relation entre AM et hyperbilirubinémie sont d'un faible niveau de preuves. L'allaitement ne semble donc pas prévenir le risque d'ictère néonatal (NP4).

Par ailleurs, de nombreux autres bénéfices de l'AM ont été documentés dans la littérature, tels que la diminution des risques de diabète de type 1 et 2, des maladies cœliaques, des maladies inflammatoires intestinales, de leucémies ou encore de lymphomes.

Recommandations

Dans le cadre de la prévention d'un grand nombre de maladies à plus moins long terme, un AM exclusif et prolongé est recommandé (grade B).

Impact sur la mère

L'allaitement maternel fait-il perdre du poids ?

Plus les femmes prennent du poids pendant leur grossesse, plus elles conservent certains kilogrammes à distance de l'accouchement et ces kilogrammes conservés augmentent au fur et à mesure de chaque grossesse (NP3). Si, en général, le choix d'une alimentation équilibrée et une pratique sportive sont des facteurs permettant une perte de poids, il semble, d'après la littérature, que la pratique de l'AM puisse également concourir efficacement à la perte des kilogrammes liés à la grossesse.

Des mesures anthropométriques mensuelles réalisées en 1993 sur 24 femmes à 6 mois de leur accouchement indiquent que celles ayant allaité de façon exclusive et partielle ont une réduction de leur tour de hanche de 3,6 % et 3,1 % respectivement, contre 0,68 % seulement pour les femmes qui n'allaitaient pas (NP4).

Dans une autre étude rapportant les données anthropométriques de 54 femmes, toutes les femmes, quelle que soit leur pratique d'AM, perdent du poids dans les 6 premiers mois du post-partum (en moyenne – 8 kg). En revanche, celles qui allaitent de façon exclusive perdent significativement plus de poids entre les 3 et 6e mois (près de 430 g/mois) comparées aux femmes allaitant de façon partielle (près de 270 g/mois) ou n'allaitant pas (près de 0) (NP4). Aussi, ces modifications ne sont pas associées aux apports caloriques des femmes, puisqu'ils étaient en moyenne plus élevés pour celles qui allaitent (2 000 kcal *versus* 1 400 kcal pour celles qui n'allaitent pas). Enfin, les primipares perdent plus de poids dans les premiers mois du post-partum que les multipares ($p < 0,01$) (NP4).

L'AM est significativement associé à une moindre rétention des kilogrammes pris pendant la grossesse selon les résultats d'une cohorte historique nationale danoise qui portent sur 26 846 femmes. Dans cette cohorte où plus de 98 % des femmes ont allaité au moins 1 fois et plus de 60 % allaitent toujours à 6 mois, les analyses stratifiées par classes d'IMC initial des femmes et ajustées sur l'âge maternel, la parité, le statut d'emploi, le mode d'accouchement ou encore le tabagisme pendant la grossesse, révèlent que l'AM est un facteur qui contribue de façon indépendante à la moindre rétention de poids après l'accouchement, que ce soit à 6 mois ($p < 0,001$) ou à 18 mois ($p < 0,03$) (NP2). D'après leurs modèles de prédiction statistique basés sur ces résultats, les femmes allaitant jusqu'à 6 mois perdraient en moyenne 2 kg de plus que celles n'allaitant pas (NP2). De la même façon, les auteurs concluent qu'à 18 mois du post-partum, les femmes retiennent en moyenne 160 à 210 g/kg pris pendant la grossesse (NP2). Une étude américaine conduite en 2013 en Caroline du Nord sur plus de 14 000 femmes conclut, elle aussi, au fait que les femmes connaissent une moindre rétention de leurs kilogrammes de grossesse en cas d'AM (NP2).

☑ Synthèse

Les données issues d'études observationnelles de qualité indiquent que l'AM est associé à une moindre rétention des kilogrammes pris pendant la grossesse (NP2). Si à 18 mois du post-partum, 200 grammes en moyenne par kilogramme pris pendant la grossesse sont conservés, les femmes qui allaitent jusqu'à 6 mois conservent en moyenne 2 kg de moins que celles n'ayant pas allaité (NP2).

L'allaitement maternel modifie-t-il l'aspect esthétique des seins ?

La question du lien entre AM et aspect esthétique des seins est très peu documentée dans la littérature scientifique : notre revue de la littérature n'a identifié que 4 articles. La plupart de ces travaux rapportent des données issues de petites séries unicentriques. Cependant, leurs conclusions s'accordent toutes et indiquent qu'il n'existe pas d'association entre l'AM et l'aspect esthétique des seins (NP4).

Tout d'abord, l'AM n'a pas affecté le volume des seins selon une étude coréenne qui a évalué les mesures anthropométriques de 17 femmes dont certaines avaient allaité et d'autres non (NP4). Ensuite, deux études rétrospectives ont repris les dossiers des femmes qui consultent pour reconstruction mammaire dans le cadre de chirurgies plastiques (respectivement sur 93 et 132 femmes). D'après les photographies des poitrines des patientes et à l'aide d'une échelle validée, les auteurs ont calculé un score de ptose mammaire qu'ils ont comparé entre les femmes qui ont allaité et celles qui ne l'ont pas fait. Si, dans les deux études, les femmes déclarent avoir remarqué des changements de leur poitrine avant et après leur grossesse (respectivement 55 % et 85 %), ces modifications ne sont pas associées à l'AM après analyses ajustées sur des facteurs potentiellement confondants tels que l'âge, la taille de la poitrine avant la grossesse, le nombre de grossesses, etc. ($p < 0,05$) (NP3).

Enfin, les conclusions de la plus grande série de la littérature (n = 496 femmes) qui ait étudié ce sujet vont dans le même sens. À un an et demi après l'accouchement en moyenne, la plupart des femmes indiquent une modification du volume et de la forme de leurs seins (73 %) avec perte de fermeté pour un tiers d'entre elles, mais cette modification n'est pas associée à la pratique de l'AM : 75 % de modifications chez les femmes qui ont allaité *versus* 69 % chez celles n'ayant pas allaité (RR = 1,09 [0,96-1,23]) (NP3).

☑ **Synthèse**

Si des modifications de l'aspect des seins apparaissent après la grossesse, elles semblent plus liées à la grossesse qu'à la pratique de l'AM (NP3).

L'allaitement maternel a-t-il un impact sur la sexualité et la libido ?

La littérature disponible est relativement pauvre sur le lien entre sexualité et AM et les articles publiés de faible niveau de preuves ont rapporté des résultats contradictoires dans le temps. Ainsi, quelques petites séries anciennes décrivent chez des femmes qui allaitent une augmentation significative du niveau d'activité sexuelle dans le post-partum comparé à celui d'avant la grossesse, plus d'expériences érotiques liées à leurs seins plus imposants ou encore un plus grand désir sexuel (NP4).

Néanmoins, d'un point de vue biologique, la période de l'AM s'accompagne de modifications hormonales majeures, avec des taux de prolactine élevés qui font baisser la production ovarienne d'androgènes, de testostérone et d'œstrogènes, ayant pour conséquence un désir sexuel moins développé et une diminution de la lubrification vaginale. Si la reprise d'une activité sexuelle est décrite aux environs de 4 à 6 semaines en moyenne, elle semblerait retardée en cas d'AM : en moyenne vers 8 semaines d'après les données de près de 500 femmes issues de 4 pays (Royaume-Uni, Canada, Australie et Philippines) (NP4).

L'absence de désir et d'intérêt dans les rapports a été rapportée à plusieurs reprises par les études (NP3 ou NP4 selon les études).

Par ailleurs, les dyspareunies semblent plus fréquentes chez les femmes qui allaitent (NP3). En particulier liée à une diminution de la lubrification vaginale (NP4). Ainsi, pour éviter les dyspareunies liées à la sécheresse vaginale pendant l'AM, certains auteurs recommandent l'usage de lubrifiants lors des rapports sexuels, bien qu'aucune étude n'en ait prouvé l'efficacité.

Enfin, la poitrine plus imposante en cas d'AM peut également avoir un effet négatif sur la sexualité. En effet, parmi les 576 femmes interrogées dans une étude, un tiers d'entre elles déclarent une hypersensibilité de leur poitrine qu'elles jugent gênante et inconfortable pendant les rapports (NP4). Aussi, les réflexes d'éjection du lait engendrés par la production d'ocytocine lors de l'orgasme peuvent constituer un frein à la reprise de rapports réguliers. Si les femmes semblent être en mesure de prévenir ce phénomène en allaitant juste avant les rapports, ceci implique une anticipation contraignante. Cependant, la littérature peu documentée sur ce phénomène ne permet pas d'apporter d'éléments plus précis.

☑ *Synthèse*

L'AM est associé pour les femmes à une diminution du désir sexuel et de l'excitation, ainsi qu'à une fréquence accrue de dyspareunies dues à une moindre lubrification du vagin sous l'effet de perturbations hormonales (NP3).

L'allaitement maternel a-t-il un impact sur le moral des femmes ?

D'un point de vue biologique, dans une cohorte de 54 femmes ayant accepté de se soumettre à des prélèvements sanguins répétés pendant une tétée ou lors du repas de leur enfant, il a été retrouvé que les femmes qui allaitent présentent des taux plus élevés d'ocytocine ; ces taux sont inversement corrélés aux scores de dépression du post-partum mesurés par l'échelle EPDS (*Edinburgh postnatal depression scale*) (Spearman $r = -0{,}33$; $p = 0{,}03$) (NP3). Les auteurs ne retrouvent pas d'association avec les taux de prolactine.

Plusieurs études cliniques rapportent des scores EPDS moins élevés chez les femmes qui allaitent que chez celles qui n'allaitent pas, soit des scores qui caractérisent moins souvent des dépressions que ce soit dans des études menées au Japon, en Irlande, en Finlande, en Turquie, aux Émirats arabes unis ou aux États-Unis (NP3).

En revanche, certains travaux semblent rapporter une association entre les mauvaises expériences d'AM dans les premiers jours du post-partum et le risque de

dépression du post-partum, comme dans une étude de cohorte réalisée aux États-Unis sur 2 586 femmes invitées à répondre régulièrement à des questionnaires sur l'AM et à remplir les échelles de scores de dépression du post-partum. Les résultats montrent que les femmes qui n'ont pas apprécié d'allaiter la première semaine présentent un risque augmenté de dépression du post-partum (ORa = 1,42 [1,04-1,93]) ; de même, celles ayant vécu des douleurs sévères liées à l'AM dans les 2 premières semaines présentent également un risque augmenté de dépression du post-partum (ORa = 21,96 [1,17-3,29] en cas de douleurs sévères le premier jour, et ORa = 2,24 [1,18-4,26] en cas de douleurs les deux premières semaines). Le rôle des soignants dans l'accompagnement de l'AM reste important puisque les femmes ayant reçu de l'aide lors de leur séjour à la maternité présentent un moindre risque de développer une dépression du post-partum (OR = 0,22 [0,05-0,94] en cas d'aide pour douleurs modérées et OR = 0,17 [0,04-0,75] en cas de douleurs sévères) (NP2). Si dans une étude japonaise, les femmes qui allaitent à 5 mois ont des scores moins élevés de dépression du post-partum que celles qui n'allaitent pas, leurs analyses montrent aussi que les scores les plus élevés sont significativement associés aux arrêts d'AM (p = 0,005), suggérant le rôle de la dépression dans l'arrêt de l'AM (NP3). De même, une revue de littérature rapporte que bien que les femmes dépressives dans le post-partum ou avec antécédent de dépression sont moins enclines à initier un AM, celles initiant un AM dans ces conditions présentent un risque accru de difficultés d'AM avec des AM plus courts (NP2).
Ainsi, AM et dépression semblent étroitement liés. D'une part, les études biologiques et cliniques rapportent des risques de dépression moins élevés en cas d'AM, alors que, d'autre part, les femmes dépressives ou qui développent une dépression dans le post-partum arrêtent leur allaitement, perturbant ainsi les analyses à l'origine d'un biais de confusion important. Malheureusement, les études intégrant ce biais dans leurs analyses font défaut et ne permettent pas de conclure de façon définitive. De même, si certaines études évoquent une association négative entre AM et risque de dépression, il reste un biais de confusion potentiel lié à un l'accompagnement plus régulier des femmes qui allaitent par les professionnels de la périnatalité.

☑ ***Synthèse***

L'AM est associé à une fréquence moins élevée de dépression du post-partum (NP3). Néanmoins, les études dont on dispose actuellement sont d'un niveau de preuve insuffisant pour recommander l'AM comme un moyen de prévention de la dépression du post-partum (accord professionnel).

L'allaitement maternel prévient-il des cancers hormonodépendants ?

Si le cancer du sein est une pathologie complexe composée de sous-types qui caractérisent des profils de maladies hétérogènes, les publications indiquent de façon relativement unanime que l'AM est associé à une diminution de l'incidence générale des cancers du sein. De même, des études ont indiqué un meilleur pronostic et une survie allongée lorsqu'un cancer se déclare et que la femme a allaité (NP2).

C'est cette bibliographie riche et de qualité qui a permis à la cinquantaine de chercheurs issus de 19 organisations européennes de lutte contre le cancer de préconiser la pratique de l'AM parmi les 12 recommandations contre le cancer éditées dans le *Code européen contre le cancer* publié en 2015 [24]. De même, dans la section de ce code spécifique à l'étude du lien entre AM et prévention du cancer du sein, les auteurs estiment que le risque de cancer du sein est diminué chez les femmes ayant allaité au moins 5 mois et qu'il diminue encore de 2 % par tranche de 5 mois supplémentaires d'AM (NP2). Ils indiquent que la protection contre le cancer du sein est d'autant plus importante que la durée de l'AM est longue. Au total, le groupe d'experts a émis une recommandation très claire : « l'AM réduit le risque de cancer du sein des mères. Si vous le pouvez, allaitez votre bébé [25]. »

Recommandations

Pour réduire l'incidence du cancer du sein, un AM prolongé est recommandé (grade B).

Quelle est la durée optimale de l'allaitement maternel exclusif ?

Les recommandations concernant la durée optimale d'un AM sont nombreuses et reprennent dans leur grande majorité les recommandations internationales proposées conjointement par l'OMS et l'Unicef [2].

Ainsi, l'OMS et l'Unicef ont recommandé en 2001 « un allaitement maternel exclusif dans les 6 premiers mois de vie et la poursuite de l'allaitement pendant l'introduction d'aliments sûrs et adéquats jusque l'âge de 2 ans ou plus [2] ». Pour permettre aux mères de parvenir à appliquer ces préconisations, il est alors recommandé un allaitement exclusif au sein, à la demande, commencé dès la première heure suivant la naissance et l'éviction de biberons, sucettes et tétines. À noter que selon l'OMS et l'Unicef, l'AM partiel ne doit être envisagé qu'en cas d'indication médicale (déclaration conjointe OMS/Unicef de 1989 des « Dix conditions pour le succès de l'allaitement maternel »).

À l'échelle de l'Union européenne, le plan d'action pour protéger, promouvoir et soutenir l'allaitement est entériné par la Commission européenne en 2004 sur la base des recommandations OMS/Unicef de 2001 et recommande une durée d'AM exclusif de 6 mois minimum. Mais le débat sur la durée optimale de l'AM n'est pas clos et tout, récemment, la Société européenne de gastroentérologie, hépatologie et nutrition pédiatriques (ESPGHAN, pour European Society for Paediatric Gastroenterology Hepatology and Nutrition) a abaissé ce seuil à 4 mois, indiquant que

la diversification alimentaire est optimale dès cet âge. Très controversée, cette recommandation européenne a fait l'objet d'un nombre important de critiques et semble notamment soulever la question de conflits d'intérêts. Outre-Atlantique, en revanche, l'AAP réaffirmait en 2012 qu'on dispose dorénavant de suffisamment de preuves pour recommander une durée optimale de 6 mois d'AM exclusif suivi d'un AM partiel lors de l'introduction d'aliments solides (*i.e.* au moins un an voire plus) [AAP, 2012], alors que le Comité Nutrition de cette même académie a recommandé en 2008 une diversification alimentaire entre 4 et 6 mois.
Bien qu'un certain nombre d'études exposées plus haut indiquent des bénéfices liés à l'AM de 6 mois au moins en comparaison aux AM moins longs, que ce soit sur le risque d'infection gastro-intestinales, d'infections respiratoires, d'asthme, d'obésité ou de maladies cardiovasculaires, les risques potentiels d'atopies et d'allergies sont à considérer.

Recommandations

L'AM exclusif et prolongé est recommandé (grade A).
Si de nombreux débats et controverses nourrissent la question de la durée optimale de l'AM, les preuves apportées relatives aux bénéfices de cette pratique sur la prévention de nombreuses maladies à court, moyen et long termes pour l'enfant, comme pour la mère, justifient que l'AM exclusif soit recommandé pendant une durée de 4 à 6 mois (grade B).

Après ce délai, en prévention du risque d'atopies et d'allergies, il est recommandé de poursuivre l'allaitement pendant la période d'introduction d'aliments solides (grade B).

Facteurs influençant le choix et l'initiation de l'allaitement maternel

Quel est le profil des femmes qui allaitent ?

Profil des femmes initiant un allaitement maternel

D'après les données de l'enquête nationale périnatale de 2003, les femmes qui initient un AM sont plus souvent des primipares, âgées de plus de 25 ans et ayant un IMC normal (NP2). De même, les femmes initiant un AM fument moins fréquemment que celles n'allaitant pas. À noter que les femmes ayant arrêté de fumer au cours de la grossesse allaitent dans 61 % des cas, soit dans une proportion proche des non fumeuses (NP2).
Les femmes allaitantes sont caractérisées par des profils sociodémographiques spécifiques qui les classent dans un groupe de femmes favorisées. En effet, comparées aux femmes non allaitantes, elles ont un niveau d'études plus élevé, ont plus souvent un emploi et sont plus souvent mariées ou en couple (NP2). Les données

indiquent également un gradient d'augmentation du taux d'AM à mesure que les femmes occupent un emploi qualifié. Ainsi, 80,3 % des femmes appartenant aux catégories cadres et professions intermédiaires allaitent, alors qu'elles ne sont que 48,5 % dans la catégorie des travailleuses manuelles (NP2).
De surcroît, l'AM est plus fréquent dans la population des femmes étrangères que chez les Françaises (86,4 % *versus* 59,4 %) (NP2). Si les femmes africaines initient plus d'AM que les femmes françaises, en revanche, elles privilégient plus souvent l'AM partiel (NP2).

Profil des femmes qui maintiennent un allaitement maternel dans la durée

Les analyses de la cohorte Épifane montrent que les trois principaux facteurs liés à l'arrêt de l'AM à 1 mois sont l'accouchement de jumeaux et plus (– 40 % d'AM dans ce groupe à 1 mois *versus* – 21 % dans le groupe singleton), l'âge inférieur à 25 ans (– 34 % d'AM dans ce groupe *versus* – 17 % chez les plus de 35 ans) et le tabagisme pendant la grossesse (– 32 % *versus* – 20 % chez les non-fumeuses) (NP2). Une autre étude française réalisée dans le réseau Pays de la Loire, identifiait un raccourcissement de la durée de l'AM en cas d'IMC élevé (11 semaines d'AM chez les femmes obèses *versus* 15 semaines pour celles ayant un IMC normal) (NP3) [7].
Toujours selon des données de la cohorte Épifane, les caractéristiques maternelles associées de façon significative au maintien de l'AM à 3 mois, 6 mois et un an étaient :

- l'âge supérieur à 35 ans ;
- le statut marital ;
- le niveau d'études supérieur au baccalauréat ;
- la non-consommation de tabac ;
- l'accouchement d'un singleton ;
- ou encore le fait d'être née hors de France (NP2) [5].

Synthèse

L'AM concerne plus fréquemment une population de femmes de plus de 25 ans, d'IMC normal, non fumeuses, d'un niveau d'études supérieur au baccalauréat et qui travaillent (NP2). Par ailleurs, les femmes étrangères ou nées hors de France allaitent plus souvent et plus longtemps que les femmes de nationalité française. Toutefois, elles privilégient plus souvent un AM partiel (NP2).

Recommandations

Devant ces constats et dans un objectif d'augmentation globale de ce taux, il est souhaitable d'orienter particulièrement les actions de promotion et d'éducation à l'AM vers les populations ayant les caractéristiques sociodémographiques les moins favorables (accord professionnel).

Ce profil a-t-il évolué au cours du temps ?

D'après les informations issues des enquêtes nationales périnatales successives, le profil des femmes qui allaitent est le même depuis près de 40 ans (NP2). Si l'augmentation de l'AM a concerné tous les groupes, des disparités importantes persistent et notamment entre groupes sociaux (NP2).

L'anatomie du sein et des mamelons influence-t-elle l'allaitement ?

Petits seins

D'un point de vue anatomique, la forme et la taille du sein dépendent des tissus de soutènement (peau et ligaments de Cooper) et du tissu adipeux qui le constitue majoritairement. Le développement sur le plan profond du tissu glandulaire mammaire qui assure la production de lait n'a qu'une influence relative sur l'aspect extérieur du sein.

La recherche bibliographique n'a permis de retrouver qu'un seul article scientifique traitant de l'effet de la taille de la poitrine sur la production de lait. Or, seules 3 femmes sur les 319 incluses dans la cohorte présentent une poitrine qualifiée de « petite » à l'examen clinique du 3e trimestre et les auteurs eux-mêmes ont jugé ne pas disposer de suffisamment d'observations pour pouvoir conclure à un lien éventuel avec une insuffisance de lait (NP4).

☑ *Synthèse*

Il n'existe aucune preuve dans la littérature pour affirmer ou infirmer une influence possible de la taille des seins sur la capacité des mères à pouvoir allaiter leur enfant (NP4). Ainsi, à l'exception de défaut de formation embryonnaire de la glande mammaire, il ne semble exister aucun lien entre taille du sein, anatomie interne et production de lait (accord professionnel).

Mamelons plats ou ombiliqués

D'après deux études réalisées en Corée du Sud (n = 1 625 nulligestes) et au Royaume-Uni (n = 3 006 femmes enceintes), la prévalence des mamelons plats, ombiliqués ou non-protractiles (qui ne peuvent s'allonger sous l'effet de stimulation) concernerait entre 3 et 10 % des femmes (NP3), avec une grande majorité de mamelons ombiliqués et une faible proportion de mamelons invaginés (< 5 %). Ce phénomène concernait plus souvent les femmes jeunes, les primipares et les femmes qui n'ont jamais allaité (NP3).

Deux études ont montré que sous l'influence des œstrogènes, la protractilité des mamelons s'améliore spontanément au fil de la grossesse permettant aux femmes ayant des mamelons plats ou ombiliqués d'allaiter. Néanmoins, cette situation est associée à des difficultés d'AM. Ainsi, selon les observations de 280 couples mères-enfants réalisées dans une étude californienne sur la base de l'échelle IFBAT (*infant breastfeeding assessment tool*), les enfants dont les mères ont des mamelons plats ou ombiliqués ont un comportement jugé moins bien adapté lors des tétées (NP3). En conséquence de ce comportement suboptimal lors des tétées et par défaut de stimulation adéquate de la glande mammaire, les femmes ayant des anomalies de mamelons semblent plus sujettes à une montée de lait retardée (NP3). Aussi, du fait d'une mise en route plus difficile, la durée de l'AM en cas d'anomalie du mamelon serait raccourcie.

Enfin, toujours selon l'étude californienne, ces AM plus complexes semblent avoir un effet sur la croissance pondérale néonatale. En effet, les enfants de mères dont les mamelons sont plats ou ombiliqués présentent plus fréquemment une perte excessive de poids en période post-natale (≥ 10 % du poids de naissance dans les 3 premiers jours) que ceux des mères qui ne présentent pas d'anomalie du mamelon (NP3). C'est également ce que montrent à J7 les résultats d'une étude conduite en Iran : les enfants dont les mères présentent des anomalies du mamelon ont perdu en moyenne 162 g (± 125,5), alors qu'au contraire, ceux dont les mères ne présentent pas d'anomalies du mamelon ont grossi en moyenne de 53 g (± 154,4) (NP3).

Synthèse

Les anomalies de mamelons (plats, ombiliqués, non pro-tactiles) concerneraient entre 3 et 10 % des femmes (NP3). Bien qu'elles n'empêchent pas l'AM, elles semblent néanmoins associées à une plus grande difficulté d'initiation qui conduirait à une montée de lait retardée ayant elle-même pour conséquence une perte de poids excessive plus fréquente pour le nourrisson et un raccourcissement de la durée de l'AM (NP3).

Recommandations

Aucun dispositif de préparation des seins pendant la grossesse ou lors des tétées n'a fait ses preuves pour améliorer l'allaitement dans ces conditions ou encore pour prévenir les complications (chapitre 3) (grade B).

Le co-allaitement ou l'allaitement pendant la grossesse sont-ils possibles ?

La littérature scientifique disponible est très pauvre sur le sujet du co-allaitement ou de l'AM pendant une grossesse. Et aucune étude n'a identifié les effets de l'allaitement de deux enfants d'âge différents en même temps (co-allaitement). Seuls deux travaux rapportent des données sur l'allaitement pendant la grossesse.

Parmi les observations des 57 femmes qui ont répondu au questionnaire transmis par les auteurs, 70 % décrivent une diminution de la production de lait pendant la grossesse et plus de la moitié de ces femmes décrivent ce phénomène particulièrement au 1er trimestre de grossesse. Un tiers des femmes décrit avoir ressenti lors de l'allaitement pendant la grossesse des douleurs de poitrine ou du mamelon, une irritabilité et une fatigue importante (NP4). Aucune femme n'a accouché prématurément et tous les nouveau-nés sont en bonne santé et ont des poids appropriés pour l'âge gestationnel (NP3). Bien que les auteurs déclarent disposer de peu d'information, ils concluent que l'AM pendant la grossesse ne semble associé ni à un sur-risque de fausses couches ou d'accouchements prématurés, ni même à un sur-risque de restriction de croissance des fœtus.

Synthèse

L'allaitement pendant la grossesse ne semble pas associé à une prévalence accrue de complications pour la mère ou le nouveau-né (NP4).

Recommandations

Devant le manque de preuves scientifiques, on ne peut ni recommander, ni déconseiller l'allaitement pendant une grossesse ou le co-allaitement (accord professionnel).

Quels facteurs prénatals influencent la décision d'allaiter ?

Moment de la décision d'allaiter et choix de la durée

La littérature est relativement pauvre sur l'étude de l'influence du moment de la décision d'allaiter sur l'initiation et la durée de l'AM. Toutefois, il apparaît que la grande majorité des femmes (estimé entre 50 et 78 %) a déterminé le mode d'allaitement qu'elles adopteront avec un futur enfant avant même qu'une grossesse ait débuté. De même, la plupart des études s'accordent sur le fait que lorsque la décision d'allaiter est prise antépartum, le taux d'initiation est augmenté et la durée de l'allaitement est allongée.

Ceci est démontré par une cohorte australienne conduite sur plus de 900 femmes : 90 % d'initiation d'AM quand la décision d'allaiter est prise avant la grossesse *versus* 71 % quand la décision est prise pendant (NP3). Une étude française portant sur 353 femmes rapporte des résultats similaires : un taux d'initiation d'AM de 75 % quand la décision d'allaiter a été prise avant la grossesse *versus* 63 % quand elle a été prise pendant ($p = 0{,}02$). De même, les femmes qui ont fait leur choix avant la grossesse ont une médiane de durée d'AM plus longue (14 *versus* 10 semaines, $p < 0{,}01$). Et le risque d'arrêter l'AM plus précocement est augmenté quand la décision d'allaitement est prise au cours de la grossesse *versus* avant

(NP3) [26]. En outre, deux études néo-zélandaise et australienne montrent que la durée d'AM est souvent plus courte quand la mère n'a pas déterminé à l'avance la durée d'AM qu'elle souhaite (NP3).

☑ ***Synthèse***

Les études indiquent à la fois une fréquence d'AM maternel plus élevée et une durée d'allaitement plus longue lorsque la décision d'allaiter ainsi que sa durée sont déterminées par les femmes avant même la grossesse (NP3).

Qui influence le plus le choix d'allaiter : les professionnels de la périnatalité, la famille ou le conjoint ?

Dans une étude réalisée en Pennsylvanie, les femmes qui n'allaitent pas leur enfant ont déclaré que leur décision a d'abord été influencée la perception du père de l'enfant vis-à-vis de l'AM puis, en second lieu, par la difficulté pour ces femmes de quantifier ce que l'enfant prend au sein et, enfin, par la difficulté à concilier AM et retour au travail (NP4). Ces mères sont également invitées à hiérarchiser les éléments qui ont pu les encourager à allaiter et ont cité dans cet ordre : la nécessité d'obtenir plus d'informations lors des séances de préparation à la naissance d'abord, puis à travers les médias et, enfin, la nécessité d'avoir plus de soutien de leur famille d'abord puis de leurs amis. Les soignants à l'hôpital sont classés en dernière proposition (9e place) suggérant leur rôle modeste dans l'orientation de la décision lors du séjour en maternité (NP4).

Professionnels de la périnatalité

Le rôle des soignants dans l'aide à la décision de l'AM ne semble pas prépondérant. En effet, dans une étude réalisée en Louisiane entre 2007 et 2008 auprès de 130 mères, 77 % déclarent que leur décision d'allaiter ou non n'a pas été influencée par les professionnels de santé qui les incitaient à initier un AM (NP4). Une autre étude menée aux États-Unis, indique que les professionnels de la périnatalité n'arrivent qu'en 5e position des principales sources d'information sur l'AM après, dans cet ordre : la famille, les médias (livres, magazines, télévision), d'autres personnes et les amis. Les professionnels de la périnatalité sont même cités après les généralistes (NP4).

Si ces séances de préparation à la naissance ne semblent pas être des lieux de décision pour la majorité des femmes, elles présentent cependant un double intérêt. Elles permettent, d'une part, aux femmes ayant pris leur décision d'être soutenues dans leur choix et d'obtenir les conseils nécessaires à la mise en place de l'AM et, d'autre part, d'aider celles qui n'ont pas encore arrêté leur choix au moment de la grossesse à s'orienter vers l'AM.

Les données françaises indiquent un meilleur taux d'initiation d'AM pour les femmes ayant suivi des séances de préparation à la naissance (NP2) [5,27].

Le dispositif d'entretien individuel du 4e mois de grossesse (entretien prénatal précoce), initié en France en 2005, pourrait constituer un lieu d'échanges adapté pour aborder la question de l'AM, notamment auprès des femmes n'ayant pas encore fait leur choix.

Familles et amis

Une étude indique que les femmes jugent que le 3e facteur qui pourrait les aider à allaiter est le soutien de leur famille et de leurs amis dans leur projet d'AM (NP4). Deux études évaluent le rôle des mères des femmes qui allaitent. L'une, réalisée en Indonésie montre que lorsque les femmes ont jugé avoir manqué de soutien de la part de leur propre mère, le taux d'AM est significativement plus bas comparé aux femmes qui ont jugé ce soutien satisfaisant (à 12 semaines : 12 % d'AM *versus* 62 % -ORa = 2,04 [1,33-3,14]). L'autre, réalisée en Australie sur plus de 900 femmes indique que les femmes dont la mère a un avis positif sur l'AM ont significativement 2 fois plus de chance d'allaiter (95 % versus 78 % ORa = 2,16 [1,15-4,03]) (NP3).

Le fait d'avoir déjà allaité ou d'avoir été allaitée elle-même

D'après une étude conduite en Haute-Savoie, l'expérience antérieure d'AM est associée à une fréquence d'initiation à l'AM plus élevée que chez les primipares (ORa = 1,55 [1,24-1,93]). En revanche, la probabilité pour une multipare d'initier un AM alors qu'elle n'a jamais allaité est proche de 0 (ORa = 0,01 [0,00-0,02]) (NP3) [26].

Aussi, deux études réalisées pour l'une en France et l'autre en Louisiane, les femmes allaitées elles-mêmes lors de leur enfance allaitent plus souvent leurs enfants que celles n'ayant jamais été allaitées (respectivement 67 % *versus* 43 %, p = 0,022 et 77 % *versus* 68 %, p = 0,02 – ORa = 1,13 [1,01-1,25]) (NP3).

☑ ***Synthèse***

Le soutien des mères des femmes qui allaitent, tout comme le fait d'avoir été allaitée constituent des éléments ayant un effet positif sur le taux d'initiation de l'AM (NP3).

Mari, conjoint, compagnon, père de l'enfant

La littérature disponible sur l'influence du mari/conjoint/compagnon ou futur père dans la décision d'allaiter l'enfant à venir est globalement unanime : il représente le premier déterminant de la décision d'allaiter ou non l'enfant à venir. Dans une étude réalisée en Pennsylvanie, les femmes confirment que le père de leur enfant représente la personne qui les a le plus influencées pour le choix du mode d'alimentation de leur enfant (NP4).

De nombreuses données françaises issues des enquêtes ELFE (cohorte de 18 000 couples mères-enfants), Épifane (cohorte de 3 000 couples mères-enfants),

ou des enquêtes nationales périnatales apportent des informations complémentaires sur ce rôle.
Ainsi, la fréquence d'AM est significativement plus élevée quand le conjoint a une image positive de la femme qui allaite, que ceci soit évalué à l'initiation, à 1, 3, 6 ou encore 12 mois (tous p < 0,001) (NP2) [5,28]. De même, il est possible de déterminer le profil du père associé à une plus grande fréquence d'allaitement : un père âgé de plus de 32 ans, qui a un emploi, un emploi qualifié (profession intellectuelle, cadre ou profession intermédiaire) (NP2) [27]. Ces constats sur le rôle des pères et leur profil sont proches de ceux retrouvés dans des travaux conduits dans d'autres pays du monde.

☑ *Synthèse*

Le conjoint/père joue un rôle déterminant autant dans le choix d'alimentation du nouveau-né en faveur de l'AM que dans son maintien dans le temps (NP2). Les femmes ayant un conjoint de plus de 32 ans, de profession intermédiaire, cadre ou profession intellectuelle et qui travaille, allaitent plus et plus longtemps (NP2).

Devant ces constats, des équipes ont cherché à évaluer l'efficacité de programmes de promotion et d'éducation à l'AM dirigés spécifiquement vers les pères.
Ainsi, un essai randomisé conduit dans 8 maternités australiennes sur 699 couples évalue l'efficacité d'une séance prénatale d'éducation à l'AM de 2 heures à destination des pères comparée à un groupe de contrôle qui ne bénéficie pas de cette séance spécifique. Six semaines après l'accouchement, les résultats indiquent une fréquence plus élevée de l'AM dans le groupe de pères ayant bénéficié de cette séance (82 % *versus* 75 %, OR = 1,46 [1,01-2,13]) (NP1).
Une revue de la littérature a repris 4 études (2 essais et 2 études quasi-expérimentales) qui évaluent des interventions dirigées vers les pères en vue d'augmenter l'initiation de l'AM. L'essai randomisé cité plus haut ayant été publié le même mois que la revue, n'y était donc pas inclus. Les résultats montrent que l'organisation d'une séance de préparation à la naissance dédiée aux pères et spécifique sur l'AM (qu'elle soit de 2 heures ou de 40 minutes selon les essais) est efficace pour augmenter la fréquence d'initiation d'un AM et son maintien dans le temps, suggérant l'importance de leur rôle dans le soutien de leur compagne lors de l'initiation de l'AM (NP2).

☑ *Synthèse*

Les femmes décident majoritairement d'allaiter ou non avant même d'être enceinte, limitant en conséquence l'influence des professionnels de la périnatalité en cours de grossesse ou lors de séjour en maternité dans l'orientation de cette décision (NP4). Si les séances de préparation à la naissance constituent une aide à la décision pour les femmes encore hésitantes au

moment de la grossesse, les études indiquent de façon unanime que ce sont les conjoints et pères des enfants qui influencent le plus les femmes dans leur choix d'allaiter (NP2). L'introduction de séances de préparation à la naissance dédiées à l'AM et destinées spécifiquement aux pères est associée à des fréquences plus élevées d'AM à la naissance comme à 6 mois (NP2).

Recommandations

Dans un objectif d'augmentation de la fréquence d'initiation de l'AM et de sa durée, il est recommandé que les messages de promotion de l'allaitement intègrent des messages à destination des hommes (grade B).

À quels arguments les femmes sont-elles sensibles pour choisir d'allaiter ?

Deux études américaines s'intéressent aux arguments auxquels les femmes se montrent réceptives pour initier un AM. L'une interroge 123 mères, 6 mois après la naissance de leur enfant et l'autre interroge 883 mères dans les premiers jours du post-partum. Les tests de connaissance des femmes indiquent que plus de la moitié d'entre elles connaissent les effets de l'AM sur la prévention des infections (otites ou respiratoires) et des diarrhées. Et les analyses statistiques indiquent que les femmes ont davantage projeté d'allaiter de façon exclusive quand elles ont connaissance des effets bénéfiques de l'AM sur l'enfant (tous ORa significatifs) (NP4). Dans la première étude citée, l'argument principal des femmes qui ont choisi d'allaiter concerne les arguments en faveur de la santé du bébé, puis apparaît le côté naturel de l'AM et, enfin, sa praticité (NP4).

Synthèse

Les femmes semblent davantage projeter d'allaiter de façon exclusive quand elles ont connaissance des effets bénéfiques de l'AM sur l'enfant (NP4).

Recommandations

Il est recommandé de les informer en amont de la grossesse sur les bénéfices de l'AM (accord professionnel).

Le choix de la maternité a-t-il un effet sur l'initiation de l'allaitement ?

Dans le but d'établir des recommandations pour la pratique clinique adaptées au contexte de soins français, seuls les résultats issus de données françaises sont ici discutés. Nous disposons de celles issues de l'échantillon représentatif des naissances en France de l'Enquête nationale périnatale de 2003 (plus de

13 000 accouchements). La fréquence d'initiation de l'AM est plus élevée dans les maternités réalisant plus de 1 500 accouchements par an que dans les maternités en réalisant moins de 1 000 sur la même période (respectivement 66 % *versus* 57 %, ORa = 1,17 [1,07-1,29]), ainsi que dans les maternités universitaires comparées aux maternités publiques non universitaires (pour l'AM exclusif lors de l'initiation : 59 % *versus* 55 %, p < 0,0001) (NP2).
Les analyses multivariées ayant ici tenu compte des caractéristiques des femmes rapportent donc un effet du type de maternité sur le taux d'initiation d'AM, qui s'explique probablement plus par les pratiques des professionnels qui la composent ou la politique de formation de ces établissements que par leur statut administratif.

☑ ***Synthèse***

La fréquence de l'initiation de l'AM est également associée au statut et à la taille des maternités, avec une fréquence plus élevée chez les femmes accouchant dans des maternités universitaires et de plus de 1 500 accouchements annuels (NP2).

Une politique incitative de l'allaitement dans les maternités a-t-elle une influence sur le taux d'initiation d'allaitement maternel et la durée de l'allaitement ?

Conjointement lancée par l'OMS et l'Unicef en 1991, le programme Baby-friendly Hospital Initiative repose sur 10 points de bonnes pratiques permettant de protéger, encourager et soutenir l'AM. Lorsque les 10 points du programme sont respectés, les établissements engagés dans cette démarche se voient attribuer après audit, le label pour 4 années. Destiné aux établissements de santé (maternités, services de néonatalogie, etc.) mais aussi aux centres de santé primaire (PMI, centres de santé, etc.), ce label est international et est intégré comme moyen de protection, de promotion et de soutien de l'AM dans la Déclaration Innocenti adoptée par plus de 30 pays dans le monde [29]. En 2007, tous les pays européens, sauf la Grèce et l'Islande, comptaient des hôpitaux labélisés, mais des variations importantes concernant la proportion de maternités labélisées existent entre pays. La plupart des pays ont une faible proportion d'établissements labellisés. Cinq pays ont plus de la moitié de leurs maternités labélisées (Norvège, Pays-Bas, Croatie, Slovénie, Luxembourg) et toutes les maternités de Suède le sont. En France, 32 établissements ont reçu le label « Ami des bébés », déclinaison nationale du programme Baby-friendly Hospital Initiative (Plan d'action-EU Project Contrat N.SCP 2004326).
Tous les établissements labellisés Baby-friendly Hospital font l'objet d'évaluations régulières qui indiquent des taux d'AM plus élevés dans ces établissements que

dans le reste du pays. C'est le cas au Japon par exemple, où les maternités labélisées du pays (2 %) ont publié leurs évaluations qui rapportaient des taux d'AM pour les années 2007-2010 de près de 90 % à la sortie de la maternité et de plus de 75 % à un mois alors que le taux national était inférieur à 50 % (NP2).

De même, une étude nationale menée aux États-Unis sur l'ensemble des maternités labélisées indique que le taux moyen d'initiation d'AM était de 83,8 % (médiane de 85,3 %), alors qu'il était de 69,5 % au niveau national la même année (NP2). Pour tenter d'isoler l'effet propre de ce label sur ces différences de taux, les auteurs ont conduit une série d'analyses pour chercher à identifier si d'autres facteurs pouvaient expliquer les résultats encourageants. Or, ni l'origine des femmes, ni leur statut social, ni le taux de césariennes des maternités, ni leur nombre annuel d'accouchements ou encore le type d'établissement ne sont associés à ces différences, suggérant le rôle propre du label et des changements de pratiques qu'il induit sur le taux d'AM (NP2).

Les maternités labélisées présentent des taux plus élevés d'initiation à l'AM, mais qu'en est-il après la sortie de la maternité ?

À Hong Kong, une étude incluant 1 242 enfants inclus à la naissance dans 4 maternités publiques dont les mères ont été régulièrement rappelées jusqu'à 1 an compare la durée d'AM chez les femmes exposées à 6 points au moins du programme Baby-friendly hospital initiative *versus* moins. Les analyses ajustées sur les caractéristiques maternelles, obstétricales et sur les divers points du programme évalués, montrent que plus les mères sont exposées aux points du programme, moins elles ont de risque d'arrêter l'AM avant 8 semaines. Ainsi, le risque d'arrêter l'AM avant 8 semaines est trois fois plus grand quand les mères sont exposées à 1 seul point du programme ou moins comparées à celles exposées à au moins 6 points : ORa = 3,13 [1,41-6,95 (NP3).

Les travaux de Kramer *et al.* issus de l'essai contrôlé randomisé PROBIT apportent des résultats très contributifs. Dans cet essai, 17 046 mères issues de 31 maternités biélorusses ont été incluses. Les maternités ont été tirées au sort et réparties en deux groupes : d'une part, le groupe expérimental constitué de maternités qui s'impliquent dans une promotion active de l'AM en suivant les 10 points clés du programme Baby-friendly Hospital Initiative, d'autre part, le groupe de contrôle de maternités qui ne modifient pas leurs pratiques vis-à-vis de la promotion de l'AM. Les résultats indiquent qu'à 3 mois, les femmes appartenant au groupe expérimental (promotion de l'AM) allaitent significativement plus fréquemment que celles du groupe de contrôle (73 % *versus* 60 % - ORa = 0,52 [0,40-0,69]) et cette association perdure dans le temps avec plus de femmes allaitantes à 6 mois (50 % *versus* 36 % -ORa = 0,52 [0,39-0,71]), à 9 mois (36 % *versus* 24 % -ORa = 0,51 [0,36-0,73]) et à 12 mois (20 % *versus* 11 % -ORa = 0,47 [0,32-0,69]) (NP1) [18]. De même, le taux d'AM exclusif à 3 mois est 7 fois plus élevé dans le groupe expérimental que dans le groupe de contrôle et 12 fois plus élevé à 6 mois. Cet effet est d'autant plus important que le design d'étude retenu ici permet d'isoler l'effet propre d'une promotion active de l'AM sur le taux d'initiation d'AM et sur sa durée. En effet, les maternités ont été tirées au sort, permettant de répartir de façon aléatoire les déterminants de l'AM entre les deux groupes et de prévenir tout biais de sélection lié à l'introduction de ce label (NP1).

Synthèse

L'adhésion des maternités au programme Baby-Friendly Hospital Initiative a un impact à la fois sur le taux d'initiation de l'AM et sur sa durée (NP1).

Recommandations

Pour accroître le taux d'AM en France, il est recommandé que les maternités mettent en place une politique incitative en faveur de l'AM en adoptant les 10 points du programme recommandé par l'OMS (grade A).
Pour permettre l'adhésion du plus grand nombre aux changements de pratiques qu'implique ce programme, il est recommandé que son implantation s'établisse dans le cadre d'un projet d'équipe incluant toutes les catégories de soignants (accord professionnel).

Baby-Friendly Hospital Initiative OMS/Unicef

Le programme « Baby-Friendly Hospital Initiative OMS/Unicef » comprend 10 points.

1. Disposer d'une politique écrite sur l'AM régulièrement examinée avec les soignants.
2. Dispenser à tout le personnel une formation pour l'application de cette politique.
3. Fournir à toutes les femmes enceintes des renseignements sur les avantages et la prise en charge de l'allaitement.
4. Aider les mères à commencer l'allaitement dans la demi-heure qui suit l'accouchement.
5. Montrer aux mères comment allaiter et comment conserver une réserve de lait, même quand elles ne sont pas avec leur bébé.
6. Ne pas donner aux bébés naissants de la nourriture ou un breuvage autre que le lait maternel, sauf si ceci est nécessaire pour des raisons médicales.
7. Laisser les mères et les bébés ensemble 24 heures sur 24 (cohabitation).
8. Encourager l'AM lorsque la mère le demande.
9. Ne pas donner de tétines aux bébés qui sont allaités.
10. Contribuer à la création de groupes de soutien consacrés à l'AM et aider les mères à y avoir accès lorsqu'elles sortent de la maternité.

En per-partum, y a-t-il des facteurs qui permettent un meilleur démarrage de l'allaitement ?

L'accouchement par césarienne retarde-t-il l'initiation de l'allaitement maternel ?

Mise au sein retardée, montée de lait retardée, fréquence d'initiation d'AM plus faible

En cas d'accouchement par césarienne, plusieurs études ont rapporté une première mise au sein retardée par rapport aux femmes ayant accouché par voie basse (NP3). Cette première mise au sein retardée en cas d'accouchement par césarienne pourrait expliquer une montée de lait également retardée. C'est ce que rapportent les résultats d'une cohorte californienne (n = 280 couples mères-enfant), où la fréquence des mères ayant une montée de lait retardée (définie comme ≥ 72 h) est plus importante quand elles ont accouché par voie haute que par voie basse (RRa = 2,01 [1,00-3,31]) (NP3).

La mise au sein retardée accompagnée d'une montée de lait retardée peut avoir des effets sur le taux d'initiation d'AM. C'est ce qu'ont identifié plusieurs études réalisées à Hong Kong, en Italie ou encore aux États-Unis, avec en moyenne une fréquence diminuée de 40 % d'AM chez les femmes césarisées que chez celles ayant accouché par voie basse, que cette évaluation ait lieu selon les pays, à 7 jours, 8 semaines, 3 mois ou encore 6 mois. (NP3).

Une métaanalyse incluant 48 études publiées sur le sujet conclut à une association négative entre le mode d'accouchement par césarienne et le taux d'initiation d'AM (ORpoolé = 0,57 [0,50-0,64]) (NP2) En revanche, lorsque toutes les études publiées sont prises en compte, les analyses à distance de la naissance indiquent que lorsque l'AM a été initié, sa durée n'est pas différente selon le mode d'accouchement (ORpoolé : 0,95 [0,89-1,01]) (NP2).

Les données françaises corroborent globalement les résultats montrant un effet de la césarienne sur le taux d'initiation de l'AM. Ainsi, d'après les cohortes ELFE et Épifane, les femmes qui accouchent par césarienne initient moins fréquemment un AM que les femmes qui accouchent par voie basse (NP2) [5,27]. D'après les données de l'étude Épifane, la durée médiane globale de l'AM est raccourcie en cas d'accouchement par césarienne (98 jours *versus* 105 jours en cas d'accouchement par voie basse, p = 0,03), mais cette différence n'est plus constatée quand on observe les fréquences d'AM indépendamment à 3, 6 ou 12 mois (NP2) [5].

☑ ***Synthèse***

Il existe une relation négative entre le mode d'accouchement par césarienne et l'initiation à l'AM (NP2) qui s'expliquerait en partie par une première mise au sein plus tardive (NP3) entraînant une montée de lait retardée (NP3). En revanche, une fois l'allaitement bien installé, sa durée n'est plus influencée par le mode d'accouchement (NP2).

Recommandations

Ainsi, dans un objectif d'augmentation de la fréquence d'initiation de l'AM et en vue de son maintien, tout comme devant les difficultés que les femmes césarisées peuvent connaître lors de la mise au sein, il est recommandé que les professionnels de santé accompagnent et soutiennent particulièrement les femmes césarisées dans leur projet d'allaitement (grade B).

Le peau à peau en salle de naissance permet-il une meilleure initiation de l'allaitement maternel ?

Le peau à peau est décrit comme une pratique qui consiste à placer à la naissance ou dans ses suites le nouveau-né nu à plat ventre sur la poitrine de sa mère. La pratique du peau à peau dès la naissance repose sur l'idée que la séparation à la naissance du nouveau-né et de sa mère peut être vécue comme une expérience stressante qui perturberait le lien mère-enfant et se caractériserait par des nouveau-nés qui pleurent plus (10 fois plus pour les enfants placés en couveuse comparés à ceux positionnés en peau à peau, ou encore 8 minutes de pleurs supplémentaires en cas de séparation [NP3]).

De même, la continuité du lien mère-enfant favoriserait l'expression des comportements innés du nouveau-né qui, associés à des stimuli sensoriels tels que l'odorat, seraient propices à une initiation de l'AM. Enfin, ce comportement inné du nouveau-né qui s'approche du sein, le touche avec ses mains et appose ses lèvres sur le mamelon en vue de la tétée a été décrit comme associé à une augmentation de la production de l'ocytocine par l'hypophyse maternelle à l'origine du réflexe d'éjection du colostrum et du lait (NP3).

Plusieurs études observationnelles internationales développées ci- après ont montré que le peau à peau était associé à un taux d'initiation à l'AM accru ainsi qu'à une durée d'AM allongée.

En effet, les données d'une cohorte polonaise de 1 250 nouveau-nés où les mères répondent à des questionnaires 3 ans après leur accouchement indiquent que 78 % des nouveau-nés ont été allaités dans les 2 heures qui suivent la naissance quand ils ont été installés en peau à peau après l'accouchement, alors qu'ils ne sont que 26 % à être allaités dans les 2 heures suivant la naissance quand ils n'ont pas été installés en peau à peau ($p < 0{,}001$; RR = 2,94 [2,36-3,67]) (NP3). De plus, la durée de l'AM exclusif est allongée en moyenne de 0,30 mois chez les nouveau-nés installés en peau à peau entre 1 et 4 minutes (2,77 ± 2,17 *versus* 2,47 ± 1,98 pour les nouveau-nés non installés en peau à peau à la naissance) et d'1 mois et demi quand le peau à peau a duré plus de 30 minutes après la naissance (4,02 ± 2,72 contre 2,47 ± 1,98 pour les nouveau-nés non installés en peau à peau à la naissance) (NP3).

Une durée du peau à peau corrélée à la durée de l'AM

Dans une étude d'évaluation des pratiques d'AM et de peau à peau de 533 nouveau-nés, une corrélation positive et linéaire entre la durée du peau à peau et la probabilité d'une première tétée spontanée pendant ce peau à peau a été observée ($r = 0,31$, $p < 0,0001$). Ainsi, les nouveau-nés installés en peau à peau plus de 50 minutes avaient 8 fois plus de chances de débuter spontanément une tétée que ceux installés moins longtemps (NP3).

Ces résultats sont confirmés par une large étude réalisée dans 19 maternités californiennes sur une base de plus de 21 800 couples mères-enfants qui montre après analyses ajustées que la relation entre peau à peau et AM est d'autant plus forte que le peau à peau est prolongé, avec 3 fois plus de chances d'allaiter de façon exclusive lors du séjour en maternité quand le peau à peau dure entre 1 heure et 3 heures *versus* moins (OR = 2,99 [2,77, 3,18]) (NP3).

Les données françaises donnent des résultats semblables.

Ainsi, les analyses de la cohorte Épifane rapportent que chez les femmes qui ont initié un AM, le fait de ne pas avoir réalisé de peau à peau à la naissance est associé à 25 % d'arrêt d'allaitement dans le premier mois de vie, *versus* 20 % quand le peau à peau a été réalisé ($p < 0,001$) (NP2). La prolongation du peau à peau plus d'une heure en salle de naissance est également associée à une proportion plus élevée de femmes qui allaitent toujours à 3 mois (40 % *versus* 34 % quand le contact peau à peau a duré moins d'une heure, $p = 0,007$). Cette association est également retrouvée à 6 mois mais ne l'est plus à 12 mois.(NP2) [5].

On dispose depuis 2012 dans la littérature internationale d'une métaanalyse ayant repris 34 essais contrôlés randomisés sur le sujet issus de 17 pays et ayant intégré les données de 2 177 couples mère/nouveau-nés. Bien que les analyses rapportent que le contact peau à peau n'est pas associé à un taux d'initiation plus élevée d'AM exclusif (13 essais ; n =7 02 ; RR = 0,99 [0,66-1,47]), il était positivement par contre associé au maintien de l'AM entre 1 et 4 mois après la naissance (RR = 1,27 [1,06-1,53]) ou encore à 6 mois (RR = 1,97 [1,37-2,83]) (NP2). D'autres bénéfices significativement associés au contact peau à peau à la naissance sont également retrouvés, comme l'augmentation de la concentration de glucose dans le sang des nouveau-nés participant à la prévention du risque d'hypoglycémie (2 essais, différence moyenne = 10,56 mg/dL [8,40-12,72]), le maintien d'une température axillaire du nouveau-né correcte ou encore, pour les enfants nés près du terme, une plus grande stabilité cardiorespiratoire évaluée à partir de l'échelle SCRIP (pour *stability of the cardiorespiratory system in preterm infants*) composée de critères objectifs (1 essai, différence moyenne = 2,88 points [0,53 ;5,23]) (NP2).

Ces résultats positifs associés au contact peau à peau ont incité l'AAP à recommander en 2005 l'installation en peau à peau des nouveau-nés en bonne santé dans l'heure qui suit la naissance. Néanmoins, l'application de cette recommandation n'est pas des plus aisées lorsque l'accouchement s'est fait par césarienne ; certaines équipes dans le monde tentent actuellement d'optimiser l'organisation des blocs opératoires pour permettre un peau à peau précoce qui favoriserait les interactions mère-enfants.

Que ce soit dans les métaanalyses ou dans les diverses études citées plus haut, aucun événement indésirable grave associé à la pratique du peau à peau n'a été rapporté. Et aucune étude en population robuste, ni registre ou étude de cohorte publiée ne permet d'estimer leur incidence. Notre recherche bibliographique a recensé une dizaine d'articles publiés sur le sujet. Tous correspondaient à des rapports de cas ; les deux plus pertinents rapportent respectivement 11 et 6 malaises graves néonatals ayant eu lieu en France, respectivement en région Pays de la Loire et en région Provence-Alpes-Côte-d'Azur (NP4).

Dans l'étude de Branger *et al.*, sur les 11 cas de malaises graves déclarés, 7 ont abouti à un décès. Parmi ces malaises, 7 ont été jugés comme malaises certains chez des enfants sains dont 5 décès, les autres étant jugés comme malaises probables, *i.e.* potentiellement liés à une pathologie médicale identifiée (NP3). Les décès concernent : un nouveau-né dans les bras de sa mère, alors que deux autres étaient contre leurs seins et que le dernier a eu lieu en salle de naissance sans précision. Parmi les cas de décès dont l'asphyxie par étouffement semble probable, un enfant est décédé brutalement à 2 heures du post-partum (cordon déchiré à la naissance avec hémoglobinémie correcte) et l'autre enfant est décédé sur le ventre de sa mère à 1 heure et demie de vie avec mise en évidence à l'autopsie de lésions du tronc cérébral faisant évoquer des lésions anoxiques prénatales (NP3) [7].

Dans l'étude d'Andres *et al.*, qui rapporte 6 malaises, 3 cas de malaises graves dont 2 décès sont décrits (NP4). Le premier cas concerne un enfant ayant présenté un malaise dans les bras de sa mère à 30 minutes de vie. Dans le 2e, l'enfant a été retrouvé décédé à 90 minutes de vie et a fait l'objet d'une autopsie qui a révélé une encéphalopathie anoxo-ischémique et un choc septique. Le 3e cas est un décès ayant eu lieu à 2 heures de vie sans cause de décès identifiée, l'autopsie n'ayant pas été réalisée (NP4) [30].

En 2013, une revue de la littérature a recensé 132 cas de décès néonatals ayant eu lieu dans les 4 heures suivant la naissance chez des enfants de poids normaux et s'étant bien adaptés à la vie extra-utérine. Certaines caractéristiques communes sont rapportées dans la plupart des articles, comme : le peau à peau (cité dans 40 % des articles), la position ventrale (33 %) et la primiparité (33 %), suggérant que ces éléments représentent des facteurs de risques des morts inattendues dans les heures qui suivent la naissance (NP3).

En raison d'un faible nombre d'études, des limites inhérentes au profil de ces travaux (études rétrospectives comportant des biais de mémorisation importants et un défaut d'information sur la position exacte des enfants au moment de l'arrêt cardiovasculaire), ainsi qu'en l'absence d'autopsies systématiques pour étayer les causes des décès, on ne peut établir de lien direct et indépendant entre peau à peau et risque du risque de décès néonatal précoce par asphyxie. D'un autre côté, il demeure également probable que ces décès sont sous-déclarés, ce qui laisse penser que ceux décrits dans la littérature ne représentent en réalité qu'une faible part de la totalité des cas.

Recommandations

Pour ses bénéfices sur la santé de l'enfant et sur la durée de l'allaitement, l'installation des nouveau-nés en peau à peau sur le ventre de leur mère dans les minutes qui suivent la naissance est recommandée (grade B). Les effets semblent d'autant plus importants que ce peau à peau est prolongé au-delà d'une heure (NP3).

Cependant, devant le risque de décès du nouveau-né par asphyxie associé à cette pratique et probablement sous-déclaré, il est recommandé que les professionnels de salle de naissance encadrent strictement cette pratique en salle de naissance et qu'ils attirent la vigilance des mères sur ce point (accord professionnel). Du fait de la fatigue maternelle en post-partum immédiat, il est nécessaire que les professionnels soient présents en salle de naissance lors du peau à peau, même chez les patientes multipares, afin de s'assurer très régulièrement du dégagement des voies aériennes supérieures du nouveau-né installé en peau à peau (accord professionnel).

La mise au sein précoce permet-elle une meilleure initiation de l'allaitement maternel ?

On retrouve dans la littérature assez peu d'études traitant du sujet de l'efficacité de la tétée précoce, correspondant à une première mise au sein dans les deux heures suivant la naissance. Deux études en particulier sont traitées ici.

En France, dans l'étude de Branger *et al.* réalisée dans le réseau Pays de la Loire, la mise au sein est considérée comme précoce si elle a eu lieu dans les 2 heures qui suivent la naissance et est considérée comme tardive au-delà de ces 2 heures. Si les analyses réalisées sur les données de 239 femmes semblent indiquer un allongement de la durée d'AM chez celles ayant pratiqué une mise au sein précoce (durée médiane de 16 *versus* 11 semaines en cas de mise au sein tardive), cette différence n'est pas statistiquement significative (NP3) [7].

D'autre part, la revue systématique de la littérature de Renfrew *et al.* publiée en 2000 retrouvait 3 articles incluant au total 209 femmes et cherchait à étudier l'influence d'une initiation de l'AM précoce (première tétée dans les 30 minutes qui suivent la naissance *versus* dans les 4 à 8 heures) sur la durée de l'AM [31]. Les résultats indiquent qu'il n'y a pas de différence sur le taux d'AM à 12 semaines entre les femmes des groupes « première tétée précoce » et « première tétée tardive » (NP3) [31].

Synthèse

Nous n'avons pas identifié d'études qui traitent de l'influence de la mise au sein précoce sur le démarrage de l'AM. Les études ayant évalué l'effet de la mise au sein précoce sur la durée de l'AM présentent des résultats discordants. À ce jour, on ne dispose pas de preuves suffisantes pour attester ou non d'un effet de la mise au sein précoce sur la durée de l'AM (accord professionnel).

La tétée d'accueil a-t-elle une utilité ?

Notre recherche documentaire n'a recensé aucune étude scientifique publiée concernant la tétée d'accueil.

Interventions post-natales qui influencent la mise en place et la durée de l'allaitement maternel

Existe-t-il des méthodes pour favoriser la montée laiteuse ?

La fréquence des tétées influe-t-elle sur l'initiation de l'allaitement et de la montée de lait ?

Cette question repose sur l'idée que les tétées dispensées à heures fixes ne permettraient pas une lactogénèse adaptée à la demande de l'enfant. Cependant, la littérature disponible sur la fréquence des tétées est relativement pauvre et ancienne.

Une des études princeps sur le sujet date de 1978 ; il s'agit d'un essai contrôlé randomisé qui a porté sur 111 femmes réparties en deux groupes « AM toutes les 2 heures » ou « AM toutes les 4 heures ». Les analyses révèlent que les femmes qui ont allaité toutes les 2 heures ont eu une montée de lait en moyenne 24 heures plus tôt que les femmes de l'autre groupe ($p < 0,05$) (NP2) et qu'en cas d'allaitement plus régulier, la durée médiane de l'AM est allongée (182 jours [12-392] dans le groupe « AM toutes les 2 heures, contre une médiane de 77 jours [11-180] dans le groupe « AM toutes les 4 heures ») (NP2).

En 1983, une étude a mesuré la quantité de lait prise chez les enfants nourris fréquemment à la demande (n = 20) comparés à ceux nourris à intervalles fixes toutes les 3 à 4 heures (n = 24). Les femmes qui appartiennent au groupe « AM à la demande » ont allaité en moyenne plus souvent par 24 heures (9,9 fois *versus* 7,3 dans le groupe « AM toutes les 3 à 4 heures », $p < 0,0001$), les quantités de lait qu'elles produisent sont plus importantes (725 mL contre 502 mL en cas d'AM à heures fixes, $p = 0,002$) et leurs enfants ont gagné plus de poids en moyenne (561 g *versus* 347 g dans le groupe « AM toutes les 3 à 4 heures », $p < 0,02$) (NP3).

Plus récemment, il a été montré que l'AM à horaires fixes est associé à une durée raccourcie de celui-ci (RR = 1,42 [1,09-1,84]) (NP3), fruit d'analyses issues d'une cohorte conduite auprès de 1 309 couples mères-enfants recrutés au Brésil.

Enfin, une métaanalyse publiée par la Cochrane en 2000 compile les résultats de trois essais randomisés (n = 400 femmes) et tente d'apporter des éléments de réponse avec un niveau de preuves plus élevé [31]. Les résultats indiquent qu'en comparaison à un AM à la demande, un AM à horaires fixes (que ce soit toutes les 2 heures, 3 heures ou à la demande mais avec des intervalles supérieurs à 1 heure) est associé à un risque accru d'arrêt de l'AM (RR = 1,53 [1,08-2,15]) (NP1). De la même façon, l'AM pratiqué de façon restrictive est associé à une plus grande fréquence de la nécessité d'apporter à l'enfant des compléments de lait (RR = 3,14

[1,24-8,00]) (NP1). Les auteurs concluent finalement qu'il existe une relation positive entre AM à la demande et la durée de l'AM tout en étant associé à une moindre fréquence de complications (NP1).
On dispose en France des données issues de deux études pour étayer ce sujet. Ainsi, d'après l'étude de Branger *et al.* (15 maternités du réseau Pays de la Loire, n = 239 femmes), la durée médiane de l'AM était allongée de 11 semaines quand les enfants ont été allaités à la demande *versus* à heures fixes (22 semaines *versus* 11, p = 0,004) (NP3) [7]. Les résultats de l'étude de Labarère *et al.* conduite à Chambéry rejoignent les mêmes conclusions avec une durée d'AM raccourcie de 4 semaines lorsque les femmes allaitent à heures fixes (NP3) [26].

Recommandations

Dans le but d'initier un AM dans de bonnes conditions, comme de le maintenir dans sa durée, il est recommandé que les femmes allaitent leur enfant à l'éveil (ou communément appelé « à la demande ») sans fixer d'intervalles fixes entre les tétées (grade B).

Un ou deux seins ?

La recherche bibliographique n'a retrouvé aucune étude pertinente sur le sujet. Si les recommandations britanniques (*NICE guidelines*) incitent les femmes à allaiter avec un sein puis avec l'autre si la satiété de l'enfant n'est pas atteinte, elles ne semblent pas basées sur une bibliographie fournie. Les recommandations américaines sur l'allaitement n'abordent pas ce point [32].

Recommandations

Il n'existe pas de données suffisantes pour déconseiller l'usage d'un seul sein pour l'allaitement. Néanmoins, il est d'usage et de bon sens de conseiller l'utilisation des deux seins pour l'allaitement (accord professionnel).

Une position particulière est-elle à recommander ?

Dans l'inconscient collectif des soignants, la position du nouveau-né lors de la tétée joue un rôle crucial dans la réussite de l'AM. Toutefois, certaines femmes décrivent une compétence difficile à atteindre. Les conseils sur les positions d'AM abondent dans la littérature, mais les études de haut niveau de preuves sont plus rares. Pour beaucoup, les problématiques de position optimale du nouveau-né lors de la tétée pour permettre une bonne accroche du sein seraient une cause fréquente de mamelons douloureux persistants.
Dans une présentation conceptuelle détaillée, Maureen Minchin expose les difficultés à l'AM en lien avec une mauvaise compréhension des femmes et des soignants sur la physiologie de la tétée et le rôle de la position du bébé pendant la tétée [33]. Les données de la physiologie sur le contact adéquat entre la bouche

du bébé et le sein de sa mère se basent sur le principe du verrouillage du mamelon et de la bouche concomitamment. En effet, les phénomènes d'occlusion et d'étanchéité créent une dépression buccale permettant le transfert du lait. Elles montrent qu'au cours de la tétée, le mamelon s'allonge de 3 fois sa longueur au repos, pour s'étendre à la limite de la jonction palais dur/palais mou, la langue réalisant une gouttière postérieure dans laquelle se loge le mamelon et qui permet la propulsion du lait à chaque succion (NP4) [34]. D'autres données fondées sur des observations échographiques en 3D de l'AM ont permis de réaliser des analyses biophysiques montrant que l'extraction du lait peut être en lien avec des variations de pression, la partie antérieure de la langue étant placée entre le complexe mamelon/lèvre inférieure qui se déplace comme un corps rigide avec le mouvement cyclique de la mandibule, alors que la partie postérieure de la langue ondule générant une pression négative [34]. Malgré cela, il n'existe aucune donnée ayant montré un lien entre un mauvais positionnement du nourrisson et/ou une mauvaise prise du mamelon par la bouche et l'échec de l'AM ou la survenue de complications.

Fréquence des problèmes de positionnement de l'enfant

Une cohorte prospective ayant pour objectif de déterminer les problèmes d'AM dans la première semaine du post-partum inclut l'observation de près de 400 couples mère-enfant qui souhaitent allaiter leur enfant. Si près de 89 % des femmes ont rencontré au moins une difficulté à l'allaitement à la sortie de la maternité, la principale difficulté relevée tient au positionnement et à l'attachement du nourrisson au sein dans 88,5 %, puis suivent les problèmes liés au sein et au mamelon dans 30,3 % des cas (NP3).

Impact des problèmes liés au positionnement de l'enfant (douleurs et risque de sevrage)

Une étude observationnelle réalisée en Lettonie a évalué à partir de formulaires d'évaluation standardisée remplis par des sages-femmes les différents aspects positionnels de l'AM incluant la position du bébé sur le sein de la mère (hauteur par rapport au sein, rotation du corps du bébé par rapport au corps de la mère), celle de la tête et de la bouche du nouveau-né (menton, nez et position de la tête, bride de la lèvre et de l'angle d'ouverture de la bouche) et des données dynamiques (changement de mode d'allaitement) ou encore le processus d'accrochage de la bouche sur le mamelon, tout comme les douleurs mamelonnaires lors de la tétée décrites par les femmes. Aucune différence significative n'a été observée entre le niveau de la douleur signalée et la position de la tête, la position du corps ou les variations dynamiques de l'allaitement (NP3).

Dans une revue publiée par Renfrew *et al.* par la Cochrane mais non disponible en ligne, la mauvaise position de l'enfant au sein est associée à un sevrage plus précoce de l'AM [31].

De même, en Australie, 160 primipares ont accepté d'être enrôlées dans un essai randomisé pour évaluer les effets sur la durée de l'AM d'un programme d'accompagnement au positionnement de l'enfant lors de la tétée pendant 24 heures en post-partum (séance d'explications sur l'AM de 30 minutes et supervision de tétées) *versus* des soins standards d'aide à l'AM. Les évaluations de l'efficacité de la position de l'enfant lors de la tétée sont évaluées à partir d'une échelle validée (Latch). Si les résultats ne montrent pas de différence significative entre les durées d'AM à 6 semaines, 3 mois ou encore 6 mois entre les groupes (NP3), ils montrent un bénéfice de l'intervention sur la douleur des mamelons. Ceci suggère qu'une meilleure position serait associée à une diminution des douleurs mamelonnaires lors la tétée (au 2e jour, RR = 0,63 [0,46-0,87]) (NP3). Cette étude est une des premières randomisées à évaluer l'effet de l'éducation des mères sur le positionnement de l'enfant lors de l'AM et qui montre que cette aide peut avoir un impact dans les premiers jours (NP3). Enfin, dans une étude réalisée au Danemark (n = 570 mères), le mauvais positionnement de l'enfant au sein est significativement associé à des problèmes précoces de l'AM ($p < 0{,}001$) (NP3). Et les difficultés précoces d'AM sont significativement associées à une durée plus courte d'AM. En revanche, les analyses ne retrouvent pas d'association significative entre la durée d'AM raccourcie et les problèmes de position de l'enfant au sein évalués de façon indépendante (NP3). Dans cette étude, les femmes ont accepté que des professionnels de santé se rendent à domicile une semaine après la sortie de la maternité pour évaluer la qualité des tétées. La moitié des femmes ont présenté des difficultés dans la technique d'AM et ces problèmes sont tout d'abord liés à la position de l'enfant (61 %), à l'accroche au sein (52 %) ou encore une inefficacité de la succion ou du transfert de lait (NP3).

Recommandations

On ne dispose pas de suffisamment de données pour recommander l'emploi d'une position ou d'une autre pour augmenter la montée laiteuse (accord professionnel).

En revanche, pour permettre un transfert de lait efficace dans l'objectif d'une réduction des douleurs mamelonnaires et d'une durée plus longue de l'AM, il est recommandé d'accompagner et de corriger les problèmes d'accrochage de l'enfant au sein lors de la tétée, qui sont déterminants dans le succès de l'allaitement (grade C).

Existe-t-il des perturbateurs de l'allaitement maternel ?

Les protège-mamelons ou écrans perturbent-ils l'allaitement maternel ?

Cette question est traitée dans le chapitre 3.

La tétine ou la sucette perturbent-elles l'allaitement maternel ?

La tétine ou la sucette sont souvent incriminées comme perturbateur de l'AM sur la base d'une idée que la technique de succion n'étant pas la même entre sein et sucette, ceci perturberait l'enfant et aurait des répercussions sur la durée de l'AM en précipitant son arrêt. En effet, en ayant une technique de succion plus superficielle, les enfants stimuleraient moins la lactation et réduiraient ainsi la production de lait. D'autre part, en suçant une tétine, l'enfant répondrait en partie à son besoin de succion, impliquant secondairement une moindre fréquence des tétées et donc une moindre production lactée.

La littérature est contradictoire sur les effets des dispositifs de succion non nutritive (tétines ou sucettes) sur l'AM et mérite que l'on décrive de façon précise les forces et limites des études publiées dans ce domaine.

D'une part, on retrouve une littérature constituée d'études de haut niveau de preuve inhérente à leur méthodologie (essais contrôlés randomisés et métaanalyse) qui montrent que l'utilisation de ces dispositifs n'entrave pas la durée de l'AM. D'autre part, on dispose de multiples études observationnelles de niveaux de preuves plus faibles qui montrent de façon répétée et unanime l'effet délétère de l'utilisation de ces dispositifs sur la technique d'AM et sa durée.

Les deux métaanalyses actuellement publiées incluent principalement deux essais contrôlés randomisés.

Le 1er essai est un essai conduit au Canada entre 1998 et 1999, qui après randomisation expose le groupe expérimental (n = 131 mères) à une séance de 45 minutes avec une infirmière formée en lactation dispensant des conseils sur l'AM (position, fréquences des tétées, évitement des compléments de lait ou biberons et évitement de la tétine), alors que le groupe de contrôle (n = 127 mères) suivait une séance globale sur les solutions pour calmer un enfant dont l'utilisation de la tétine [35]. L'évaluation se base sur des questionnaires remplis par les parents à 4, 6 et 9 semaines de vie de leur enfant sur une durée de 3 jours à chaque fois, dans lesquels ils renseignent les fréquences des épisodes d'agitation et de pleurs, d'utilisation des tétines et le mode d'alimentation de l'enfant. Dans le groupe expérimental, les enfants ont été exposés à une moindre utilisation de la tétine ou de la sucette. Les analyses du critère de jugement principal basé sur la fréquence du sevrage de l'AM à 3 mois n'indiquent pas de différence entre les deux groupes (RR = 1,0 [0,6-1,7]) (NP2). Si les auteurs concluent au fait que l'utilisation de dispositifs de succion non-nutritive ne perturbe pas l'AM en n'induisant pas plus de sevrages à 3 mois, la conclusion nous paraît biaisée. En effet, les auteurs centrent leur conclusion sur l'utilisation des dispositifs alors que la randomisation expose les groupes à une intervention multifacette. Alors que la randomisation compare des groupes exposés à de multiples pratiques différentes, on ne peut attribuer les résultats à une seule intervention. Par ailleurs, on ne dispose pas dans l'article d'éléments permettant de s'assurer de la comparabilité des groupes sur la pratique de l'AM (aucune information disponible sur la fréquence des tétées, les difficultés rencontrées ou encore sur le comportement des enfants).

Le 2nd essai conduit entre 2005 et 2006 en Argentine a randomisé des mères deux semaines après leur accouchement et comparé un groupe expérimental qui se voit offrir un set de 6 tétines accompagnées d'un guide sur leur utilisation

(n = 528 mères) à un groupe de contrôle qui se voit offrir un guide sur les alternatives pour calmer un enfant qui pleure (n = 493 mères). Le critère de jugement principal retenu est la prévalence de l'AM exclusif à 3 mois. Les analyses sont réalisées en intention de traiter et tiennent compte du fait que dans le groupe de contrôle, plus de 40 % des enfants ont eu une tétine. Elles ne mettent pas en évidence de différence significative concernant le taux d'AM exclusif à 3 mois entre les groupes, suggérant ainsi que l'utilisation de tétine n'a pas d'impact sur l'AM (calcul d'une différence de risque = 0,4 % [– 4,7 ; 4,0]). Ce travail présente un nombre important de biais. On manque par exemple d'informations pour juger de la comparabilité des groupes sur la pratique de l'AM (fréquence des tétées, par exemple) ou encore sur l'utilisation de ces tétines (fréquence d'utilisation, moment d'introduction ou moment d'achat, fréquence d'arrêt d'utilisation) ou encore d'aucune information sur l'AM. Par ailleurs, la lecture des remerciements exposés dans cet article soulève la question de l'existence de conflits d'intérêts (les auteurs remercient pour leur aide dans le data-management, la préparation des tableaux et des figures certaines personnes dont le consultant de la société qui commercialise les tétines offertes aux mères). Bien que cette étude présente un intérêt, il nous a semblé raisonnable de ne pas nous appuyer sur ses résultats pour ce chapitre.
Notre recherche a ainsi privilégié les études observationnelles publiées.

Tétines, sucettes et technique de succion

Dans une étude réalisée au Danemark, l'utilisation de dispositifs tels que la sucette ou la tétine a des répercussions sur la technique de succion (NP3) [36]. Dans cette étude, 570 mères ont accepté que des professionnels de santé se rendent à domicile une semaine après la sortie de la maternité pour évaluer la qualité des tétées. Près de la moitié des femmes ont présenté des difficultés dans la technique d'AM (position, succion ou transfert de lait inefficace) : des difficultés statistiquement associées, après analyses ajustées, à l'utilisation de tétines et de sucettes (ORa = 3,31 [1,88-5,80]) (NP3). De même, l'utilisation de ces dispositifs est associée à plus d'arrêts d'AM entre 1 et 26 semaines avec une durée médiane d'AM de près de 16 semaines en cas d'utilisation de sucettes *versus* près de 20 semaines sans ces dispositifs (NP3).
Cet effet est également démontré par une étude suédoise où 506 mères ont décrit dans des cahiers d'observations le comportement de leurs enfants lors des tétées à 2, 4, 8 et 12 semaines après la naissance (NP3). Les résultats montrent que, comparée à une non-utilisation de tétines ou de sucettes, quelle que soit la période d'évaluation, l'utilisation de ces dispositifs est associée en moyenne à un nombre moins important de tétées par 24 heures, à une durée plus faible de succion par 24 heures à 4 et 8 semaines, ainsi qu'à des intervalles plus longs entre deux tétées. Les conséquences sont importantes sur l'allaitement avec des durées d'AM plus courtes quand les enfants ont utilisé une tétine ou sucette

(NP3) [37]. En effet, la glande mammaire moins stimulée peut entraîner une lactogénèse altérée qui diminue la production de lait et implique une durée réduite de l'AM.

De même, la technique de succion a également été évaluée dans une étude prospective réalisée en Californie et ayant inclus 280 couples mères-enfants guidés par une consultante en lactation et suivis jusqu'au 14e jour de l'enfant. Les résultats indiquent que les enfants ayant utilisé une tétine entre J0 et J2 après la naissance ont un risque augmenté d'avoir un comportement suboptimal lors des tétées à J3 (36 % *versus* 19 %, RRa = 2,74 [1,49-4,00] p = 0,003) (NP3).

Tétines, sucettes et durée d'AM

Dans la cohorte suédoise décrite plus haut et conduite sur 506 couples mères-enfants, après la réalisation d'analyses ajustées sur une série de facteurs maternels, l'utilisation de tétines et de sucettes pendant l'AM est associée à une durée moins longue de celui-ci (NP3).

Une large cohorte conduite au Brésil ayant inclus 1 344 couples mères-enfants recrutés dans les maternités d'une même ville et contactés jusqu'au 6e mois de l'enfant rapporte que la durée de l'AM est raccourcie en cas d'utilisation de tétines ou de sucettes (NP3). Ces résultats sont corroborés par les résultats d'une cohorte conduite en Australie toujours (Brisbane) sur 670 primipares (NP3).

De plus, une autre cohorte australienne apporte des informations complémentaires précises sur l'utilisation des tétines et des sucettes qui a permis d'analyser leur effet sur l'AM selon l'âge de l'enfant à l'introduction de ces dispositifs (586 femmes invitées à répondre à des questionnaires à 4, 10,16, 22, 32, 40 et 52 semaines). Ainsi, les analyses montrent une association négative entre l'utilisation de tétines et sucettes sur la durée de l'AM avec par exemple, à 3 mois, 29 % d'AM chez les enfants qui ont eu tétines et sucettes avant l'âge de 4 semaines, *versus* 45 % d'AM chez ceux qui ont eu ces dispositifs entre 4 et 10 semaines, *versus* 57 % d'AM chez ceux pour lesquels l'introduction était plus tardive après 10 semaines, *versus* 56 % d'AM chez ceux n'ayant jamais eu ni tétine ni sucette ($p < 0,05$) (NP3). Il est également démontré que la durée de l'AM est raccourcie, les enfants utilisant tétines et sucettes avant 4 semaines, comme pour ceux utilisant ces dispositifs entre 4 et 10 semaines (NP3). En revanche, l'introduction de ces dispositifs après 10 semaines n'est pas significativement associée à une diminution de la durée de l'AM, que ce soit à 6 ou 12 mois, suggérant qu'une introduction tardive de ces dispositifs n'influence pas l'AM (NP3).

Enfin, les données françaises issues de l'étude réalisée à Chambéry par Labarère *et al.* rapportent que l'utilisation de tétines ou de sucettes est associée à une durée plus courte de l'AM : médiane d'AM de 12 semaines pour les enfants qui ont une tétine ou sucette *versus* 16 semaines quand ces dispositifs ne sont pas utilisés, $p < 0,01$. Et cette association reste significative après ajustements sur certaines caractéristiques des mères (NP3) [26].

Synthèse

Bien que les conclusions des études soient hétérogènes, une majorité d'entre elles semble montrer que l'utilisation de tétines et de sucettes par l'enfant est associée à une perturbation de la succion lors de la tétée (NP3) conduisant à une fréquence plus élevée de difficultés d'AM et à une durée raccourcie de celui-ci (NP3).

Recommandations

En conséquence, il est recommandé de déconseiller leur utilisation pendant l'AM ou de reporter leur introduction une fois que l'allaitement est bien installé (au-delà de 10 semaines) (grade C).

La séparation mère-enfant perturbe-t-elle l'allaitement maternel ?

Étant donné les résultats des travaux exposés plus haut concernant, à la fois, l'effet positif du peau à peau à la naissance et de la fréquence élevée des tétées sur le taux d'initiation et la durée d'AM, il est recommandé d'éviter au maximum la séparation mère-enfant.

Recommandations

Il est recommandé que la séparation mère-enfant soit évitée autant que possible (accord professionnel).

Accompagnement et soutien par les professionnels en maternité

Le soutien à l'allaitement par les professionnels de santé est défini comme une aide apportée par des professionnels de santé aux femmes enceintes ou dans la période du post-partum immédiat. De nombreuses études qualitatives sont disponibles sur l'évaluation des perceptions et de l'impact de pratiques professionnelles sur l'allaitement. Aucune n'a évalué l'impact des pratiques professionnelles sur la survenue des complications de l'allaitement. La promotion de l'AM par les professionnels de la santé est un facteur de stress pour les femmes, la perception d'une désapprobation de la part de professionnels sur leur choix de ne pas donner le sein. Beaucoup de femmes ont rapporté qu'elles avaient reçu des conseils contradictoires, en particulier pendant l'hospitalisation, la disponibilité et l'empathie étant rapportées comme des données cruciales (NP4). Plusieurs études qualitatives (l'une suisse et les deux autres australiennes) rapportent par l'intermédiaire de questionnaires de façon unanime que les mères déclarent avoir reçu des informations différentes et des conseils parfois contradictoires sur l'AM (NP4). La plupart d'entre elles sont demandeuses de plus d'informations et d'aide

à l'allaitement et certaines mentionnent un besoin à plus d'accès à des consultants en lactation à l'hôpital et à la maison (NP4).
Finalement dans une métaanalyse de 31 études qualitatives sur la perception des femmes du soutien à l'allaitement par les professionnels, une bonne relation entre la femme et le soignant apparaît comme essentielle. Sans intention de culpabiliser, l'utilisation de certains mots peut être perçue de façon différente par les femmes (NP4).
Pour autant, la question de savoir s'il existe une méthode efficace d'accompagnement et de soutien aux femmes qui choisissent d'allaiter n'est pas résolue. Il n'existe pas de données permettant d'évaluer le niveau de formation des professionnels de santé en matière d'allaitement ni concernant l'impact d'une formation sur le déroulement de l'AM.

☑ ***Synthèse***

Il existe peu de données sur l'impact des professionnels de santé dans le soutien à l'AM. Quelques études qualitatives ont montré une hétérogénéité et des discordances dans les informations transmises aux femmes au moment de la mise en route de l'allaitement par les professionnels de santé. Néanmoins, les données disponibles ne semblent pas montrer de lien entre l'hétérogénéité de ces discours et une fréquence plus élevée d'échec de l'allaitement (NP4).
En revanche, les femmes semblent demandeuses de plus de temps et de soutien dans leur démarche (NP4). Aussi, des formations réunissant l'ensemble des professionnels de la périnatalité peuvent être développées pour assurer une bonne communication interprofessionnelle et garantir une information adéquate (accord professionnel).

L'accompagnement par des professionnels à domicile favorise-t-il la durée de l'allaitement maternel ?

De nombreuses études, de très bon niveau de preuves, ont été conduites afin d'identifier si un accompagnement particulier de l'AM à domicile par des professionnels de santé favorise la durée de l'AM. Cependant, il faut noter que ces études, qui ont été incluses dans les métaanalyses exposées dans cette revue de la littérature, utilisent des protocoles de visites à domicile différents, en particulier concernant le nombre de ces visites, le type de professionnels de santé les réalisant ou encore en raison de la combinaison de ces visites à d'autres interventions (par exemple, un soutien supplémentaire téléphonique).
Une première métaanalyse incluant 15 essais randomisés a comparé les effets du soutien de l'AM par des visites à domicile sur la durée de l'AM dans des pays à hauts et faibles niveaux de ressources. Indépendamment du niveau des pays, le risque de ne pas allaiter et de ne pas allaiter de manière exclusive a diminué chez les femmes bénéficiant de visites supplémentaires par rapport à celles bénéficiant

d'un suivi standard (NP1). Ainsi, plus les femmes sont visitées par des professionnels, plus elles allaitent. Une autre métaanalyse inclut 6 essais randomisés qui ont inclus eux-mêmes 5 495 femmes. Les résultats montrent aussi une diminution du risque d'arrêt de l'AM exclusif dans le groupe bénéficiant d'un soutien important à domicile (avec 5 visites ou plus) par rapport aux femmes bénéficiant de visites standards (RR = 0,71 [0,61-0,82]) (NP2).

En France, un essai randomisé conduit dans un centre de type 3 entre 2001 et 2002 a recruté des femmes à la sortie d'hospitalisation. Après randomisation, les femmes sont assignées soit à un groupe bénéficiant d'un soutien par un professionnel de santé entraîné pour l'essai de manière standardisée en matière de conseils en allaitement pendant une période de deux semaines (groupe d'intervention, n = 116) soit à celui bénéficiant d'un suivi standard à la sortie de maternité, *i.e.* sans suivi à domicile (groupe de contrôle, n = 115). La durée moyenne d'AM (mixte ou exclusif) est plus longue dans le premier groupe par rapport au groupe de contrôle (18 *versus* 13 semaines, *hazard ratio* = 1,40 [1,03-1,92]) (NP2). À 4 semaines du post-partum, les femmes qui allaitent de manière exclusive sont plus nombreuses dans le groupe d'intervention (83,9 % *versus* 71,9 %, *hazard ratio* = 1,17 [1,01-1,34]) associée à une durée plus longue d'AM (ORa = 2,44 [1,18-5,03]) (NP2) [38].

Enfin, une métaanalyse de la Cochrane publiée en 2013 s'est intéressée aux issues des mères et des enfants selon le schéma des visites proposées à domicile. Elle inclut 12 essais randomisés pour un total de 11 287 femmes. Les femmes qui ont bénéficié de visites post-natales à domicile allaitent exclusivement plus à 6 semaines (RR = 1,17 [1,01-1,36]) et à 6 mois du post-partum (RR = 1,38 [1,10-1,73]) (NP1). En revanche, aucune différence n'a été mise en évidence concernant la durée de l'AM mixte entre les deux groupes à 6 semaines (RR = 0,89 [0,57-1,38]) et à 6 mois du post-partum (RR = 1,01 [0,99-1,03]) (NP1) [39].

Recommandations

Dans l'objectif d'un allongement de la durée de l'AM, il est recommandé de soutenir et d'accompagner les femmes qui allaitent par des visites à domicile de professionnels de santé (grade A). En revanche, étant donné l'hétérogénéité du nombre de visites évalué dans les métaanalyses, on ne peut pas en recommander un schéma ou même un nombre défini.

Situations particulières

La composition du lait est-elle différente chez les femmes plus âgées ?

Dès 1950, des travaux ont suggéré que la production et la composition du lait varient avec l'âge maternel, indépendamment de la parité. Dans une petite série hospitalière conduite en Ecosse en 1954, la production de lait au 7e jour du post-partum de 155 primipares âgées de 16 à 19 ans (n = 29) a été comparée à celle de 3 autres groupes de femmes âgées de 20 à 23 ans (n = 64), de 24 à 27 ans (n = 31)

et de 28 ans ou plus (n = 31). Les jeunes filles de 16 à 19 ans ont une production de lait supérieure à 450 mL pour 55 % d'entre elles *versus* moins de 19 % chez les femmes âgées de 28 ans ou plus. Les auteurs ont donc supposé que la production de lait diminue avec l'âge maternel et qu'elle dépend principalement de la fonctionnalité des tissus mammaires qui semble diminuer avec l'âge maternel, conséquence possible d'une atrophie progressive des tissus (NP4). Si les résultats de cette étude sont intéressants, son ancienneté et les imprécisions de sa méthodologie conduisent à une interprétation prudente de ses conclusions.
L'effet de l'âge maternel sur la composition du lait a également fait l'objet d'une étude de cohorte prospective unicentrique conduite en Israël. La concentration des matières grasses contenues dans le lait maternel des femmes de moins de 35 ans (n = 42) a été comparée à celles de femmes âgées de 35 ans ou plus (n = 48), ayant accouché à terme sans complication. La composition du lait a été analysée à partir de 3 échantillons obtenus après expression manuelle : dans les 72 heures suivant l'accouchement (colostrum), à 7 jours de la naissance (composition du lait dite « transitoire ») et à 14 jours du post-partum (composition du lait dite « mature »). L'analyse des échantillons a montré que la concentration de matières grasses dans le colostrum est significativement plus élevée chez les femmes plus âgées (6,8 % ± 5,3 *versus* 4,7 % ± 2,9, p = 0,019). D'un point de vue biologique, ces différences de concentration de matières grasses observées uniquement dans le colostrum, variant avec l'âge de la mère, restent non expliquées et ne permettent pas de donner un avantage aux nouveau-nés de mères d'un groupe plutôt qu'un autre (NP4).

Synthèse

La littérature qui traite des modifications de la composition et de la production du lait avec l'âge est pauvre et ancienne, impliquant qu'elle soit interprétée avec prudence. Néanmoins, il semble que la composition du colostrum chez les femmes ayant des enfants à un âge avancé est enrichie en matières grasses alors que la quantité de lait produite diminuerait avec l'âge (NP4).

Recommandations

Devant les difficultés potentielles associées à une production réduite, il paraît pertinent de recommander un soutien particulier de l'AM chez les femmes âgées de 35 ans ou plus (accord professionnel).

L'allaitement maternel est-il associé à plus de difficultés chez les femmes ayant obtenu une grossesse après une assistance médicale à la procréation ?

Les femmes ayant eu un enfant à l'issue d'un parcours d'assistance médicale à la procréation (AMP) représentaient 3,3 % des accouchées en France en 2010

(NP2) [4]. Si ces grossesses présentent des particularités, peu d'études ont cherché à évaluer la pratique de l'AM dans cette population en particulier.
Une récente étude rétrospective conduite dans un centre universitaire en Italie entre 2010 et 2013, a évalué l'initiation et la durée de l'AM exclusif chez des femmes ayant eu recours à l'AMP (n = 94) comparés à des femmes ayant eu une grossesse spontanée (n = 94). Les femmes ont été appariées sur l'âge maternel, la parité, le mode d'accouchement et l'âge gestationnel à la naissance. La fréquence de l'AM exclusif est élevée et similaire dans les deux groupes ; cependant, à 6 semaines du post-partum, sont rapportés plus d'échecs et d'arrêts de l'AM chez les femmes ayant eu recours à une AMP comparées à celles ayant eu une grossesse spontanée (20,2 % *versus* 5,3 %, p = 0,003) (NP3).
Ces résultats concordent avec ceux observés dans une étude de cohorte monocentrique australienne de femmes suivies après une grossesse obtenue par un traitement de l'infertilité (le type de traitement n'est précisé). Les informations ont été collectées par interviews téléphoniques et par questionnaires. Si les femmes ayant suivi un parcours d'AMP (n = 183) allaitent plus fréquemment que la population générale à la sortie de la maternité (89 % *versus* 83,3 %, p = 0,005), elles sont moins nombreuses à continuer d'allaiter à 3 mois du post-partum (46 % *versus* 57,3 %, p = 0,004). Après ajustement sur une série de facteurs, les auteurs rapportent que l'anxiété mesurée à l'aide d'échelles spécifiques chez les femmes avec une grossesse obtenue par AMP constitue un facteur de risque indépendamment associé à l'arrêt de l'allaitement dans les 6 semaines suivant la naissance (ORa = 2,6 [1,1-6,2]) (NP3). Une autre étude australienne conduite sur 272 primipares ayant eu une grossesse après un parcours d'AMP (FIV uniquement) *versus* 277 primipares avec grossesses spontanées montre également qu'après analyses ajustées, les femmes ayant eu une expérience d'AMP allaitent significativement moins à 4 mois du post-partum (41 % *versus* 53 %, ORa = 0,53 [0,35-0,80]) (NP3).

Synthèse

Malgré des taux élevés d'initiation de l'AM, un parcours d'AMP serait un facteur indépendamment associé au risque d'un arrêt précoce de l'AM (NP3).

Recommandations

Dans l'objectif d'un allongement de la durée de l'AM en France, il est recommandé d'accompagner de façon attentive l'allaitement des femmes ayant eu recours à un traitement de l'infertilité (accord professionnel).

La sortie précoce de la maternité a-t-elle un impact sur la durée de l'allaitement maternel ?

La sortie précoce de maternité correspond à une durée d'hospitalisation après l'accouchement, inférieure à la durée standard de séjour, variant selon la voie d'accouchement et la politique de sortie de maternité adoptée par chaque pays. La généralisation des sorties précoces de maternité a fait l'objet de controverses sur ses effets, en particulier sur l'apparition de problèmes liés à l'AM conduisant à son arrêt précoce par manque de soutien de la part des professionnels de santé. En France, la HAS a défini en 2014 la sortie précoce comme « toute sortie au cours des 72 premières heures et des 96 premières heures après un accouchement par voie basse et par césarienne », respectivement. Si de nombreuses études ont étudié la relation entre AM et sortie précoce de maternité, seules celles conduites dans des pays ayant une pratique de sorties précoces proches du système français ont été retenues.

Pour étudier la relation entre la durée du séjour en maternité et l'alimentation de l'enfant, une enquête en population a été conduite dans toutes les maternités publiques et privées d'une région en Australie. Des questionnaires ont été adressés, entre 5 et 9 mois du post-partum à 3 719 femmes. Après ajustement sur certaines variables sociales et obstétricales, les taux d'allaitement artificiel ne sont pas différents entre les femmes ayant bénéficié d'une sortie précoce (durée de séjour de moins de 2 jours) et celles dont la durée de séjour est de 5 jours ou plus. Par conséquent, les résultats de cette étude suggèrent qu'une sortie précoce de maternité n'a pas d'effet négatif sur l'AM (NP3).

Dans le même objectif, une enquête annuelle conduite en Californie, aux États-Unis en 1999, 2000 et 2001 en population avait permis de recueillir les réponses de 10 519 femmes en âge de procréer (réponses à un questionnaire entre 2 et 10 mois après l'accouchement et relances téléphoniques). La sortie précoce concerne 44 % des répondantes et est définie par une durée de séjour de moins de 2 nuits pour un accouchement par voie basse et de moins de 4 nuits pour une césarienne. Après ajustement sur une série de facteurs, le risque d'arrêt de l'AM est significativement plus élevé chez les femmes bénéficiant d'une sortie précoce de maternité, mais aussi chez elles ayant bénéficié d'une durée longue de séjour en maternité par rapport à celles dont la durée de séjour est standard (NP3). Aucune raison identifiée n'a permis d'expliquer la relation observée entre AM et durée de séjour, mais aucune information n'est disponible sur le suivi ou l'accompagnement proposé au retour au domicile.

En France, une étude conduite à partir d'une petite série hospitalière entre janvier et juillet 2006 a comparé le taux d'AM de femmes sorties de maternité précocement (n = 45) à celles sorties après un séjour standard en maternité (n = 90) correspondant à 4 ou 5 jours après un accouchement par voie basse et 7 ou 8 jours d'hospitalisation après une césarienne. À noter que toutes les femmes de l'étude allaitent de manière exclusive à la sortie de la maternité et que toutes celles incluses dans le groupe « sortie précoce » ont bénéficié d'une ou de plusieurs visites à domicile par une sage-femme. Des questionnaires ont été adressés à 10 semaines du post-partum et complétés par une relance téléphonique. Les résultats montrent que le taux d'AM exclusif n'est pas différent entre les femmes dont la durée de séjour correspond à une sortie précoce comparées à celles dont la durée de séjour respecte le protocole de service de la maternité (77,8 % *versus* 71,1 %, p = 0,409). Après ajustement, le taux d'AM exclusif ou non exclusif n'est pas différent selon le mode de sortie de la patiente (NP4). Les auteurs en concluent qu'une sortie précoce, bien organisée, avec un suivi à domicile n'est pas associée à des effets négatifs sur la pratique de l'AM (NP4).

Enfin, une métaanalyse de la Cochrane évalue l'impact et l'efficacité d'une politique de sortie précoce proposée à des mères en bonne santé avec un enfant né à terme de 2 500 grammes ou plus comparées à des femmes sorties de maternité après un séjour d'une durée standard. Dix essais contrôlés randomisés ont été identifiés, publiés entre 1962 et 2005, représentant un total de 4 489 femmes ayant accouché par voie basse ou par césarienne. Ces essais ont été menés aux États-Unis, au Royaume-Uni, en Espagne, en Suède et en Suisse, donnant des définitions de sortie précoce de maternité variant de 6 à 72 heures après l'accouchement. À noter que, dans la plupart des essais, les sorties précoces sont encadrées par un suivi à domicile par des sages-femmes. Bien que les essais retenus présentent une grande hétérogénéité, les analyses ne montrent pas de différence entre les taux d'AM des femmes ayant bénéficié d'une sortie précoce et celles sorties après une durée de séjour standard, que ce soit à 2 mois du post-partum (8 essais : RR = 0,90 [0,7-1,06]) ou encore à 6 mois du post-partum (3 essais : RR = 0,92 = 0,80-1,05]). Les auteurs en concluent que la sortie précoce de la maternité n'a pas d'impact sur la durée de l'AM (NP1).

☑ Synthèse

Il n'existe pas d'association négative entre la sortie précoce de maternité (associée à un suivi à domicile organisé) et le maintien de l'AM à distance de l'accouchement (NP1).

Références

[1] United Nations. Millenium goals. 2000. Disponible en ligne : www.un.org/fr/millenniumgoals.

[2] Infant and young child nutrition, Resolution n° 54.2. (2001).

[3] Agence nationale d'accréditation et d'évaluation en santé (ANAES), Collège national des gynécologues-obstétriciens de France (CNGOF). Allaitement maternel : mise en œuvre et poursuite dans les 6 premiers mois de vie de l'enfant. Paris : ANAES et CNGOF, 2002.

[4] Blondel B, Lelong N, Kermarrec M, Goffinet F. National Coordination Group of the National Perinatal S. Trends in perinatal health in France from 1995 to 2010. Results from the French National Perinatal Surveys. J Gynecol Obstet Biol Reprod (Paris) 2012;41:e1-e15.

[5] Salanave B, De Launay C, Boudet-Berquier J. K.C. Durée de l'allaitement maternel en France (Épifane). Bull Epidémiol Hebd 2012-2013;2014:450-7. www.invs.sante.fr/beh/2014/27/2014_27_2.html.

[6] Lelong N, Saurel-Cubizolles MJ, Bouvier-Colle MH, Kaminski M. [Duration of maternal breastfeeding in France]. Arch Pediatr 2000;7:571-2.

[7] Branger B, Dinot-Mariau L, Lemoine N, Godon N, Merot E, Brehu S, et al. [Duration of breastfeeding from 15 maternity wards of the perinatal network in the Pays de la Loire area]. Arch Pediatr 2012;19:1164-76.

[8] Ibanez G, Martin N, Denantes M, Saurel-Cubizolles MJ, Ringa V, Magnier AM. Prevalence of breastfeeding in industrialized countries. Rev Epidemiol Sante Publique 2012;60:305-20.

[9] Bonet M, L'Hélias LF, Blondel B. [Exclusive and mixed breastfeeding in a maternity unit in France, 2003]. Arch Pediatr 2008;15:1407-15.

[10] Bernard JY, De Agostini M, Forhan A, Alfaiate T, Bonet M, Champion V, et al. Breastfeeding duration and cognitive development at 2 and 3 years of age in the EDEN mother-child cohort. J Pediatr 2013;163:36-42.e1.

[11] Victora CG, Horta BL, Loret de Mola C, Quevedo L, Pinheiro RT, Gigante DP, et al. Association between breastfeeding and intelligence, educational attainment, and income at 30 years of age: a prospective birth cohort study from Brazil. Lancet Glob Health 2015;3:e199-205.

[12] Der G, Batty GD, Deary IJ. Effect of breast feeding on intelligence in children: prospective study, sibling pairs analysis, and meta-analysis. BMJ 2006;333:945.

[13] Kramer MS, Aboud F, Mironova E, Vanilovich I, Platt RW, Matush L, et al. Breastfeeding and child cognitive development: new evidence from a large randomized trial. Archives of general psychiatry. 2008 May ;65(5) :578-84. PubMed PMID : 18458209.

[14] Horta BL, de Mola CL, Victora CG. Breastfeeding and intelligence: systematic review and meta-analysis. Acta Paediatr 2015;104:14-9.

[15] Turck D, Vidailhet M, Bocquet A, Bresson JL, Briend A, Comité de nutrition de la Société française de pédiatrie. et al. [Breastfeeding: health benefits for child and mother]. Arch Pediatr 2013;20(Suppl 2):S29-48.

[16] Black RE, Allen LH, Bhutta ZA, Caulfield LE, de Onis M, Ezzati M, et al. Maternal and child undernutrition: global and regional exposures and health consequences. Lancet 2008;371:243-60.

[17] Ip S, Chung M, Raman G, Trikalinos TA, Lau J. A summary of the Agency for Healthcare Research and Quality's evidence report on breastfeeding in developed countries. Breastfeed Med 2009;4(Suppl 1):S17-30.

[18] Kramer MS, Chalmers B, Hodnett ED, Sevkovskaya Z, Dzikovich I, Shapiro S, et al. Promotion of Breastfeeding Intervention Trial (PROBIT): a randomized trial in the Republic of Belarus. JAMA 2001;285:413-20.

[19] Kramer MS, Guo T, Platt RW, Sevkovskaya Z, Dzikovich I, Collet JP, et al. Infant growth and health outcomes associated with 3 compared with 6 mo of exclusive breastfeeding. Am J Clin Nutr 2003;78:291-5.

[20] Poole JA, Barriga K, Leung DY, Hoffman M, Eisenbarth GS, Rewers M, et al. Timing of initial exposure to cereal grains and the risk of wheat allergy. Pediatrics 2006;117:2175-82.

[21] Owen CG, Whincup PH, Kaye SJ, Martin RM, Davey Smith G, Cook DG, et al. Does initial breastfeeding lead to lower blood cholesterol in adult life? A quantitative review of the evidence. Am J Clin Nutr 2008;88:305-14.

[22] Martin RM, Davey Smith G, Mangtani P, Tilling K, Frankel S, Gunnell D. Breastfeeding and cardiovascular mortality: the Boyd Orr cohort and a systematic review with meta-analysis. Eur Heart J 2004;25:778-86.

[23] Haute autorité de santé (HAS). Recommandations. Sortie de maternité après accouchement : conditions et organisation du retour à domicile des mères et de leurs nouvau-nés. Méthode. Recommandations pour la pratique clinique. Saint-Denis La Plaine : HAS, 2014. Disponible en ligne : www.has-sante.fr/portail/upload/docs/application/pdf/2014-03/recommandations_-_sortie_de_maternite_apres_accouchement.pdf.

[24] Schüz J, Espina C, Villain P, Herrero R, Leon ME, Minozzi S, et al. European Code against Cancer 4th edition: 12 ways to reduce your cancer risk. Cancer Epidemiol 2015;39(Suppl 1):S1-10.

[25] Scoccianti C, Key TJ, Anderson AS, Armaroli P, Berrino F, Cecchini M, et al. European Code against Cancer 4th Edition: Breastfeeding and cancer. Cancer Epidemiol 2015;39(Suppl 1):S101-6.

[26] Labarère J, Dalla-Lana C, Schelstraete C, Rivier A, Callec M, Polverelli JF, et al. [Initiation and duration of breastfeeding in obstetrical hospitals of Aix-Chambery (France)]. Arch Pediatr 2001;8:807-15.

[27] Kersuzan C, Gojard S, Tichit C, Thierry X, Wagner S, Nicklaus S, et al. Prévalence de l'allaitement à la maternité selon els caractéristiques des parents et les conditions de l'accouchement. Résultats de l'enquête ELFE maternité, France métropolitaine. Bull Epidémiol Hebd 2011 2014;27:440-9.

[28] Salanave B, De Launay C, Guerrisi C. K C. Taux d'allaitement maternel à la maternité et au premier mois de l'enfant. Résultats de l'étude Épifane, France. Bull Epidémiol Hebd 2012;34:383-7.
[29] Déclaration Innocenti sur la protection, la promotion et l'encouragement de l'allaitement maternel, Florence, 1er mai 1990. Disponible en ligne : www.unicef.org/french/nutrition/index_24807.html
[30] Andres V, Garcia P, Rimet Y, Nicaise C, Simeoni U. Apparent life-threatening events in presumably healthy newborns during early skin-to-skin contact. Pediatrics 2011;127:e1073-6.
[31] Renfrew MJ, Lang S, Woolridge MW. Early versus delayed initiation of breastfeeding. Cochrane Database Syst Rev 2000;2:CD000043.
[32] Section on, Breastfeeding. Breastfeeding and the use of human milk. Pediatrics 2012;129:e827-41.
[33] Minchin MK. Positioning for breastfeeding. Birth 1989;16:4-80. 67-73; discussion.
[34] Elad D, Kozlovsky P, Blum O, Laine AF, Po MJ, Botzer E, et al. Biomechanics of milk extraction during breast-feeding. Proc Natl Acad Sci USA 2014;111:5230-5.
[35] Kramer MS, Barr RG, Dagenais S, Yang H, Jones P, Ciofani L, et al. Pacifier use, early weaning, and cry/fuss behavior: a randomized controlled trial. JAMA 2001;286:322-6.
[36] Kronborg H, Vaeth M. How are effective breastfeeding technique and pacifier use related to breastfeeding problems and breastfeeding duration? Birth 2009;36:34-42.
[37] Aarts C, Hornell A, Kylberg E, Hofvander Y, Gebre-Medhin M. Breastfeeding patterns in relation to thumb sucking and pacifier use. Pediatrics 1999;104:e50.
[38] Labarere J, Gelbert-Baudino N, Ayral AS, Duc C, Berchotteau M, Bouchon N, et al. Efficacy of breastfeeding support provided by trained clinicians during an early, routine, preventive visit: a prospective, randomized, open trial of 226 mother-infant pairs. Pediatrics 2005;115:e139-46.
[39] Yonemoto N, Dowswell T, Nagai S, Mori R. Schedules for home visits in the early postpartum period. Cochrane Database Syst Rev 2017;8:CD009326.

CHAPITRE

2

Allaitement maternel (II)

Méthodes d'inhibition de la lactation

Louis Marcellin, Anne Chantry

POINTS CLÉS

- Il n'existe pas d'argument scientifique pour recommander des mesures non pharmacologiques pour l'inhibition de la lactation.
- En raison de leurs effets vasoconstricteurs, les traitements pharmacologiques de l'inhibition de la lactation ne doivent pas être prescrits de façon systématique aux femmes qui ne souhaitent pas allaiter.
- Comme pour toute patiente ne souhaitant pas allaiter, les non-indications formelles à un allaitement telles que la perte fœtale, un décès néonatal et une sérologie VIH-1 positive doivent faire l'objet d'une discussion avec la patiente sur les bénéfices/risques d'un traitement pharmacologique de l'inhibition de la lactation.
- La séropositivité pour les hépatites B ne constitue pas en soi une contre-indication à l'allaitement maternel (AM) dès lors que l'enfant reçoit une immunoprophylaxie et une sérovaccination (grade C).
- L'infection maternelle par l'hépatite C n'est pas une contre-indication à l'AM en cas de charge virale faible ou indétectable.

Introduction

Dans les pays industrialisés, les femmes ne veulent ou ne peuvent pas toujours allaiter leur enfant. Ne pas allaiter au sein peut être un choix personnel antérieur ou au décours immédiat de la naissance ou être une décision médicale pour pathologie maternelle, néonatale, mort fœtale *in utero* (MFIN), décès du nouveau-né ou en cas d'accouchement sous X. En l'absence de stimulation, la production de lait s'interrompt spontanément si la femme n'allaite pas. Diverses interventions pharmacologiques et non pharmacologiques ont été proposées pour inhiber la lactation après l'accouchement et soulager les symptômes associés.

Inhibition de la lactation

La lactogénèse est le processus par lequel la glande mammaire développe la capacité de produire du lait. La lactation est le processus de sécrétion du lait et est maintenue tant que le lait est extrait de la glande mammaire. La prolactine est l'hormone nécessaire au maintien de la sécrétion lactée, alors que l'ocytocine est impliquée dans l'excrétion du lait. L'involution se produit lorsque l'extraction régulière de lait de la glande cesse ou lorsque la prolactine n'est plus sécrétée [1].
Aussi surprenant que cela puisse paraître, il n'existe pas de données sur l'histoire naturelle de la fin de la montée laiteuse en l'absence de stimulation chez les femmes qui ne souhaitent pas allaiter. Il est communément admis que l'arrêt de la montée laiteuse survient spontanément dans les 15 jours qui suivent la naissance dans la grande majorité des cas (accord professionnel).

Modalité d'inhibition de la lactation

Avant les années 1930 et le recours aux traitements pharmacologiques, seules les méthodes non pharmacologiques pour bloquer la lactation et pour soulager l'inconfort et les douleurs des femmes qui n'allaitaient pas étaient disponibles. Si la recherche sur la lactation est principalement axée sur la promotion de l'allaitement, celle sur l'inhibition de la lactation est plus restreinte. En effet, il n'existe pas d'étude de grande envergure qui évalue l'efficacité des méthodes pharmacologiques et non pharmacologiques pour freiner ou stopper la lactation. Seuls des essais aux effectifs restreints et de pertinence méthodologique faible sont disponibles. Actuellement, il n'existe aucune directive universelle sur la stratégie la plus appropriée pour stopper la lactation chez les femmes dans le post-partum.

Mesures non pharmacologiques

Dans la métaanalyse de la Cochrane de 2012, les auteurs ont rappelé qu'il n'existe actuellement aucune donnée robuste permettant de statuer sur l'efficacité des approches non pharmacologiques [2] (NP2).
Les mesures physiques utilisées pour inhiber la lactation incluent le bandage des seins, le port de brassières, la restriction hydrique ou alimentaire, des manœuvres de tire-lait manuelles ou mécaniques, l'application de packs de glace ou la pratique de douches chaudes, l'évitement de la stimulation tactile des seins. Les données pertinentes sur l'efficacité de ces méthodes sont rares. Par ailleurs, de nombreux topiques locaux naturels (pommade à base de belladone, de feuilles

de chou, pervenche/persil/cerfeuil, etc.) sont proposés et, parfois, largement diffusés dans le traitement des douleurs liées à la montée laiteuse sans que leur efficacité n'ait été clairement démontrée [3] (NP4). En 1998, dans une revue de la littérature reprenant les études randomisées avec un bras sans intervention de plus de 45 patientes qui évaluaient l'efficacité des traitements non pharmacologiques (port de brassières, bandage des seins, restriction hydrique, et des manœuvres de tire-lait manuelles ou mécaniques) sur l'inconfort généré par la montée de lait, Spitz *et al.* n'ont trouvé aucune différence entre les deux groupes avec environ 15 à 50 % d'engorgement mammaire et la présence de douleurs mammaires dans 1 à 2/3 des cas [3] (NP4). La première étude qui a évalué spécifiquement deux méthodes de compression active des seins est publiée en 1966. Cette étude inclut 38 femmes et compare soit un bandage des seins, soit le port d'une brassière ajustée, pendant 14 jours dans le post-partum. Aucune différence significative entre les deux groupes pour la survenue d'engorgement mammaire n'est observée ; existe en revanche une augmentation significative de la sensibilité des seins en cas de bandage par rapport aux brassières ($p < 0{,}05$) (NP4). En 2003, Swift *et al.* ont réalisé une étude sur le même modèle chez 60 femmes ayant accouché normalement à terme avec des résultats similaires : les auteurs mettent en évidence une absence de différence du taux d'engorgement à 10 jours du post-partum entre les deux groupes, avec une sensibilité des seins plus élevée en cas de port d'un bandage par rapport celui d'une brassière [4] (NP4).

Seule une étude randomisée française de 2001 a testé en double aveugle contre placebo l'effet d'une association de deux traitements homéopathiques (*Apis mellifica* 9 CH et *Bryonia* 9 CH) chez 71 femmes [5] (NP2). Après tirage au sort, 36 femmes sont incluses dans le groupe homéopathie et 35 dans le groupe placebo. Le traitement consiste en deux prises de 5 granules par jour pendant 10 jours dès les premières 24 heures suivant l'accouchement et avant toute apparition de douleur. La somme des scores de douleurs est significativement plus basse dans le groupe homéopathie par rapport au groupe placebo à J2 et J4 (3 *versus* 23, $p < 0{,}02$ et 67 *versus* 129, $p < 0{,}01$ respectivement) (NP2). L'évaluation d'une tension mammaire jugée importante est significativement inférieure dans le groupe homéopathie par rapport au groupe placebo à J4 (10 *versus* 5, $p < 0{,}05$), sans préciser le moment. Les douleurs ne sont pas évaluées à J1 et J3. Alors que les auteurs semblent conclure à une efficacité potentielle du traitement homéopathique associé à un traitement par AINS, la validité de leur étude est très controversée : la comparaison des sommes des scores de douleur n'est pas le critère de jugement principal initialement annoncé, aucun détail concernant les effectifs et les caractéristiques des populations n'est précisé, aucune différence n'est observée pour les critères de jugement secondaires [5].

Les données disponibles sur l'acupuncture au cours de l'allaitement sont peu nombreuses et abordent de nombreuses thématiques allant de l'étude d'hypothèses physiopathologiques à celles de l'efficacité sur les douleurs mammaires, l'insuffisance de lait, le sevrage. Seulement une vingtaine de références sont disponibles et ne permettent pas de conclure à une quelconque efficacité de cette approche non pharmacologique dans l'inhibition de la lactation.

Synthèse

Il n'y a pas de données scientifiques démontrant une efficacité des mesures non pharmacologiques pour l'inhibition de la lactation, même si ces données sont limitées et de très faible niveau de preuve (accord professionnel).
Il n'existe pas d'argument scientifique pour recommander des mesures non pharmacologiques pour l'inhibition de la lactation (accord professionnel).

Mesures pharmacologiques

Plusieurs classes pharmacologiques ont été proposées pour inhiber la lactation incluant les dérivés de l'ergot de seigles, les traitements hormonaux, des traitements anti-inflammatoires, des traitements diurétiques et d'autres molécules ayant un rôle supposé dans la synthèse de prolactine.

Dérivés de l'ergot de seigle

La bromocriptine (Parlodel®), le lisuride (Arolac®) et la cabergoline (Dostinex®) sont tous des dérivés de l'ergot de seigle, aux propriétés vasoconstrictrices par leur action agoniste dopaminergique. Ils freinent la libération par l'hypophyse de la prolactine qui intervient dans la montée de lait après l'accouchement.

Bromocriptine (Parlodel®)

La dernière métaanalyse de la Cochrane de 2012, dont les 3 essais retenus sont des études anciennes [6-8], incluait 107 femmes, et a montré que la prise de bromocriptine réduisait le risque d'échec d'inhibition de la lactation par rapport au placebo dans la première semaine suivant l'accouchement (RR = 0,36, IC95 % [0,24 ; 0,54]) (NP2). En revanche, 2 essais [6,9] retenus dans cette métaanalyse, incluant 76 femmes n'ont pas montré de différence entre la bromocriptine et le placebo dans les 14 jours suivant l'accouchement (RR = 0,18, [IC95 % : 0,03-1,08]) (NP2). Dans cette métaanalyse, les auteurs n'ont pas apporté de preuve suffisante pour indiquer si la bromocriptine était associée ou non à un risque accru d'effets secondaires (notamment de thromboemboliques, infarctus du myocarde et décès maternels) dans la première semaine du post-partum [10].
La bromocriptine est disponible dans les pays de l'Union européenne depuis 1973 [11]. En 1994, aux États-Unis, la Food and Drug Administration a décidé de retirer son autorisation pour l'utilisation de ce médicament dans l'inhibition de la lactation en raison de cas rapportés d'effets indésirables rares mais graves. En France, deux enquêtes de pharmacovigilance (de 1994 et de 2012) ont identifié respectivement 24 et 105 cas d'accidents graves (infarctus du myocarde, accidents vasculaires cérébraux, hypertension artérielle maligne, angiopathie cérébrale du

post-partum et troubles psychiatriques) [12,13], même en l'absence de facteurs de risque [14,15]. Dans son avis du 29 mai 2013, la commission de la transparence de la Haute Autorité de santé (HAS) considère que le service médical rendu par la bromocriptine dans l'inhibition de la lactation est insuffisant et donne un avis défavorable au maintien de l'inscription sur la liste des spécialités remboursables et sur la liste des spécialités agréées dans l'indication « inhibition de la lactation ». Le rapport conclut que la bromocriptine n'a plus de place dans la stratégie thérapeutique de l'inhibition de la lactation [16]. En juillet 2013, l'Agence nationale de sécurité du médicament et des produits de santé (ANSM) publie un point d'information sur le rapport bénéfice/risque de la bromocriptine qui rappelle que l'utilisation d'un médicament inhibant la lactation doit être réservée aux situations où l'inhibition de la lactation est souhaitée pour des raisons médicales. La prise systématique d'un médicament inhibant la lactation pour prévenir ou traiter l'inconfort ou l'engorgement pouvant survenir lors de la montée laiteuse n'est pas recommandée et il n'existe pas de justification à utiliser des médicaments dans le sevrage de l'allaitement au-delà d'un mois après l'accouchement [17].

Ainsi, à l'initiative de l'ANSM, une réévaluation des médicaments contenant de la bromocriptine dans l'inhibition et la prévention de la lactation a été faite à l'échelon européen. En réunion annuelle du 7-10 juillet 2014, le Comité d'évaluation des risques en matière de pharmacovigilance de l'Agence européenne des médicaments (AEM), qui est responsable de l'évaluation et du suivi des questions de sécurité pour les médicaments à usage humain, conclut, au regard des données disponibles, que le rapport bénéfice/risque de ces médicaments reste favorable, sous réserve d'une restriction d'indication et d'un renforcement des contre-indications, mises en garde et précautions d'emploi [18]. Ainsi, reprise dans une lettre aux professionnels, du 17 février 2015 [19], l'ANSM a recommandé que l'indication de la bromocriptine dans l'inhibition de la lactation soit restreinte uniquement aux situations où la montée laiteuse doit être stoppée pour des raisons médicales et, en particulier, en cas de perte de l'enfant et de sérologie maternelle VIH positive, sous réserve de prendre en compte les recommandations de sécurité d'emploi et les contre-indications et d'être particulièrement attentif aux facteurs de risques cardiovasculaires, neurologiques et psychiatriques de la patiente et au respect de la posologie. La bromocriptine n'est pas recommandée en routine pour l'inhibition de la lactation ou pour le soulagement des douleurs mammaires après l'accouchement et les douleurs de l'engorgement. Le rapport de l'ANSM propose le recours aux « interventions non médicamenteuses (par exemple à l'aide d'un support ferme de la poitrine ou par l'application de glace) » qui pourtant n'ont pas prouvé leur efficacité [5].

Lisuride (Arolac®)

Les publications concernant le lisuride pour l'inhibition de la lactation sont anciennes et limitées [2]. En 2010, les prescripteurs français déclarent ne jamais utiliser le lisuride en première intention et dans seulement 5 % des cas en seconde intention, alors que ce traitement a l'autorisation de mise sur le marché (AMM ; le 31 mars 1992, rectifiée le 7 juillet 1995) dans l'inhibition de la montée laiteuse, l'arrêt de la lactation, l'engorgement mammaire, la symptomatologie mammaire inflammatoire [20]. En 1981 et en 1988, deux études en double aveugle [21,22] ont comparé l'effet du lisuride et de la bromocriptine sur l'inhibition de la lactation sans montrer de différence entre les deux groupes avec cependant une tendance à un rebond de la symptomatologie plus important à l'arrêt du traitement dans le groupe des cas traités par bromocriptine pour l'une d'entre elle [21] (NP3). En 1988, une de ces équipes publiait une étude en double aveugle comparant trois doses quotidiennes de lisuride (0,25, 0,5 et 1,0 mg) dans l'inhibition de la lactation. La lactation est inhibée de façon efficace avec des doses journalières de 0,5 et 1,0 mg [22] (NP3). Pour améliorer la tolérance digestive, l'administration du médicament doit se faire au cours des repas, aussitôt après l'accouchement, en tout cas dans les premières 24 heures, à raison de 2 comprimés par jour, pendant 14 jours [23].

Cabergoline (Dostinex®)

Un premier essai randomisé en double aveugle avec placebo avait comparé chez 32 femmes l'efficacité dans l'inhibition de la lactation de trois doses différentes de cabergoline (400, 600, ou 800 µg - n = 8 dans chaque groupe) en prise unique *per os* dans les 24 heures après l'accouchement. L'efficacité du traitement a été évaluée par un examen clinique avant et à 1, 2, 3, 4, et 14 jours après le début du traitement. À 14 jours, la montée laiteuse est observée chez 7/8 (87,5 %) femmes recevant le placebo, chez 4/8 (50 %) femmes recevant la dose de 400 µg et chez aucune des femmes recevant les doses de 600 et 800 µg. Les auteurs ont montré que l'administration d'une dose orale unique de 600 ou 800 µg de cabergoline est efficace sur l'inhibition de la lactation [24] (NP2). Une autre étude comparative randomisée en double aveugle avec placebo a inclus 160 femmes ne souhaitant ou ne pouvant pas allaiter. Trois groupes de 40 femmes sont traités avec différentes doses de cabergoline et un groupe de 20 femmes reçoit un placebo. Le traitement est administré dans les 24 heures suivant l'accouchement. Un examen clinique a eu lieu 2, 3, 4, 5 et 14 jours après l'accouchement. Les patientes utilisent un questionnaire journalier d'auto-évaluation. Une inhibition complète de la lactation jusqu'à 14 jours du post-partum est obtenue pour 90,2 % des femmes qui ont reçu 1 mg, 62,5 % qui ont reçu 0,75 mg, 45 % qui ont reçu 0,5 mg et 20 % qui ont reçu un placebo. Quatre sujets ont éprouvé des effets secondaires bénins et transitoires [25] (NP2).

En 1991, le traitement par cabergoline à dose unique (2 comprimés de 0,5 mg) est comparé au traitement par bromocriptine (2,5 mg, 2 fois par jour pendant 14 jours) dans le cadre d'une étude européenne multicentrique prospective randomisée en double aveugle de supériorité. Les femmes incluses ont accouché à terme et ne souhaitent pas allaiter pour des raisons personnelles ou médicales. Une inhibition complète de la lactation a été obtenue chez 77,9 % des femmes du groupe traité par cabergoline (n = 106/136) et chez 69,1 % des femmes du groupe traité par bromocriptine (n = 94/136). Les auteurs ont montré qu'une dose unique d'1 mg de cabergoline est au moins aussi efficace que le traitement par bromocriptine dans l'inhibition de la lactation. Une évaluation entre J16 et J21 conclut à une reprise de la lactation après inhibition complète chez 5 % (n = 5/106) des femmes du groupe cabergoline et chez 24 % (n = 23/94) des femmes du groupe bromocriptine ($p < 0,001$). Une hypotension orthostatique est constatée chez 7,3 % des femmes (n = 10) du groupe cabergoline et chez 14 % (n = 19) des femmes du groupe bromocriptine. Des événements indésirables sont rapportés chez 16 % (n = 22) des femmes du groupe cabergoline et chez 29 % (n = 36) des femmes du groupe bromocriptine ($p = 0,054$) incluant vertiges, hypotension, palpitations, céphalées, nausées, vomissements et douleurs abdominales. Ces événements indésirables sont survenus principalement pendant les 4 premiers jours pour les 2 groupes de l'étude. Les auteurs concluent que la cabergoline doit être le médicament de choix pour l'inhibition de la lactation en raison de l'absence d'effet rebond, d'effet indésirable et d'un schéma thérapeutique plus simple [26] (NP2).

En 2007, le Collège national des gynécologues et obstétriciens français (CNGOF) mentionne le recours possible à la cabergoline en cas de MFIU ou d'interruption médicale de grossesse (IMG) [27]. Dans une enquête nationale publiée en 2010, la cabergoline, qui n'a pas l'AMM dans l'inhibition de la lactation, est prescrite en première intention dans 3 % des cas et en seconde intention dans 24 % des cas [20]. Actuellement, à la différence du Dostinex® (laboratoire Pfizer), seule la cabergoline Sandoz® 0,5 mg (dont la seule différence avec le Dostinex® est le conditionnement) a obtenu une AMM en date du 20 février 2013 dans l'inhibition de la lactation. Dans un avis du 7 mai 2014, la commission de la transparence de la HAS a considéré que le service médical rendu par la cabergoline Sandoz® 0,5 mg (commercialisée en flacon de 2 comprimés depuis le 27 juin 2014) est important dans l'indication « inhibition de la lactation due à des causes médicales », et inscrit ce médicament dans la liste des spécialités agréées dans cette indication. La cabergoline doit être administrée dans les premières 24 heures du post-partum. La dose recommandée de cabergoline est d'1 mg en une seule prise. [28].

Non dérivé de l'ergot de seigle

Quinagolide (Norprolac®)

Le quinagolide est un agoniste dopaminergique D2 sélectif qui n'est pas un dérivé de l'ergot de seigle. Par son action dopaminergique, c'est un puissant inhibiteur de la sécrétion de prolactine. Les données sur l'inhibition de la lactation sont très limitées. Une étude pilote a comparé le traitement par quinagolide à la bromocriptine pour l'inhibition de la lactation. Quinze des 20 femmes traitées avec la quinagolide ont signalé des symptômes mammaires, 50 % se produisant au 3e et au 4e jour de traitement. Trois des 10 femmes traitées par la bromocriptine ont des symptômes mammaires entre le 2e et le 28e jour du post-partum [29]. Cette molécule n'a pas l'AMM pour l'inhibition de la lactation dans le post-partum.

Autres traitements

Déjà dans les recommandations du CNGOF de 1997 sur les traitements de l'inhibition de la lactation de Berrebi *et al.*, les traitements hormonaux n'ont plus leur place dans cette indication [30]. De la même manière, la pyridoxine (vitamine B6), les prostaglandines et l'ocytocine sont proposées dans l'inhibition de la lactation. Ces traitements ont été utilisés avant l'introduction des dérivés de l'ergot de seigle. Dans la revue de la Cochrane d'Oladapo et Fawole, les études citées évaluant les différentes stratégies proposées ont plus de 35 ans et n'ont pas montré d'impact bénéfique sur l'inhibition de la lactation [2] (NP2).

Indication de l'inhibition de la lactation

L'inhibition de la lactation est proposée aux femmes qui ne souhaitent pas allaiter. Elle peut être également indiquée pour des raisons médicales comme dans les cas de fausses couches tardives, les interruptions médicales de grossesse, les MFIU, le décès néonatal du nouveau-né, un accouchement sous X ou en cas de contre-indication médicale à l'allaitement, en particulier en cas séropositivité maternelle pour le virus de l'immunodéficience humaine de type VIH 1, HTLV-1 et 2 (pour *human T-lymphotropic virus*, virus T-lymphotropique humain), une tuberculose active non traitée, au cours de chimiothérapie anticancéreuse ou de traitement radioactifs thérapeutiques.

Inhibition de la lactation des femmes ne souhaitant pas allaiter

Pour les patientes ne souhaitant pas allaiter, la prescription d'un traitement pharmacologique inhibiteur de la lactation en prévention de l'inconfort, des douleurs et de l'engorgement pouvant survenir lors de la montée laiteuse n'est pas recommandée par l'ANSM [14]. Cette recommandation ne paraît pas être applicable en pratique quotidienne. La bromocriptine ne doit pas être utilisée en raison des effets secondaires précédemment décrits. La cabergoline ne devrait être utilisée que dans les cas d'indications médicales d'inhibition de la lactation selon les données de l'ANSM. Bien qu'il n'existe pas de donnée portant sur de larges populations ayant utilisé la cabergoline, il nous paraît raisonnable d'utiliser ce médicament au cas par cas pour les femmes qui ne souhaitent pas allaiter en raison de la simplicité du schéma thérapeutique et au regard des études de pharmacovigilance européennes qui sont rassurantes. Cependant, il n'est pas impossible que l'augmentation du volume de prescription de ce médicament peu utilisé de nos jours démasque des effets secondaires encore méconnus. Seul le lisuride qui a l'AMM (en date du 31 mars 1992, rectifiée le 7 juillet 1995) dans l'inhibition de la montée laiteuse, serait le médicament à privilégier dans cette situation [20].

Synthèse

En raison de leurs effets vasoconstricteurs, les traitements pharmacologiques de l'inhibition de la lactation ne doivent pas être prescrits de façon systématique aux femmes qui ne souhaitent pas allaiter (accord professionnel).
Pour les femmes informées des risques qui souhaitent cependant un traitement pharmacologique de l'inhibition de la lactation le lisuride et la cabergoline sont les médicaments à privilégier (accord professionnel).

Inhibition de la lactation en cas de perte fœtale ou néonatale

Aucune donnée ne permet de savoir si la physiologie de la lactation est différente en cas de naissance vivante ou non. Le risque d'inconfort maternel lié à la lactation en cas de perte de la grossesse, en fonction du terme, n'a pas été évalué. En particulier, il n'existe aucune donnée sur l'existence d'un âge gestationnel minimum où inhiber la lactation permettrait de réduire le risque d'inconfort maternel. Il n'existe pas de donnée précise sur le terme minimum de la montée laiteuse. De façon arbitraire, et au regard des pratiques actuelles, il ne paraît pas justifié de proposer un traitement d'inhibition pharmacologique de la lactation en cas de naissance avant 20 SA.

Synthèse

Dans l'état actuel des connaissances, en cas de perte fœtale, aucune donnée n'est disponible sur les modalités précises de l'inhibition de la lactation ni à partir de quel terme de naissance ces mesures sont nécessaires. Après évaluation au cas par cas, en l'absence de contre-indication, l'administration d'un inhibiteur médicamenteux de la lactation est à la discrétion de la patiente et du prescripteur (accord professionnel).
Le recours aux traitements inhibiteurs de la lactation n'est probablement pas utile avant 20 SA (accord professionnel).

Inhibition de la lactation en cas d'infection virale

Virus de l'immunodéficience humaine

La transmission de la mère à l'enfant du VIH-1 constitue le mode d'infection le plus fréquent chez l'enfant. En 1992, Dunn *et al.* publient dans *The Lancet* une revue systématique des données qui permet de déterminer le risque quantitatif de transmission du VIH-1 par l'allaitement maternel. L'analyse de données observationnelles sur le risque de transmission du VIH au cours de l'allaitement est estimé entre 14 et 36,7 %, 14 % en l'absence de traitement antirétroviral [31] (NP3), [32] (NP1). Dans les pays industrialisés, il est donc recommandé aux mères infectées par le VIH de ne pas allaiter leurs enfants, et ce d'autant plus que l'allaitement artificiel est abordable, faisable, acceptable, durable et sûr pour prévenir la transmission post-natale du VIH [33,34].

Une revue systématique évaluant la pertinence des interventions qui visent à réduire la transmission maternofœtale post-natale tardive du VIH, réunissant 6 essais cliniques randomisés et une étude de cohorte a montré que l'exclusion totale de l'allaitement maternel est efficace pour prévenir la transmission néonatale du VIH (NP1). Cette mesure est cependant associée à une morbidité infantile accrue, notamment dans les régions où lait artificiel est préparé avec de l'eau non potable [10] (NP3). Malgré les nombreuses données disponibles qui ont montré un faible risque de transmission du VIH au cours de l'allaitement maternel lorsque la mère et l'enfant sont traités par les antirétroviraux pendant toute la durée de l'allaitement, les recommandations de 2013 du groupe d'experts français indiquent que l'allaitement maternel reste contre-indiqué. L'allaitement artificiel demeure la seule prévention totalement efficace de la transmission post-natale du VIH [35].

Hépatite B

Actuellement, l'Organisation mondiale de la santé (OMS), l'Organisation mondiale de gastroentérologie (WGO, pour World Gastroenterology Organisation), et les Centers for Disease Control and Prevention recommandent une immunoprophylaxie conjointe associant l'administration du vaccin de l'hépatite B et des immunoglobulines dans les 24 heures suivant la naissance car elle augmente la protection contre le virus jusqu'à 85-90 % des nouveau-nés de mères porteuses de l'Ag HBs [36]. Cette pratique est largement diffusée avec une bonne observance dans les pays développés affichant un taux d'administration d'immunoglobuline néonatale associé à la première dose de vaccination supérieur à 90 % [37] (NP4).

Hépatite C

Plusieurs études ont montré que le virus de l'hépatite C (VHC) peut être présent dans le lait maternel de femmes porteuses [38] (NP3). Elles ont montré que le taux de transmission verticale du virus de l'hépatite C est similaire quelle que soit la méthode d'allaitement. Thomas *et al.* (1998), recensent 10 études de cohortes dont 8 disponibles de 15 à 92 enfants de mères infectées par le VHC et séronégatives pour le VIH-1 [24-31]. Les taux de transmission materno-infantile du VHC vont de 0 à 25 % indépendamment de la méthode d'allaitement [39] (NP3). Dans une étude portant sur 441 femmes infectées par l'hépatite C, 59 mères ont allaité leur enfant pour une durée médiane de 6 semaines (2-12). Le statut de l'allaitement maternel n'a aucun effet significatif sur la transmission du virus de l'hépatite C (OR = 1,52 IC95 % [0,35-5,12]) [40] (NP2). Alors que toutes les études semblent montrer que le risque de contamination par l'hépatite C n'est pas augmenté en cas d'allaitement maternel, même lorsque l'ARN du VHC est détectable dans le lait, cette étude semble soutenir l'idée que les femmes symptomatiques, en particulier avec des charges virales élevées, ne doivent pas allaiter afin d'éviter un risque de transmission virale verticale par l'allaitement [41] (NP2). Il n'est pourtant pas prouvé que le risque de transmission du VHC à l'enfant soit augmenté par l'AM. Les dernières recommandations américaines ne contre-indiquent pas l'AM lorsque la mère est porteuse du VHC [42].

☑ *Synthèse*

Comme pour toute patiente ne souhaitant pas allaiter, les non-indications formelles à un allaitement telles que la perte fœtale, un décès néonatal et une sérologie VIH-1 positive doivent faire l'objet d'une discussion avec la patiente sur les bénéfices/risques d'un traitement pharmacologique de l'inhibition de la lactation (accord professionnel).

L'AM ne semble pas augmenter le risque de transmission verticale materno-fœtale du virus de l'hépatite B, si l'immunoprophylaxie est correctement exécutée à la naissance (NP3). La séropositivité pour les hépatites B ne constitue pas en soi une contre-indication à l'AM dès lors que l'enfant reçoit une immunoprophylaxie et une sérovaccination (grade C). L'infection maternelle par l'hépatite C n'est pas une contre-indication à l'allaitement en cas de charge virale faible ou indétectable (grade C). En cas de charge virale élevée une discussion collégiale est nécessaire pour évaluer les bénéfices/risques de l'allaitement (accord professionnel).

Références

[1] Neville MC. Anatomy and physiology of lactation. Pediatr Clin North Am 2001;48:13-34.

[2] Oladapo OT, Fawole B. Treatments for suppression of lactation. Cochrane Database Syst Rev 2012;9:CD005937.

[3] Spitz AM, Lee NC, Peterson HB. Treatment for lactation suppression: little progress in one hundred years. Am J Obstet Gynecol 1998;179:1485-90.

[4] Swift K, Janke J. Breast binding... is it all that it's wrapped up to be? J Obstet Gynecol Neonatal Nurs 2003;32:332-9.

[5] Berrebi A, Parant O, Ferval F, Thene M, Ayoubi JM, Connan L, et al. [Treatment of pain due to unwanted lactation with a homeopathic preparation given in the immediate post-partum period]. J Gynecol Obstet Biol Reprod (Paris) 2001;30:353-7.

[6] Dewhurst CJ, Harrison RF, Biswas S. Inhibition of puerperal lactation. A double blind study of bromocriptine and placebo. Acta Obstet Gynecol Scand 1977;56:327-31.

[7] Rolland R, Schellekens L. A new approach to the inhibition of puerperal lactation. J Obstet Gynaecol Br Commonw 1973;80:945-51.

[8] Weinstein D, Ben-David M, Polishuk WZ. Serum prolactin and the suppression of lactation. Br J Obstet Gynaecol 1976;83:679-82.

[9] Varga L, Lutterbeck PM, Pryor JS, Wenner R, Erb H. Suppression of puerperal lactation with an ergot alkaloid: a double-blind study. Br Med J 1972;2:743-4.

[10] Horvath T, Madi BC, Iuppa IM, Kennedy GE, Rutherford G, Read JS. Interventions for preventing late postnatal mother-to-child transmission of HIV. Cochrane Database Syst Rev 2009;(1):CD006734.

[11] http://www.ema.europa.eu/ema/index.jsp?curl=pages/news_and_events/news/2014/08/news_detail_002157.jsp&mid=WC0b01ac058004d5c1.

[12] http://ansm.sante.fr/content/download/.../Commission-CNPV_22112011.pdf.

[13] http://ansm.sante.fr/var/ansm_site/storage/original/application/4e4d2a70e5dddfb150fe87360d6b13dd.pdf.

[14] Sentilhes L, Jeanneteau P, Parot-Schinkel E, Mercier MB. [Inhibition of lactation: end to the bromocriptin, long life to the carbergolin?]. Gynecol Obstet Fertil 2014;42:197-9.
[15] Jeanneteau P, Bière L, Mercier MB, Descamps P, Sentilhes L. Bromocriptine-induced coronary spasm in postpartum. Eur J Obstet Gynecol Reprod Biol 2014;179:258-9.
[16] www.has-sante.fr/portail/upload/docs/evamed/CT-10946_PARLODEL_PIC_avis2_CT10946.pdf.
[17] http://ansm.sante.fr/S-informer/Points-d-information-Points-d-information/Bromocriptine-Parlodel-R-et-Bromocriptine-Zentiva-R-le-rapport-benefice-risque-n-est-plus-favorable-dans-l-inhibition-de-la-lactation-Point-d-information.
[18] www.ema.europa.eu/ema/index.jsp?curl=pages/news_and_events/news/2014/07/news_detail_002136.jsp&mid=WC0b01ac058004d5c1.
[19] http://ansm.sante.fr/S-informer/Informations-de-securite-Lettres-aux-professionnels-de-sante/Bromocriptine-reevaluation-du-rapport-benefice-risque-dans-l-inhibition-de-la-lactation-Lettre-aux-professionnels-de-sante.
[20] Mirkou A, Suchovsky D, Gouraud A, Gillet A, Bernard N, Descotes J, et al. [Prescription of ergot derivatives for lactation inhibition in France: Current practices]. J Gynecol Obstet Biol Reprod (Paris) 2012;41:167-73.
[21] Van Dam LJ, Rolland R. Lactation-inhibiting and prolactin-lowering effect of lisuride and bromocriptine: a comparative study. Eur J Obstet Gynecol Reprod Biol 1981;12:323-30.
[22] Venturini PL, Horowski R, Fasce V, Valenzano M, Ferreri C, Badino G, et al. Suppression of puerperal lactation by terguride. A double-blind study. Gynecol Obstet Invest 1988;26:33-8.
[23] www.has-sante.fr/portail/upload/docs/application/pdf/ct031687.pdf.
[24] Melis GB, Mais V, Paoletti AM, Beneventi F, Gambacciani M, Fioretti P. Prevention of puerperal lactation by a single oral administration of the new prolactin-inhibiting drug, cabergoline. Obstet Gynecol 1988;71:311-4.
[25] Caballero-Gordo A, Lopez-Nazareno N, Calderay M, Caballero JL, Mancheño E, Sghedoni D. Oral cabergoline. Single-dose inhibition of puerperal lactation. J Reprod Med 1991;36:717-21.
[26] European Multicentre Study Group. Single dose cabergoline versus bromocriptine in inhibition of puerperal lactation: randomised, double blind, multicentre study. European Multicentre Study Group for Cabergoline in Lactation Inhibition. BMJ 1991;302:1367-71.
[27] Collège national des gynécologues et obstétriciens français. Protocoles en gynécologie obstétrique. Conférence nationale des PU-PH en gynécologie-obstétrique. Issy-les-Moulineaux : Elsevier Masson. 2007.
[28] www.has-sante.fr/portail/upload/docs/evamed-CT-13522_CABERGOLINE_SANDOZ_PIS_INS_Avis2_CT13522.pdf.
[29] van der Heijden PF, Kremer JA, Brownell J, Rolland R. Lactation inhibition by the dopamine agonist CV 205-502. Br J Obstet Gynaecol 1991;98:270-6.
[30] Berrebi A. CNGOF, 1997.
[31] Dunn DT, Newell ML, Ades AE, Peckham CS. Risk of human immunodeficiency virus type 1 transmission through breastfeeding. Lancet 1992;340:585-8.
[32] Nduati R, John G, Mbori-Ngacha D, Richardson B, Overbaugh J, Mwatha A, et al. Effect of breastfeeding and formula feeding on transmission of HIV-1: a randomized clinical trial. JAMA 2000;283:1167-74.
[33] Read JS. American Academy of Pediatrics Committee on Pediatric AIDS. Human milk, breastfeeding, and transmission of human immunodeficiency virus type 1 in the United States. American Academy of Pediatrics Committee on Pediatric AIDS. Pediatrics 2003;112:1196-205.
[34] Torres V, Bedell RA, Wachira MN, Dalmau D. Practices and recommendations in infant feeding and HIV prevention: the child's perspective. AIDS Care 2014;26(Suppl 1):S94-6.
[35] Mandelbrot L, Berrébi A, Matheron S, Blanche S, Tubiana R, Rouzioux C, et al. [HIV and pregnancy: 2013 guidelines from the French expert working group]. J Gynecol Obstet Biol Reprod (Paris) 2014;43:534-48.

[36] Maynard JE, Kane MA, Hadler SC. Global control of hepatitis B through vaccination: role of hepatitis B vaccine in the Expanded Programme on Immunization. Rev Infect Dis 1989;11(Suppl 3):S574-8.
[37] Giles ML, Grace R, Tai A, Michalak K, Walker SP. Prevention of mother-to-child transmission of hepatitis B virus (HBV) during pregnancy and the puerperium: current standards of care. Aust N Z J Obstet Gynaecol 2013;53:231-5.
[38] Zimmermann R, Perucchini D, Fauchère JC, Joller-Jemelka H, Geyer M, Huch R, et al. Hepatitis C virus in breast milk. Lancet 1995;345:928.
[39] Thomas SL(1), Newell ML, Peckham CS, Ades AE, Hall AJ. A review of hepatitis C virus (HCV) vertical transmission: risks of transmission to infants born to mothers with and without HCV viraemia or human immunodeficiency virus infection. Int J Epidemiol 1998;27:108-17.
[40] Gibb DM, Goodall RL, Dunn DT, Healy M, Neave P, Cafferkey M, et al. Mother-to-child transmission of hepatitis C virus: evidence for preventable peripartum transmission. Lancet 2000;356:904-7.
[41] Kumar RM, Shahul S. Role of breast-feeding in transmission of hepatitis C virus to infants of HCV-infected mothers. J Hepatol 1998;29:191-7.
[42] American College of Obstetricians, Gynecologists. ACOG Practice Bulletin N° 86: viral hepatitis in pregnancy. Obstet Gynecol 2007;110:941-56.

CHAPITRE

3

Allaitement maternel (III)
Complications de l'allaitement

Louis Marcellin, Anne Chantry

POINTS CLÉS

- De nombreuses femmes cessent l'allaitement plus en raison des difficultés rencontrées que par choix.
- Il n'y a pas de position du nourrisson idéale pour prévenir les affections du mamelon. Un espacement strict des tétées toutes les 4 heures est associé à plus de difficulté de l'allaitement et d'arrêt précoce et il n'est pas nécessaire de favoriser l'allaitement d'un ou des deux seins au cours de chaque tétée.
- L'expression du sein de façon manuelle ou à l'aide d'un tire-lait semble avoir un intérêt dans la prévention de l'engorgement mammaire. L'hétérogénéité des données disponibles sur l'efficacité de l'application de topiques sur les mamelons douloureux ne permet pas de recommander un traitement plus qu'un autre. L'accompagnement de la femme qui allaite semble avoir un impact positif dans le traitement de l'inconfort lié à l'engorgement mammaire.
- En cas de suspicion de mastite, un prélèvement bactériologique du lait est recommandé ainsi que l'administration immédiate d'une antibiothérapie probabiliste antistaphylococcique (grade C). L'interruption de l'allaitement par le sein infecté est recommandée en cas d'infection avérée, tout en poursuivant sa vidange par un tire-lait
- L'évacuation de l'abcès par ponctions itératives à l'aiguille a été proposée comme alternative au drainage chirurgical, notamment dans les formes simples.
- Il n'existe pas de données qui contre-indiquent l'allaitement des femmes ayant des antécédents de chirurgie esthétique des seins (prothèse ou plastie de réduction) ou d'antécédent de cancer du sein quelle que soit la durée de la rémission.

Introduction

De nombreuses femmes cessent l'allaitement en raison des difficultés rencontrées plutôt que par choix. Ces difficultés peuvent être, entre autres, liées à une altération de la satisfaction maternelle, à la reprise d'une activité professionnelle, à une irritabilité infantile, une inquiétude relative à la production suffisante de lait et une quantité de lait insuffisante mais surtout aux complications mammaires de l'allaitement qui incluent affections et douleurs du mamelon, l'engorgement mammaire, la mastite et l'abcès mammaire [1]. D'autres facteurs peuvent influencer la décision d'une femme de cesser l'allaitement incluant le manque de soutien, le modèle culturel, le défaut d'information ou des connaissances erronées des femmes ou de leur entourage.

Prévention et traitement des complications mammaires de lactation

Affections du mamelon

Les mamelons peuvent être endommagés au début de l'allaitement maternel (AM) avec l'apparition de rougeurs, d'irritations, de crevasses ou de fissures et être responsables de douleurs très intenses. Les mamelons douloureux, fissurés ou hémorragiques sont la cause d'arrêts retrouvés dans 34,9 % (30,0 à 39,8 %) pour un arrêt dans la première semaine, 30,2 % (27,8 à 32,6 %) pour un arrêt dans le premier mois et 12,9 % (11,4 à 14,5 %) pour les femmes qui avaient poursuivi l'allaitement au-delà de 4 semaines [2] (NP3). Les affections du mamelon sont fréquentes dans la période post-partum mais les données sont hétérogènes. L'incidence de la douleur et des traumatismes des mamelons varie entre 34 % et 96 % des femmes qui allaitent [3-6] (NP4).

Prévention des affections du mamelon

En 1975, Brown et *al.* ont évalué chez 57 femmes trois méthodes couramment proposées : la stimulation du mamelon, l'application de crème et l'expression de colostrum et aucune différence significative de sensibilité ni aucun traumatisme du mamelon n'a été mis en évidence entre les seins traités et non traités [7] (NP3). Une métaanalyse de 2008 n'a identifié sur ce sujet aucun essai comparatif randomisé ; les auteurs concluent qu'il n'existe aucune preuve d'un bénéfice de l'examen prénatal mammaire sur l'AM [8] (NP3). L'ombilication d'au moins un mamelon est évoquée comme source potentielle d'échec d'initiation et de poursuite de l'allaitement. Elle est observée chez environ 10 % des femmes enceintes qui ont l'intention d'allaiter. Deux études prospectives randomisées au profil identique ont été conduites pour juger de la pertinence de la tentative de correction des mamelons ombiliqués en période prénatale et n'ont montré que des mamelons plats ou ombiliqués ne sont pas un obstacle à l'allaitement. Dans la première étude (96 femmes), le taux d'allaitement à 6 semaines est inférieur dans le groupe d'intervention par rapport au groupe témoin, à la limite de la significativité (21 % contre 29 %, p = 0,05) [9] (NP2). Dans la seconde étude, menée par The MAIN Trial Collaborative Group (463 femmes), le taux d'allaitement à 6 semaines est de 45 % quel que soit le groupe d'inclusion [10] (NP1). Plus récemment, une étude prospective randomisée étudiant la pertinence des dispositifs mécaniques visant à allonger des mamelons courts en période prénatale a certes montré un allongement du mamelon dans le groupe traité (2,3 ± 1,3 mm *versus* 1,8 ± 1,0 mm ; p = 0,03), mais un taux d'AM exclusif de 3 mois comparable (65,4 % *versus* 50,0 % ; p = 0,35) [11] NP2. Il n'existe qu'une seule une étude prospective randomisée (Duffy et *al.*, 1997) qui a spécifiquement évalué l'impact de formation anténatale à l'allaitement sur les affections du mamelon et les complications de l'allaitement chez 70 femmes nullipares. Cette étude montre que la formation anténatale à l'allaitement a un impact positif sur les douleurs les premiers jours de l'allaitement (différence moyenne = – 19,8 ; IC95 % [– 23,2 ; – 16,4]). Cependant elle était associée à plus de traumatismes du mamelon (*Nipple Trauma index* – NTI = 132,8 ± 5,5 *versus* 94,2 ± 16,3). Elle était également associée à un taux d'allaitement à 6 semaines plus élevé (88,6 % *versus* 28,6 %), sans qu'il ne soit précisé s'il subsistait ou non des douleurs [12] (NP3). La validité externe de cette étude est néanmoins discutable en raison de la faiblesse des effectifs. Un autre essai contrôlé australien (Forster, 2004) inclut 981 femmes primipares en milieu de grossesse pour évaluer une formation anténatale sur les aspects pratiques de l'AM. Aucune différence significative sur l'allaitement exclusif à 6 mois n'a été observée (RR = 1,16 ; IC95 % [0,67-2,01]) [13] NP2. Une étude monocentrique contrôlée randomisée, de Kronborg et *al.* (2011), évalue l'impact d'un programme anténatal de formation structurée sur les connaissances maternelles de l'allaitement et sa durée. Un total de 1 193 femmes nullipares ont été incluses en moyenne à 21 SA + 6 jours dont 603 incluses dans le groupe d'intervention et 590 dans le groupe de contrôle. Aucune différence n'a été observée entre les deux groupes sur le taux d'initiation de l'allaitement (RR = 1,04 ; IC95 % [0,98-1,11]) (NP2). Un an après la naissance, aucune différence entre les deux groupes n'est observée pour les allaitements exclusifs ou mixtes [14] (NP2). Dans une métaanalyse récente de la Cochrane (2012) évaluant l'efficacité de l'éducation anténatale à l'allaitement sur son taux d'initiation et sa durée, sur les 19 études identifiées, 16 impliquant 8 262 femmes ont contribué aux analyses. Il y a de grandes variations dans la nature des interventions éducatives ainsi que dans les résultats rapportés entre les études. Les auteurs n'ont pas conduit les analyses prévues [15] (NP3).

Enfin une dernière étude de Wolfberg et *al.* (2004) incluant 59 couples, ayant évalué le rôle du père. Le taux d'initiation de l'AM est significativement plus élevé lorsque le père a participé à une formation sur l'allaitement (74 % *versus* 41 % ; p = 0, 02), (RR = 1,82 ; IC95 % [1,13-2,93]) [16] (NP3).

Synthèse

Il n'existe pas de données pour recommander l'examen anténatal des mamelons en vue d'améliorer la conduite de l'allaitement. Les techniques de préparation de stimulation du mamelon ou de correction d'une variation anatomique du mamelon avant la naissance ne sont pas recommandées pour diminuer les pathologies mamelonnaires ou améliorer le succès de l'allaitement (grade B). Les données sur les formations prénatales à l'allaitement ne sont pas homogènes. Elles n'ont pas d'impact positif sur le taux d'initiation de l'allaitement, et ne semblent pas en avoir non plus sur la survenue de complications mamelonnaires, ni sur la durée de l'allaitement à long terme (NP3). Il n'existe pas d'arguments scientifiques pour organiser spécifiquement des formations prénatales à l'allaitement (accord professionnel)

Position du nourrisson, fréquence et durée des tétées, un ou deux seins à chaque tétée ? Expression des seins et écrans mamelonnaires

Les conseils et informations sur les positions d'allaitement abondent dans la littérature, mais les études comparatives sont très rares. Pour beaucoup, les problématiques de posture et d'attachement optimal du nourrisson au mamelon au cours de l'AM seraient une cause fréquente de mamelons douloureux persistants [17], ce qui n'est pas démontré. Des données de la physiologie sur le contact adéquat entre la bouche du bébé et le sein de sa mère montrant le principe de l'attachement mamelon/bouche sont disponibles [18,19]. Il est également rapporté qu'une mauvaise compréhension de ces notions de physiologie de la tétée et du positionnement du bébé des femmes et des soignants au cours de l'AM peut être en lien avec des difficultés d'allaitement [20]. Par ailleurs, l'identification par un tiers d'un mauvais positionnement et la manière d'apporter la consigne « correctrice », associée à une hétérogénéité des conseils au sein d'une même équipe, pourraient avoir un impact délétère et culpabilisant pour la mère, et *in fine* des conséquences négatives sur l'efficacité des mesures proposées. Les données disponibles ne montrent pas de lien entre un mauvais positionnement du nourrisson et/ou une mauvaise prise du mamelon par la bouche et le succès de l'allaitement ou la survenue de complications [21] (NP3), [22] (NP2).

L'allaitement peut être pratiqué à la demande ou à horaire fixe. Une étude prospective a évalué l'impact de la fréquence et la durée des tétées sur la survenue de douleurs des mamelons. Des mères encouragées à allaiter aussi souvent que le réclamait leur nourrisson (irritabilité, suçage des doigts, mouvements bouche) ont été comparées à celles encouragées à allaiter toutes les 3 à 4 heures. Il n'y a pas de corrélation significative entre la fréquence ou la durée des tétées et le degré de douleur aux mamelons. Bien que les effectifs soient restreints, ces résultats suggèrent que les tétées fréquentes en début de lactation n'augmentent pas l'incidence de douleurs du mamelon [23] (NP3). Une métaanalyse incluant 3 essais randomisés ou quasi randomisés incluant au total 400 femmes a montré que des tétées restreintes toutes les 4 heures pendant les premiers jours du post-partum sont associées à un arrêt plus précoce de l'allaitement à 4-6 semaines (RR = 1,53 ; IC95 % [1,08-2,15]), à une fréquence plus élevée de mamelons douloureux (RR = 2,12 ; IC95 % [1,22-3,68]), à une fréquence plus élevée d'engorgements (RR = 2,01 ; IC95 % [1,25-3,21]), au recours plus fréquent à des compléments de substitut de lait (RR = 3,14 ; IC95 % [1,24-8,0]) [24] (NP2). Une étude prospective incluant 302 femmes suivies pendant 6 mois a comparé 150 femmes réalisant un allaitement prolongé d'un sein à chaque tétée, à 152 femmes qui doivent donner les deux seins. Au total, 136 (45,0 %) femmes ont interrompu l'allaitement dans les six mois, dont 24/69 (34,7 %) dans le groupe expérimental et 23/67 (34,3 %) dans le groupe de contrôle (p = 0,55) pour cause de mamelon douloureux. Aucune donnée ne permet de conseiller à la femme de proposer un sein ou les deux à chaque tétée [25] (NP2).

Une revue de la littérature de la Cochrane par Becker *et al.* [26] a évalué notamment l'acceptabilité, l'efficacité, la sécurité, des méthodes d'expression du lait en utilisant des études randomisées. Les douleurs maternelles et les affections du mamelon ont été évaluées à partir de 2 études : Dans l'étude de Flahermann (2012) portant sur 68 femmes, aucune différence significative n'a été mise en évidence en comparant le tire-lait électrique et l'expression manuelle du sein sur les scores de douleur mesuré sur une échelle visuelle analogique entre 1 et 10 (MD = 0,02, IC95 % [– 0,67 ; 0,71], p = 0,96) [27] (NP2). Fewtrell *et al.* (2001) comparent l'utilisation d'un tire-lait manuel à celle d'un tire-lait électrique chez 60 femmes randomisées dans les 8 semaines après l'accouchement et qui utilisent le tire-lait 10 minutes par jour. Les auteurs rapportent des taux similaires de mamelons douloureux (7 %), d'engorgement (4 % *versus* 6 %) entre les deux types de tire-lait et 2 % de cas de mastite dans le groupe du tire-lait électrique [28] (NP2).

Les écrans mamelonnaires (bouts de sein, protège-mamelons) sont des embouts siliconés qui sont placés sur le mamelon dans le but de le protéger et d'améliorer la tétée. Leur intérêt est controversé. Ils sont parfois utilisés en dernier recours après un échec des autres stratégies de prise en charge des difficultés de l'allaitement. Plusieurs études aux effectifs réduits ont tenté d'évaluer l'impact de l'utilisation des écrans mamelonnaires. En 1987, Amatayakul K et *al.* évaluent leur impact sur les concentrations sériques néonatales de cortisol et prolactine sans montrer de différence entre les groupes sans et ceux avec écran mamelonnaire [29] (NP4). Une étude descriptive longitudinale étudie 81 femmes en post-partum qui ont éprouvé des difficultés d'allaitement et à qui des écrans mamelonnaires ont été donnés pour faciliter l'allaitement. La durée médiane d'utilisation des écrans mamelonnaires est de 6,6 semaines et près de la moitié des femmes n'utilisent plus les dispositifs après la 5e semaine d'allaitement ; 72 % des femmes trouvent le dispositif très utile. La durée moyenne de l'AM est de 12,3 ± 9,6 semaines et au final, 53 (65 %) femmes n'ont pas atteint leur objectif de durée d'AM. Cette étude observationnelle ne permet cependant pas de conclure sur l'efficacité des écrans mamelonnaires [32] (NP4). Dans une revue de la littérature, McKechnie et Eglash concluent que les données actuelles et l'absence d'étude prospective bien construite sur l'évaluation de l'impact des écrans mamelonnaires sur la durée de l'AM ne permettent pas d'identifier des indications précises de leur utilisation, pas même en cas de prématurité [33].

Synthèse

Les données concernant la position du nourrisson ne permettent pas de recommander une pratique plutôt qu'une autre dans la prévention des affections du mamelon (accord professionnel). Des tétées fréquentes ne sont pas associées à plus de complications du mamelon que des tétées toutes les 4 heures (NP2). Il n'est pas recommandé de respecter un espacement strict des tétées toutes les 4 heures (grade B) car cette attitude est associée à plus de difficulté de l'allaitement et d'arrêt précoce (NP2), Il ne semble pas exister d'argument pour favoriser l'allaitement d'un ou des deux seins au cours de chaque tétée, (grade C). Quelle que soit la technique utilisée (manuelle ou tire-lait), l'expression des seins dans le post-partum ne semble pas être associée à une amélioration des douleurs et des atteintes mamelonnaires (grade C). Bien que les données qualitatives semblent montrer une satisfaction des mères utilisant les écrans mamelonnaires, notamment en cas de douleur, les données de la littérature actuelle sont insuffisantes pour conclure à l'efficacité de ces dispositifs à court, moyen et long termes. Leur utilisation systématique n'est donc pas recommandée au cours de l'allaitement, même si leur utilisation peut être envisagée au cas par cas en plus des méthodes d'aide et d'accompagnement dans la mise en place et le soutien de l'AM (accord professionnel).

Traitement des affections du mamelon

Traitements locaux

Des lotions, des crèmes, des pommades hydratantes, l'application du lait maternel sur le mamelon en fin d'allaitement ont été proposées dans la prévention des affections du mamelon. Des pommades hydratantes ont été évaluées dans une étude randomisée portant sur 219 femmes, sur l'incidence des mamelons douloureux et fissurés et la durée d'allaitement. Aucune différence n'a été observée entre le groupe d'intervention et le groupe témoin sur l'incidence des mamelons douloureux et fissurés et la durée de l'allaitement [34] (NP2).

Une étude multicentrique, prospective, randomisée contrôlée comparant la lanoline aux pansements d'hydrogel ne montre pas de différence au 72e jour, des scores de douleurs rapportés (EVA [échelle visuelle analogique] = 1 *versus* 1,4).

La durée d'allaitement n'est pas différente entre les deux groupes ($p > 0{,}626$). Huit cas de mastites ont été observés dans le groupe utilisant de la lanoline mais aucun dans le groupe utilisant des pansements d'hydrogel ($p = 0{,}002$) [35] (NP3). Une autre étude randomisée, portant sur 42 femmes a également comparé la lanoline aux pansements hydrogels. Aucune différence n'est observée sur l'intensité des douleurs après traitement entre les deux groupes d'étude. Le nombre d'infections du sein est significativement plus important que dans le groupe utilisant de l'hydrogel ($p < 0{,}05$), conduisant à un arrêt précoce de l'étude [36] (NP3). La lanoline a également été comparée à l'expression de lait sur le mamelon chez 84 femmes. Le groupe utilisant de la lanoline (n = 45 soit 90 mamelons) a été comparé au groupe recourant à l'expression de lait (n = 39, soit 78 mamelons). La différence d'intensité de la douleur autodéclarée entre les deux groupes a montré une diminution de la douleur dans le groupe utilisant de la lanoline par rapport au groupe recourant à l'expression de lait au 3e et au 7e jour. [37] (NP3). Une autre étude randomisée a comparé l'effet de l'expression de lait sur le mamelon à l'application de lanoline dans le traitement mamelons symptomatiques sur 225 femmes. Un groupe de contrôle n'a pas de consigne particulière. Les délais de survenue des symptômes douloureux, de l'irritation et de plaie du sein ne sont pas significativement différents entre les 3 groupes mais le temps de guérison dans le groupe de lanoline est plus long que pour le groupe de lait maternel ($p = 0{,}029$) et le groupe témoin ($p = 0{,}028$) [38] (NP2). L'effet de la lanoline a également été comparé à celui d'une pommade antibactérienne (mupirocine 2 %, miconazole 2 %, hydrocortisone 0,1 %) et aucune différence significative entre les groupes sur les scores moyens de douleur une semaine après la randomisation (EVA = 3,15 ± 2,26 *versus* EVA = 3,29 ± 2,80, $p = 0{,}89$), la durée d'allaitement et le taux d'allaitement exclusif à 12 semaines (n = 44, 60,3 % *versus* n = 33, 45,8 %, $p = 0{,}06$) n'a été observée [39] (NP2). L'application de gel à base d'essence de menthe sur le mamelon a été évaluée dans deux études prospectives randomisées en double aveugle montrant des résultats en faveur de cette pratique, dans la prévention des crevasses et des fissures au cours de l'AM. Les vertus d'extraits de menthe sont en lien avec ses propriétés antibactériennes et antalgiques [40,41,42] (NP3). Les données semblent indiquer un effet bénéfique des traitements locaux à base d'essence de menthe sur les affections du mamelon. Les vertus du miel dans les processus de cicatrisation sont connues mais largement débattues [43]. Son utilisation dans le traitement des affections du mamelon n'a fait l'objet d'aucune recherche spécifique. Toutes ces données sur les divers traitements des affections mamelonnaires dans le post-partum ont été reprises dans deux revues de la littérature de 2005 et 2013 [44,45]. Les auteurs soulignent que les résultats de ces études ne permettent pas de conclure sur l'efficacité de ces mesures en raison de l'absence de puissance suffisante et d'un nombre de femmes suffisant pour réaliser une analyse en intention de traiter.

Atteinte infectieuse du mamelon et dermatose

L'infection à *Candida albicans* des mamelons et des canaux du sein est une cause de douleur des mamelons pendant la lactation. Des données issues d'études observationnelles ont permis de montrer que les atteintes des mamelons en début de lactation, la mastite, l'utilisation récente d'antibiotiques en post-partum et l'antécédent de mycose vaginale ont été associés à la survenue d'une candidose du sein. Toutefois, certaines femmes avec une infection à *Candida* symptomatique n'ont aucun de ces facteurs prédisposants [46] (NP4). La présence de *Candida albicans* (mamelon et lait) est plus fréquente chez les femmes souffrant de douleurs du mamelon (19 %) que dans le groupe témoin (3 %, $p < 0{,}01$). Le *Staphylococcus aureus* est également associé à des douleurs des mamelons ($p < 0{,}0001$) et indépendamment associé à des fissures du mamelon ($p < 0{,}0001$) [47] (NP3). Une étude de cultures bactériennes d'écouvillon du mamelon montre que le risque d'avoir une colonisation à *Staphylococcus aureus* était 4,8 fois plus élevé si la douleur des mamelons est modérée ou sévère par rapport à des douleurs minimes. La présence de fissure, ulcère ou de pus du tégument du mamelon est associée à la présence de *Staphylococcus aureus* dans 35 % des cas, ce qui représente un risque cinq fois plus grand de colonisation qu'en cas de tégument intact [48] (NP3).

Les dermatoses de la poitrine pendant l'allaitement doivent être diagnostiquées et traitées car elles peuvent être une source importante de douleur, une des principales causes d'interruption de l'allaitement. Les diverses dermatoses mammaires incluent la dermatite atopique, la dermatite de contact irritante, la dermatite de contact allergique, le psoriasis, les infections bactériennes, les infections à levure et les infections par le *virus herpes simplex* et le syndrome de Raynaud [49].

☑ Synthèse

Il semble que l'utilisation de lanoline et l'application de lait maternel ont un intérêt pour les affections du mamelon (NP4). Les topiques à base d'essence de menthe ont montré un intérêt potentiel sur la prévention de survenue de fissure (NP3). Cependant, l'hétérogénéité des données disponibles sur l'efficacité de l'application de topiques sur les mamelons douloureux ne permet pas de recommander un traitement plus qu'un autre (accord professionnel). En cas de persistance de la douleur du mamelon, un prélèvement bactériologique par écouvillon du mamelon peut être réalisé à la recherche d'une pathologie infectieuse, en particulier une mycose, une infection bactérienne. Une dermatose doit être évoquée. Un examen clinique soigneux des mamelons est recommandé avant de recourir à un traitement (accord professionnel).

Complications mammaires de l'allaitement

Engorgement mammaire

L'engorgement mammaire est un événement physiologique de la lactation. Environ deux jours après la naissance, les seins se remplissent de lait, augmentent de taille et deviennent plus lourds. De présentation généralement bilatérale, l'engorgement mammaire survient au début de la période de l'AM et associe cliniquement un gonflement généralisé des seins, des douleurs, un œdème diffus, une rougeur cutanée, une peau qui peut paraître luisante, une diminution du débit de lait ou encore une légère augmentation de la température (< 38,4 °C) [50,51]. L'engorgement du sein peut induire l'interruption d'un allaitement réussi et aboutir à son arrêt précoce. Il n'existe que très peu de données précises ayant évalué les méthodes de prévention primaire et secondaire de la survenue d'un engorgement mammaire au cours de l'allaitement. La vidange régulière du sein est supposée améliorer la circulation veineuse et lymphatique dans le sein et stimuler la production de lait. La femme peut appliquer des compresses chaudes et humides avant l'alimentation, être encouragée à masser doucement le sein avant et pendant l'allaitement. Changer l'enfant de position au cours de l'allaitement peut également aider au bon drainage du sein. Le rôle d'un accompagnement approprié, par les professionnels de santé, au même titre que la prévention des affections des mamelons dans l'initiation de l'allaitement, sont des mesures qui paraissent être logiquement pertinentes dans la prévention de l'engorgement [52].

Les mesures visant à limiter son intensité sont essentielles et ont un impact sur la survenue de complication ou d'échec de l'allaitement. L'expression du sein de façon manuelle ou à l'aide d'un tire-lait semble avoir un intérêt dans la prévention de l'engorgement mammaire (accord professionnel). Un essai randomisé comparant le recours à l'expression manuelle du sein *versus* l'utilisation du tire-lait électrique chez 68 femmes n'a pas montré de différence sur les douleurs maternelles. À 2 mois, les femmes du groupe recourant à l'expression manuelle sont plus susceptibles de poursuivre l'AM que les femmes du groupe utilisant un tire-lait (72,7 %) (p = 0,02) [27] (NP2).

Parmi les mesures interventionnelles dans la prise en charge de l'engorgement, aucune étude n'a démontré l'efficacité de traitements topiques, feuilles de chou, pack de glace, acupuncture, physiothérapie par ultrasons et ocytocine dans le traitement de l'engorgement mammaire initial et ne peut en conséquence être recommandée. Les traitements à base de substance dite « enzymatique » n'ont pas fait l'objet de confirmation de leur efficacité. La restriction hydrique et les traitements par diurétiques ne sont pas recommandés dans le traitement de l'engorgement mammaire.

Synthèse

L'engorgement mammaire est un évènement physiologique de la lactation. Il peut être source d'inconfort et de douleurs ; les mesures visant à limiter son intensité sont essentielles et ont un impact sur la survenue de complication ou d'échec de l'allaitement. L'expression du sein de façon manuelle ou à l'aide d'un tire-lait semble présenter un intérêt dans la prévention de l'engorgement mammaire (accord professionnel). Il n'existe pas d'argument pour privilégier l'expression du lait de façon manuelle ou à l'aide d'un tire-lait dans la prévention de l'engorgement mammaire (accord professionnel). L'accompagnement de la femme qui allaite semble avoir un impact positif dans le traitement de l'inconfort lié à l'engorgement mammaire (NP4). Aucune étude n'a démontré l'efficacité de traitements topiques, pack de glace, acupuncture, physiothérapie par ultrasons et ocytocine dans le traitement de l'engorgement mammaire initial et ne peut en conséquence être recommandée (grade C). Les traitements à base de substance dite « enzymatique » n'ont pas fait l'objet de confirmation de leur efficacité et ne peuvent ainsi être recommandés (accord professionnel). La restriction hydrique et les traitements par diurétiques ne sont pas recommandés dans le traitement de l'engorgement mammaire (accord professionnel).

Mastite

Le terme de mastite (*mastitis*) est utilisé dans la littérature internationale pour désigner une complication inflammatoire et infectieuse d'un des seins au cours de l'allaitement. Le diagnostic est clinique, incluant des douleurs du sein, une chaleur locale, une tension mammaire, un œdème unilatéral, un érythème cutané systématisé de forme triangulaire. La mastite peut être associée à des frissons, des myalgies et à de la fièvre. Elle survient le plus souvent dans les trois premiers mois du post-partum [53].

Le terme de mastite englobe dans sa définition deux situations cliniques : la lymphangite qui est assimilable à la mastite inflammatoire et la galactophorite qui peut être considérée comme une mastite infectieuse, la différence étant le caractère infecté ou non du lait. Cette différence est essentielle puisqu'elle conditionne le fait de continuer ou non de donner le lait au nourrisson. En l'absence de diagnostic bactériologique, il est difficile de faire la différence cliniquement entre une mastite non infectieuse et une mastite infectieuse. Thomsen et *al.* suggèrent que le diagnostic de mastite infectieuse peut être retenu lorsqu'il y a plus de 1 000 CFU/mL de lait à la culture [54], critère fortement discutable sachant que dans une autre étude, 84 % des échantillons testés ont plus de 1 000/mL de bactéries issues de la flore commensale cutanée [55]. Une étude suédoise portant sur 41 cas de mastite a montré que, probablement, plus qu'une culture bactérienne positive du lait en cas de mastite, la nature même du germe retrouvé peut être associée à des complications ultérieures. Cependant le faible effectif de cette étude rend son interprétation limitée [56].

L'incidence de la mastite varie entre 2 % et 33 % et cette variation est attribuée principalement aux problèmes méthodologiques et notamment de définition [57-61]. Peu d'études contrôlées ont examiné les facteurs de risque de mastite. Traditionnellement, ceux rapportés sont la primiparité, le stress et un accompagnement inadapté à la phase précoce [53]. La mastite contribue au sevrage précoce dans les 3 premières semaines du post-partum [1]. Une femme sur 4 interrompt l'allaitement secondairement à un épisode de mastite [62].

Les données sur la prévention de la survenue de la mastite, qu'elle soit anténatale ou post-natale (incluant l'éducation anténatale et post-natale, les modalités d'allaitement, la durée de la tétée, une antibiothérapie prophylactique), sont insuffisantes. Dans l'étude de Duffy *et al.*, aucun impact significatif de l'éducation anténatale à l'allaitement sur la survenue d'une mastite n'a été montré (RR = 0,20, IC95 % [0,01-4,02]) [12]. L'impact de la fréquence des tétées sur la survenue d'une mastite n'est pas clair. Foxman et *al.* ont montré qu'une fréquence des tétées quotidiennes < 6 est associée à une réduction de risques de survenue de mastite par rapport à une fréquence ≥ 10 prise comme référence (OR = 0,4 ; IC95 % [0,19 ; 0,82]) [63] (NP3). La possibilité que les tétées moins fréquentes puissent être associées à moins de plaies ou de fissures du mamelon a été proposée pour expliquer une réduction du risque sans qu'il n'y ait de différence significative observée sur taux de survenue de mastite à 6 mois [25].

Les traitements antibiotiques prophylactiques sont évalués dans 3 études portant sur 471 femmes sans montrer d'impacts significatifs sur la survenue de mastite (RR = 0,43, IC95 % [0,11-1,61]). Ces études sont retenues dans une revue de la Cochrane (2012) impliquant 960 femmes qui a montré l'insuffisance et l'hétérogénéité des données disponibles incitant les auteurs à conclure à l'absence d'efficacité des interventions étudiées dans la prévention de la mastite [64].

Une étude a montré qu'un tiers des femmes souffrant de mastite guérit sans traitement [65]. Cependant, les complications telles que l'abcès, la septicémie et la mastite récurrente surviennent dans 85 % des cas non traités et dans seulement 3,6 % des cas traités avec des antibiotiques associés à une vidange fréquente des seins [54]. Il n'existe aucune étude dans la littérature qui évalue le bénéfice de traitement anti-inflammatoire par AINS ou par aspirine à dose anti-inflammatoire. Il y a peu de consensus sur le moment d'initier une antibiothérapie, sur sa nature ou sa durée. Dans une métaanalyse de la Cochrane (2012), deux études permettant une analyse [66] sont en faveur d'un traitement de la mastite par une antibiothérapie antistaphylococcique associée à une vidange fréquente du sein [67,68]. L'interruption de l'allaitement par le sein infecté est recommandée en cas d'infection avérée, tout en poursuivant sa vidange par un tire-lait pour continuer à stimuler sa lactation.

Synthèse

Les données sur la prévention de la survenue de la mastite, qu'elle soit anténatale ou post-natale (incluant l'éducation anténatale et post-natale, les modalités d'allaitement, la durée de la tétée, une antibiothérapie prophylactique), sont insuffisantes pour émettre des recommandations (accord professionnel). En cas de suspicion de mastite, un prélèvement bactériologique du lait est recommandé, ainsi que l'administration immédiate d'une antibiothérapie probabiliste antistaphylococcique (grade C). L'interruption de l'allaitement par le sein infecté est recommandée en cas d'infection avérée, tout en poursuivant sa vidange par un tire-lait (grade C).

Abcès mammaire puerpéral

L'abcès mammaire est une collection de pus qui se crée dans le sein. Il est responsable de douleurs intenses souvent pulsatiles et insomniantes. Il existe souvent une fièvre et un placard rouge de la peau du sein, qui est fréquemment gonflé et tendu. Le diagnostic d'abcès est basé sur l'examen clinique, avec cependant des situations ambiguës qui peuvent justifier la pratique d'une échographie du sein. Pourtant, cet examen semble peu performant dans cette indication : dans une étude portant sur 20 femmes de 24 à 69 ans, dont 6 allaitantes, prises en charge pour une suspicion d'abcès du sein, 9 seulement ont un abcès diagnostiqué à l'échographie [69].

L'incidence des abcès du sein concerne de 0,4 à 11 % de toutes les femmes qui allaitent [70]. Le germe le plus souvent rencontré est le *Staphylococcus aureus*, dont la prolifération est favorisée dans les canaux galactophores *via* une lacération cutanée [67].

Une étude en dehors de l'allaitement a montré que les abcès mammaires sont plus fréquents chez les patients obèses et les fumeuses que dans la population générale (IMC > 30 : 42 % *versus* 22 % ; tabac : 44 % *versus* 23 % ; p < 0,01) [71]. Dans une autre étude, les autres facteurs de risque identifiés d'abcès du sein sont : la primiparité (OR = 3,6 ; IC95 % [3,2-4,0]), l'âge supérieur à 30 ans (OR = 1,3 ; IC95 % [1,2 -1,5]), et l'accouchement post-terme > 41 SA (OR = 1,5 ; IC95 % [1,5-2,8]). L'association de ces trois facteurs de risque augmente le risque d'un facteur égal à 6,6 (IC95 % [4,9-8,8]. Dans cette étude, le risque d'abcès n'est pas augmenté chez les fumeuses [72]. L'impact du traitement antibiotique de la mastite sur la survenue d'un abcès est controversé. Certains auteurs considèrent le retard du traitement antibiotique de la mastite comme un facteur de risque de survenue d'un abcès [70,73].

Peu d'études sont disponibles pour répondre à la question de savoir comment gérer au mieux les abcès mammaires. Les études publiées concernent un petit nombre de patientes ; il n'existe pas de groupes de contrôle dans les séries

descriptives disponibles. Aucun essai randomisé comparant les stratégies thérapeutiques n'existe dans la littérature.
L'incision et le drainage de l'abcès sont les techniques de référence. Certains auteurs préconisent une tentative de ponction échoguidée associée à un traitement antibiotique, notamment ceux effectués en période d'allaitement, ceux dont la bactérie identifiée est le *Staphylococcus aureus* et ceux sans structure multiloculaire [74,75].
Les articles plus récents décrivant la prise en charge des abcès mammaires suggèrent un drainage chirurgical après l'échec de plusieurs tentatives de ponction échoguidée (au moins 3 à 5). Les abcès multiloculaires et les abcès de grande taille (seuil de 3 cm) seraient plus difficiles à traiter et seraient associés à un taux d'échec d'environ 50 % en cas de traitement par ponction à l'aiguille [114].
En cas de diagnostic d'abcès du sein, en raison du caractère infectieux (au même titre que la mastite infectieuse), l'allaitement par le sein affecté doit être interrompu. Son délai de reprise au décours du traitement de l'abcès n'est pas connu, mais serait envisageable dès que les douleurs et la cicatrisation cutanée le permettent.
La question du recours à l'antibiothérapie dans le traitement de l'abcès du sein n'est pas tranchée et aucunes données ne permettent de recommander un traitement antibiotique associé. La poursuite de l'allaitement par le sein controlatéral est recommandée, associée à un drainage du sein affecté par un tire-lait.

☑ ***Synthèse***

Il n'existe pas d'étude comparant les différentes stratégies thérapeutiques du traitement de l'abcès du sein au cours de l'AM. L'incision et le drainage de l'abcès sont recommandés (accord professionnel).
Il n'y a pas de données qui permettent de recommander un traitement antibiotique associé (accord professionnel).
L'évacuation de l'abcès par ponctions itératives à l'aiguille a été proposée comme alternative au drainage chirurgical, notamment dans les formes simples (abcès < 3 cm et homogènes) (accord professionnel).
La poursuite de l'allaitement du sein controlatéral est recommandée, associée à un drainage du sein affecté par un tire-lait (accord professionnel).

Insuffisance de lait

Comme toutes les fonctions physiologiques, l'allaitement peut échouer en raison de divers facteurs et, parfois, pour des causes médicales. Les mères qui allaitent et qui ne sont pas en mesure de fournir une quantité de lait suffisante pour les besoins nutritionnels de leur nourrisson peuvent être considérées comme ayant une insuffisance de lait. Cette définition n'est pas consensuelle et ne tient pas forcément compte d'une répercussion sur la croissance de l'enfant. En pratique, deux situations sont à distinguer : les cas d'agalactie vraie et l'impression d'insuffisance de sécrétion lactée perçue par la femme [76]. L'agalactie correspond à une insuffisance organique de production de lait en rapport avec une masse glandulaire insuffisante constitutionnelle ou secondaire à une pathologie maternelle, un traitement chirurgical ou médical. Elle affecterait 5 % des femmes, sans que des études en population ne soient disponibles [77].

L'impression d'insuffisance de lait, qui regroupe l'ensemble des perceptions subjectives d'une sécrétion lactée inappropriée, est l'une des causes principales de l'arrêt de l'AM. Il a été montré que ces épisodes de perception d'insuffisance de lait étaient favorisés par des troubles émotionnels chez les mères (l'anxiété, le stress et l'inconfort) ou par le refus de l'enfant de téter, des pleurs sans raison, un sentiment d'appétit non satisfait ou enfin une pathologie intercurrente. La perception que leur enfant n'a pas été satisfait par le lait maternel seul est la raison la plus communément citée de femmes qui arrêtent l'allaitement à 3 mois, entre 3 et 6 mois et à 9 mois (43,5 %-55,6 %) [78]. Les mères ayant accouché prématurément et qui allaitent sont confrontées à de nombreux obstacles physiques, émotionnels et logistiques qui peuvent conduire à une impression d'insuffisance de lait [79].

Les femmes ayant recours à une chirurgie esthétique mammaire sont en majorité en âge de procréer et n'ont souvent pas encore de préoccupation concernant un futur allaitement. Il n'existe pas de données qui contre-indiquent l'allaitement des femmes ayant des antécédents de chirurgie esthétiques des seins (prothèse ou plastie de réduction). Ces situations exposent cependant à des difficultés d'allaitement, en particulier une insuffisance de lait.

Il existe peu de données sur l'innocuité et la faisabilité de l'AM chez les femmes ayant des antécédents de cancer du sein et aucune donnée prospective n'est disponible [80]. L'absence d'impact négatif de l'allaitement sur le pronostic du cancer et les effets bénéfiques au plan psychologique d'une interaction mère/enfant conservée dans ce contexte sont en faveur d'un AM. L'impact pédiatrique de l'allaitement en cas de cancer du sein n'est pas précisé [81]. Les principales raisons pour ne pas commencer l'AM sont « l'incertitude concernant la sécurité de la mère » et « une infaisabilité *a priori* » exprimées par l'obstétricien ou l'oncologue. Les recommandations de l'European Society of Breast Cancer Specialists (EUSOMA) pour la gestion des jeunes femmes atteintes de cancer du sein (2012) ne contre-indiquent pas l'allaitement après un cancer du sein [82]. La production de lait après une chirurgie mammaire conservatrice et une radiothérapie est réduite, mais l'allaitement par l'autre sein est faisable et sans danger pour la mère et l'enfant, à condition que la patiente soit à distance de traitements potentiellement nocifs pour le nouveau-né.

Galactogogues (galactogènes)

Un traitement ou mesure galactagogue désigne tout facteur qui favorise la sécrétion lactée.

Peu de données sont disponibles sur la prévalence de l'expression du lait et les raisons pour lesquelles les mères expriment leur lait. Un essai récent a comparé le recours au tire-lait électrique bilatéral à l'expression manuelle des seins chez les mères de nourrissons en bonne santé nés à terme qui présentent des difficultés d'alimentation au sein à 12-36 heures après la naissance. À 2 mois, les mères du groupe utilisant l'expression manuelle sont plus susceptibles de poursuivre l'allaitement que les mères ayant recours au tire-lait (96,1 *versus* 72,7 % ; p = 0,02). Dans cette étude, aucune différence significative n'a été observée sur les douleurs de sein entre les deux groupes [27] (NP2). L'efficacité du recours au tire-lait avant le début de la lactation chez les femmes accouchant par césarienne qui sont à risque de montée laiteuse tardive a été évaluée sur le transfert de lait et la durée de l'allaitement. Cette étude randomisée portant sur 60 femmes compare un groupe (n = 30) ayant recours au tire-lait pendant 10 séances de 10 à 15 minutes 24 à 72 heures après l'accouchement au groupe témoin (n = 30) de femmes qui avaient simplement positionné le tire-lait sur le sein selon les mêmes modalités, sans avoir recours au pompage. Aucune différence significative n'est observée entre les deux groupes sur le transfert de lait (556,6 ± 193,8 g *versus* 535,5 ± 156,0 g ; p = 0,78) ni sur les durées d'allaitement (exclusif ou non) (5,9 *versus* 6,7 mois ; p = 0,76) [83] (NP2).

Dans une revue de la littérature de la Cochrane (2015) sur les méthodes d'expression du lait au cours de l'allaitement, parmi les 34 études impliquant 1 998 participants, 17 essais (961 participants) sont retenus pour l'analyse. Les auteurs concluent que l'expression manuelle et les tire-lait manuels sont aussi efficaces, ou plus efficaces, que les tire-lait électriques. Les lacunes méthodologiques de certains essais rendent cette analyse difficilement interprétable [26].

La dompéridone est un agent antiémétique qui agit comme un antagoniste dopaminergique périphérique. Il induit une hyperprolactinémie et est proposé dans le traitement des insuffisances de lait. Il est important de noter que la dompéridone n'est actuellement plus disponible aux États-Unis en raison de rapports d'arythmie cardiaque et de mort subite chez les patients cancéreux traités par voie intraveineuse. La Food and Drug Administration (États-Unis) interdit l'utilisation du médicament en juillet 2004, même comme inducteur de l'allaitement [84]. Une métaanalyse a montré une légère augmentation de la production de lait maternel de 99,49 mL/j (IC95 % [1,94 ; 200,92]) en cas de traitement par dompéridone par rapport au placébo. Aucun des deux essais retenus n'a montré d'améliorations significatives des résultats de l'allaitement à long terme dans une population de femmes ayant accouché prématurément et aucun effet indésirable n'est signalé. Actuellement, aucune étude ne confirme l'indication d'un traitement prophylactique en cas de situation à risque d'insuffisance de lait [85] (NP2). La dompéridone n'a pas l'AMM dans cette indication.

Le métoclopramide antagonise la libération de dopamine dans le système nerveux central et, par conséquent, augmente les niveaux de prolactine. Dans une étude prospective randomisée en double aveugle avec placébo, 20 femmes accouchant par césarienne et souhaitant allaiter leur enfant au moins 3 mois sont recrutées.

Toutes les femmes allaitent encore au 10e jour. À 6 semaines, 1 femme dans le groupe traitement et 2 dans le groupe placébo et à 3 mois 6 femmes dans chaque groupe interrompent l'allaitement. Cette étude n'a pas montré de supériorité du métoclopramide par rapport au groupe placébo [86] (NP2). Une autre étude inclut 25 femmes traitées pendant 3 semaines dont 11 femmes dans le groupe métoclopramide (10 mg 3 fois par jour par voie orale) et 14 dans le groupe placebo. La concentration sérique de prolactine du groupe métoclopramide passe de 57,5 + 45,5 U/l à 315,0 + 300,0 U/L ($p < 0{,}001$), et la quantité de la production laitière journalière de 8 femmes présentant un déficit de lactation établie passe de 285 + 75 mL à 530 + 162 mL ($p < 0{,}01$). Aucune différence n'est observée dans le groupe placebo. Cette étude suggère une potentielle efficacité chez les 8 femmes présentant une insuffisance de lait [87]. Dans une revue de la littérature reprenant ces études, les auteurs rapportent la survenue d'effets secondaires chez les femmes incluant fatigues, céphalées et troubles intestinaux mais également des cas de troubles intestinaux chez les nourrissons [88]. Le métoclopramide n'a pas d'AMM dans cette indication. Des neuroleptiques tels que le sulpiride (Dogmatil®) [89] et la chlorpromazine (Largactil®) [88] sont proposés également comme traitements galactogoques, mais leurs effets secondaires possibles (extrapyramidaux et prise de poids, impact sédatif sur le nourrisson) encouragent à mettre en garde contre l'utilisation de ces médicaments dans cette indication.

L'ocytocine provoque la contraction des cellules myoépithéliales qui entourent les alvéoles et des conduits de lait provoquant l'éjection du lait [90]. Trois études randomisées, en double aveugle, ont été conduites pour évaluer l'impact de l'ocytocine en spray nasal donné avant chaque tétée. Huntingford *et al.* (1961) incluent 48 femmes allaitant ayant accouché après 37 SA. Les nourrissons des femmes traitées ont perdu moins de poids au 7e jour que ceux du groupe témoin (142 g *versus* 207 g ; $p = 0{,}02$) et la quantité de lait moyenne prise par les nourrissons au 7e jour est supérieure dans le groupe des femmes traité par rapport aux groupes de contrôle (97 g *versus* 65 g ; $p < 0{,}001$) [91] (NP2). Ruis *et al.* (1981) incluent 12 des femmes (8 primipares et 4 multipares) allaitant ayant accouché avant 38 SA. Le volume cumulé de lait maternel obtenu entre le 2e et le 5e jour du post-partum chez les femmes traitées par ocytocine est augmenté par rapport aux témoins d'un facteur 3,5 chez les primipares et d'un facteur 2 chez les multipares. Il n'y a pas de différence significative dans la composition du lait [92] (NP2). En 2006, Fewtrell *et al.* incluent 51 femmes (27 dans le groupe ocytocine et 24 dans le groupe placebo) ayant accouché avant 35 SA. Il existe une différence de production de lait seulement au 2e jour et il n'y avait pas de différence sur le poids total cumulé de lait extrait sur la période des 5 jours entre le groupe des femmes traitées par ocytocine et le groupe placebo (667 g *versus* 530 g ; $p = 0{,}9$) [93] (NP2). L'ocytocine est couramment utilisée en vaporisateur nasal pour promouvoir la montée de lait mais a été définitivement retirée du marché américain en 1995 et dans le monde en 1999. Dans ces 3 études, l'ocytocine semble être bien tolérée, hormis un cas d'épistaxis mineure rapporté mais aucun événement indésirable chez les enfants n'a été relevé. Cependant, en raison de la faiblesse des effectifs, l'innocuité de ce médicament dans cette indication ne peut pas être totalement certifiée. Actuellement, l'ocytocine est disponible en injection intramusculaire et intraveineuse mais n'a pas été évaluée dans l'indication de la promotion de la lactation.

La consommation d'alcool constitue à elle seule une contre-indication à l'allaitement (chapitre 4). Des croyances populaires prétendent que la consommation modérée de bière peut être bénéfique pour l'initiation et l'amélioration de l'AM. Le rationnel scientifique proviendrait notamment de modèles expérimentaux animaux qui ont montré l'effet positif de polysaccharide issu de l'orge sur la synthèse endogène de prolactine. Aucune étude systématique n'est disponible pour évaluer les effets cliniques de la bière sur l'induction de la montée laiteuse ; les études à court terme ont montré que la consommation de bière par les mères allaitantes est associée à une consommation réduite de lait par les nourrissons. Il est également important de noter que la bière dite « sans alcool » contient elle aussi 1,2 % d'éthanol.

Le recours à certains produits naturels capables d'augmenter la production de lait est une pratique historique transmise à travers les générations, probablement en raison d'une efficacité observée. Ces produits incluent le fenugrec (aussi appelé trigonelle ou sénégrain), la galéga, le chardon-Marie, l'anis, le basilic, le fenouil, la mauve, la verveine, le cumin, le raisin et le café qui sont traditionnellement utilisés pour stimuler la montée de lait sans qu'il y ait de données disponibles prouvant leur efficacité [88,94].

☑ *Synthèse*

La perception d'insuffisance de lait est une des principales raisons d'interruption précoce de l'allaitement (NP3) et la séparation mère-enfant, notamment en cas d'accouchement prématuré, est une situation favorisante (NP3). Il n'existe pas de données qui contre-indiquent l'allaitement des femmes ayant des antécédents de chirurgie esthétique des seins (prothèse ou plastie de réduction) (grade C), d'antécédent de cancer du sein quelle que soit la durée de la rémission (accord professionnel).

Il n'existe pas de données spécifiques sur le risque de récidive en cas d'AM. Il n'y a pas d'argument scientifique pour recommander l'utilisation de tire-lait pour améliorer l'AM (grade B). En raison de la faiblesse des preuves scientifiques et des potentiels effets secondaires, le recours à la dompéridone et au métoclopramide n'est pas recommandé pour stimuler la lactation (grade C). Le traitement par ocytocine dans la stimulation de la lactation ne peut être recommandé (grade C). La consommation de bière (avec ou sans alcool) pendant l'allaitement dans le but de stimuler la lactation n'est pas recommandée (grade C). Au total, il n'y a pas d'argument scientifique pour recommander l'utilisation des galactagogues à base de plante (fenugrec, la galéga, le chardon-Marie, l'anis, le basilic, le fenouil, la mauve, la verveine, le cumin, le raisin et le café) pour améliorer l'AM (accord professionnel).

Tableau 3.1. Traitement topique des affections du mamelon.

Auteur Année	Design de l'étude	Effectif	Topique	Douleur	Traumatisme/fissure mamelon	Mastite	Durée allaitement
Centuori, *et al.*, 1999	Randomisée contrôlée	219	Pommade hydratante *versus* expression mamelonnaire	Aucune différence	Aucune différence	–	Aucune différence
Dodd et Chalmers, 2003	Randomisée contrôlée	106	Hydrogel *versus* lanoline	Réduction plus importante des valeurs moyennes des scores de douleur au 10e jour (EVA = 1,6 *versus* 2,2 ; p < 0,001) au 12e jour (EVA = 1,2 *versus* 2 ; p < 0,001). Pas différents au 72e jour, (EVA =1 *versus* 1,4)	–	Aucun cas dans le groupe hydrogel, 8 cas dans le groupe lanoline	Aucune différence (p > 0,62)
Brent *et al.*, 1998	Randomisée contrôlée	42	Hydrogels *versus* lanoline	P < 0,05	P < 0,01	–	
Abou-Dakn *et al.*, 2011	Prospective, contrôlée	84	Lanoline *versus* expression mamelonnaire	Amélioration dans le groupe lanoline par rapport au groupe expression de lait au 3e jour de 65 % *versus* 30 % (p < 0,01), au 7e jour de 87 % *versus* 71 % (p = 0,03), et 14e jour de 89 % *versus* 88 % (p = 0,04)	Diminution des fissures. Amélioration des taux de guérison des lésions	–	Aucune différence au 14e jour ni après 32 semaines
Moham-madzadeh *et al.*, 2005	Randomisée contrôlée	225	Groupe 1 (n = 78) expression mamelonnaire, groupe 2 (n = 74) lanoline groupe 3 (n = 73) pas de consigne (contrôle)	Pas de différence de délais de survenue des symptômes douloureux	Pas de différence de délais de survenue d'irritation et de plaie. Temps de guérison dans le groupe 2 plus long que le groupe 1 (p = 0,029) et le groupe 3 (p = 0,028)		–

Tableau 3.1. Traitement topique des affections du mamelon. ***(suite)***

Auteur Année	Design de l'étude	Effectif	Topique	Douleur	Traumatisme/fissure mamelon	Mastite	Durée allaitement
Gungor *et al.*, 2013	Prospective observation-nelle	31	Huile d'olive *versus* lanoline	18 (58,1 %) femmes ont préféré l'huile d'olive, 5 (16,1 %) la lanoline, 3 (9,7 %) ont continué à utiliser les deux topiques, et 5 (16,1 %) ont abandonné les deux méthodes ($p < 0{,}001$). Diminution des douleurs pendant l'allaitement dans le groupe huile d'olive	–	–	–
Pugh *et al.*, 1996	Prospective randomisée	177	Lanoline (n = 45) *versus* compresses chaudes (n = 44) *versus* expression de lait (n = 44) *versus* information seule (N = 44)	pas de différences statistiquement sur l'intensité de la douleur, au 4e, 7e, 14e jour et à la 6e semaine	–	–	–
Lavergne, 1997	Prospective randomisée	65	Sachet de thé chaud *versus* compresse humide chaude *versus* information seule	L'inconfort plus élevé dans le groupe de contrôle (EVA = 2,47), que dans le groupe compresse d'eau chaude (EVA = 2,19), et enfin dans le groupe sachet de thé (EVA = 2,01). Les sachets de thé et les compresses humides chaudes plus efficaces que l'absence de traitement, mais aucune différence significative entre les deux types de traitement	–	–	–
Sayyah Melli *et al.*, 2007	Prospectives randomisées en double aveugle	196	Essence de menthe *versus* expression de lait	–	7 % *versus* 23 %, $p < 0{,}01$		–

Tableau 3.1. Traitement topique des affections du mamelon. ***(suite)***

Auteur Année	Design de l'étude	Effectif	Topique	Douleur	Traumatisme/fissure mamelon	Mastite	Durée allaitement
Melli *et al.*, 2007	Prospectives randomisées en double aveugle	216	Lanoline (n = 58), *versus* gel de menthe (n = 52), *versus* un gel placebo (n = 53)	NS	Pas de différences entre les trois groupes lors de la 1re semaine. Taux global de 6,9 % dans le groupe lanoline, 3,8 % dans le groupe menthe, et 22,6 % dans le groupe placebo (p = 0,01)	2 cas de mastite dans le groupe placebo et aucun dans les 2 autres groupes	Interruption de l'allaitement la 6e semaine, 13 % (n = 6) dans le groupe lanoline, 5,6 % (n = 3) dans le groupe menthe et 27 % (n = 12) du groupe placebo
Dennis *et al.*, 2012	Randomisée contrôlée en double aveugle	151	Pommade antibactérienne *versus* lanoline	Pas de différences significatives entre les groupes sur les scores moyens de douleur 1 semaine après la randomisation (EVA = 3,15 ± 2,26 *versus* EVA = 3,29 ± 2,80, p = 0,89)	–	–	Pas de différences significatives sur la durée d'allaitement et le taux d'allaitement exclusif à 12 semaines (n = 44, 60,3 % *versus* n = 33, 45,8 %, p = 0,06)

Références

[1] Schwartz K, D'Arcy HJ, Gillespie B, Bobo J, Longeway M, Foxman B. Factors associated with weaning in the first 3 months postpartum. J Fam Pract 2002;51:439-44.

[2] Ahluwalia IB, Morrow B, Hsia J. Why do women stop breastfeeding? Findings from the Pregnancy Risk Assessment and Monitoring System. Pediatrics 2005;116:1408-12.

[3] Dennis CL, Jackson K, Watson J. Interventions for treating painful nipples among breastfeeding women. Cochrane Database Syst Rev 2014;12:CD007366.

[4] Newton NR, Newton M. Relationship of ability to breast feed and maternal attitudes toward breast feeding. Pediatrics 1950;5:869-75.

[5] Ziemer MM, Pigeon JG. Skin changes and pain in the nipple during the 1st week of lactation. J Obstet Gynecol Neonatal Nurs 1993;22:247-56.

[6] McCann MF, Baydar N, Williams RL. Breastfeeding attitudes and reported problems in a national sample of WIC participants. J Hum Lact 2007;23:314-24.

[7] Brown MS, Hurlock JT. Preparation of the breast for breastfeeding. Nurs Res 1975;24:448-51.

[8] Lee SJ, Thomas J. Antenatal breast examination for promoting breastfeeding. Cochrane Database Syst Rev 2008; CD006064.

[9] Alexander JM, Grant AM, Campbell MJ. Randomised controlled trial of breast shells and Hoffman's exercises for inverted and non-protractile nipples. BMJ 1992;304:1030-2.

[10] The MAIN Trial Collaborative Group. Preparing for breast feeding: treatment of inverted and non-protractile nipples in pregnancy. Midwifery 1994;10:200-14.

[11] Chanprapaph P, Luttarapakul J, Siribariruck S, Boonyawanichkul S. Outcome of non-protractile nipple correction with breast cups in pregnant women: a randomized controlled trial. Breastfeed Med 2013;8:408-12.

[12] Duffy EP, Percival P, Kershaw E. Positive effects of an antenatal group teaching session on postnatal nipple pain, nipple trauma and breast feeding rates. Midwifery 1997;13:189-96.

[13] Forster D, McLachlan H, Lumley J, Beanland C, Waldenström U, Amir L. Two mid-pregnancy interventions to increase the initiation and duration of breastfeeding: a randomized controlled trial. Birth 2004;31:176-82.

[14] Kronborg H, Maimburg RD, Vaeth M. Antenatal training to improve breast feeding: a randomised trial. Midwifery 2012;28:784-90.

[15] Lumbiganon P, Martis R, Laopaiboon M, Festin MR, Ho JJ, Hakimi M. Antenatal breastfeeding education for increasing breastfeeding duration. Cochrane Database Syst Rev 2012;9:CD006425.

[16] Wolfberg AJ, Michels KB, Shields W, O'Campo P, Bronner Y, Bienstock J. Dads as breastfeeding advocates: results from a randomized controlled trial of an educational intervention. Am J Obstet Gynecol 2004;191:708-12.

[17] Renfrew MJ. Positioning the baby at the breast: more than a visual skill. J Hum Lact 1989;5:13-5.

[18] Elad D, Kozlovsky P, Blum O, Laine AF, Po MJ, Botzer E, et al. Biomechanics of milk extraction during breast-feeding. Proc Natl Acad Sci USA 2014;111:5230-5.

[19] Burton P, Deng J, McDonald D, Fewtrell MS. Real-time 3D ultrasound imaging of infant tongue movements during breast-feeding. Early Hum Dev 2013;89:635-41.

[20] Minchin MK. Positioning for breastfeeding. Birth 1989;16:67-73; discussion 74-80.

[21] Blair A, Cadwell K, Turner-Maffei C, Brimdyr K. The relationship between positioning, the breastfeeding dynamic, the latching process and pain in breastfeeding mothers with sore nipples. Breastfeed Rev 2003;11:5-10.

[22] Henderson AG, Stamp G, Pincombe J. Postpartum positioning and attachment education for increasing breastfeeding: a randomized trial. Birth 2001;28:236-42.

[23] de Carvalho M, Robertson S, Klaus MH. Does the duration and frequency of early breastfeeding affect nipple pain? Birth 1984;11:81-4.

[24] Renfrew MJ, Lang S, Martin L, Woolridge MW. Feeding schedules in hospitals for newborn infants. Cochrane Database Syst Rev 2000;2:CD000090.

[25] Evans K, Evans R, Simmer K. Effect of the method of breast feeding on breast engorgement, mastitis and infantile colic. Acta Paediatr 1995;84:849-52.

[26] Becker GE, Smith HA, Cooney F. Methods of milk expression for lactating women. Cochrane Database Syst Rev 2015;2:CD006170.
[27] Flaherman VJ, Gay B, Scott C, Avins A, Lee KA, Newman TB. Randomised trial comparing hand expression with breast pumping for mothers of term newborns feeding poorly. Arch Dis Child Fetal Neonatal Ed 2012;97:F18-23.
[28] Fewtrell M, Lucas P, Collier S, Lucas A. Randomized study comparing the efficacy of a novel manual breast pump with a mini-electric breast pump in mothers of term infants. J Hum Lact 2001;17:126-31.
[29] Woolridge MW, Baum JD, Drewett RF. Effect of a traditional and of a new nipple shield on sucking patterns and milk flow. Early Hum Dev 1980;4:357-64.
[30] Powers D, Tapia VB. Women's experiences using a nipple shield. J Hum Lact 2004;20:327-34.
[31] Wilson-Clay B. Clinical use of silicone nipple shields. J Hum Lact 1996;12:279-85.
[32] Hanna S, Wilson M, Norwood S. A description of breast-feeding outcomes among U.S. mothers using nipple shields. Midwifery 2013;29:616-21.
[33] McKechnie AC, Eglash A. Nipple shields: a review of the literature. Breastfeed Med 2010;5:309-14.
[34] Centuori S, Burmaz T, Ronfani L, Fragiacomo M, Quintero S, Pavan C, et al. Nipple care, sore nipples, and breastfeeding: a randomized trial. J Hum Lact 1999;15:125-30.
[35] Dodd V, Chalmers C. Comparing the use of hydrogel dressings to lanolin ointment with lactating mothers. J Obstet Gynecol Neonatal Nurs 2003;32:486-94.
[36] Brent N, Rudy SJ, Redd B, Rudy TE, Roth LA. Sore nipples in breast-feeding women: a clinical trial of wound dressings vs conventional care. Arch Pediatr Adolesc Med 1998;152:1077-82.
[37] Abou-Dakn M, Fluhr JW, Gensch M, Wöckel A. Positive effect of HPA lanolin versus expressed breastmilk on painful and damaged nipples during lactation. Skin Pharmacol Physiol 2011;24:27-35.
[38] Mohammadzadeh A, Farhat A, Esmaeily H. The effect of breast milk and lanolin on sore nipples. Saudi Med J 2005;26:1231-4.
[39] Dennis CL, Schottle N, Hodnett E, McQueen K. An all-purpose nipple ointment versus lanolin in treating painful damaged nipples in breastfeeding women: a randomized controlled trial. Breastfeed Med 2012;7:473-9.
[40] Schelz Z, Molnar J, Hohmann J. Antimicrobial and antiplasmid activities of essential oils. Fitoterapia 2006;77:279-85.
[41] Sayyah Melli M, Rashidi MR, Delazar A, Madarek E, Kargar Maher MH, Ghasemzadeh A, et al. Effect of peppermint water on prevention of nipple cracks in lactating primiparous women: a randomized controlled trial. Int Breastfeed J 2007;2:7.
[42] Melli MS, Rashidi MR, Nokhoodchi A, Tagavi S, Farzadi L, Sadaghat K, et al. A randomized trial of peppermint gel, lanolin ointment, and placebo gel to prevent nipple crack in primiparous breastfeeding women. Med Sci Monit 2007;13:CR406-411.
[43] Jull AB, Cullum N, Dumville JC, Westby MJ, Deshpande S, Walker N. Honey as a topical treatment for wounds. Cochrane Database Syst Rev 2015;3:CD005083.
[44] Morland-Schultz K, Hill PD. Prevention of and therapies for nipple pain: a systematic review. J Obstet Gynecol Neonatal Nurs 2005;34:428-37.
[45] Vieira F, Bachion MM, Mota DD, Munari DB. A systematic review of the interventions for nipple trauma in breastfeeding mothers. J Nurs Scholarsh 2013;45:116-25.
[46] Amir LH. Candida and the lactating breast: predisposing factors. J Hum Lact 1991;7:177-81.
[47] Amir LH, Garland SM, Dennerstein L, Farish SJ. Candida albicans: is it associated with nipple pain in lactating women? Gynecol Obstet Invest 1996;41:30-4.
[48] Livingstone VH, Willis CE, Berkowitz J. Staphylococcus aureus and sore nipples. Can Fam Physician 1996;42:654-9.
[49] Barrett ME, Heller MM, Fullerton Stone H, Murase JE. Dermatoses of the breast in lactation. Dermatol Ther 2013;26:331-6.
[50] Mangesi L, Dowswell T. Treatments for breast engorgement during lactation. Cochrane Database Syst Rev 2010; CD006946.
[51] Lawrence R, Lawrence R. Breastfeeding. A Guide for the medical profession. Philadelphia: Saunders; 2011. (7th ed).

[52] Mass S. Breast pain: engorgement, nipple pain and mastitis. Clin Obstet Gynecol 2004;47:676-82.

[53] Barbosa-Cesnik C, Schwartz K, Foxman B. Lactation mastitis. JAMA 2003;289:1609-12.

[54] Thomsen AC, Hansen KB, Moller BR. Leukocyte counts and microbiologic cultivation in the diagnosis of puerperal mastitis. Am J Obstet Gynecol 1983;146:938-41.

[55] Eidelman AI, Szilagyi G. Patterns of bacterial colonization of human milk. Obstet Gynecol 1979;53:550-2.

[56] Osterman KL, Rahm VA. Lactation mastitis: bacterial cultivation of breast milk, symptoms, treatment, and outcome. J Hum Lact 2000;16:297-302.

[57] Fetherston C. Characteristics of lactation mastitis in a Western Australian cohort. Breastfeed Rev 1997;5:5-11.

[58] Vogel A, Hutchison BL, Mitchell EA. Mastitis in the first year postpartum. Birth 1999;26:218-25.

[59] Foxman B, D'Arcy H, Gillespie B, Bobo JK, Schwartz K. Lactation mastitis: occurrence and medical management among 946 breastfeeding women in the United States. Am J Epidemiol 2002;155:103-14.

[60] Kinlay JR, O'Connell DL, Kinlay S. Incidence of mastitis in breastfeeding women during the six months after delivery: a prospective cohort study. Med J Aust 1998;169:310-2.

[61] Jonsson S, Pulkkinen MO. Mastitis today: incidence, prevention and treatment. Ann Chir Gynaecol Suppl 1994;208:84-7.

[62] Michie C, Lockie F, Lynn W. The challenge of mastitis. Arch Dis Child 2003;88:818-21.

[63] Kinlay JR, O'Connell DL, Kinlay S. Risk factors for mastitis in breastfeeding women: results of a prospective cohort study. Aust N Z J Public Health 2001;25:115-20.

[64] Crepinsek MA, Crowe L, Michener K, Smart NA. Interventions for preventing mastitis after childbirth. Cochrane Database Syst Rev 2012;10:CD007239.

[65] Riordan JM, Nichols FH. A descriptive study of lactation mastitis in long-term breastfeeding women. J Hum Lact 1990;6:53-8.

[66] Jahanfar S, Ng CJ, Teng CL. Antibiotics for mastitis in breastfeeding women. Cochrane Database Syst Rev 2013;2:CD005458.

[67] Hager WD, Barton JR. Treatment of sporadic acute puerperal mastitis. Infect Dis Obstet Gynecol 1996;4:97-101.

[68] Thomsen AC, Espersen T, Maigaard S. Course and treatment of milk stasis, noninfectious inflammation of the breast, and infectious mastitis in nursing women. Am J Obstet Gynecol 1984;149:492-5.

[69] Hayes R, Michell M, Nunnerley HB. Acute inflammation of the breast–the role of breast ultrasound in diagnosis and management. Clin Radiol 1991;44:253-6.

[70] Dener C, Inan A. Breast abscesses in lactating women. World J Surg 2003;27:130-3.

[71] Bharat A, et al. Predictors of primary breast abscesses and recurrence. World J Surg 2009;33:2582-6.

[72] Kvist LJ, Rydhstroem H. Factors related to breast abscess after delivery: a population-based study. BJOG 2005;112:1070-4.

[73] Marchant DJ. Inflammation of the breast. Obstet Gynecol Clin North Am 2002;29:89-102.

[74] Karstrup S, Solvig J, Nolsøe CP, Nilsson P, Khattar S, Loren I, et al. Acute puerperal breast abscesses: US-guided drainage. Radiology 1993;188:807-9.

[75] Ulitzsch D, Nyman MK, Carlson RA. Breast abscess in lactating women: US-guided treatment. Radiology 2004;232:904-9.

[76] Cabrol D, Pons J, Goffinet F. Traité d'obstétrique. Paris: Flammarion Médecine-Sciences; 2003.

[77] Neifert MR. Prevention of breastfeeding tragedies. Pediatr Clin North Am 2001;48:273-97.

[78] Li R, Fein SB, Chen J, Grummer-Strawn LM. Why mothers stop breastfeeding : mothers' self-reported reasons for stopping during the first year. Pediatrics 2008;122(Suppl 2):S69-76.

[79] Mathur NB, Dhingra D. Perceived breast milk insufficiency in mothers of neonates hospitalized in neonatal intensive care unit. Indian J Pediatr 2009;76:1003-6.

[80] Pagani O, Partridge A, Korde L, Badve S, Bartlett J, Albain K, et al. Pregnancy after breast cancer : if you wish, ma'am. Breast Cancer Res Treat 2011;129:309-17.

[81] Azim HA Jr, Bellettini G, Gelber S, Peccatori FA. Breast-feeding after breast cancer : if you wish, madam. Breast Cancer Res Treat 2009;114:7-12.

[82] Cardoso F, Loibl S, Pagani O, Graziottin A, Panizza P, Martincich L, et al. The European Society of Breast Cancer Specialists recommendations for the management of young women with breast cancer. Eur J Cancer 2012;48:3355-77.

[83] Chapman DJ, Young S, Ferris AM, Pérez-Escamilla R. Impact of breast pumping on lactogenesis stage II after cesarean delivery: a randomized clinical trial. Pediatrics 2001;107:E94.

[84] Hampton T. FDA warns against breast milk drug. JAMA 2004;292:322.

[85] Donovan TJ, Buchanan K. Medications for increasing milk supply in mothers expressing breastmilk for their preterm hospitalised infants. Cochrane Database Syst Rev 2012;3:CD005544.

[86] Lewis PJ, Devenish C, Kahn C. Controlled trial of metoclopramide in the initiation of breast feeding. Br J Clin Pharmacol 1980;9:217-9.

[87] Kauppila A, Anunti P, Kivinen S, Koivisto M, Ruokonen A. Metoclopramide and breast feeding : efficacy and anterior pituitary responses of the mother and the child. Eur J Obstet Gynecol Reprod Biol 1985;19:19-22.

[88] Zuppa AA, Sindico P, Orchi C, Carducci C, Cardiello V, Romagnoli C. Safety and efficacy of galactogogues : substances that induce, maintain and increase breast milk production. J Pharm Pharm Sci 2010;13:162-74.

[89] Aono T, Aki T, Koike K, Kurachi K. Effect of sulpiride on poor puerperal lactation. Am J Obstet Gynecol 1982;143:927-32.

[90] Renfrew MJ, Lang S, Woolridge M. Oxytocin for promoting successful lactation. Cochrane Database Syst Rev 2000;CD000156.

[91] Huntingford PJ. Intranasal use of synthetic oxytocin in management of breast-feeding. Br Med J 1961;1:709-11.

[92] Ruis H, Rolland R, Doesburg W, Broeders G, Corbey R. Oxytocin enhances onset of lactation among mothers delivering prematurely. Br Med J (Clin Res Ed) 1981;283:340-2.

[93] Fewtrell MS, Loh KL, Blake A, Ridout DA, Hawdon J. Randomised, double blind trial of oxytocin nasal spray in mothers expressing breast milk for preterm infants. Arch Dis Child Fetal Neonatal Ed 2006;91:F169-74.

[94] Mortel M, Mehta SD. Systematic review of the efficacy of herbal galactogogues. J Hum Lact 2013;29:154-62.

CHAPITRE

4

Allaitement maternel (IV)

Usage des médicaments, diététique et addictions

Louis Marcellin, Anne Chantry

POINTS CLÉS

- Environ 90 % des femmes prennent au moins un médicament durant la première semaine du post-partum.
- La précaution d'interrompre l'allaitement maternel (AM) en cas de prise médicamenteuse n'est pas justifiée dans de nombreuses situations.
- L'allaitement en cas de prise médicamenteuse maternelle doit être évalué au cas par cas et tenir compte de l'indication du traitement, de son impact potentiel sur la production de lait, de la quantité de composé chimique excrété dans le lait, de la quantité de lait ingéré et d'effets secondaires potentiels du traitement sur le nourrisson.
- Les données les plus récentes de la prescription médicamenteuse au cours de l'allaitement sont disponibles en France au Centre de référence sur les agents tératogènes (CRAT)

Introduction

Les femmes qui allaitent peuvent nécessiter la prise de médicaments dans le cadre du post-partum immédiat, pour des pathologies intercurrentes ou chroniques. La prise de médicament pendant l'AM est une situation fréquente qui peut être responsable soit d'une mauvaise observance du traitement soit d'une interruption précoce de l'allaitement. Par ailleurs, de nombreuses questions se posent sur les mesures diététiques qu'il convient ou non de mettre en œuvre chez la mère pour améliorer l'allaitement et prévenir les carences nutritionnelles de l'enfant. La question de l'AM en cas de conduites addictives (tabac, alcools et drogues illicites) peut se poser.

Diététique et allaitement maternel

Le lait humain est un fluide dynamique contenant des nutriments et des facteurs bioactifs nécessaires au bon développement du nourrisson. Les composantes nutritionnelles du lait humain proviennent de trois sources : la synthèse par les lactocytes, une origine alimentaire et des réserves maternelles. La composition en macronutriment du lait maternel est relativement stable et ne semble varier que modérément en fonction du terme de l'accouchement et de la durée de l'allaitement (NP3). Des données suggèrent que l'alimentation maternelle peut avoir un impact sur la teneur du lait pour certains acides gras et certaines vitamines. Les données des études qui ont évalué les relations entre la nutrition maternelle et la composition du lait maternel ne sont pas homogènes. L'alimentation maternelle pourrait avoir une incidence sur le profil lipidique du lait maternel sans qu'il existe de donnée justifiant un régime particulier en dehors de conduites alimentaires standard (grade C). Si la nutrition néonatale est un facteur environnemental modifiable susceptible d'affecter le développement du nourrisson, il n'existe pas de preuves solides pour soutenir un lien direct entre la nutrition maternelle, la composition en éléments nutritifs du lait humain, et le développement de l'enfant (NP3).

Médicaments maternels et allaitement

Principes généraux de la prescription médicamenteuse chez la femme qui allaite

Les femmes qui allaitent peuvent nécessiter la prise de traitement médicamenteux, soit de façon transitoire soit de façon chronique. Environ 90 % des femmes prennent au moins un médicament durant la première semaine du post-partum [1]. Les femmes qui nécessitent un traitement médicamenteux dans la période du post-partum sont plus sujettes à une mauvaise observance de leur traitement ou à un arrêt précoce de l'allaitement en raison des craintes d'effets néfastes du traitement sur leurs enfants [2, 3] (NP4). L'interruption de l'allaitement en cas de prise médicamenteuse maternelle n'est généralement pas fondée sur des preuves scientifiques formelles, soit parce que les données de l'excrétion du médicament dans le lait ne sont pas disponibles, soit parce qu'elles ne relèvent que des données issues de l'expérimentation animale. L'analyse du risque de l'exposition d'un enfant à un médicament excrété dans le lait maternel doit prendre en compte deux notions essentielles : la quantité du médicament excrété et le risque de survenue d'effets indésirables [4]. La précaution d'interrompre l'AM en cas de prise médicamenteuse n'est pas justifiée dans de nombreuses situations [5]. La décision de poursuivre ou non l'allaitement en cas de prise médicamenteuse par la mère doit être évaluée au cas par cas dans une analyse individualisée de la situation et tenir compte de l'indication du traitement maternel, l'impact potentiel du traitement sur la production de lait, la quantité de composé chimique excrété, la quantité de lait ingéré et les effets secondaires potentiels du traitement sur le nourrisson. Le terme de la naissance, l'âge du nourrisson et les propriétés chimiques du médicament, la demi-vie sont des données essentielles. Les données les plus récentes de la prescription médicamenteuse au cours de l'allaitement sont disponibles auprès de deux institutions faisant autorité sur l'utilisation des médicaments au cours de l'allaitement : en France, le CRAT [6] et, aux États-Unis la LactMed® Database, dépendante des National Institutes of Health (NIH) [7].

Sélection de catégories de médicament

L'ensemble des données qui suivent est résumé dans le tableau 4.1.

Analgésie et antalgie du post-partum

Antalgiques de palier 1

Le paracétamol est l'antalgique de première intention en cours d'allaitement (grade B). La prise ponctuelle d'aspirine ou de façon répétée à dose antiagrégante n'est pas contre-indiquée en cours d'allaitement (grade B). Une prise répétée à dose antalgique ou anti-inflammatoire d'aspirine est contre-indiquée (grade B). Les AINS ayant une demi-vie courte peuvent être utilisés pendant la période de l'allaitement (grade B). Le néfopam (Acupan®) peut être utilisé dans les 48 premières heures du post-partum (accord professionnel).

Antalgiques de palier 2

L'utilisation de tramadol est possible en cours d'allaitement (accord professionnel), et doit être préférée à l'utilisation de codéine et d'oxycodone en raison de cas rapportés de complications néonatales graves (grade C). La prescription doit être ponctuelle afin d'éviter les accumulations des métabolites de ces traitements dans le lait (accord professionnel).

Antalgiques de palier 3

Le traitement par morphine en cas d'AM est possible dans les 24 à 72 heures qui suivent l'accouchement. Au-delà de cette période, en raison du manque de donnée disponible et du risque théorique d'accumulation dans le lait et donc de

surdosage, il est préférable de suspendre l'allaitement et de le reprendre 4 heures après la dernière prise de morphine (accord professionnel).
Il n'est pas recommandé de différer de début de l'allaitement en cas d'anesthésie péridurale, de rachianesthésie ou d'anesthésie générale perpartale (grade C).

Traitements de l'hémorragie du post-partum

La demi-vie plasmatique de la sulprostone est courte (30 à 75 minutes) et les concentrations plasmatiques sont généralement inférieures à la limite de détection 2 heures après la fin de la perfusion [8]. Après une hémorragie du post-partum sévère, il semble raisonnable de débuter l'allaitement 2 heures après la fin d'un traitement par sulprostone (accord professionnel). La biodisponibilité orale de l'acide tranexamique n'étant que de 30 à 50 % et sa demi-vie courte (2 heures) [9], l'utilisation de l'acide tranexamique par voie orale est envisageable chez une femme qui allaite. Le CRAT, par principe de précaution, recommande de débuter l'allaitement 4 heures après la fin d'un traitement par voie intraveineuse, sans précision sur la dose utilisée [10] (NP4). Il n'existe pas d'argument scientifique suffisant pour recommander de différer l'allaitement en cas de traitement maternel par acide tranexamique en cas d'hémorragie du post-partum (accord professionnel).

☑ *Synthèse*

Après une hémorragie du post-partum sévère, il semble raisonnable de débuter l'allaitement 2 heures après la fin d'un traitement par sulprostone (accord professionnel).
Il n'existe pas d'argument scientifique suffisant pour recommander de différer l'allaitement en cas de traitement maternel par acide tranexamique en cas d'hémorragie du post-partum (accord professionnel).
Le recours à l'embolisation ne contre-indique ou ne nécessite pas de différer l'allaitement (accord professionnel).

Antibiotiques

Les antibiotiques font partie des médicaments les plus prescrits dans le post-partum, et représentent entre 20 et 38 % des traitements [11-13]. Le risque réel de l'utilisation des antibiotiques pendant l'allaitement doit être analysé en tenant compte de toutes les variables qui influent sur la distribution de l'antibiotiques dans le lait maternel, incluant la composition du lait maternel, les propriétés physico-chimiques de l'antibiotique (poids moléculaire, solubilité dans les lipides, le pH, ; la liaison aux protéines), la durée de l'alimentation, la biodisponibilité digestive chez l'enfant et sa capacité de métaboliser, éliminer, et de tolérer l'antibiotique. À l'exception du chloramphénicol, tous les antibiotiques sont compatibles avec l'allaitement [14].

Synthèse

Les β-lactamines incluant les pénicillines et les céphalosporines ne sont pas contre-indiquées pendant l'allaitement (grade B). Les macrolides ne sont pas contre-indiquées pendant l'allaitement (grade B). Les traitements par l'ofloxacine et la ciprofloxacine ne sont pas contre-indiqués pendant l'allaitement (grade C). La péfloxacine ayant une demi-vie d'élimination plasmatique longue (14-15 heures), elle est à risque d'accumulation chez l'enfant allaité [15]. Le recours à la péfloxacine devrait être évité en cas d'allaitement (accord professionnel).

Un traitement par clindamycine devrait être évité en cas d'AM en raison du potentiel de risque induit de colite néonatale (accord professionnel).

Cependant, en cas d'indication maternelle, il n'existe pas d'argument scientifique suffisant pour recommander d'interrompre l'allaitement (accord professionnel).

Il n'existe pas d'argument scientifique suffisant pour recommander d'interrompre l'allaitement en cas de traitement maternel par cotrimoxazole (triméthoprime/sulfaméthoxazole) (accord professionnel), de traitement maternel par nitrofurantoïne, sauf si l'enfant est à risque de déficit en G6PD (accord professionnel), de traitement maternel par aminosides (accord professionnel) et de traitement maternel par métronidazole (accord professionnel).

Antiémétiques

Dompéridone (Motilium®)

La quantité de dompéridone ingérée *via* le lait est très faible en raison de son de poids moléculaire élevé et de sa forte liaison aux protéines plasmatiques : l'enfant reçoit moins de 0,1 % de la dose maternelle [16] (NP4). Aucun événement particulier n'est retenu à ce jour chez des enfants allaités de mères traitées par dompéridone [17]. Le métoclopramide est transféré dans le lait maternel où il est concentré avec un ratio plasma lait/plasma de 1,8 à 1,9 [18] (NP4). La quantité de métoclopramide ingérée *via* le lait est faible : l'enfant reçoit moins de 5 % de la dose maternelle. Aucun événement particulier n'est retenu sur un effectif de près de 150 enfants allaités de mères sous métoclopramide. Au vu de ces éléments, l'utilisation de métoclopramide est possible chez une femme qui allaite [19]. Par précaution, l'utilisation de l'ondansétron Zophren® n'est pas recommandée au cours de l'allaitement maternel (accord professionnel). En septembre 2011, la Food and Drug Administration (États-Unis) a émis un avertissement au sujet d'éventuelles survenues de troubles cardiaques tels que des torsades de pointes et allongement du QT chez les patients traités par ondansétron [20]. Selon les données du fabricant, l'ondansétron est excrété dans le lait maternel et son utilisation est déconseillée en cas l'allaitement. Parmi les traitements antiémétiques, le CRAT encourage de privilégier la dompéridone (Motilium®) ou le métoclopramide (Primpéran®), sans statuer sur l'utilisation de l'ondansétron au cours de l'allaitement [21].

Synthèse

La dompéridone (Motilium®) ou le métoclopramide (Primpéran®) en cours d'allaitement sont possibles dans le traitement des nausées et vomissements maternels (accord professionnel).
Par précaution, l'utilisation de l'ondansétron Zophren® n'est pas recommandée au cours de l'AM (accord professionnel).

Antihypertenseurs

L'utilisation d'antihypertenseurs dans la période du post-partum est très répandue, alors que les données de leur innocuité pour le nourrisson au cours de l'allaitement sont peu nombreuses. Une revue de la littérature d'observations disponibles (37 rapports couvrant 41 antihypertenseurs différents) conclut qu'en raison de leur faible passage dans le lait maternel, les médicaments tels que les β-bloquants, les inhibiteurs calciques et la méthyldopa ne sont pas incompatibles avec l'AM [22]. Le propranolol (Avlocardyl®) et le labétalol (Trandate®) peuvent être utilisés pendant l'allaitement. La quantité de β-bloquants reçue par l'enfant *via* le lait est très faible : moins de 1 % de la dose maternelle (en mg/kg) (NP4). La concentration de nifédipine (Adalate®) dans le lait maternel d'une femme traitée pour une hypertension persistante après un accouchement prématuré à 26 SA a été déterminée : 0,11 µg d'une dose quotidienne de 30 mg au total (0,00038 %), 1,0 µg d'une dose quotidienne totale de 60 mg (0,0018 %) et 2,44 µg d'une dose quotidienne totale de 90 mg (0,0027 %) passe dans le lait maternel [23] (NP4). La quantité de nifédipine transférée dans le lait correspond à une fraction insignifiante de la dose maternelle et semble inférieure à 5 % de la dose thérapeutique pédiatrique [24] (NP4). Les niveaux de nicardipine sont déterminés dans 34 échantillons de lait provenant de 7 femmes et se révèlent indétectables dans 82 % des échantillons. Dans six échantillons de lait de 4 femmes différentes, les niveaux de nicardipine (variant de 5,1 à 18,5 µg/L) sont détectables lorsque les mères reçoivent entre 1 à 6,5 mg/heure de nicardipine. L'exposition maximale possible d'un nouveau-né à la nicardipine est calculée pour être inférieure à 300 µg/j, soit à 0,015 à 0,004 % d'une dose thérapeutique de nicardipine [25] (NP4). Les concentrations d'α-méthyldopa ont été mesurées dans le lait de trois femmes qui allaitent et traitées à une dose 500 mg par voie orale. Les auteurs ont estimé que lorsque la mère reçoit 1 g d'α-méthyldopa par jour, la dose cumulée journalière moyenne est de 195 µg, soit 0,02 % de la dose maternelle [26] (NP4). Les données sur le transfert des IEC dans le lait maternel sont limitées. Le captopril et l'énalapril ont un taux de fixation protéique de respectivement 30 et 60 % [27]. La biodisponibilité et le métabolisme du captopril sont en faveur d'un passage dans le lait du captopril insignifiant, sans pour autant exclure la présence dans le lait de métabolites de la molécule [28]. Les concentrations dans le lait d'énalapril et de son métabolite actif, l'énalaprilate, ont été comparées après une dose unique de 20 mg d'énalapril chez 5 femmes allaitantes et sont en faveur d'un très faible passage de la molécule dans le lait maternel [29] (NP4). Selon les données du CRAT, aucun événement particulier n'a été signalé à ce jour chez des enfants allaités de mères recevant l'un de ces traitements [30].

Synthèse

Il n'existe pas d'argument scientifique suffisant pour recommander de ne pas initier ou d'interrompre l'allaitement en cas de traitement maternel par antihypertenseur tels que des β-bloquants (propranolol ou aténolol), inhibiteurs calciques (nifédipine ou nicardipine), α-méthyldopa ou IEC (captopril et énalapril) (accord professionnel).
Aucune mesure de surveillance cardiaque du nourrisson n'est justifiée (accord professionnel).

Anticoagulant

L'héparine non fractionnée ne passe pas dans le lait maternel [31,32]. Étant donné que leur absorption digestive est peu probable l'utilisation des héparines est possible en traitement préventif ou curatif en cours d'allaitement [33].
Il n'y a pas de donnée publiée sur fluindione et allaitement. La fluindione (Préviscan®) ne doit pas être utilisée chez une femme qui allaite. [34]. La warfarine (Coumadine®) a été mesurée dans le plasma et le lait maternel de 13 femmes allaitantes traitées pour une thrombose. Chez 7 enfants testés, la warfarine n'a été détectée dans aucun des sérums des enfants [35] (NP4). Le temps de prothrombine des enfants est normal alors que celui de leur mère respective est réduit en accord avec l'objectif thérapeutique de l'anticoagulation [36] (NP4). L'acénocoumarol (Sintrom®) est mesurée dans le lait maternel et le sérum de 20 femmes ayant accouché normalement d'enfant bien portant à terme et traité dans le post-partum. Parmi elle, 19 femmes ont accouché par césarienne et ont reçu un traitement prophylactique par acénocoumarol. Au moment du pic maximal dans le sérum, et au cours des 6 heures qui suivent, aucune trace d'acénocoumarol n'a été mise en évidence dans les échantillons de lait des 20 femmes participant à l'étude. Aucune modification des tests de coagulation n'a été observée chez les nourrissons [37] (NP4).

Synthèse

Le traitement par héparine n'est pas contre-indiqué pendant l'allaitement (grade C). En cas de traitement par antivitamine K, la warfarine et l'acénocoumarol peuvent être utilisées en cours d'allaitement (grade C).

Psychotropes

À ce jour, les deux hypnotiques dont l'utilisation est possible pendant l'allaitement (dans le respect des indications) sont le zolpidem (Stilnox®) [38] et le zopiclone (Imovane®) [39]. Les quantités de zolpidem et de zopiclone ingérées *via* le lait sont très faibles. Selon des données du CRAT, aucun événement particulier n'a été signalé à ce jour chez des enfants allaités par des mères sous ces deux médicaments [38,39].

Les benzodiazépines sont les médicaments psychotropes les plus prescrits. Le cas d'un état léthargique survenu chez un nourrisson allaité et dont la mère a été traitée par diazépam a été publié en 1972 dans le *Lancet* [40] (NP4). Suite à ce cas, Erkkola *et al.* ont publié les cas de 3 femmes traitées par 10 mg de diazépam 3 fois par jour pendant 6 jours après l'accouchement. Il existe une augmentation des concentrations des molécules étudiées dans le lait entre le 4e et le 6e jour et de leur présence dans le sang du nourrisson. Aucun cas de léthargie n'a été observé. Les auteurs concluent que l'allaitement doit être évité en cas de traitement maternel par diazépam [41] (NP4).

L'excrétion de diazépam, N-desméthyldiazépam, témazépam et oxazépam a été étudiée chez une femme de 22 ans traitée par de forte dose de benzodiazépines. Le diazépam n'a pu être détecté dans le plasma du nouveau-né, mais de faibles niveaux de N-desméthyldiazépam (20 et 21 µg/L), le témazépam (7 µg/L) et oxazépam (7,5 et 9,6 µg/L) sont présents. Le nourrisson ne présente aucun des symptômes physiques ou mentaux d'intoxication [42] (NP4). L'oxazépam est une benzodiazépine avec une demi-vie plasmatique plus courte et une liposolubilité plus faible que les autres molécules. Ainsi, d'après les données du CRAT, l'oxazépam constituerait l'anxiolytique de choix en cours d'allaitement. Chez les enfants allaités, par précaution, l'apparition de signes de sédation (sommeil prolongé, diminution de la succion, mauvaise prise de poids, etc.) doit être surveillée [43] (NP4). Les autres anxiolytiques benzodiazépines tels que l'alprazolam (Xanax®), le clorazépate (Tranxène®), le bromazépam (Lexomil®), le lorazépam (Témesta®), le prazépam (Lysanxia®) et les anxiolytiques non benzodiazépines tels que l'hydroxyzine (Atarax®), le buspirone (Buspar®), la cyamémazine (Tercian®) ont soit montré que leur passage dans le lait n'est pas négligeable, avec parfois des effets indésirables signalés chez des enfants allaités, soit que leur passage dans le lait n'est pas évalué ; leurs caractéristiques pharmacologiques ne permettent pas d'écarter un risque pour l'enfant allaité [44].

Les anxiolytiques de la classe des antihistaminiques H1 sédatifs tels que l'hydroxyzine (Atarax®) sont des médicaments largement utilisés dans les maternités. Selon les données du CRAT, il n'existe aucune donnée de pharmacologie de cette molécule au cours de l'allaitement [45]. Les seules données publiées concernant l'hydroxyzine et l'allaitement sont extrêmement récentes et proviennent de l'étude descriptive de la base de données de pharmacovigilance des effets secondaires induits par l'allaitement publié le 4 septembre 2014. Entre janvier 1985 et juin 2011, 276 effets indésirables des médicaments chez 174 enfants allaités ont été notifiés par le réseau français des centres régionaux de pharmacovigilance (CRPV). Ce rapport montre que l'hydroxyzine est le 3ᵉ médicament le plus fréquemment impliqué dans des réactions indésirables avec une fréquence semblable à celle du kétoprofène. La moitié des effets indésirables associés à l'hydroxyzine est considérée comme graves, tels que des effets neurologiques (sédation, excitation), cardiovasculaires (malaise, bradycardie, cyanose) et gastro-intestinaux. Enfin, la demi-vie d'élimination de cette molécule est longue, jusqu'à 20 heures chez l'adulte. En conséquence, ce médicament devrait être évité en cas d'allaitement [46] (NP4).

Les antidépresseurs de la famille des inhibiteurs de la recapture de la sérotonine tels que la paroxétine (Deroxat®) ou la sertraline (Zoloft®) ont fait l'objet de plusieurs études. Leur utilisation au cours de l'allaitement est possible car leur passage dans le lait est faible et les concentrations sanguines chez les enfants allaités sont pratiquement indétectables [47]. L'excrétion de la paroxétine dans le lait maternel a fait l'objet de 17 études reprises dans une revue de la littérature exhaustive de 2015 regroupant 228 patientes allaitantes exposées [48] (NP3). L'excrétion de la sertraline dans le lait a fait l'objet de 22 études reprises dans une revue de la littérature exhaustive de 2015 regroupant 279 patientes allaitantes exposées [48] (NP3). La moyenne des doses prescrite était de 100 mg (25-300). Seul 1 cas de nourrisson ayant développé un épisode de myoclonie bénigne du sommeil spontanément résolutif à 6 mois a été rapporté [49] (NP4). Seulement 13 des 87 nourrissons, suivis plus de 6 mois après l'accouchement, ont été évalués sur le plan neurodéveloppemental sans effet négatif signalé [50]. D'après les données des études analysées, il peut être suggéré que lorsque l'utilisation d'inhibiteurs de la recapture de la sérotonine est clairement indiquée pour une femme qui allaite, paroxétine et la sertraline devraient être le premier choix thérapeutique. Ces résultats sont en accord avec les recommandations des sociétés savantes internationales telles que l'American College of Obstreticians and Gynecologists (ACOG) [51], Hale [52] et LactMed de TOXNET (Toxicology Data Network) [53, 54].

Parmi les antiépileptiques disponibles, ceux qui sont compatibles avec l'allaitement selon les données du CRAT sont la gabapentine (Neurontin®) [55], la phénytoïne (Di-Hydan®, Dilantin®) [56], et l'acide valproïque (Dépakine®) [57]. Pour ces 3 molécules la quantité ingérée *via* le lait est le plus souvent très faible et aucun événement indésirable particulier n'est retenu chez les enfants allaités.

☑ *Synthèse*

Les traitements hypnotiques par zolpidem (Stilnox®) et zopiclone (Imovane®) ne sont pas contre-indiqués pendant l'allaitement. Il n'existe pas d'argument scientifique suffisant pour interrompre l'allaitement en cas de traitement par ces deux médicaments. Il est recommandé de prendre le traitement juste après la dernière tétée du soir (accord professionnel).

Les traitements anxiolytiques par benzodiazépines doivent être évités au cours de l'AM (grade C). Les anxiolytiques de la classe des antihistaminiques H1 sédatifs tels que l'hydroxyzine (Atarax®) ne doivent pas être prescrits en cas d'AM (accord professionnel).

Les traitements antidépresseurs de la famille des inhibiteurs de la recapture de la sérotonine tels que la paroxétine ou la sertraline peuvent être prescrits pendant l'AM (grade C). Ces traitements sont plus appropriés que les benzodiazépines dans le traitement des troubles anxieux au cours de l'allaitement (accord professionnel).

Les femmes atteintes d'épilepsie ne doivent pas interrompre leur traitement (grade B). Certaines molécules telles que la gabapentine (Neurontin®), la phénytoïne (Di-Hydan®, Dilantin®) ou l'acide valproïque (Dépakine®) peuvent être utilisées sans conséquences pour le nourrisson.

Produit de contraste (imagerie)

Les doses estimées de iohexol, métrizoate, iodamide, diatrizoate, et métrizamide qu'un enfant recevrait dans le lait maternel seraient inférieures à 1 % de la dose standard utilisée en cas d'examen l'imagerie. La dose d'acide iopanoïque dans le lait maternel est l'équivalent d'environ 7 % de la dose standard administrée à la mère en raison du caractère liposoluble de cette molécule [58-61] (NP4). Contrairement à la povidone iodée (Bétadine®), l'absorption digestive de ces produits de contraste hydrophile est minimale quand ils sont utilisés au cours d'examen d'imagerie digestive [4] (NP4).

Du gadopentétate de diméglumine a été injecté par voie intraveineuse à 20 femmes (de 23-38 ans) qui ont interrompu l'allaitement pendant au moins 24 heures, pour une quantité cumulée pendant 24 heures de 0,57 ± 0,71 pmol. Seulement 0,04 % de la dose injectée est excrétée dans le lait. Cette dose très faible est inférieure à 1/100e de la dose tolérée chez le nourrisson (200 µm/kg) [62] (NP4). Par ailleurs, il est estimé que seulement 1 à 2 % de la quantité de produits de contraste est absorbée par la circulation sanguine. Compte tenu de ces considérations, et en accord avec les recommandations de la Société européenne de radiologie urogénitale (ESUR, pour European Society of Urogénital Radiology), le très faible risque potentiel associé à l'absorption du produit de contraste est insuffisant pour justifier l'interruption de l'allaitement pendant 24 heures après une administration de produit de contraste iodé ou de gadolinium [63] (NP4).

☑ *Synthèse*

Il n'est pas recommandé de modifier ou d'interrompre l'allaitement en cas d'administration de produit de contraste iodé ou de gadolinium au cours d'un examen d'imagerie ou d'embolisation utérine en cas d'hémorragie.

Conduites addictives (tabac, alcool, drogues)

Tabac

Le tabac est constitué d'une centaine de composants dont les principaux sont le monoxyde de carbone, la nicotine et la cotinine (principal métabolite de la nicotine). Les études qui évaluent les effets potentiels du tabac chez les enfants allaités sont rares. Selon les études, la demi-vie de la nicotine est comprise entre 60 et 120 minutes et sa présence dans le lait maternel des femmes fumeuses a été largement décrite, soulignant que les concentrations mesurées de nicotine dans le lait maternel seraient 1,5 à 3 fois plus importantes que dans celles mesurées dans le sérum maternel. Les concentrations de cotinine ont été montrées significativement plus élevées chez les enfants de mères fumeuses que chez ceux de mères non fumeuses (400 ± 469 ng/mL *versus* 53 ± 64 ng/mL ; $p < 0,001$). De plus, parmi les femmes fumeuses, les enfants allaités avaient des concentrations moyennes 10 fois plus élevées de cotinine par rapport à ceux nourris au biberon (3 025 ng/mL *versus* 250 ng/mL ; $p < 0,001$) [64] (NP3). Une autre étude montre (pour une consommation moyenne de 15 à 20 cigarettes par jour) que les concentrations moyennes de nicotine dans le lait maternel sont plus élevées chez les femmes fumeuses que chez les non fumeuses (33,1 ng/mL *versus* 6,45 ng/mL ; $p = 0,003$). Chez les enfants de mères fumeuses, ont été observés des changements de la fréquence respiratoire (55,8 *versus* 44,2 respirations/minute ; $p = 0,029$) et de la saturation en oxygène (97,3 % *versus* 93,9 % ; $p = 0,001$) [65] (NP4). Cependant, le niveau socioéconomique des femmes, pourtant plus faible chez les femmes fumeuses, n'a pas été pris en compte par des techniques d'ajustement ni d'appariement. Il a également été montré une réduction significative du sommeil suite à la mise au sein en cas d'exposition tabagique (53,4 ± 8,8 *versus* 84,5 ± 10,6 minutes ; $p < 0,05$) (NP4). L'exposition à la nicotine des enfants allaités de mères fumeuses durant l'utilisation de patchs substitutifs à la nicotine est décrite dans une étude australienne. L'utilisation de patchs permet une diminution de 70 % des concentrations de nicotine dans le lait maternel par rapport à l'exposition au tabac [66] (NP4). En France, le CRAT établit que la nicotine et ses dérivés passent dans le lait maternel et peuvent s'y concentrer avec une élimination parfois plus longue que dans le sang maternel, tout en notant que le développement des enfants allaités de mères fumeuses ne semble pas être modifié. Il recommande donc d'éviter d'exposer les enfants au tabac pendant l'AM, en diminuant, voire en arrêtant, tout en précisant le respect d'un délai d'au moins 2 heures et demie après la consommation de la dernière cigarette [67]. Aucune étude ne permet de préciser ce délai.

☑ ***Synthèse***

Au total, la nicotine et la cotinine passent dans le lait maternel dans des quantités significatives. Bien qu'il soit recommandé de déconseiller la

consommation de tabac aux femmes qui allaitent, celle-ci ne constitue pas une contre-indication à l'AM (accord professionnel).
Il est recommandé d'encourager les femmes à utiliser des substituts nicotiniques, en plus du soutien de professionnels de santé spécialisés (accord professionnel).
Si le sevrage tabagique complet n'est pas possible pendant l'AM, il est recommandé de respecter un délai d'au moins 2 heures avant la mise au sein suivante (accord professionnel).

Alcool

La littérature traitant des effets de la consommation d'alcool pendant la grossesse est abondante. En revanche, l'évaluation des effets de la prise d'alcool pendant l'allaitement maternel a fait l'objet de travaux moins connus. Il est difficile d'établir une relation causale entre la prise d'alcool et les effets observés chez l'enfant allaité selon qu'il ait été exposé ou non *in utero* à la consommation d'alcool pendant la grossesse. L'idée que l'alcool puisse avoir des effets bénéfiques sur l'AM a été longtemps diffusée par d'anciennes études mais est aujourd'hui largement controversée. À partir de 8 études incluses dans une revue systématique et publiées entre 1990 et 2011, Haastrup *et al.* rapportent des prévalences de consommation d'alcool durant l'AM comprises entre 36 et 83 % [68]. Pourtant, des retards psychomoteurs et des troubles du sommeil ont été décrits chez les enfants allaités par une mère consommant régulièrement de l'alcool. Dans les 30 premières minutes suivant la consommation d'alcool, des modifications de l'odeur et de la consommation de lait maternel ont été décrites tandis qu'après 30 à 60 minutes, la concentration d'alcool dans le lait maternel atteindrait des concentrations similaires à celles du sang de la mère. Par la suite, la décroissance de la concentration d'alcool dans le lait s'effectuerait à la même vitesse que celle observée dans le sang de la mère par un phénomène d'équilibre dynamique entre le plasma et le lait maternel. Les effets de la consommation d'alcool sur le contrôle hormonal en lien avec la lactogénèse ont été décrits dans une revue systématique. Les auteurs rapportent des études réalisées sur des humains mais aussi sur des modèles animaux montrant que la consommation d'alcool serait associée à une inhibition du déclenchement de l'ocytocine. Une étude interventionnelle publiée en 1998, analyse la composition du lait avant puis 2 heures après l'ingestion de 0,3g/kg d'alcool dilué dans du jus d'orange. La composition du lait n'est pas différente entre les 2 groupes. Cependant, la quantité de lait exprimée après 2 heures est plus faible en moyenne chez les patientes ayant consommé de l'alcool par rapport aux femmes non exposées (79,4 ± 5,3 mL *versus* 89,5 ± 5,8 mL ; $p < 0{,}05$) [69] (NP4). Par ailleurs, pour étudier la relation entre la durée de l'AM et la consommation d'alcool, une étude longitudinale menée entre septembre 2002 et juillet 2003 auprès de femmes ayant accouché dans 2 maternités en Australie, montre que la consommation d'alcool est associée à un risque accru d'arrêt précoce de l'AM à 6 mois du post-partum (HR = 1,9 [1,1-3,0]) [70] (NP3). Selon les recommandations de l'American Academy of Pediatrics (AAP), l'ingestion d'alcool doit être limitée à une consommation occasionnelle sans excéder une quantité de 0,5 g d'alcool/kg. En cas de consommation d'alcool, un délai de 2 heures ou plus avant la prochaine tétée est aussi recommandé [71]. En France, sur le site du CRAT, il est rappelé d'une part, que la concentration d'alcool dans le lait est équivalente à celle mesurée dans le sang maternel et, d'autre part, qu'elle représente environ 10 % de la quantité maternelle ingérée, rapportée au poids de l'enfant [72].

☑ *Synthèse*

La consommation d'alcool serait associée à une moindre production de lait (NP4) et à une augmentation d'arrêts précoces de l'AM (NP3). Pour ses effets néfastes sur l'enfant et dans l'objectif d'allonger la durée de l'AM, il est recommandé d'éviter la consommation de boissons alcoolisées pendant cette période d'AM (accord professionnel).

En cas de consommation modérée et ponctuelle d'alcool, il est recommandé de respecter un délai minimum de 2 heures avant la mise au sein (accord professionnel).

Cocaïne, cannabis

La cocaïne est un stimulant du système nerveux central (SNC) qui possède une action rapide et de nature hautement addictive. Peu de recherches ont été conduites sur les concentrations mesurées de cocaïne dans le lait maternel des femmes qui en consomment. Cependant, étant donné ses propriétés physico-chimiques, la cocaïne présente dans la circulation systémique de la mère passerait dans le lait maternel dans des quantités signifiantes, variant selon les individus et la quantité ingérée [73]. Un cas décrivant l'ingestion de cocaïne par un enfant *via* le lait de sa mère. À 2 semaines du post-partum, une mère allaitante de façon exclusive a ingéré 0,5 gramme de cocaïne en intranasal sur un intervalle de 16 heures et un total de 5 mises au sein. L'enfant allaité d'une mère ayant consommé de la cocaïne a présenté des symptômes de vomissements, de diarrhées, d'irritabilité, de trémulations et de tachycardie. Initialement positifs, les échantillons de lait et les urines de l'enfant sont négatifs 36 heures après la dernière consommation de cocaïne et 60 heures après la dernière tétée [74] (NP4). En 2011, la Society of Obstetricians and Gynaecologists of Canada (SOGC) recommande que la décision d'allaiter chez ces femmes repose sur des situations individuelles après discussion des bénéfices et des risques de l'exposition néonatale à la cocaïne *via* le lait maternel [75]. L'AAP souligne quant à elle que, la présence de cocaïne étant détectable dans le lait maternel, ces situations doivent être considérées comme préoccupantes tout en ne contre-indiquant pas catégoriquement la pratique de l'AM [76].

Enfin en France, le CRAT note que « la prise de cocaïne n'est pas compatible avec l'allaitement maternel » [77].

Le cannabis contient de très nombreux composants dont le principal agent actif est le δ-9-hydrocannabinol (THC) ; sa demi-vie est estimée entre 25 et 57 heures mais des traces de cannabis peuvent persister entre 4 à 6 semaines après son ingestion [78]. Chez les consommatrices de cannabis, le THC est excrété dans le lait maternel à des niveaux variables et peut être présent dans le lait maternel jusqu'à 8 fois les concentrations retrouvées dans le plasma de la mère. Des analyses toxicologiques montrent que le THC est retrouvé dans les selles et les urines des enfants exposés à la marijuana par le lait de leur mère [79] (NP4). Il semble difficile de distinguer les effets de cette consommation, pendant la période particulière de l'AM, d'une part car ces enfants ont été le plus souvent exposés, en premier lieu *in utero*, et, d'autre part, en raison des effets combinés de la consommation concomitante d'autres substances (tabac ou autres drogues). Comme pour la cocaïne, les recommandations de l'AAP ne contre-indiquent pas de manière formelle la pratique de l'AM aux femmes consommatrices de cannabis, tout en soulignant que ces situations nécessitent une vigilance particulière. En France, la consommation de cannabis au cours de l'AM a été déconseillée par le CRAT [80].

☑ ***Synthèse***

Les données pharmacologiques et les études portant sur la relation entre consommation illicite de drogues et AM sont peu nombreuses et de niveau de preuves faibles. Cependant, compte tenu des effets néfastes de la cocaïne sur la santé des enfants, il est recommandé de contre-indiquer l'AM en cas de consommation de cocaïne (accord professionnel).

En cas de consommation de cannabis, il est recommandé de déconseiller l'AM (accord professionnel).

Remerciements

Les auteurs remercient Gaël Beucher, Nathalie Bogusz, Nathalie Chabbert-Buffet, Caroline Charlier-Woerther, Anne-Lise Chuilon, Carole Leconte, Aude Ricbourg, et Vassilis Tsatsaris pour la relecture du manuscrit.

Références

[1] Matheson I. Drugs taken by mothers in the puerperium. Br Med J (Clin Res Ed) 1985;290:1588-9.
[2] Ito S, Lee A. Drug excretion into breast milk–overview. Adv Drug Deliv Rev 2003;55:617-27.
[3] Berlin CM, Briggs GG. Drugs and chemicals in human milk. Semin Fetal Neonatal Med 2005;10:149-59.
[4] Ito S. Drug therapy for breast-feeding women. N Engl J Med 2000;343:118-26.
[5] Sachs HC. Committee on Drugs. The transfer of drugs and therapeutics into human breast milk: an update on selected topics. Pediatrics 2013;132:e796-809.

[6] www.lecrat.fr.
[7] https://toxnet.nlm.nih.gov/newtoxnet/lactmed.htm.
[8] https://lecrat.fr/spip.php?page=article&id_article=951.
[9] Shakur H, Elbourne D, Gülmezoglu M, Alfirevic Z, Ronsmans C, Allen E, et al. The WOMAN Trial (World Maternal Antifibrinolytic Trial): tranexamic acid for the treatment of postpartum haemorrhage: an international randomised, double blind placebo controlled trial. Trials 2010;11:40.
[10] https://lecrat.fr/spip.php?page=article&id_article=735.
[11] Thomas M, Jairaj P, Mathew LG. A prospective study in a southern Indian hospital on the prescription of medication during the lying in period following childbirth. Soz Praventivmed 1994;39:273-9.
[12] Olesen C, Steffensen FH, Nielsen GL, de Jong-van den Berg L, Olsen J, Sørensen HT. Drug use in first pregnancy and lactation: a population-based survey among Danish women. The EUROMAP group. Eur J Clin Pharmacol 1999;55:139-44.
[13] Malm H, Martikainen J, Klaukka T, Neuvonen PJ. Finnish Register-Based Study. Prescription drugs during pregnancy and lactation--a Finnish register-based study. Eur J Clin Pharmacol 2003;59:127-33.
[14] Nahum GG, Uhl K, Kennedy DL. Antibiotic use in pregnancy and lactation: what is and is not known about teratogenic and toxic risks. Obstet Gynecol 2006;107:1120-38.
[15] https://lecrat.fr/spip.php?page=article&id_article=385.
[16] Hofmeyr GJ, van Iddekinge B. Domperidone and lactation. Lancet 1983;1:647.
[17] https://lecrat.fr/spip.php?page=article&id_article=59.
[18] Lewis PJ, Devenish C, Kahn C. Controlled trial of metoclopramide in the initiation of breast feeding. Br J Clin Pharmacol 1980;9:217-9.
[19] https://lecrat.fr/spip.php?page=article&id_article=57.
[20] www.fda.gov/Drugs/DrugSafety/ucm271913.htm.
[21] https://lecrat.fr/spip.php?page=article&id_article=133.
[22] Beardmore KS, Morris JM, Gallery ED. Excretion of antihypertensive medication into human breast milk: a systematic review. Hypertens Pregnancy 2002;21:85-95.
[23] Ehrenkranz RA, Ackerman BA, Hulse JD. Nifedipine transfer into human milk. J Pediatr 1989;114:478-80.
[24] Manninen AK, Juhakoski A. Nifedipine concentrations in maternal and umbilical serum, amniotic fluid, breast milk and urine of mothers and offspring. Int J Clin Pharmacol Res 1991;11:231-6.
[25] Bartels PA, Hanff LM, Mathot RA, Steegers EA, Vulto AG, Visser W. Nicardipine in pre-eclamptic patients: placental transfer and disposition in breast milk. BJOG 2007;114:230-3.
[26] White WB, Andreoli JW, Cohn RD. Alpha-methyldopa disposition in mothers with hypertension and in their breast-fed infants. Clin Pharmacol Ther 1985;37:387-90.
[27] Hale TW. Medications and mother's milk: 1999-2000. 8th ed Amarillo (Tex.): Pharmasoft Medical Publishing; 1999.
[28] Drummer OH, Jarrott B. The disposition and metabolism of captopril. Med Res Rev 1986;6:75-97.
[29] Redman CW, Kelly JG, Cooper WD. The excretion of enalapril and enalaprilat in human breast milk. Eur J Clin Pharmacol 1990;38:99.
[30] https://lecrat.fr/spip.php?page=article&id_article=741.
[31] O'Reilly R. Anticoagulant, antithrombotic and thrombolytic drugs. In: Gilman AG, Goodman LS, Rall TW, Murad F, editors. The Pharmacological basis of therapeutics. 8th ed. New York: Macmillan; 1985. p. 1338-59.
[32] Gillman A, Goodman L, Gilman A. The Pharmacologic basis of therapeutics. 6th ed. New York: Macmillan; 1980.
[33] https://lecrat.fr/spip.php?page=article&id_article=938.
[34] https://lecrat.fr/spip.php?page=article&id_article=714.
[35] Orme ML, Lewis PJ, de Swiet M, Serlin MJ, Sibeon R, Baty JD, et al. May mothers given warfarin breast-feed their infants? Br Med J 1977;1:1564-5.
[36] McKenna R, Cole ER, Vasan U. Is warfarin sodium contraindicated in the lactating mother? J Pediatr 1983;103:325-7.

[37] Houwert-de Jong M, Gerards LJ, Tetteroo-Tempelman CA, de Wolff FA. May mothers taking acenocoumarol breast feed their infants? Eur J Clin Pharmacol 1981;21:61-4.
[38] https://lecrat.fr/spip.php?page=article&id_article=152.
[39] https://lecrat.fr/spip.php?page=article&id_article=151.
[40] Patrick MJ, Tilstone WJ, Reavey P. Diazepam and breast-feeding. Lancet 1972;1:542-3.
[41] Erkkola R, Kanto J. Diazepam and breast-feeding. Lancet 1972;1:1235-6.
[42] Dusci LJ, Good SM, Hall RW, Ilett KF. Excretion of diazepam and its metabolites in human milk during withdrawal from combination high dose diazepam and oxazepam. Br J Clin Pharmacol 1990;29:123-6.
[43] https://lecrat.fr/spip.php?page=article&id_article=150.
[44] https://lecrat.fr/spip.php?page=article&id_article=734.
[45] https://lecrat.fr/spip.php?page=article&id_article=173.
[46] Soussan C, Gouraud A, Portolan G, Jean-Pastor MJ, Pecriaux C, Montastruc JL, et al. Drug-induced adverse reactions via breastfeeding: a descriptive study in the French Pharmacovigilance Database. Eur J Clin Pharmacol 2014;70:1361-6.
[47] https://lecrat.fr/spip.php?page=article&id_article=20.
[48] Orsolini L, Bellantuono C. Serotonin reuptake inhibitors and breastfeeding: a systematic review. Hum Psychopharmacol 2015;30:4-20.
[49] Mammen OK, Perel JM, Rudolph G, Foglia JP, Wheeler SB. Sertraline and norsertraline levels in three breastfed infants. J Clin Psychiatry 1997;58:100-3.
[50] Hackett LP, Ilett KF, Rampono J, Kristensen JH, Kohan R. Transfer of reboxetine into breastmilk, its plasma concentrations and lack of adverse effects in the breastfed infant. Eur J Clin Pharmacol 2006;62:633-8.
[51] 385-400., A.C.o.O.a.G.A.C.-i.M.G.f.O.-G.U.o.m.d.p.a.l.A.P.V.
[52] Hale TW. Medication and mothers' milk: a manual of lactational pharmacology. 14th ed Amarillo (Tex.): Hale publishing; 2010.
[53] http://www.toxnet.nlm.nih.gov/cgi-bin/sis/search2/f?./temp/~zkFpLu:1.
[54] http://www.toxnet.nlm.nih.gov/cgi-bin/sis/search2/f?./temp/~zkFpLu:2.
[55] http://www.lecrat.org/article.php3?id_article=682.
[56] http://www.lecrat.org/article.php3?id_article=616.
[57] http://www.lecrat.org/article.php3?id_article=933.
[58] Ilett KF, Hackett LP, Paterson JW, McCormick CC. Excretion of metrizamide in milk. Br J Radiol 1981;54:537-8.
[59] Weyrauch U, Volkhardt V, Speck U. [Transfer of amidotrizoate in maternal milk following phlebography in a patient 10 days post partum]. Rofo 1977;127:275-6.
[60] Nielsen ST, Matheson I, Rasmussen JN, Skinnemoen K, Andrew E, Hafsahl G. Excretion of iohexol and metrizoate in human breast milk. Acta Radiol 1987;28:523-6.
[61] FitzJohn TP, Williams DG, Laker MF, Owen JP. Intravenous urography during lactation. Br J Radiol 1982;55:603-5.
[62] Kubik-Huch RA, Gottstein-Aalame NM, Frenzel T, Seifert B, Puchert E, Wittek S, et al. Gadopentetate dimeglumine excretion into human breast milk during lactation. Radiology 2000;216:555-8.
[63] Webb JA, Thomsen HS, Morcos SK. Members of Contrast Media Safety Committee of European Society of Urogenital Radiology (ESUR). The use of iodinated and gadolinium contrast media during pregnancy and lactation. Eur Radiol 2005;15:1234-40.
[64] Mascola MA, Van Vunakis H, Tager IB, Speizer FE, Hanrahan JP. Exposure of young infants to environmental tobacco smoke: breast-feeding among smoking mothers. Am J Public Health 1998;88:893-6.
[65] Stepans MB, Wilkerson N. Physiologic effects of maternal smoking on breast-feeding infants. J Am Acad Nurse Pract 1993;5:105-13.
[66] Ilett KF, Hale TW, Page-Sharp M, Kristensen JH, Kohan R, Hackett LP. Use of nicotine patches in breast-feeding mothers: transfer of nicotine and cotinine into human milk. Clin Pharmacol Ther 2003;74:516-24.

[67] https://lecrat.fr/spip.php?page=article&id_article=142.
[68] Haastrup MB, Pottegard A, Damkier P. Alcohol and breastfeeding. Basic Clin Pharmacol Toxicol 2014;114:168-73.
[69] Mennella JA. Short-term effects of maternal alcohol consumption on lactational performance. Alcohol Clin Exp Res 1998;22:1389-92.
[70] Giglia RC, Binns CW, Alfonso HS, Scott JA, Oddy WH. The effect of alcohol intake on breastfeeding duration in Australian women. Acta Paediatr 2008;97:624-9.
[71] Feldman-Winter L. The AAP updates its policy on breastfeeding and reaches consensus on recommended duration of exclusive breastfeeding. J Hum Lact 2012;28:116-7.
[72] https://lecrat.fr/spip.php?page=article&id_article=140.
[73] Cressman AM, Koren G, Pupco A, Kim E, Ito S, Bozzo P. Maternal cocaine use during breastfeeding. Can Fam Physician 2012;58:1218-9.
[74] Chasnoff IJ, Lewis DE, Squires L. Cocaine intoxication in a breast-fed infant. Pediatrics 1987;80:836-8.
[75] Wong S, Ordean A, Kahan M. Society of Obstetricians and Gynecologists of Canada. SOGC clinical practice guidelines: Substance use in pregnancy: n° 256, April 2011. Int J Gynaecol Obstet 2011;114:190-202.
[76] Hudak ML, Tan RC. Committee on Drugs; Committee on Fetus and Newborn; American Academy of Pediatrics. Neonatal drug withdrawal. Pediatrics 2012;129:e540-60.
[77] https://lecrat.fr/spip.php?page=article&id_article=440.
[78] Garry A, Rigourd V, Amirouche A, Fauroux V, Aubry S, Serreau R. Cannabis and breastfeeding. J Toxicol 2009;2009:596149.
[79] Perez-Reyes M, Wall ME. Presence of delta9-tetrahydrocannabinol in human milk. N Engl J Med 1982;307:819-20.
[80] https://lecrat.fr/spip.php?page=article&id_article=143.

CHAPITRE

5

Soins maternels après un accouchement par voie basse et une prise en charge des complications du post-partum immédiat

Emmanuel Simon, Marc Laffon

POINTS CLÉS

- Après un accouchement par voie basse, il est recommandé de surveiller la pression artérielle, la fréquence cardiaque, les saignements, l'involution utérine, les douleurs génitales, les mictions spontanées, la température, la reprise du transit, l'absence de signes de phlébite des membres inférieurs (accord professionnel).
- L'anémie du post-partum est définie par une hémoglobine < 11 g/dL à 48 heures (grade C). Elle ne doit être recherchée que chez les femmes ayant saigné ou en cas de symptôme d'anémie (accord professionnel). Une supplémentation martiale orale n'est réalisée que dans les cas d'anémie biologiquement prouvée (accord professionnel).

- En cas d'hypertension artérielle (HTA) du post-partum ou de prééclampsie *de novo*, les règles de prescription des antihypertenseurs et du sulfate de magnésium sont les mêmes qu'en prénatal (accord professionnel).
- Les anti-inflammatoires non stéroïdiens (AINS) oraux sont efficaces sur les douleurs périnéales et sur les tranchées (NP2).
- En cas de désunion périnéale, il n'existe pas d'argument pour privilégier la cicatrisation dirigée ou la reprise chirurgicale ; toutefois, la reprise doit être privilégiée en cas de désunion importante (accord professionnel). L'infection de cicatrice périnéale justifie une antibiothérapie orale à large spectre, en plus des soins locaux (accord professionnel).
- En cas de déchirure périnéale du 3e ou du 4e degré, une antibioprophylaxie peropératoire est recommandée (grade B). Des conseils d'hygiène doivent être donnés à toute femme ayant eu une épisiotomie ou une déchirure périnéale (accord professionnel).
- Le seul traitement étiologique des céphalées en rapport avec une brèche méningée est le *blood-patch* (NP2), celui-ci ne devant pas être réalisé avant 48 heures (accord professionnel).
- Le risque thromboembolique après un accouchement par voie basse est d'environ 1 ‰ (NP2) et la prescription d'une thromboprophylaxie par héparine de bas poids moléculaire (HBPM) et de bas antithrombose doit être réalisée en fonction des facteurs de risque (accord professionnel).

Le post-partum peut être défini comme la période qui va de l'accouchement jusqu'au retour de couches, même si d'autres définitions ont été proposées par certains auteurs (jusqu'à 6 semaines après l'accouchement, voire 32 semaines après). De même, la définition du « post-partum immédiat » n'est pas homogène dans la littérature. Pour des raisons pragmatiques, nous avons consensuellement choisi de définir le post-partum immédiat comme étant le temps de séjour à la maternité. La Haute Autorité de santé (HAS) recommande une durée maximale d'hospitalisation pour les grossesses uniques, avec naissance d'un enfant eutrophe et en l'absence de complications pour la mère, de 96 heures après un accouchement par voie basse et de 120 heures après un accouchement par césarienne [1]. Dans ce chapitre, nous aborderons les soins maternels à dispenser au cours de cette période, ainsi que les principales complications après un accouchement par les voies naturelles. La surveillance spécifique après une césarienne, les complications urinaires (rétention et incontinence), les complications de l'allaitement, les questions relatives à la contraception, aux aspects psychologiques et psychiatriques sont abordées dans d'autres chapitres.

Soins maternels après l'accouchement

Surveillance en suites de couches

La surveillance du post-partum immédiat n'a pas fait l'objet d'études cliniques.

En revanche, on trouve sur ce sujet deux textes de recommandations étrangers : celui du National Institute for Health and Care Excellence (NICE, Royaume-Uni) en 2006 [2] et celui de l'Organisation mondiale de la santé (OMS) en 2013 [3].
Après un accouchement par voie basse, les paramètres suivants devraient être recueillis : pression artérielle, fréquence cardiaque, douleur, involution utérine, signes de phlébites, saignements et mictions spontanées, température, reprise du transit (accord professionnel). La littérature ne permet pas de définir la fréquence à laquelle ces paramètres doivent être recueillis ; il semble toutefois raisonnable de les rechercher au moins une fois par jour (accord professionnel).
Aucune publication n'a évalué la pertinence du toucher vaginal systématique pour rechercher une compresse oubliée avant la sortie de la maternité. Les compresses oubliées peuvent être responsables de fièvre, d'infection, de douleurs et d'hémorragie. C'est un événement rare, mais un cas mortel a déjà été rapporté. En France, la fréquence des compresses oubliées après les accouchements par voie basse n'est pas connue. En 2010, en Grande-Bretagne, une alerte de la National Patient Safety Agency (NPSA) souligne ce risque d'oubli. Ceci a conduit le National Health Service (NHS) à proposer un état des lieux au cours de la période 2011-2013. Le rapport final identifie les principaux facteurs favorisants : l'absence de compte des compresses en salle de naissance dans un tiers des cas, le type de compresses (petite taille, non radioopaque), l'absence de protocole de service sur ce compte, l'absence de traçabilité du compte, ainsi que le manque de vigilance au cours du transfert de la patiente [4].
Entre avril 2007 et mars 2009, 99 cas de compresses oubliées dans le vagin ont été rapportés au Royaume-Uni. Afin de réduire ce risque, la NPSA a proposé des recommandations qui ne comprennent pas la réalisation systématique d'un toucher vaginal [5]. En revanche, ce texte préconise des actions de formation auprès des personnels et l'établissement de protocole pour le compte des compresses, ainsi que le recensement des cas.
Hormis la question du toucher vaginal, aucune étude clinique et aucun texte de recommandation ne permet de préciser ce que doit comporter un examen de sortie. Toutefois, les recommandations de la HAS (2014) établissent les critères de sortie de la patiente [1].

Critères permettant d'autoriser la sortie de la maternité

- Absence de situation de vulnérabilité psychique, sociale, de conduites d'addiction et de dépendances sévères. La vulnérabilité psychique correspond à l'instabilité psychique, aux antécédents de dépression du post-partum, à la prise de psychotropes, au lien mère-enfant perturbé, au manque d'autonomie pour réaliser les soins de base, à la déficience mentale, etc. La vulnérabilité sociale correspond aux mineures, à la précarité, au logement non adéquat, etc.

- Soutien familial et/ou social adéquat.
- Absence de pathologie chronique mal équilibrée.
- Absence de complications ou de pathologies nécessitant une observation ou un traitement médical continu.
- En cas d'hémorragie du post-partum, celle-ci a été contrôlée et traitée (si nécessaire).
- Absence d'infection évolutive ou de signes d'infection.
- Absence de signes thromboemboliques.
- Douleur contrôlée.
- Instauration d'un lien mère-enfant de bonne qualité.

Pour envisager une sortie précoce de la maternité (définie comme une sortie dans les 72 premières heures après un accouchement par voie basse ou dans les 96 premières heures après un accouchement par césarienne), deux critères supplémentaires sont requis :

- Absence d'hémorragie du post-partum sévère (définie par des pertes sanguines estimées supérieures à 1 500 mL, la transfusion de produits sanguins labiles, l'embolisation artérielle ou la nécessité de procédures chirurgicales).
- Accord de la mère et/ou du couple.

Les recommandations françaises et étrangères ayant permis d'établir ce texte de la HAS concernent principalement les sorties précoces de la maternité (avec des définitions variables de la durée de séjour en maternité selon les études).
Aucune de ces recommandations ne rapporte de durée de séjour minimale audessous de laquelle la sortie précoce ne serait pas envisageable.

Surveillance en post-partum immédiat

Après l'accouchement, il est recommandé de réaliser une surveillance clinique comportant au moins les paramètres suivants : pression artérielle, fréquence cardiaque, douleur, involution utérine, signes de phlébites, saignements, mictions spontanées, température et reprise du transit (accord professionnel).
Ces paramètres doivent être recherchés au moins une fois par jour (accord professionnel).
La sortie de la maternité après une durée de séjour standard peut être envisagée selon les critères proposés par la HAS en 2014. La sortie précoce est définie comme une sortie dans les 72 heures après un accouchement par voie basse, sans qu'on puisse définir dans la littérature de durée minimale de séjour. Une sortie précoce peut être envisagée en considérant deux critères supplémentaires : l'accord de la patiente et l'absence d'hémorragie sévère du post-partum. La réalisation systématique d'un toucher vaginal avant la sortie à la recherche de compresse oubliée n'est pas recommandée (accord professionnel).
Il n'y a pas d'argument scientifique suffisant pour recommander le compte systématique des compresses en salle de naissance (accord professionnel).

Anémie du post-partum

L'anémie du post-partum est définie par un taux d'hémoglobine inférieur à 11 g/dL (grade C). Le taux d'hémoglobine fluctue vraisemblablement dans les premières heures après l'accouchement, si bien que le dosage de l'hémoglobine ne doit pas être réalisé avant 48 heures (sauf en cas de complication le justifiant) (grade C).

Chez une femme en bonne santé après un accouchement par voie basse, la prévalence de l'anémie à une semaine du post-partum (Hb < 11 g/dL) est autour de 15 % chez les femmes supplémentées en fer et autour de 25 % chez les femmes non supplémentées (NP4). L'anémie concerne plus fréquemment les femmes non allaitantes, en raison de l'épargne martiale liée à l'aménorrhée des femmes allaitantes.

Les principaux facteurs de risque de l'anémie du post-partum sont les saignements au cours de l'accouchement à partir de 500 mL et la césarienne, mais également le placenta *prævia*, l'anémie au cours de la grossesse, les grossesses multiples, l'origine africaine, les saignements du 3e trimestre de la grossesse et la macrosomie (NP4).

Évaluation de l'anémie

En fonction de sa sévérité et de son mode d'installation, l'anémie du post-partum non traitée est responsable de symptômes non spécifiques dans les suites de la naissance : asthénie, fatigabilité, pâleur, tachycardie, sensations vertigineuses, altération des performances physiques, troubles cognitifs et anxiodépressifs, moindre résistance aux infections, altération de la qualité de la relation mère-enfant favorisant des retards d'acquisition du nourrisson.

Le diagnostic d'anémie est porté par le dosage du taux d'hémoglobine.

En 2011, la HAS a émis des recommandations standardisant le diagnostic biologique de la carence martiale [6], mais ne concernant pas spécifiquement le contexte du post-partum.

Selon ces recommandations, la ferritine est l'examen de première intention pour rechercher une carence en fer. Si son taux est diminué, il est inutile de doser un autre marqueur du métabolisme du fer. Il n'est jamais pertinent de prescrire, ni d'effectuer un dosage du fer seul, car il n'est pas informatif (fluctuation nycthémérale, absence de lien avec le niveau des réserves martiales).

Parfois, la ferritine est normale ou augmentée alors que les réserves en fer sont insuffisantes ou indisponibles pour l'érythropoïèse : c'est le cas des états inflammatoires (la ferritine étant une protéine de la phase aiguë de l'inflammation), de l'insuffisance rénale chronique et des affections malignes. Dans ces situations, les dosages conjoints du fer et de la transferrine (transporteur plasmatique du fer) peuvent être utiles, en 2e intention. Ces dosages, toujours associés, permettent de calculer le coefficient de saturation en fer de la transferrine, c'est-à-dire la quantité de fer disponible pour l'érythropoïèse. Idéalement, les marqueurs du métabolisme du fer doivent être recherchés à distance d'une inflammation aiguë. D'autres situations cliniques peuvent également biaiser les résultats biologiques : par exemple, une cytolyse hépatique, un diabète mal équilibré, une hyperthyroïdie ou certains états métaboliques. Certains auteurs considèrent que le coefficient de saturation de la transferrine n'est pas fiable pendant plusieurs semaines après l'accouchement.

Selon les recommandations de la HAS, la recherche d'une carence en fer comprend avant tout la réalisation d'un hémogramme. En cas de dosages répétés, il est préférable de les réaliser dans le même laboratoire. Dans les rares cas où les dosages du fer et de la transferrine sont nécessaires, il est préférable de les réaliser le matin (à jeun si possible), afin de s'affranchir des variations nycthémérales.

Par ailleurs, les valeurs de ferritine permettant de définir la carence martiale sont variables d'un kit et d'un laboratoire à l'autre.

Comment évaluer une anémie ?

La majorité des anémies du post-partum étant ferriprives, il n'est pas nécessaire de doser systématiquement la ferritinémie (accord professionnel).

Les autres paramètres du métabolisme du fer peuvent présenter un intérêt en 2e intention dans les situations suivantes : états inflammatoires, insuffisance rénale chronique ou affections malignes (accord professionnel).

Faut-il dépister l'anémie en post-partum ?

Il existe un débat sur la pertinence d'un dépistage de l'anémie du post-partum. Peu de données sur le rapport coût-bénéfice d'un tel dépistage en post-partum existent. Le bénéfice est probablement plus important dans les pays qui ont une prévalence élevée d'anémie du post-partum (NP4).

Dans un pays tel que le Danemark, il est courant que des femmes ayant accouché par les voies naturelles sans complication quittent la maternité quelques heures seulement après leur accouchement et sans contrôle de leur taux d'hémoglobine. Le contrôle biologique est effectué avant la sortie en cas d'hémorragie du post-partum. De façon générale, toutes les femmes au Danemark bénéficient d'un dosage de l'hémoglobine 8 semaines après leur accouchement.

La réalisation d'un dépistage systématique d'une anémie du post-partum expose à un risque de transfusions inutiles chez des patientes asymptomatiques.

Une étude rétrospective « avant-après » [7] a été réalisée à l'occasion d'un changement de protocole de service (étude unicentrique de 800 patientes) : celle-ci comprend une période avec dosage habituel de l'hémogramme et une période avec dosage ciblé de celui-ci. La réalisation ciblée de l'hémogramme permet de réduire le risque de transfusions inutiles, de réduire les coûts et d'améliorer la qualité de prise en charge des patientes (NP4).

Quand rechercher une anémie ?

L'anémie par carence martiale ne doit pas être recherchée de façon systématique en post-partum chez les femmes sans facteurs de risque d'anémie (accord professionnel).
La réalisation d'une numération de formule sanguine (NFS) est recommandée si les saignements ont été abondants au cours de l'accouchement ou si la femme présente des signes cliniques d'anémie (pâleur, tachycardie, ou malaises) (accord professionnel).
En l'absence d'urgence, le dosage de l'hémoglobine ne doit pas être effectué avant 48 heures (grade C).

Prévention de l'anémie du post-partum

En post-partum, les besoins en fer sont plus faibles qu'auparavant car celui-ci a été accumulé au cours de la grossesse et l'aménorrhée a permis son épargne [8]. Ces besoins en fer du post-partum, s'élèvent à 1,1 mg/j chez la femme allaitante contre 7,5 mg/j au 3e trimestre de la grossesse (7,5 mg/j) (NP4). De tels besoins sont couverts par l'alimentation si les réserves martiales sont satisfaisantes pendant la grossesse et si les saignements obstétricaux n'excèdent pas 250 mL (NP4). Une prise en charge inadaptée de l'anémie au cours de la grossesse a une incidence sur la fréquence et la tolérance de l'anémie du post-partum.
Les recommandations de l'Agence nationale d'accréditation et d'évaluation en santé (ANAES) publiées en 2002 soulignent que la supplémentation systématique des femmes allaitantes non anémiées n'est pas justifiée [9]. Pourtant, d'autres recommandations [3] suggèrent le bénéfice préventif d'une supplémentation en fer pour au moins 3 mois à toutes les patientes. Ce texte est fondé sur 2 essais de petite taille évaluant une population très sélectionnée et sans critère de jugement clinique.

Indications de la supplémentation martiale

Les besoins en fer du post-partum sont normalement couverts par l'alimentation, à condition qu'il n'y ait pas eu de carence martiale au cours de la grossesse et que les saignements à l'accouchement aient été physiologiques (NP4).
Après un accouchement par voie basse, la supplémentation martiale ne doit pas être systématique en l'absence d'anémie biologiquement documentée, que la patiente allaite ou non (accord professionnel).

Traitement de l'anémie du post-partum

Il existe peu de recommandations sur la prise en charge de l'anémie par carence martiale dans la situation spécifique du post-partum [10,11].
L'anémie par carence martiale devrait être traitée par une supplémentation martiale orale ou intraveineuse selon la sévérité de l'anémie et la vitesse à laquelle elle doit être corrigée.

Les transfusions doivent être réservées aux anémies les plus sévères, lorsque l'hémoglobine est inférieure à 7 g/dL, ou en cas de mauvaise tolérance clinique (NP2). Ce seuil transfusionnel a été défini pour les personnes sans antécédent particulier et dans la période périopératoire.

En cas d'anémie du post-partum modérée (taux d'hémoglobine entre 7 et 10 g/dL), le traitement habituel repose sur les sels de fer administrés *per os*. Son efficacité est limitée par ses effets secondaires digestifs.

Le fer injectable est une option intéressante du fait de sa rapidité d'action et de l'absence d'effets secondaires majeurs. Initialement, les fers dextrans injectables étaient responsables de chocs anaphylactiques, dans 0,6 à 2,3 % des cas, et de bronchospasmes, dans 0,2 à 0,3 % des cas. Désormais, ces fers injectables ont été remplacés par des fers sucroses (saccharose ou polymaltose) moins allergisants et bien tolérés en perfusion lente [12,13].

Plusieurs essais cliniques en chirurgie montrent que la prise de fer saccharose en post-opératoire permet de reconstituer rapidement les réserves martiales en accélérant l'érythropoïèse (élévation de l'hémoglobine d'environ 0,30 g/dL par jour contre 0,14 g/dL par jour en cas de traitement oral).

Le bénéfice et la bonne tolérance des fers sucroses injectables par rapport aux sels de fer oraux sont documentés par plusieurs essais cliniques (NP2).

En 2004, une revue de la Cochrane [14] compare des traitements de l'anémie par carence martiale du post-partum. Six essais randomisés rassemblant 411 patientes étudient des traitements par fer (fer injectable ou oral) ou par érythropoïétine (EPO). Aucun essai n'évalue la transfusion sanguine. Les critères de jugement sont majoritairement des critères hématologiques et non pas des critères cliniques.

Les preuves de l'efficacité de l'EPO sur l'anémie du post-partum sont limitées et sans qu'il soit possible d'en tirer des conséquences pratiques. Le recours à l'EPO recombinée doit être limité à des situations rares d'anémies sévères mal tolérées et avec refus de transfusion sanguine.

En 2014, un essai randomisé multicentrique néerlandais compare la transfusion sanguine à l'absence de transfusion dans l'hémorragie sévère du post-partum [15]. Même si les analyses ne sont pas significatives, la prise en charge restrictive de l'anémie aiguë semble cliniquement justifiée.

Comment traiter l'anémie ?

En cas d'anémie du post-partum, le fer injectable permet une correction de l'hémoglobine et une restauration des réserves martiales plus rapides et importantes que pour le fer oral (NP2). Le fer injectable est généralement bien toléré, même si des accidents anaphylactiques rares sont rapportés (NP4). Le traitement martial oral reste donc le traitement de première intention dans la majorité des cas (accord professionnel).

Le fer injectable est réservé aux anémies sévères (taux d'hémoglobine inférieur à 8 ou 9 g/dL, ou mauvaise tolérance avec asthénie importante). Lorsque le taux d'hémoglobine est inférieur à 7 g/dL, une transfusion sanguine doit être discutée selon la tolérance maternelle (accord professionnel).

Constipation

La constipation est un désordre survenant fréquemment dans les 3 à 6 mois après un accouchement, voire jusqu'à 12 mois après celui-ci. Dans la littérature, on retrouve plusieurs définitions de la constipation, la plus simple étant celle proposée par la Société nationale française de gastro-entérologie (SNFGE) [16]. Il s'agit d'un désordre digestif complexe qui correspond à une insatisfaction lors de la défécation, due soit à des selles peu fréquentes (< 3 selles par semaine, « constipation »), soit à une difficulté pour exonérer (« dyschésie ») qui peut se manifester par différents symptômes (efforts de poussée, sensation de gêne au passage des selles ou d'évacuation incomplète [séquestre], émission de selles dures, temps d'exonération anormalement prolongé ou utilisation de manœuvres digitales) ou les deux.

Le délai moyen de reprise du transit après un accouchement par voie basse n'est pas connu précisément, même si cette reprise du transit doit être recherchée régulièrement au cours du séjour en suites de couches.

Prévalence et facteurs favorisants

La prévalence de la constipation est estimée à 24 % à 3 mois du post-partum dans une cohorte prospective de 103 femmes [17] (NP 3). Une autre étude [18] rapporte une prévalence en suites de couches de 41,8 % à partir de la déclaration des patientes et de 24,7 % en utilisant des critères plus objectifs (critères de Rome II, 1999) (NP3). Dans une cohorte prospective portant sur 487 nullipares, la constipation en début de grossesse et le faible IMC semblent associés à la constipation 12 mois après l'accouchement [19]) (NP2).

En cas de travail prolongé, des lésions du *levator ani* (muscle élévateur de l'anus) ont été incriminées comme étant un facteur de risque de constipation, mais avec un niveau de preuve faible (NP4). De même, les lésions anales favorisées par les forceps, par la prolongation de la 2e partie du travail et par l'augmentation du poids de naissance peuvent jouer un rôle dans la survenue ou l'aggravation d'une constipation. Les hémorroïdes peuvent également engendrer une constipation en raison de la douleur. Aucun lien entre l'allaitement et la constipation n'est documenté dans la littérature.

Prise en charge

Un régime riche en fibres et des boissons abondantes peuvent prévenir la constipation du post-partum. En cas de constipation, il faut évaluer l'alimentation et les boissons et donner les conseils diététiques adaptés. Les laxatifs et les antalgiques sont couramment prescrits pour soulager de la constipation. On distingue différentes classes de laxatifs (laxatifs de lest, laxatifs osmotiques, laxatifs lubrifiants, laxatifs de contact, laxatifs à usage rectal).

Parmi les 7 revues systématiques ayant étudié la prise en charge de la constipation (efficacité et sécurité des traitements), une seule aborde le cas spécifique du post-partum [20]. Toutefois, aucun essai contrôlé randomisé n'est identifié par cette revue. Il n'est donc pas possible de conclure sur l'efficacité de ces interventions.

Synthèse

La constipation du post-partum correspond à une insatisfaction de la défécation liée à des selles peu fréquentes (< 3 par semaine) ou à une difficulté d'exonération. Elle touche environ 25 % des femmes (NP3). Il est recommandé de vérifier la reprise du transit dans les 3 premiers jours du post-partum (accord professionnel).

La prescription de laxatifs n'est envisagée qu'en cas d'échec des mesures hygiénodiététiques simples (régime riche en fibres et boissons abondantes) et ne doit pas être systématique (accord professionnel).

Un cas particulier : le syndrome d'Ogilvie

Le syndrome d'Ogilvie ou pseudoobstruction colique aiguë (POCA) est une complication rare du post-partum. Il s'agit d'une dilatation massive et aiguë du côlon sans obstacle mécanique. Le syndrome d'Ogilvie se manifeste par un tableau d'occlusion intestinale aiguë basse, survenant habituellement chez les personnes âgées ayant une pathologie chronique associée ou après un facteur déclenchant aigu. Toutefois, cette complication exceptionnelle est possible après une césarienne et a déjà été décrite après un accouchement par voie basse. En pratique, ce syndrome doit être évoqué dans le post-partum chez une patiente qui ne reprend pas son transit et présente un météorisme abdominal important (grade C). L'examen à réaliser en première intention est un cliché d'abdomen sans préparation (grade C), la mesure du diamètre cæcal étant l'élément clé (NP4). Le traitement médical (jeûne, sonde nasogastrique, correction des désordres hydroélectrolytiques, suppression des facteurs favorisants) est souvent suffisant lorsque le diamètre cæcal est inférieur à 9 cm (NP 4). Au-delà de 9 à 12 cm, la colonoscopie avec exsufflation est envisageable en l'absence de signes de perforation, avec un taux de succès compris entre 73 % et 100 % (grade C).

Endométrie

L'incidence de l'endométrite après accouchement par voie basse est inférieure à 3 % et est évaluée entre 15 et 20 % chez la femme sans autre facteur de risque en cas de césarienne programmée (NP4). Les recommandations du Collège national des gynécologues et obstétriciens français (CNGOF) de 2012 sont les suivantes [21] :

« Le diagnostic clinique d'endométrite aiguë du post-partum est facile quand s'associent des douleurs pelviennes, une hyperthermie et des lochies fétides. En cas de doute sur une vacuité utérine ou de non-réponse au traitement bien conduit par antibiothérapie, une échographie doit être pratiquée (grade B). »

« En tenant compte des données disponibles dans la littérature concernant le traitement de première intention de l'endométrite du post-partum qui sont anciennes, et n'ont évalué que l'antibiothérapie par voie intraveineuse, on peut recommander :

- en l'absence d'allaitement maternel : une association clindamycine (900 mg 3 × /jour) et gentamycine (1,5 mg/kg 3 × /jour) par voie intraveineuse (grade A) ;
- en cas d'allaitement maternel et compte tenu du risque potentiel chez l'enfant, d'autres molécules doivent être proposées : céphalosporine de troisième génération (ceftriaxone, 1 g/jour par voie intramusculaire ou intraveineuse associé ou non à du métronidazole 2 × 500 mg/j) ou une pénicilline combinée à un inhibiteur des β-lactamases (amoxicilline-acide clavulanique, 3 à 4 g/jour) (grade C). »

« La prescription de l'antibiotique de première intention ne doit pas être retardée par l'attente des résultats de l'analyse microbiologique. La durée optimale de traitement en cas d'endométrite ne peut pas être déterminée par la littérature (cinq à dix jours) d'autant que l'intérêt d'un relais par voie orale n'a pas été démontré. »

« Une tomodensitométrie ou une IRM avec injection de produit de contraste devront être réalisées devant une fièvre persistante (plus ou égal à cinq jours) malgré une biantibiothérapie appropriée prescrite dans le cadre d'une infection du post-partum, à la recherche d'une thrombophlébite pelvienne ou d'un abcès profond (grade B). »

« En cas de thrombophlébite pelvienne associée à une endométrite du post-partum, le traitement doit associer une antibiothérapie adaptée à une héparinothérapie à dose hypocoagulante pendant la durée de l'antibiothérapie sur une durée minimale de sept à 14 jours (grade C). La poursuite du traitement et le recours à un relais par AVK devront être évalués en fonction de la localisation du thrombus et de son extension (veine cave inférieure, embolie pulmonaire) et éventuellement de sa persistance. »

« Une antibioprophylaxie faisant appel aux céphalosporines de première et seconde générations est indiquée en cas de césarienne au moment de l'incision cutanée qu'elle soit réalisée en urgence ou de manière programmée (grade A). »

Hypertension artérielle/prééclampsie

Définitions et épidémiologie

Les critères du diagnostic de l'hypertension artérielle (HTA) gravidique et de la prééclampsie (PE) ne diffèrent pas au cours de la grossesse et au cours du post-partum immédiat. L'HTA gravidique est définie par une pression artérielle systolique (PAS) ≥ 140 mmHg et/ou une pression artérielle diastolique (PAD) ≥ 90 mmHg, survenant après 20 SA et disparaissant avant la fin de la 6e semaine du post-partum. La PE est définie par l'association d'une HTA gravidique et d'une protéinurie (> 0,3 g/24 h). La PE sévère est une PE avec au moins l'un des critères suivants :

- (i) HTA sévère (PAS > 160 mmHg et/ou PAD > 110 mmHg) ;
- (ii) atteinte rénale avec : oligurie (< 500 mL/24 h) ou créatinine > 135 μmol/L, ou protéinurie > 5 g/j ;
- (iii) OAP ou barre épigastrique persistante ou HELLP (pour *hemolysis* [hémolyse], *elevated liver enzymes* [augmentation des enzymes hépatiques], *low platelet count* [numération plaquettaire faible] *syndrome*) ;
- (iv) éclampsie ou troubles neurologiques rebelles (troubles visuels, réflexe ostéotendineux [ROT] polycinétiques, céphalées) ;
- (v) thrombopénie < 100 GL-1 ;
- (vi) hématome rétroplacentaire (HRP) ou retentissement fœtal.

En cas d'HTA ou de PE, le risque de complications persiste plusieurs jours après l'accouchement. Le suivi de la pression artérielle n'étant pas systématique avant la visite post-natale, il est probable qu'une certaine proportion d'HTA modérées et asymptomatiques ne soit pas diagnostiquée. Par ailleurs, la prévalence exacte de l'HTA *de novo* n'est pas connue.

Dans une étude observationnelle portant sur 110 femmes présentant une PE [22], la normalisation de la PA a lieu en moyenne 16 jours (± 10 jours) après l'accouchement. Le délai de normalisation est inversement proportionnel au terme de l'accouchement (NP4). Dans une autre étude évaluant des PE sévères [23], la normalisation de la PA a lieu dans la moitié des cas au cours de la première semaine du post-partum (NP4).

Surveillance des patientes ayant présenté une HTA ou une PE

Les recommandations françaises de 2009 (Société française d'anesthésie et de réanimation [SFAR], CNGOF, Société française de médecine périnatale [SFMP], Société française de néonatalogie [SFN]) préconisent la surveillance suivante [24] :

« Après l'accouchement, il est recommandé d'effectuer une surveillance stricte clinique et biologique pendant au moins 48 heures. Elle comporte au minimum :

- une surveillance rapprochée plusieurs fois par jour de la pression artérielle avec adaptation thérapeutique en fonction des chiffres tensionnels ;
- l'évaluation quotidienne des apports hydriques, du poids et de la diurèse.

Pour les femmes présentant une défaillance organique, une hospitalisation en secteur de réanimation est recommandée.

Une surveillance tensionnelle bihebdomadaire et une consultation chez un médecin sont recommandées dans les 2-3 premières semaines du post-partum. »

Prise en charge antihypertensive

Après l'accouchement, la persistance des désordres hémodynamiques impose la poursuite du traitement antihypertenseur commencé en anténatal ou l'instauration d'un traitement *de novo* en cas de chiffres tensionnels élevés afin de prévenir les risques de complications cardiovasculaires. Comme en anténatal, il n'existe pas d'argument scientifique pour définir un seuil tensionnel au-delà duquel un traitement est nécessaire. En général, les seuils admis pour considérer que l'HTA est sévère et justifier le traitement sont la persistance d'une PAS ≥ 160-180 mmHg et/ou une PAD ≥ 105-110 mmHg, lors de deux mesures réalisées à 6 heures d'intervalle.

Par ailleurs, une revue de la Cochrane (2013) [25] aborde la prévention et le traitement de l'HTA du post-partum. Dans cette revue, l'administration post-natale de furosémide semble réduire le recours aux traitements antihypertenseurs en post-natal à l'hôpital (NP3), mais davantage de données cliniques sont nécessaires pour recommander cette pratique. En ce qui concerne les traitements antihypertenseurs, les données sont pour l'instant insuffisantes pour guider la prise en charge de l'HTA du post-partum, qu'il s'agisse des classes thérapeutiques d'antihypertenseurs ou de leur voie d'administration.

Traitement de la PE

En l'absence de données, il n'y a pas lieu de modifier les règles de prescription des antihypertenseurs en cas d'HTA du post-partum, de PE apparue au cours de la grossesse, ou de PE survenue *de novo* en post-partum (accord professionnel).

En cas d'allaitement au sein une molécule avec un faible passage dans le lait maternel sera privilégiée pour la prise en charge de l'HTA. Une revue systématique de la littérature retrouvait 37 études observationnelles ayant évalué le rapport de concentration lait sur plasma maternel de 41 antihypertenseurs [26]. Les auteurs concluent à l'innocuité des molécules suivantes : hydralazine, méthyldopa, β-bloquants à liaison protéique élevée et peu liposolubles (labétalol, propranolol), inhibiteurs de l'enzyme de conversion (vérapamil) et la plupart des inhibiteurs calciques (nifédipine, nicardipine).

L'American Academy of Pediatrics (AAP) souligne la possibilité d'utiliser le $MgSO_4$ [27].

Traitement de la PE et allaitement

L'allaitement n'est pas contre-indiqué si un traitement antihypertenseur ou par sulfate de magnésium a été instauré au cours de la grossesse ou en post-partum (NP2).

Bilan hydrique et diurèse

En cas de PE, il est nécessaire de noter les apports hydriques et la diurèse sur une feuille de surveillance. L'observation d'une polyurie correspond à l'élimination de la surcharge hydrosodée, à la correction du vasospasme et à l'amélioration de la perfusion rénale.

Selon certains auteurs, une diurèse > 100 mL/h pendant une durée d'au moins 2 heures consécutives est un signe d'amélioration de l'hémodynamique maternelle (NP4).

Contrairement à la période anténatale, les diurétiques de l'anse (furosémide) ne sont plus contre-indiqués par l'hypovolémie relative : ils peuvent être utilisés en cas de surcharge hydrique importante, d'œdème pulmonaire ou d'oligurie persistante (accord professionnel).

Les essais randomisés évaluant la dopamine ne permettent pas de mettre en évidence une efficacité pour relancer la diurèse dans l'insuffisance rénale oligo-anurique tandis que des effets secondaires sont observés (NP2).

Recommandations

Il est nécessaire de noter les apports hydriques et la diurèse sur une feuille de surveillance en cas de PE sévère (accord professionnel).

Éclampsie du post-partum et HELLP syndrome

On observe que 30 à 40 % des éclampsies surviennent au cours du post-partum. De plus, 9 éclampsies du post-partum sur 10 surviennent dans les 48 premières heures, et 2 % d'entre elles surviennent au-delà du 7e jour (NP2). Dans une cohorte portant sur 76 éclampsies du post-partum, on observe que 80 % d'entre-elles surviennent dans les 24 premières heures après l'accouchement [28] (NP3)

En post-partum, les céphalées et l'hyperréflexie ostéotendineuse sont les principaux signes prédictifs d'éclampsie (NP2). Toutefois, 80-90 % des patientes développant une éclampsie du post-partum présentent initialement des signes fonctionnels : céphalées, troubles visuels, douleur épigastrique (NP2).

Aucune donnée dans la littérature ne justifie une prise en charge différente entre la période prénatale et le post-partum. Les recommandations de la SFAR s'appliquent donc également au post-partum [24] : « le $MgSO_4$ est recommandé car il est supérieur au diazépam, à la phénytoïne et à l'association Phénergan®, Dolosal®, Largactil® pour le traitement d'une crise en cours et pour la prévention de sa récidive » ; « en cas de récidive critique, l'injection d'une dose additionnelle de 1,5 à 2 g IV est possible » ; « après la dernière crise, il est recommandé de maintenir une perfusion de $MgSO_4$ pendant une durée de 24 h ».

La plupart des sociétés savantes étrangères préconisent le recours au $MgSO_4$ en cas de PE sévère ou d'éclampsie. En France, ce traitement est recommandé en cas de PE sévère et de signes neurologiques (céphalées rebelles, ROT polycinétiques, troubles visuels) et en l'absence de contre-indication (insuffisance rénale, maladies neuromusculaires). Toutefois, les essais montrant le bénéfice du $MgSO_4$ incluent majoritairement des femmes enceintes et ne concernent pas spécifiquement la période du post-partum.

Il n'existe pas d'argument pour justifier la prescription systématique de $MgSO_4$ en cas de PE en post-partum. Ce traitement doit être discuté en fonction de la balance bénéfice/risque, en prenant en compte les signes de gravité de la PE (hyperréflexie ostéotendineuse, céphalées, troubles visuels). En cas de PE sévère, le $MgSO_4$ est plus efficace que la nimodipine (inhibiteur calcique vasodilatateur) pour la prévention de l'éclampsie (NP1).

Dans la plupart des essais randomisés, le traitement par $MgSO_4$ est poursuivi pendant 24 heures, mais la durée de ce traitement n'est pas consensuelle.

☑ Synthèse

Environ 90 % des éclampsies du post-partum surviennent dans les 48 heures après l'accouchement (NP2). La prise en charge médicale de l'éclampsie du post-partum est superposable à celle de l'éclampsie survenant au cours de la grossesse (accord professionnel).

En prévention de l'éclampsie, les indications du $mgSO_4$ sont les mêmes en post-partum et au cours de la grossesse : PE avec signes neurologiques (céphalées rebelles, troubles visuels, ROT polycinétiques) (accord professionnel).

Par ailleurs, 25 à 30 % des HELLP syndromes surviennent en post-partum immédiat (NP2). La corticothérapie ne doit pas être prescrite en post-partum ni en prépartum pour traiter le HELLP syndrome (accord professionnel).

Diabète gestationnel et diabète préexistant

Le diabète gestationnel (DG) est l'objet des recommandations du CNGOF de 2010 [29] :

« les femmes ayant eu un DG doivent être surveillées dans le post-partum immédiat pour s'assurer de la normalisation des glycémies sans traitement (accord professionnel). »

La littérature concernant les spécificités du post-partum immédiat est très limitée. Par exemple, aucune recommandation n'aborde les modalités pratiques de l'arrêt ou de la modification des traitements qui ont été instaurés au cours de la grossesse.

Le DG ne semble pas être un facteur de risque important d'accident thromboembolique veineux en post-partum et ne justifie pas en soi de modifier la stratégie de thromboprophylaxie (accord professionnel).

Concernant le diabète préexistant à la grossesse, il existe un texte de recommandations sur le diabète de type 1 (DT1) qui aborde la question du post-partum [30]. Il s'agit du référentiel de la Société francophone du diabète (SFD) de 2010, dont les conclusions sont les suivantes :

« Dès l'accouchement les doses d'insuline seront réduites aux doses pré-conceptionnelles. La surveillance glycémique capillaire sera maintenue au même rythme jusqu'à la reprise de l'alimentation normale et l'obtention de doses stables d'insuline. Les objectifs glycémiques sont alors moins stricts d'autant que le risque d'hypoglycémie est élevé dans cette période, ***a fortiori*** si la patiente allaite. L'allaitement peut être envisagé sans restriction. Il doit même être encouragé compte tenu des données épidémiologiques qui suggèrent une augmentation du risque de DT1 chez l'enfant lorsque l'allaitement artificiel a été introduit précocement. La contraception avant le retour de couches peut être locale ou orale par micro-progestatifs ; une contraception adaptée doit être envisagée dès le retour de couches ou après 2 mois. »

Prise en charge de la douleur du post-partum

Les douleurs du post-partum immédiat sont banales mais pourtant peu étudiées dans la littérature au regard de leur fréquence. Ces douleurs peuvent être de différents types :

- les douleurs en rapport avec l'involution utérine ou tranchées ;
- les douleurs périnéales ;
- les douleurs en rapport avec une césarienne et les mastodynies.

Seules les douleurs utérines et les douleurs périnéales sont abordées ici (les douleurs de la césarienne et les mastodynies étant abordées dans d'autres chapitres).
L'involution utérine génère des contractions douloureuses qui sont classiquement ressenties pendant 2 à 3 jours après l'accouchement, mais leur fréquence et leur sévérité sont mal connues. Classiquement, les femmes multipares ressentent davantage de douleurs de ce type (NP4).
Quant aux douleurs périnéales, elles peuvent être en rapport avec des déchirures, une épisiotomie ou une extraction instrumentale. Une étude réalisée au Royaume-Uni sur une population de 254 femmes [31] trouve que 92 % d'entre elles rapportent des douleurs périnéales dans les premiers jours du post-partum, qu'elles aient ou non des lésions périnéales, tandis que 88 % d'entre elles voient ces douleurs disparaître dans les deux mois du post-partum (NP3). Dans une étude prospective portant sur 447 femmes au Canada, l'incidence des douleurs périnéales le premier jour du post-partum est de 75 % chez les femmes ayant un périnée intact [32] (NP2). Les douleurs périnéales ne concernent donc pas uniquement les femmes qui ont présenté des déchirures génitales ou une épisiotomie. Le traitement des douleurs après un accouchement par les voies naturelles est évalué dans 6 méta-analyses de la Cochrane [33-38].

Synthèse

Les AINS *per os* présentent une efficacité antalgique sur les tranchées (NP2). Bien qu'on ne dispose pas de comparaison directe entre le paracétamol et les AINS, les AINS doivent être privilégiés dans cette indication (accord professionnel).
Les AINS ayant une durée de vie courte (ibuprofène) sont possibles en cas d'AM (accord professionnel).
Dans ce cas, l'exposition aux AINS est minimisée si la prise du médicament a lieu juste après la tétée car la demi-vie du médicament correspond à l'intervalle entre deux tétées. En cas d'inefficacité des AINS associés au paracétamol, les opiacés peuvent constituer une alternative (grade C).

Concernant les douleurs périnéales, le paracétamol oral en dose unique (500 mg ou 1 000 mg) est efficace sur les douleurs périnéales aiguës du post-partum (NP1). Le paracétamol en dose unique ne correspondant pas aux habitudes de prescription en France, il est possible de prescrire cet antalgique tant que persistent les douleurs périnéales (accord professionnel).
Il existe un effet antalgique du froid sur les douleurs périnéales (NP2), mais on ne retrouve pas de supériorité du froid par rapport aux traitements médicamenteux (NP2). L'application de sacs de glace ou de coussinets froids peut constituer une alternative ou un complément aux traitements antalgiques médicamenteux (grade C).
Les AINS par voie rectale constituent un traitement antalgique efficace en cas de douleurs périnéales (NP2). Toutefois, les effets à long terme et la satisfaction des femmes n'ont pas été évalués. Il n'existe pas de données sur la comparaison entre les AINS par voie rectale et le paracétamol *per os*.
Des essais anciens et de petite taille montrent que les AINS *per os* en administration unique sont plus efficaces que le placebo sur les douleurs périnéales (NP2). En l'absence de données sur la comparaison de la voie orale et de la voie rectale des AINS, l'administration orale peut-être privilégiée en respectant les précautions liées à l'AM (accord professionnel).

Synthèse

Les AINS sont efficaces sur les douleurs périnéales et sur les tranchées (NP2), et le sont davantage que le paracétamol en cas de tranchées associées (NP3). Les AINS par voie orale doivent donc être proposés en première intention pour ces 2 types de douleurs (accord professionnel).

En l'absence d'efficacité antalgique démontrée, les anesthésiques locaux et les ultrasons thérapeutiques ne doivent pas être prescrits en cas de douleurs périnéales (grade B).

Désunion de cicatrice

En France, selon l'enquête périnatale de 2010, 44,4 % des primipares et 14,3 % des multipares ont eu une épisiotomie. De plus on note 42,6 % de déchirures génitales sur l'ensemble des accouchements par voie basse [39] (NP4).

En cas de désunion de cicatrice, la prise en charge est variable selon les praticiens, car il existe peu de recherches, peu de preuves et aucune recommandation ne permet de standardiser les pratiques. Dans la plupart des cas, la prise en charge de ces désunions sera la simple expectative, tandis que d'autres bénéficieront d'une suture secondaire.

En 2013, une revue de la Cochrane compare ces deux types de prise en charge (expectative ou suture secondaire) [40] sans retrouver de différence, même en matière de guérison ou de dyspareunies.

Aucune étude ne présente de résultats sur les critères de jugement suivant :

- la douleur ;
- la satisfaction en rapport avec le résultat esthétique ;
- l'allaitement au sein exclusif ;
- l'anxiété ou la dépression.

☑ *Synthèse*

Il n'existe pas d'argument dans la littérature pour privilégier la suture secondaire ou l'expectative avec des soins locaux en cas de désunion de cicatrice (déchirure périnéale ou épisiotomie). Toutefois, si la désunion est très importante, la suture secondaire doit être discutée, même si son bénéfice n'est pas démontré de façon formelle (accord professionnel).

Infection de cicatrice périnéale

Les infections de cicatrice périnéale sont suspectées lorsque la femme exprime un inconfort ou une douleur au niveau d'une déchirure génitale ou d'une épisiotomie (NP4). Il s'agit d'une cause fréquente de consultations aux urgences en post-partum. Un registre californien de 2005 portant sur 576 846 passages aux urgences (en pré- et post-natal) retrouve que les infections de cicatrice représentent 1,7 % des motifs de consultation [41] (NP4). Dans une revue de littérature récente [42], les auteurs estiment qu'environ 6 % des femmes ayant présenté une déchirure périnéale suturée présenteront une complication à court terme, telle qu'une infection ou une déhiscence de cicatrice (NP4). De plus, ces femmes présentent un risque accru d'interrompre l'allaitement.

L'incidence des infections de cicatrice périnéale varie beaucoup dans la littérature, de 0,8 % à 10 %, et jusqu'à 20 % dans les pays en développement (NP4). Cette grande variation de l'incidence est probablement liée à un manque de standardisation des définitions, à des délais variables dans le post-partum, à un recueil de données incorrect, à un défaut de transparence et au changement des praticiens assurant le suivi. De plus, les études ne distinguent pas toujours les infections sur déchirure génitale et les infections sur épisiotomie.

L'incidence des infections de cicatrice périnéale a considérablement diminué avec l'amélioration de l'hygiène, le lavage des mains et les techniques d'asepsie (NP4). Les bactéries le plus souvent en cause sont le *Staphylococcus aureus*, le streptocoque, ainsi que les bactéries aérobies et anaérobies (NP2).

Les facteurs de risque sont les mêmes que ceux de l'infection génitale haute (NP4), et incluent la rupture prolongée de la poche des eaux, l'épisiotomie ou les larges déchirures pour lesquelles il n'y a pas d'intégrité cutanée (NP4). De plus, la mauvaise technique de réparation de la déchirure ou de l'épisiotomie peut être en cause (NP4). L'hémostase incorrecte est un facteur de risque d'hématome et d'infection (NP4).

Les facteurs ayant un impact négatif sur la cicatrisation périnéale sont les suivants : obésité, malnutrition, tabagisme, stress et manque de sommeil, antécédents médicaux ou médicaments affectant la cicatrisation, mauvaise technique de réparation ou matériel de suture inadapté, erreur diagnostique dans l'identification de la déchirure (NP4).

☑ Synthèse

L'incidence des infections de cicatrice périnéale est mal connue. Les bactéries le plus souvent en cause sont le *Staphylococcus aureus*, le streptocoque, ainsi que les bactéries aérobies et anaérobies (NP2). Les principaux facteurs de risque de l'infection de cicatrice périnéale sont les déchirures étendues, une suture incorrecte (incluant le matériel de suture inadapté, le défaut d'hémostase et les erreurs diagnostiques) (NP4), la rupture des membranes prolongée et les extractions instrumentales (NP3).

Symptômes et prise en charge de l'infection de cicatrice périnéale

La douleur localisée et l'œdème sont les symptômes d'infection de cicatrice les plus couramment rapportés. Toutefois, une douleur à la mobilisation de la hanche peut également être un signe indirect d'infection de cicatrice périnéale. Une fièvre peu élevée accompagne classiquement ces infections. Les bords de la cicatrice apparaissent inflammatoires avec un œdème au-delà de la cicatrice. Parfois, il existe une déhiscence avec un exsudat. Une dysurie peut également être observée.

En cas de suspicion d'infection périnéale, la réalisation d'un prélèvement bactériologique est recommandée (accord professionnel).

L'examen de la cicatrice périnéale à la recherche d'un abcès ou d'un hématome est un temps important (NP4). Le traitement consiste habituellement à retirer le fil de suture, à nettoyer et à réaliser le parage de la plaie ainsi qu'à prescrire une antibiothérapie à large spectre (NP4). La fermeture secondaire de la plaie n'est pas nécessaire le plus souvent. L'avis d'un médecin est nécessaire s'il existe une suspicion d'abcès, une extension de la plaie ou une suspicion de fasciite nécrosante (NP4).
Une revue de la Cochrane évalue le bénéfice d'une antibiothérapie prophylactique (céphalosporine de 2e génération) en cas de déchirure du 3e ou du 4e degré [43]. Un unique essai retrouve moins de complications dans le groupe antibiotique, mais le mauvais recrutement de cet essai, sa qualité méthodologique médiocre et le fait qu'il s'agisse d'un résultat isolé limite beaucoup la généralisation des résultats.

☑ ***Synthèse***

En cas de suspicion d'infection de cicatrice périnéale, un prélèvement bactériologique doit être réalisé (accord professionnel).
La prise en charge des infections de cicatrice périnéale consiste à nettoyer la cicatrice, à réaliser un parage de la plaie et à retirer le fil de suture dès que l'examen clinique le justifie (accord professionnel).
Une antibiothérapie à large spectre doit être proposée dans toute infection de cicatrice périnéale (accord professionnel), ce d'autant plus qu'il existe une déchirure du 3e ou du 4e degré (grade C). Des conseils d'hygiène doivent être donnés à toutes les femmes ayant eu une épisiotomie ou une déchirure périnéale (grade C).

Déchirures périnéales du 3e et du 4e degré (ou périnée complet et périnée complet compliqué)

La classification des déchirures périnéales distingue les 4 degrés anatomiques suivant :

- 1er degré : atteinte de la peau périnéale et/ou de l'épithélium vaginal ;
- 2e degré : atteinte des muscles périnéaux superficiels ;
- 3e degré : atteinte du sphincter anal ;
- 4e degré : atteinte de l'épithélium anal.

Le 3e degré se distingue lui-même en degré 3a (atteinte de moins de 50 % de l'épaisseur du sphincter anal externe), degré 3b (atteinte de plus de 50 % de l'épaisseur du sphincter anal externe) et degré 3c (atteinte du sphincter anal interne).
Dans la littérature anglo-saxonne, les déchirures des 3e et 4e degrés sont regroupées sous le terme suivant : *obstetric anal sphincter injuries* (OASIS), c'est-à-dire « déchirure obstétricale du sphincter anal ».

Au Royaume-Uni, la fréquence de ces déchirures après un premier accouchement par voie basse (pour des grossesses uniques en présentation céphalique et à terme) a triplé entre 2000 et 2012, passant de 1,8 % à 5,9 % (NP2). L'incidence globale au Royaume-Uni est de 2,9 %, avec une incidence de 6,1 % chez les primipares et de 1,7 % chez les multipares (NP2).

En France, l'enquête périnatale de 2010 rapporte une incidence des périnées complets compliqués et complets non compliqués de 0,8 % (IC95 % ; 0,6-0,9), c'est-à-dire 88 cas sur un échantillon de 11 333 femmes [44] (NP2). Cette incidence n'est pas disponible à partir des données de l'enquête périnatale de 2003, si bien que les évolutions pour ce type de lésion restent mal connues en France. La majoration de l'incidence des déchirures du sphincter anal au Royaume-Uni n'est pas nécessairement en rapport avec une dégradation des soins, mais peut au contraire correspondre à une meilleure détection et à un meilleur suivi de ces lésions (NP4). La formation et l'entraînement des opérateurs permettent probablement d'assurer un niveau élevé et uniforme de réparation du sphincter et permettent ainsi de diminuer la morbidité de ces lésions (NP4).

Techniques de réparation du sphincter anal

On distingue les techniques de réparation dites « terminoterminales », consistant à suturer les berges du sphincter sectionné, et les techniques en paletot, consistant à réaliser un chevauchement de ces berges (figure 5.1).

Une revue systématique de la Cochrane compare les symptômes cliniques dans les suites de ces 2 types de techniques chirurgicales [45]. Six essais randomisés de qualités variables ont été inclus, soit un total de 588 femmes. Les données disponibles à un an de suivi montrent que la technique par paletot est associée à une diminution du risque d'urgence fécale et des symptômes d'incontinence anale. À 36 mois, il n'est pas mis en évidence de différence entre les 2 techniques pour l'incontinence fécale ou l'incontinence aux gaz.

Selon le Royal College of Obstetricians and Gynaecologists (RCOG, Royaume-Uni) [46], il n'existe pas d'argument pour privilégier systématiquement les techniques terminoterminales ou les techniques par paletot pour réparer les déchirures complètes du sphincter anal externe. Toutefois, les techniques terminoterminales devraient être privilégiées pour les ruptures partielles du sphincter anal (tous les 3a et quelques 3b). Lorsque le sphincter anal interne est déchiré, il est recommandé de le réparer séparément, par des points séparés et sans paletot. Lorsque la muqueuse anale est déchirée, il est possible de la réparer par un surjet ou par des points séparés. De façon générale, la réparation des déchirures obstétricales du sphincter anal ne doit pas se faire au moyen de points en X, car ces derniers provoquent une hémostase et donc une ischémie tissulaire.

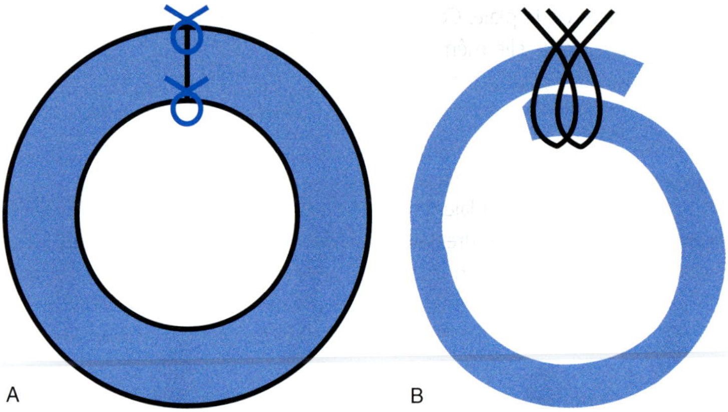

Figure 5.1. Méthodes de réparation du sphincter anal externe.
Technique terminoterminale (A) et technique en paletot (B).

Synthèse

On distingue les techniques de réparation dites « terminoterminales » et les techniques en paletot. Les techniques terminoterminales devraient être réalisées pour les déchirures partielles du sphincter anal externe (toutes les déchirures de degré 3a et quelques déchirures de degré 3b) (grade C). Pour les déchirures complètes du sphincter anal externe, les techniques de réparation en paletot et les techniques terminoterminales semblent équivalentes sur les symptômes à 36 mois (NP2). De façon générale, les points en X doivent être évités sur le sphincter anal (accord professionnel).

Les déchirures du sphincter anal interne devraient être réparées par des points séparés et sans chevauchement (accord professionnel).

En fin de réparation, un toucher rectal doit être réalisé pour vérifier qu'il n'existe pas de point transfixiant la muqueuse (accord professionnel).

Soins après réparation des déchirures périnéales du 3e et du 4e degré

Les recommandations récentes du RCOG de 2015 détaillent la prise en charge postopératoire des déchirures obstétricales du sphincter anal [46] : la prescription d'antibiotiques à large spectre est recommandée après la réparation des déchirures obstétricales du sphincter anal pour réduire le risque d'infections postopératoires et de déhiscences de la plaie. Cette recommandation est fondée sur une revue de la Cochrane [47], elle-même fondée sur un essai randomisé unique et de petite taille [48]. L'antibioprophylaxie est administrée juste avant la réparation périnéale. À deux semaines, le groupe antibiotique présente moins de complications périnéales à type de désunion ou d'écoulement purulent.

La prescription de laxatifs en postopératoire est recommandée afin de réduire le risque de déhiscence de la plaie. Dans un essai contrôlé randomisé portant sur 105 femmes ayant une déchirure périnéale du 3e degré [49], les auteurs comparent un groupe avec laxatifs (56 femmes) et un groupe avec ralentissement du transit (49 femmes traitées par codéine). Le traitement laxatif est du lactulose (laxatif osmotique) pendant 3 jours. Le groupe recourant à la codéine présente davantage de douleurs lors de la première évacuation de selles, une durée d'hospitalisation plus longue et davantage de constipation à distance. En revanche, le score de continence, la manométrie anale et l'échographie endoanale ne présentent pas de différence à 3 mois (NP2).

Les maternités doivent disposer de protocoles locaux concernant l'utilisation des antibiotiques, des laxatifs, les examens et le suivi des femmes ayant présenté une déchirure obstétricale du sphincter anal [46].

Ces dernières doivent être informées de la nature de leur lésion et du suivi qui leur est proposé [46].

À ce jour, il n'existe pas d'argument pour justifier la réalisation systématique d'examens complémentaires à distance (échographie endoanale, échographie périnéale ou manométrie anale) (accord professionnel).

Soins après réparation du sphincter

Une antibioprophylaxie peropératoire (céphalosporine de 2e génération) par voie intraveineuse est recommandée (grade B). Il n'y a pas de donnée évaluant l'intérêt de la prolongation de cette antibiothérapie (accord professionnel).

Il est recommandé de prévenir la constipation chez ces patientes par des règles hygiéno-diététiques et, si besoin, par des laxatifs osmotiques (tels que le lactulose), en évitant les opioïdes (grade C). Il n'y a pas de données dans la littérature évaluant l'impact d'un régime sans résidu chez ces patientes. Dans cette situation, les antalgiques de première ligne sont les AINS par voie orale (accord professionnel).

En cas de déchirure obstétricale du sphincter anal, la femme doit être informée de la lésion et du suivi clinique envisagé (accord professionnel).

Les déchirures obstétricales du sphincter anal ne justifient pas la réalisation systématique d'examens complémentaires à distance (échographie endoanale, échographie périnéale ou manométrie anale) (accord professionnel).

Le suivi avec le professionnel ayant suturé la déchirure périnéale doit être organisé au cours du séjour à la maternité (accord professionnel).

Hémorragie du post-partum secondaire

L'hémorragie du post-partum (HPP) a fait l'objet des recommandations du CNGOF en 2014 [50] :

« Les hémorragies secondaires du post-partum (0,5 à 2 % des accouchements) (HSPP) sont définies comme les hémorragies survenant entre 24 heures et 6 semaines après l'accouchement et nécessitant une action thérapeutique quelle qu'elle soit (accord professionnel). »

« En pratique, devant une HSPP, il faut en premier lieu rechercher une rétention placentaire et/ou une endométrite (accord professionnel). On réalisera les prélèvements bactériologiques, des hémocultures en cas d'hyperthermie, une NFS-plaquettes, un dosage de CRP (accord professionnel). L'échographie pelvienne est le premier examen à réaliser pour le bilan étiologique (accord professionnel). L'artériographie sélective permet de confirmer une anomalie vasculaire (accord professionnel). En l'absence d'étiologie, on n'omettra pas de doser le taux d'hCG pour ne pas méconnaître un exceptionnel choriocarcinome (accord professionnel). »

« Au total, en cas de suspicion d'endométrite, il est recommandé d'associer un traitement antibiotique à un traitement utérotonique (accord professionnel). Il doit suivre les protocoles établis dans les différents établissements (accord professionnel). Le plus souvent, cette prise en charge se fera en hospitalisation (accord professionnel). »

« En cas de rétention de fragments placentaires, en cas d'échec de l'antibiothérapie et du traitement par utérotoniques, une aspiration-curetage ou une hystéroscopie opératoire doit être réalisée (accord professionnel). En raison du risque plus grand de perforation et de synéchie, la réalisation d'un curetage doit être réalisée à l'aide d'un échographe (accord professionnel). Dans le cadre d'une rétention placentaire sur *placenta accreta*, il est alors préférable de réaliser une hystéroscopie opératoire et non une aspiration-curetage. »

Hématome puerpéral (anciennement appelé thrombus vaginal)

L'hématome puerpéral (HP) constitue une forme particulière d'HPP dans laquelle le saignement n'est pas extériorisé dans la majorité des cas. Il existe différents synonymes pour cette affection : hématome périgénital, hématome puerpéral ou encore thrombus génital. Le terme d'hématome puerpéral doit être préféré à celui de thrombus génital, car il ne s'agit pas d'une coagulation intravasculaire (accord professionnel). L'incidence est estimée à moins de 1/1 000 accouchements (NP4). Il semblerait que la fréquence de cette complication augmente depuis 1997. Toutefois, celle-ci est probablement sous-estimée en raison de formes mineures non diagnostiquées (accord professionnel). Les principaux types anatomiques d'HP sont l'hématome vulvaire, l'hématome vaginal, l'hématome vulvovaginal et l'hématome sous-péritonéal (NP4). Dans le registre national des accouchements en Suède, les principaux facteurs de risque identifiés étaient les suivants : la nulliparité, l'âge maternel élevé et le poids de naissance élevé. D'autres facteurs de risque ont été rapportés dans la littérature (mais sans évaluation précise du niveau de risque) : les extractions instrumentales (et notamment des rotations instrumentales), les grossesses multiples, les varices vulvovaginales, l'hémostase difficile à obtenir, la PE, les anomalies de coagulation et le travail prolongé (NP4). Le lien de l'HP avec les extractions instrumentales n'est pas clair, car la littérature sur les complications des extractions instrumentales n'évalue pas spécifiquement la fréquence des HP. De plus, la variété des instruments et les habitudes variables d'un pays à l'autre ne permettent pas de conclure. Parmi les autres facteurs de risque incriminés, le rôle de l'épisiotomie n'est pas clair, car celle-ci est parfois identifiée comme un facteur de risque et, parfois, comme un facteur protecteur (NP4). L'épisiotomie serait en cause, lorsque celle-ci est mal réparée, en particulier lorsque l'angle d'incision n'a pas été suturé (NP4). Le bloc pudendal a également été incriminé dans la formation des HP, bien qu'aucune démonstration ne soit retrouvée dans la littérature.

☑ ***Synthèse***

Le terme d'hématome puerpéral (HP) doit être préféré à celui de thrombus génital (accord professionnel).

On distingue l'hématome vulvaire, vaginal, vulvovaginal et sous-péritonéal (NP4). L'incidence de l'HP est estimée à moins de 1/1 000 accouchements (NP4). Les principaux facteurs de risque de l'HP sont la nulliparité, l'âge maternel élevé et le poids de naissance élevé (NP4). Le rôle des extractions instrumentales et de l'épisiotomie n'apparaît pas de façon claire.

Traitement de l'hématome puerpéral

L'imagerie ne doit pas être systématique en cas d'HP, notamment dans les formes cliniques vulvovaginale évidentes, pour lesquelles un traitement chirurgical est envisagé d'emblée (accord professionnel). En cas de doute clinique, ou en cas de suspicion d'HP sous-péritonéal, une imagerie doit être réalisée pour confirmer le diagnostic et établir le bilan d'extension, idéalement par un scanner ou une IRM (grade C).

Comme pour toute HPP, la prise en charge d'un HP est multidisciplinaire et suppose une collaboration entre obstétricien, sage-femme, anesthésiste et, parfois, radiologue (accord professionnel).

Le traitement préventif de l'HP repose sur l'hémostase correcte des déchirures génitales et de l'épisiotomie (accord professionnel). En cas d'HP, le traitement médical consiste à corriger l'hypovolémie et les troubles de la coagulation (accord professionnel). Dans cette situation, une antibiothérapie prophylactique est souvent proposée (NP4).

Le premier temps de la prise en charge consiste à réaliser une révision utérine et un examen de la filière génitale (accord professionnel). La simple surveillance semble envisageable pour les petits HP (NP4). Dans des petites études rétrospectives ou dans des cas cliniques, certains auteurs réalisent une surveillance en plaçant de la glace sur les hématomes de moins de 5 cm (NP4). Une publication rapporte ce type de prise en charge jusqu'à 8 cm (NP4). Dans une étude rétrospective portant sur 32 cas d'HP, l'attitude expectative majore le risque d'intervention secondaire, d'infections et de transfusions par rapport à la chirurgie d'emblée ; il est toutefois difficile de tirer des conclusions à partir d'une telle étude (NP4).

Les 2 traitements envisageables sont la chirurgie et l'embolisation artérielle, mais ils peuvent tous deux être également associés (chirurgie suivie d'embolisation ou embolisation suivie de chirurgie). Le traitement chirurgical consiste à inciser la lésion et à évacuer les caillots. En cas de traitement chirurgical, un drainage par une lame est recommandé (accord professionnel). Un tamponnement vaginal par des mèches ou des compresses est réalisé pendant 24-48 heures ; la durée optimale du tamponnement n'est toutefois pas connue (accord professionnel). Un tamponnement par compression labiale est possible si l'hématome est principalement vulvaire (accord professionnel).

Le méchage vaginal suppose la réalisation d'un sondage vésical à demeure afin d'éviter la rétention urinaire par compression urétrale (accord professionnel).

Dans une étude rétrospective portant sur 11 femmes, les auteurs suggèrent que le drain extériorisé au niveau de l'incision ou à distance de celle-ci pourrait être retiré quand le volume récupéré est inférieur à 30 mL/24h (NP4).

Le tamponnement vaginal peut-être réalisé au moyen de mèches, de compresses ou d'un ballon (accord professionnel). À défaut, certains auteurs ont décrit l'usage d'un brassard de tensiomètre placé dans un gant stérile et gonflé jusqu'à 120 mmHg (pression artérielle systolique + 10 mmHg) (NP4). Le dégonflage est ensuite progressif de 10 mmHg par heure et retiré le lendemain de l'accouchement (NP4).

En cas d'inefficacité du traitement chirurgical, l'embolisation percutanée des artères hypogastriques et de leurs branches est indiquée (accord professionnel). En cas de saignements non contrôlés et en l'absence de plateau d'embolisation à proximité, la ligature des artères hypogastriques doit être envisagée (accord professionnel). La radiologie interventionnelle permet de localiser l'origine du saignement ; l'embolisation sélective ne favorise pas le développement d'une circulation collatérale comme le feraient les ligatures vasculaires (NP4). De plus, l'hématome est laissé en place, ce qui préserve son effet compressif (NP4).

L'embolisation peut être réalisée après l'échec de l'incision chirurgicale et avant d'éventuelles ligatures vasculaires chirurgicales (NP4). À l'inverse, l'embolisation est plus difficile, voire impossible, après des ligatures vasculaires (NP4). Le taux de succès de l'embolisation est d'environ 90 % lors de la première tentative et proche de 100 % après une 2nde tentative (NP4), mais aucune étude comparant les ligatures vasculaires chirurgicales et l'embolisation n'a été publiée à ce jour. L'embolisation peut être réalisée avec succès même à distance de l'accouchement (NP4). De nombreuses grossesses ont pu être menées après embolisation (NP4).

L'embolisation présente également un intérêt en cas d'anomalies de l'hémostase (coagulation intravasculaire disséminée) ou d'HPP mixte (association à une atonie utérine) (accord professionnel).

Synthèse

Deux stratégies thérapeutiques sont envisageables : d'une part le drainage chirurgical d'emblée, suivi d'une embolisation si ce traitement est insuffisant et, d'autre part l'embolisation immédiate suivie d'un drainage chirurgical dans les 48 heures. Il n'existe pas d'argument pour privilégier l'une ou l'autre de ces attitudes pour l'ensemble des HP (accord professionnel). En revanche, si le diagnostic d'HP sous-péritonéal a été établi, il faut privilégier l'embolisation première suivie, si nécessaire, d'un drainage chirurgical dans les 48 heures (accord professionnel).

L'embolisation première doit également être privilégiée en cas d'anomalies de l'hémostase (accord professionnel).

Le traitement chirurgical, lorsqu'il est nécessaire, consiste en un drainage et un tamponnement associés à un sondage vésical (grade C). En cas d'hémorragie non contrôlée et en l'absence d'un plateau d'embolisation à proximité, une ligature des artères hypogastriques doit être envisagée (accord professionnel).

Les principales complications de l'HP sont la récidive hémorragique à distance, l'infection plus ou moins sévère, la fistulisation vésicovaginale ou rectovaginale et les dyspareunies (NP4). Le risque infectieux justifie une antibioprophylaxie systématique en cas d'HP (accord professionnel).

Complications anales de l'accouchement (hors incontinence)

Thrombose hémorroïdaire externe

Les données sur l'épidémiologie de la thrombose hémorroïdaire externe (THE) correspondent à des séries rétrospectives de petite taille et anciennes.

La fréquence des THE du post-partum est de 34 % pour Pradel *et al.* [51] tandis qu'il est de 12,2 % chez Rouillon *et al.* [52] (NP4). Cette différence s'explique par le fait que les premiers auteurs réalisent l'examen entre le 1er et le 5e jour du post-partum, tandis que les seconds le réalisent quelques heures seulement après l'accouchement. De plus, la série de Pradel *et al.* présente un taux de perdues de vue important (35 %). Dans l'étude d'Abramowitz *et al.* [53], 91 % des THE du post-partum sont apparues dans les heures suivant l'accouchement (NP4).

Le traitement de la THE est guidé par les recommandations sur le traitement de la maladie hémorroïdaire de 2001 [54]. Le traitement consiste en une excision ou une incision si celle-ci est douloureuse et non œdématiée (ce traitement s'appliquant aux thromboses externes et non aux thromboses internes). Dans ce contexte de douleurs, les THE sont le plus souvent œdématiées, ce qui contre-indique le geste thérapeutique. La prise en charge est donc le plus souvent médicale. Elle repose sur la prescription d'un régulateur du transit (laxatif osmotique ou huileux ou mucilages), de traitements locaux à base de corticoïdes (suppositoire et pommade). Il est possible de prescrire des corticoïdes ou des AINS, ainsi que des antalgiques à base de paracétamol. Si les douleurs persistent, il est possible d'avoir recours à des bains de siège, voire à l'application d'anesthésiques locaux (xylocaïne en gel). L'hémorroïdectomie chirurgicale est rarement indiquée et ne concerne que les échecs du traitement médical en cas de polythrombose massive et nécrosée.

Dans un certain nombre de publications, majoritairement chinoises, l'acupuncture est considérée comme un traitement possible de la pathologie hémorroïdaire. Actuellement l'évaluation de l'acupuncture est insuffisante pour pouvoir la recommander.

Fissure anale

Comme pour la THE, l'épidémiologie de la fissure anale (FA) au cours du post-partum immédiat est mal connue. Le traitement consiste en une régularisation du transit (la constipation doit être traitée par laxatifs osmotiques ou huileux ou par des mucilages) et l'application d'un lubrificateur du canal anal (suppositoire et pommade). En cas d'échec après 6 semaines de traitement médical bien conduit (situation rare), un traitement chirurgical est indiqué. Celui-ci consiste en une fissurectomie pouvant être associée à une anoplastie (pour les fissures postérieures), sans réalisation de sphinctérotomie.

Pathologie hémorroïdaire

La THE est la pathologie hémorroïdaire la plus fréquente du post-partum, survenant entre 12 et 34 % des cas, tandis que la FA presque aussi fréquente survient dans 9 à 15 % des cas (NP4). La plupart du temps la THE survient quelques heures après l'accouchement, tandis que la FA apparaît plus à distance (NP4). Le traitement de la THE du post-partum est presque toujours médical car l'œdème contre-indique le traitement chirurgical (excision ou incision de la thrombose) (accord professionnel).

Le traitement médical de la THE et de la FA comporte un régulateur du transit, des topiques locaux (pommade de corticoïdes ou lubrificateur du canal anal, voire anesthésiques locaux) et du paracétamol (accord professionnel).

La chirurgie est indiquée de façon exceptionnelle en cas d'échec du traitement médical (accord professionnel).

À ce jour, l'évaluation de l'acupuncture est insuffisante pour pouvoir la recommander dans le traitement de la pathologie hémorroïdaire du post-partum (accord professionnel).

Problèmes posturaux et déficit sensitivomoteur sans rapport avec l'anesthésie périmédullaire

En post-partum immédiat, un déficit sensitivomoteur peut être en rapport avec une compression nerveuse et n'avoir aucun lien avec l'anesthésie périmédullaire. C'est le cas de la compression du plexus lombosacré par le mobile fœtal. Cette compression pourrait être favorisée par les forceps (NP4). Dans ce cas, les racines L4, L5, S1 sont touchées, ce qui provoque une chute du pied, ainsi qu'une déficience du quadriceps et des adducteurs de la hanche (NP4).

Il existe également des compressions du nerf fémoral ou du nerf fémorocutané par la tête fœtale. Dans ce cas, les racines L2, L3, L4 sont touchées et la symptomatologie se manifeste par une faiblesse du quadriceps, une flexion de hanche déficiente et un réflexe rotulien absent. Il existe possiblement une hyperalgie des cuisses et des mollets (NP4).

La compression du nerf cutané latéral par les étriers correspond à une atteinte des racines L2-L3 et provoque une hyperalgie de la face antérieure de la jambe (NP4).

La compression du nerf péronier commun par les étriers correspond à une atteinte des racines L4-S2 et provoque une chute du pied, ainsi qu'une hyperesthésie de la face externe du mollet (NP4).

La neuropathie obturatrice du post-partum est rare. Elle entraîne un déficit des adducteurs de la cuisse et des paresthésies de sa face interne. Sa survenue peut être favorisée par les extractions instrumentales, la position gynécologique en hyperflexion prolongée des cuisses, la compression par la tête fœtale lors de l'engagement dans le bassin (surtout en cas de disproportion fœtopelvienne) ou l'allongement de la 2e phase du travail (NP4).

Déficits sensitivomoteurs

La connaissance des territoires de ces nerfs permet d'évoquer le diagnostic de compression neurologique lors de l'examen clinique (accord professionnel).

En cas de doute diagnostique ou de persistance des symptômes, il faut réaliser une imagerie par scanner ou IRM, ainsi qu'une électromyographie (EMG) (accord professionnel).

Le dépistage précoce de ces neuropathies permet une prise en charge rapide par une kinésithérapie adaptée et une récupération totale dans la majorité des cas (NP4). Le principal traitement de ces neuropathies est préventif, par une installation correcte des femmes en salle de naissance (accord professionnel).

Complications de l'anesthésie périmédullaire

Céphalées après brèche méningée

Les céphalées après brèche durale sont en rapport avec une fuite de liquide céphalorachidien (LCR) responsable d'un syndrome d'hypotension intracrânienne.

Toutes les brèches méningées provoquent une fuite de LCR, mais toutes les brèches méningées ne sont pas responsables d'un syndrome post-ponction. Les symptômes sont des céphalées intenses, occipitales et frontales, avec une irradiation vers la nuque et vers les épaules. Les céphalées sont majorées ou déclenchées par l'orthostatisme, tandis que le décubitus soulage les douleurs. Selon les recommandations de la SFAR, « ce caractère positionnel est central dans le diagnostic [55] ». Certains signes peuvent être associés : des altérations de l'audition, des atteintes de la vision et des nerfs oculomoteurs, voire des atteintes radiculaires ou des hématomes intracrâniens. Selon la SFAR, « toute modification secondaire d'une céphalée typique et particulièrement la perte de son caractère postural, doit faire rechercher une autre cause, notamment un hématome sous dural ou une thrombose veineuse cérébrale (grade C) [55] ».

La conférence d'actualisation de la SFAR de 2012 [56] distingue les traitements d'efficacité insuffisante ou inefficaces, les traitements d'efficacité partielle et le traitement efficace. Cette classification est reprise dans le texte qui suit.

Traitements d'efficacité insuffisante ou inefficaces

Le décubitus n'est pas un traitement efficace des brèches méningées (NP1). Dans une métaanalyse de la Cochrane portant sur 23 essais (2 477 participants), le décubitus prolongé ne montre pas d'effet protecteur sur les céphalées, qu'elles soient sévères ou non (NP1). De même, la métaanalyse ne met pas en évidence d'efficacité préventive de l'hyperhydratation (NP2). Le paracétamol et les AINS sont des traitements antalgiques qui ne guérissent pas la céphalée (NP4). Les AINS à courte durée d'action (type anti-Cox2) sont à préférer, car ils sont compatibles avec la réalisation d'un *blood-patch*. L'aspirine et les antalgiques contenant de l'acide acétylsalicylique sont également déconseillés car ils interfèrent avec la réalisation d'un *blood-patch*. La codéine n'est pas recommandée en raison de ses effets secondaires (nausées, vomissements). Par ailleurs, les dérivés morphiniques étant vasodilatateurs, ils peuvent majorer les céphalées.

En cas de céphalées post-brèche, il n'existe aucune justification à l'usage du tramadol (en raison de ses effets secondaires que sont les nausées et vomissements) ou à l'usage des triptans.

La prescription de caféine a été proposée par certains auteurs en raison de son effet vasoconstricteur cérébral [57]. Ce traitement a été évalué dans 2 essais contrôlés randomisés de petite taille, l'un en 1990 et l'autre en 1978 (respectivement 40 et 41 femmes). Bien que la caféine puisse soulager transitoirement les céphalées, son efficacité clinique semble modérée (NP2), avec des données parfois contradictoires.

La théophylline a également été proposée dans les céphalées après brèche méningée [58]. Toutefois, ce traitement n'a été évalué que dans un essai ancien, de puissance et de qualité insuffisantes (11 patients) [58]. Cet essai suggère un possible effet sur l'intensité de la douleur (NP4).

Synthèse

Le décubitus forcé n'est pas un traitement préventif efficace des céphalées après brèche méningée (NP1). L'hyperhydratation ne doit pas non plus être proposée (grade B). Les antalgiques de palier 1 (paracétamol et AINS) constituent un traitement symptomatique de première intention, mais leur efficacité modérée permet uniquement d'atténuer la douleur (accord professionnel).

Les AINS doivent avoir une courte durée d'action pour ne pas empêcher la réalisation à court terme d'un *blood-patch* (accord professionnel).

Les traitements adjuvants au paracétamol (codéine, dérivés morphiniques) ne sont pas recommandés en raison de leurs effets secondaires (accord professionnel).

La caféine n'est pas recommandée dans cette indication (accord professionnel).

Les données en faveur de la théophylline sont insuffisantes (grade C). Le tramadol et les triptans ne sont pas non plus indiqués après brèche méningée (accord professionnel).

Traitements ayant une efficacité partielle

Les traitements ayant montré une efficacité partielle sont la gabapentine, le bloc du nerf grand occipital et la cosyntropine. Ces médicaments présentent possiblement une efficacité supérieure à celle des traitements cités précédemment, mais ne constituent pas pour autant un traitement étiologique de la brèche méningée.

La gabapentine est un neuroleptique parfois proposé dans cette indication [56]. Pourtant, son évaluation dans le contexte du post-partum est très limitée. Seuls 2 cas cliniques rapportent une efficacité de la gabapentine (à la dose de 400 mg 3 fois par jour pendant 2 jours) avec amélioration des céphalées dans les 24 heures et pas de nécessité de *blood-patch*. Ce médicament a été principalement évalué dans la prévention et le traitement des syndromes migraineux ; son efficacité a été extrapolée au contexte du post-partum. La gabapentine pourrait constituer un traitement d'attente avant le *blood-patch*. L'allaitement maternel constitue toutefois une contre-indication à ce traitement.

L'efficacité du bloc du nerf grand occipital (ou nerf d'Arnold) est retrouvée dans 3 publications (2 cas cliniques et un essai randomisé portant sur 50 patients). Ce traitement consiste à injecter 3 mL d'anesthésique local de longue durée d'action de chaque côté pour réaliser le blocage de ces 2 nerfs assurant l'innervation sensitive de la face postérieure du crâne. Dans un essai de petite taille [59], on observait des résultats favorables pour cette intervention sur la douleur, la consommation d'antalgiques, la durée d'hospitalisation et la durée de l'arrêt de travail. Ainsi, ce geste pourrait être envisagé en première intention, dans l'attente d'un *blood-patch*.

En 2011, une revue de la Cochrane conclut à l'absence de données en faveur de la corticotrophine (ACTH, pour *adrenocorticotropic hormone*) ou synacthène dans le traitement des céphalées post-brèche [58] en s'appuyant sur un unique essai de petite taille et négatif. Depuis, la cosyntropine (Synacthène Immédiat®) a été à nouveau évaluée dans un essai randomisé de petite taille [60]. Cet essai étant positif, la cosyntropine peut être un traitement d'attente avant le *blood-patch* à condition de respecter ses contre-indications et ses effets secondaires (NP2).

☑ Synthèse

Au total, la gabapentine, la cosyntropine et le bloc bilatéral du nerf grand occipital présentent possiblement une efficacité dans les céphalées après brèche méningée (NP4, NP2 et NP2 respectivement) et pourraient constituer un traitement d'attente avant un *blood-patch* (accord professionnel).

Blood-patch

Le *blood-patch* est le seul traitement étiologique des brèches méningées. Il consiste à injecter du sang autologue dans l'espace péridural, ce qui a pour effet d'augmenter la pression péridurale lombaire, de normaliser le volume et la pression du LCR intracrânien et ventriculaire et, enfin, de modifier l'hémodynamique intracrânienne. Il s'agit d'un traitement efficace sur les céphalées, mais également sur les autres symptômes de la brèche méningée : les troubles visuels, les troubles de l'audition, les vertiges et les douleurs cervicales.

Les céphalées peu intenses (EVA [échelle visuelle analogique] < 3/10) ne justifient pas un *blood-patch* en première intention. Avant de proposer ce traitement, les principaux diagnostics différentiels doivent être éliminés (méningite, thrombose des veines corticales, hématome intracrânien et éclampsie), si nécessaire au moyen d'une IRM.

Efficacité du *blood-patch*

Actuellement, le taux de succès du *blood-patch* est estimé entre 65 % et 90 % [61-63] (NP2). Dans une série prospective de 30 patients, un décubitus dorsal strict pendant 2 heures après le *blood-patch* améliore le score de l'EVA par rapport à un décubitus d'une heure ou de 30 minutes [64] (NP4). Dans une cohorte prospective de 504 *blood-patchs* concernant principalement des femmes en post-partum, les auteurs rapportent 75 % de succès complets, 18 % de succès partiels et 7 % d'échecs [62] (NP2). Dans une série rétrospective (en dehors du post-partum) on observe 73,1 % de succès définitif, 20,4 % de succès partiels (NP4). Les différences observées dans les taux d'échec et les taux de récidive sont parfois mis sur le compte sur des différentes aiguilles employées.

La brèche méningée ayant une tendance naturelle à la guérison, le délai optimal de réalisation du *blood-patch* n'est pas connu. De plus, un *blood-patch* peut être réalisé de façon préventive ou très tardive. En 2012, la revue de littérature d'Agerson *et al.* [65] ne retrouve pas de bénéfice en faveur du *blood-patch* prophylactique pour réduire l'incidence des céphalées après brèche (NP4). En revanche, il est possible que le *blood-patch* prophylactique induise une réduction de l'intensité et de la durée des symptômes en cas de céphalées (NP4). Une autre revue systématique évaluant le *blood-patch* prophylactique ne met pas en évidence de réduction significative de l'incidence des céphalées post-brèches (NP4).

Devant une céphalée typique secondaire à une brèche connue, un délai de 48 heures entre la ponction et le *blood-patch* est souvent respecté [56]. En période chirurgicale, ce délai permet de s'éloigner de la dernière injection d'anticoagulant et de confirmer le diagnostic. Il n'existe pas de données dans la littérature pour affirmer qu'un *blood-patch* réalisé dans les 48 heures présenterait un risque plus élevé d'échec.

Si la femme présente une diplopie associée aux céphalées, alors l'atteinte oculomotrice justifie de réaliser le *blood-patch* de façon plus rapide, avant les 48 heures (accord professionnel). En effet, cette atteinte oculomotrice peut être en rapport avec une lésion nerveuse déjà constituée du VI. Dans ce cas, le *blood-patch* est rarement efficace. En revanche, les atteintes du III disparaissent habituellement avec les céphalées.

Les complications du *blood-patch* sont rares et bénignes : dorsalgies, paresthésies au cours de l'injection, hyperthermie transitoire modérée. En revanche, les lombalgies transitoires sont plus fréquentes. De façon exceptionnelle, ont été décrits des tableaux de méningite aseptique transitoire et un cas d'hématome sous-dural aigu.

La patiente doit toujours être prévenue du risque d'échec. Si les céphalées récidivent, il est possible de proposer un 2ᵉ, voire un 3ᵉ, *blood-patch*, qui s'avèrent en général efficaces [66]. Dans ce cas, le taux de succès complet est de 50 %, celui de succès incomplet est de 36 % et le taux d'échec est de 14 % (NP4). En cas d'échec des *blood-patchs* répétés, une imagerie doit alors être proposée afin de confirmer le diagnostic et d'évaluer le niveau de la brèche. Dans de rares cas, une fermeture chirurgicale peut être envisagée.

Synthèse

Le *blood-patch* est le seul traitement étiologique des céphalées après brèche méningée ; son efficacité curative est évaluée entre 65 % et 90 % (NP2). Le décubitus dorsal pendant les 2 heures qui suivent le *blood-patch* semble améliorer son efficacité (NP4). Lors d'une brèche durale, la réalisation d'un *blood-patch* prophylactique ne permet pas de réduire le risque de céphalées en rapport avec cette brèche (NP4), mais permet possiblement d'en diminuer la durée et l'intensité. En cas de céphalée typique secondaire à une brèche connue, il est raisonnable d'attendre un délai de 48 heures après la ponction pour réaliser le *blood-patch* (accord professionnel).

Autres complications de l'anesthésie périmédullaire

Hormis les complications associées à la brèche durale, les autres complications de l'anesthésie périmédullaire sont très rares. Il s'agit principalement des abcès péridoraux et des méningites (la fréquence des infections bactériennes étant estimée à 0,12-1,2/1 000) (NP4). Les abcès péridoraux sont favorisés par le défaut d'asepsie (NP4). Si un abcès est suspecté, il est nécessaire de réaliser une imagerie, de prescrire une antibiothérapie et de réaliser si nécessaire un drainage après avis neurochirurgical (grade C). Si une méningite est suspectée, on doit réaliser des hémocultures, une ponction lombaire et prescrire une antibiothérapie (grade C). Les complications traumatiques de l'anesthésie périmédullaire (hématome) sont exceptionnelles (NP4).

Risque thromboembolique et accouchement par voie basse

L'incidence de la maladie thromboembolique veineuse est estimée entre 0,5 et 3/1 000 grossesses, soit 4 à 10 fois plus qu'une population de femmes non enceintes appariées [67,69] (NP2). Les thromboses veineuses profondes surviennent davantage en antépartum, tandis que les embolies pulmonaires semblent plus fréquentes en post-partum [68,69]. Le risque thromboembolique est plus élevé en cas de césarienne, ce qui est détaillé dans un autre chapitre

Après un accouchement par les voies naturelles, le risque thromboembolique de base est estimé à 1 ‰, alors qu'il est d'environ 0,3 % après une césarienne programmée. Ce risque est plus élevé qu'au cours de la grossesse, mais ne suffit pas à justifier une thromboprophylaxie systématique par HBPM. En effet, les HBPM exposent au risque de thrombopénie induite par l'héparine et au risque d'hémorragie. Deux revues systématiques de la Cochrane comparent les traitements par HBPM et par héparine non fractionnée (HNF) au placebo dans la prévention de la maladie thromboembolique veineuse [70,71]. Ces revues concluent que les

preuves sont insuffisantes pour fonder des recommandations sur la thromboprophylaxie au cours du post-partum immédiat. Les auteurs soulignent que les essais sélectionnés (19 essais) présentent des qualités méthodologiques moyennes. De plus, une revue systématique portant sur les recommandations de 9 sociétés savantes concernant la prévention thromboembolique en obstétrique met en évidence d'importantes disparités de prise en charge.
Actuellement, les principales recommandations sur le risque thromboembolique veineux sont issues des sociétés savantes suivantes : la Society of Obstetricians and Gynaecologists of Canada (SOGC) [72], l'American College of Clinical Pharmacy (ACCP) [73], l'American College of Obstreticians and Gynecologists (ACOG) [74], le NICE [75], le RCOG [76] et la SFAR [77].
Dans toutes ces recommandations, la thromboprophylaxie par HBPM est fondée sur l'analyse des facteurs de risque de la femme. Le tableau 6.1 tableau 6.1, (chapitre 6 : « Césarienne et post-partum ») synthétise les *odds ratios* de ces différents facteurs de risque, d'après les recommandations des différentes sociétés savantes.
Si le risque de base dans une situation donnée est de 1 % et que l'on possède un facteur de risque dont l'*odds ratio* est de 3, cela signifie que le risque réel est de 3 %. Le risque thromboembolique après accouchement par voie basse étant de 1/1 000, il faut donc multiplier ce risque par les *odds ratios* des facteurs en question pour connaître le risque d'une femme donnée. S'il existe 2 facteurs de risque, par exemple une obésité (OR = 4) et un tabagisme (OR = 3), les *odds ratios* se multiplient et le risque devient 1/1 000 × 4 × 3 = 1,2 %. Le niveau de risque devant faire décider d'une anticoagulation préventive par HBPM est variable selon les sociétés savantes. L'ACCP considère qu'il faut traiter pour un risque supérieur ou égal à 3 % [73], tandis que la SFAR et le RCOG évaluent plutôt ce seuil à 1 % [69,76]. Pour établir ce seuil au-delà duquel le traitement par anticoagulants est nécessaire, il faut comparer le risque de l'évolution spontanée (risque de thrombose de 1/1 000) et le risque iatrogène en rapport avec les anticoagulants. Malheureusement, on ne retrouve aucune étude évaluant spécifiquement le risque des anticoagulants donnés uniquement en post-partum, après accouchement par voie basse.

Durée des traitements anticoagulants

Un autre point de discorde dans la littérature reste la durée de traitement, qui varie de quelques jours pour la SOGC et l'ACCP jusqu'à 6-8 semaines pour la SFAR. Certains auteurs estiment que le risque de maladie thromboembolique veineuse en post-partum est maximal jusqu'à la reprise d'une déambulation de la patiente, d'autres choisissent le seuil de 3 semaines selon une étude prospective nationale de cohorte incluant 1 million de patientes [78] (NP2) ; enfin, d'autres estiment que le risque est augmenté jusqu'à 6-8 semaines, délai nécessaire à la disparition des modifications de la coagulation induites par la grossesse. Cette notion s'est trouvée confortée récemment par une étude de cohorte montrant que le risque thromboembolique devient proche de celui d'une femme non enceinte à partir de 12 semaines (celui-ci étant déjà fortement réduit après 6 semaines) [79] (NP2). Ainsi, chez les patientes ayant un facteur de risque majeur de thrombose, une anticoagulation pendant 6 semaines est habituellement prescrite. Cependant, cette durée est probablement excessive lorsque le niveau du risque est plus faible. Par analogie avec la chirurgie digestive non carcinologique, une durée de traitement de 7 à 14 jours peut être proposée (accord professionnel). Enfin, pour les rares patientes à très haut risque thrombogène nécessitant une longue durée de traitement anticoagulant, le relais par une antivitamine K est possible, y compris chez la femme traitée à la warfarine (Coumadine®) ou à l'acénocoumarol (Sintrom®) qui allaite [73].

Thromboprophylaxie mécanique

La thromboprophylaxie mécanique est représentée par les bas antithrombose (BAT) et par les systèmes à compression pneumatique intermittente. Le bénéfice des BAT est mis en évidence dans une revue systématique de la Cochrane qui ne porte pas sur des essais d'obstétrique [80]. Toutefois, ces études anciennes sont peu puissantes, et présentent des méthodologies critiquables, dans un contexte éloigné de l'obstétrique.

Dans le contexte obstétrical, les BAT restent mal évalués ; le niveau de preuve est faible. En pratique, il n'y a pas de preuve scientifique de la supériorité des collants par rapport aux chaussettes de contention. Malgré ce défaut d'évaluation, la HAS s'est positionnée en faveur du port systématique d'une contention veineuse durant toute la grossesse et 6 semaines en post-partum (jusqu'à 6 mois en cas de césarienne) [81]. Pour la pratique courante, il n'y a pas d'indication formelle du port de BAT chez les patientes sans facteur de risque associé (accord professionnel).

☑ *Synthèse*

Le risque thromboembolique après un accouchement par voie basse est d'environ 1 pour 1 000 (NP2). À ce jour, les recommandations sur la thromboprophylaxie après un accouchement par voie basse sont nombreuses et disparates. La prescription d'une thromboprophylaxie par HBPM et de BAT doit être réalisée en fonction des facteurs de risque (accord professionnel).

En l'absence de données sur les complications des HBPM après un accouchement par voie basse, la littérature ne permet pas de définir précisément le seuil de risque au-delà duquel le traitement par HBPM est nécessaire (accord professionnel).

Conclusions

Au cours du post-partum immédiat, les plaintes fonctionnelles des femmes sont fréquentes et une complication peut être méconnue ou confondue avec l'évolution naturelle du post-partum. Dans une période où on envisage de plus en plus souvent la sortie précoce de la maternité, les soignants doivent rester vigilants aux signes d'appel des nombreuses complications possibles.

La sortie de la maternité ne peut être envisagée qu'en l'absence de complication justifiant l'instauration d'un traitement, qu'en l'absence d'infections ou de thromboses non contrôlées, de pathologie chronique déséquilibrée, de vulnérabilité psychosociale, de doute sur la qualité du lien mère-enfant.

Références

[1] Haute Autorité de santé (HAS). Recommandations. Sortie de maternité après accouchement : conditions et organisation du retour à domicile des mères et de leurs nouvau-nés. Méthode. Recommandations pour la pratique clinique. Saint-Denis La Plaine : HAS, 2014. Disponible en ligne : www.has-sante.fr/portail/upload/docs/application/pdf/2014-03/recommandations_-_sortie_de_maternite_apres_accouchement.pdf.

[2] NICE, Postnatal care up to 8 weeks after birth. Clinical guidance. NICE, 2015. Disponible en ligne : www.nice.org.uk/guidance/cg37.

[3] WHO Recommendations on postnatal care of the mother and newborn. Geneva: World Health Organization, 2013. Disponible en ligne : www.ncbi.nlm.nih.gov/books/NBK190086

[4] Gawande AA, Studdert DM, Orav EJ, Brennan TA, Zinner MJ. Risk factors for retained instruments and sponges after surgery. N Engl J Med 2003;348:229-35.

[5] Lamont T, Dougall A, Johnson S, Mathew D, Scarpello J, Morris E. Reducing the risk of retained swabs after vaginal birth: summary of a safety report from the National Patient Safety Agency. BMJ 2010;341:c3679.

[6] Haute Autorité de santé. Choix des examens du métabolisme du fer en cas de suspicion de carence en fer. Rapport d'évaluation. Saint-Denis La Plaine : HAS, 2011. Disponible en ligne : www.has-sante.fr/portail/upload/docs/application/pdf/2011-11/rapport_devaluation_bilan_martial_carence_2011-11-09_17-21-31_723.pdf

[7] Steele HB, Goetzl L. The practical utility of routine postpartum hemoglobin assessment. Am J Obstet Gynecol 2014;210. 576.e1-6.

[8] Bodnar LM, Cogswell ME, McDonald T. Have we forgotten the significance of postpartum iron deficiency? Am J Obstet Gynecol 2005;193:36-44.

[9] Agence nationale d'accréditation et d'évaluation en santé (ANAES). Allaitement maternel. Mise en œuvre et poursuite dans les 6 premiers mois de vie de l'enfant. Recommandations. Paris : ANAES, 2002. Disponible en ligne : http://www.has-sante.fr/portail/upload/docs/application/pdf/Allaitement_recos.pdf

[10] Breymann C, Honegger C, Holzgreve W, Surbek D. Diagnostik und Therapie der Anämie in der Schwangerschaft und postpartal. Schweizerische Gesellshaft für Gynäkologie und Geburtshilfe. Expertenbrief n°22. 2007.

[11] Beris P, Maniatis A. on behalf of the NATA working group on intravenous iron therapy. Guidelines on intravenous iron supplementation in surgery and obstetrics/gynecology. Transfus Altern Transfus Med 2007;9(Suppl 1):29.

[12] Haute Autorité de santé. Transfusion de globules rouges homologues : produits, indications, alternatives.Méthode. Recommandations pour la pratique clinique. Saint-Denis La Plaine : HAS, 2014. Disponible en ligne : www.has-sante.fr/portail/upload/docs/application/pdf/2015-02/transfusion_de_globules_rouges_homologues_-_produits_indications_alternatives_-_recommandations.pdf

[13] Bashiri A, Burstein E, Sheiner E, Mazor M. Anemia during pregnancy and treatment with intravenous iron: review of the literature. Eur J Obstet Gynecol Reprod Biol 2003;110:2-7.

[14] Dodd JM, Dare MR, Middleton P. Treatment for women with postpartum iron deficiency anaemia. Cochrane Database of Syst Rev 2004;4:CD004222.

[15] Prick BW, Jansen AJ, Steegers EA, Hop WC, Essink-Bot ML, Uyl-de Groot CA, et al. Transfusion policy after severe postpartum haemorrhage: a randomised non-inferiority trial. BJOG 2014;121:1005-14.

[16] Piche T, Dapoigny M, Bouteloup C, Chassagne P, Coffin B, Desfourneaux V, et al. Recommandations pour la pratique clinique dans la prise en charge et le traitement de la constipation chronique de l'adulte. Gastroenterol Clin Biol 2007;31:125-35.

[17] Bradley CS, Kennedy CM, Turcea AM, Rao SS, Nygaard IE. Constipation in pregnancy: prevalence, symptoms, and risk factors. Obstet Gynecol 2007;110:1351-7.

[18] Ponce J, Martínez B, Fernández A, Ponce M, Bastida G, Plá E, et al. Constipation during pregnancy: a longitudinal survey based on self-reported symptoms and the Rome II criteria. Eur J Gastroenterol Hepatol 2008;20:56-61.

[19] van Brummen HJ, Bruinse HW, van de Pol G, Heintz AP, van der Vaart CH. Defecatory symptoms during and after the first pregnancy : prevalences and associated factors. Int Urogynecol J Pelvic Floor Dysfunct 2006;17:224-30.

[20] Turawa EB, Musekiwa A, Rohwer AC. Interventions for treating postpartum constipation. Cochrane Database Syst Rev 2014;9:CD010273.

[21] Lamy C, Zuily S, Perdriolle E, Gauchotte E, Villeroy-de-Galhau S, Delaporte MO, et al. [Management of post-partum infections]. J Gynecol Obstet Biol Reprod (Paris) 2012;41:886-903.

[22] Ferrazzani S, De Carolis S, Pomini F, Testa AC, Mastromarino C, Caruso A. The duration of hypertension in the puerperium of preeclamptic women: relationship with renal impairment and week of delivery. Am J Obstet Gynecol 1994;171:506-12.

[23] Makkonen N, Harju M, Kirkinen P. Postpartum recovery after severe pre-eclampsia and HELLP-syndrome. J Perinat Med 1996;24:641-9.

[24] Société française d'anesthésie et de réanimation (Sfar). Collège national des gynécologues et obstétriciens français (CNGOF), Société française de médecine périnatale (SFMP), Société française de néonatalogie (SFNN). [Multidisciplinary management of severe pre-eclampsia (PE). Experts' guidelines 2008. Société française d'anesthésie et de réanimation. Collège national des gynécologues et obstétriciens français. Société française de médecine périnatale. Société française de néonatalogie]. Ann Fr Anesth Reanim 2009;28:275-81.

[25] Magee L, von Dadelszen P. Prevention and treatment of postpartum hypertension. Cochrane Database Syst Rev 2013;4:CD004351.

[26] Beardmore KS, Morris JM, Gallery ED. Excretion of antihypertensive medication into human breast milk: a systematic review. Hypertens Pregnancy 2002;21:85-95.

[27] American Academy of Pediatrics Committee on Drugs. Transfer of drugs and other chemicals into human milk. Pediatrics 2001;108:776-89.

[28] Kayem G, Kurinczuk JJ, Spark P, Brocklehurst P, Knight M. UK Obstetric Surveillance System. Maternal and obstetric factors associated with delayed postpartum eclampsia: a national study population. Acta Obstet Gynecol Scand 2011;90(9):1017-23.

[29] Collège national des gynécologues et obstétriciens français ; Société francophone du diabète. [Gestational diabetes]. J Gynecol Obstet Biol Reprod (Paris) 2010 ;39(8 Suppl 2) :S139, S338-342.

[30] Bouché C, Bismuth E, Caliman C, Lepercq J, Lubin V, Rougé D, et al. Société francophone du diabète (SFD). Prise en charge de la grossesse au cours du diabète de type 1. Référentiel de la Société francophone du diabète. Med Maladies Metabol 2011;5:7-19.

[31] Andrews V, Thakar R, Sultan AH, Jones PW. Evaluation of postpartum perineal pain and dyspareunia--a prospective study. Eur J Obstet Gynecol Reprod Biol 2008;137:152-6.

[32] Macarthur AJ, Macarthur C. Incidence, severity, and determinants of perineal pain after vaginal delivery: a prospective cohort study. Am J Obstet Gynecol 2004;191:1199-204.

[33] Chou D, Abalos E, Gyte GM, Gülmezoglu AM. Paracetamol/acetaminophen (single administration) for perineal pain in the early postpartum period. Cochrane Database Syst Rev 2013;1: CD008407.
[34] East CE, Begg L, Henshall NE, Marchant PR, Wallace K. Local cooling for relieving pain from perineal trauma sustained during childbirth. Cochrane Database Syst Rev 2012;5:CD006304.
[35] Hedayati H, Parsons J, Crowther CA. Topically applied anaesthetics for treating perineal pain after childbirth. Cochrane Database Syst Rev 2005;2:CD004223.
[36] Hedayati H, Parsons J, Crowther CA. Rectal analgesia for pain from perineal trauma following childbirth. Cochrane Database Syst Rev 2003;3:CD003931.
[37] Hay-Smith EJ. Therapeutic ultrasound for postpartum perineal pain and dyspareunia. Cochrane Database Syst Rev 2000;3:CD000495.
[38] Deussen AR, Ashwood P, Martis R. Analgesia for relief of pain due to uterine cramping/involution after birth. Cochrane Database Syst Rev 2011;5:CD004908.
[39] Blondel B, Kermarrec M. Enquête nationale périnatale 2010. Les naissances en 2010 et leur evolution depuis 2003. Paris : Inserm, DGS, Drees, 2011. Disponible en ligne : http://drees.solidarites-sante.gouv.fr/IMG/pdf/rapport_naissances2010.pdf.
[40] Dudley LM, Kettle C, Ismail KM. Secondary suturing compared to non-suturing for broken down perineal wounds following childbirth. Cochrane Database Syst Rev 2013;9:CD008977.
[41] Waters TP, Bailit JL. Obstetric and non-obstetric indications for admission in the antepartum and postpartum periods of pregnancy. J Women's Health Care 2012;1:104.
[42] Webb S, Sherburn M, Ismail KM. Managing perineal trauma after childbirth. BMJ 2014;349:g6829.
[43] Buppasiri P, Lumbiganon P, Thinkhamrop J, Thinkhamrop B. Antibiotic prophylaxis for third- and fourth-degree perineal tear during vaginal birth. Cochrane Database Syst Rev 2014;10:CD005125.
[44] Blondel B, Lelong N, Kermarrec M, Goffinet F. Coordination nationale des Enquêtes Nationales Périnatales. [Trends in perinatal health in France between 1995 and 2010: Results from the National Perinatal Surveys]. J Gynecol Obstet Biol Reprod (Paris) 2012;41:151-66.
[45] Fernando RJ, Sultan AH, Kettle C, Thakar R. Methods of repair for obstetric anal sphincter injury. Cochrane Database Syst Rev 2013;12:CD002866.
[46] Royal College of Obstetricians and Gynaecologists. The Management of third- and fourth-degree perineal tears. Green-top Guideline No. 29, 2015.
[47] Buppasiri P, Lumbiganon P, Thinkhamrop J, Thinkhamrop B. Antibiotic prophylaxis for third- and fourth-degree perineal tear during vaginal birth. Cochrane Database Syst Rev 2014;10:CD005125.
[48] Duggal N, Mercado C, Daniels K, Bujor A, Caughey AB, El-Sayed YY. Antibiotic prophylaxis for prevention of postpartum perineal wound complications: a randomized controlled trial. Obstet Gynecol 2008;111:1268-73.
[49] Mahony R, Behan M, O'Herlihy C, O'Connell PR. Randomized, clinical trial of bowel confinement vs. laxative use after primary repair of a third-degree obstetric anal sphincter tear. Dis Colon Rectum 2004;47:12-7.
[50] Sentilhes L, Vayssière C, Mercier FJ, Aya AG, Bayoumeu F, Bonnet MP, et al. [Postpartum hemorrhage: Guidelines for clinical practice - Text of the Guidelines (short text)]. J Gynecol Obstet Biol Reprod (Paris) 2014;43:1170-9.
[51] Pradel E, Terris G, Julliard F, De la Lande PH, Chartier M. Grossesse et pathologie anale. Étude prospective. Med Chir Dig 1983;12:523-5.
[52] Rouillon JM, Blanc P, Garrigues JM, Viala JL, Michel H. Analyse de l'incidence des facteurs étiopathogéniques des thromboses hémorroïdaires du post-partum. Gastroenterol Clin Biol 1991;15:A300.
[53] Abramowitz L, Sobhani I, Benifla JL, Vuagnat A, Daraï E, Mignon M, et al. Anal fissure and thrombosed external hemorrhoids before and after delivery. Dis Colon Rectum 2002;45(5):650-5.
[54] Abramowitz L, Godeberge P, Staumont G, Soudan D. [Société nationale française de coloproctologie (SNFCP)]. [Clinical practice guidelines for the treatment of hemorrhoid disease]. Gastroenterol Clin Biol 2001;25(6–7):674-702.

[55] Société Française d'Anesthésie et de Réanimation (SFAR). Les blocs périmédullaires chez l'adulte. Recommandations pour la pratique clinique de la Société française d'anesthésie et de réanimation (SFAR). Ann Fr Anesth Reanim 2007;26:720-52.
[56] Zetlaoui PJ. Céphalées post-brèches méningées. Conférence d'actualisation. SFAR 2012.
[57] Basurto Ona X, Uriona Tuma SM, Martínez García L, Solà I, Bonfill Cosp X. Drug therapy for preventing post-dural puncture headache. Cochrane Database Syst Rev 2013;2:CD001792.
[58] Feuerstein TJ, Zeides A. Theophylline relieves headache following lumbar puncture. Placebo-controlled, double-blind pilot study. Klin Wochenschr 1986;64:216-8.
[59] Naja Z, Al-Tannir M, El-Rajab M, Ziade F, Baraka A. Nerve stimulator-guided occipital nerve blockade for postdural puncture headache. Pain Pract 2009;9:51-8.
[60] Hakim SM. Cosyntropin for prophylaxis against postdural puncture headache after accidental dural puncture. Anesthesiology 2010;113:413-20.
[61] Loeser EA, Hill GE, Bennett GM, Sederberg JH. Time vs. success rate for epidural blood patch. Anesthesiology 1978;49:147-8.
[62] Safa-Tisseront V, Thormann F, Malassiné P, Henry M, Riou B, Coriat P, et al. Effectiveness of epidural blood patch in the management of post-dural puncture headache. Anesthesiology 2001;95:334-9.
[63] Souron V, Simon L, Hamza J. [Dural taps in peridural analgesia for labor : management by French anesthesiologists in 1997]. Ann Fr Anesth Reanim 1999;18:941-8.
[64] Martin R, Jourdain S, Clairoux M, Tétrault JP. Duration of decubitus position after epidural blood patch. Can J Anaesth 1994;41:23-5.
[65] Agerson AN, Scavone BM. Prophylactic epidural blood patch after unintentional dural puncture for the prevention of postdural puncture headache in parturients. Anesth Analg 2012;115:133-6.
[66] Villevieille T, Pasquier P, Muller V, Rousseau JM, Le Marec C, Benhamou D, et al. [Obstetrical epidural analgesia during labour: one dural puncture, repeated postural headaches, three blood patches…]. Ann Fr Anesth Reanim 2010;29:803-6.
[67] Lonjaret L, Lairez O, Minville V, Bayoumeu F, Fourcade O, Mercier FJ. [Pulmonary embolism and pregnancy]. Ann Fr Anesth Reanim 2013;32:257-66.
[68] Marik PE, Plante LA. Venous thromboembolic disease and pregnancy. N Engl J Med 2008;359:2025-33.
[69] Samama CM, Albaladejo P, Laversin S, Marret E. [Prevention of venous thromboembolism in surgery and obstetrics]. Ann Fr Anesth Reanim 2005;24:853-61.
[70] Bain E, Wilson A, Tooher R, Gates S, Davis LJ, Middleton P. Prophylaxis for venous thromboembolic disease in pregnancy and the early postnatal period. Cochrane Database Syst Rev 2014;2:CD001689.
[71] Tooher R, Gates S, Dowswell T, Davis LJ. Prophylaxis for venous thromboembolic disease in pregnancy and the early postnatal period. Cochrane Database Syst Rev 2010;5:CD001689.
[72] Chan WS, Rey E, Kent NE, Corbett T, David M, Douglas MJ, et al. Thromboembolie veineuse et traitement antithrombotique pendant la grossesse. J Obstet Gynaecol Can 2014;36:e1-e32.
[73] Bates SM, Jaeschke R, Stevens SM, Goodacre S, Wells PS, Stevenson MD, et al. Diagnosis of DVT: Antithrombotic Therapy and Prevention of Thrombosis. 9th ed : American College of Chest Physicians Evidence-Based Clinical Practice Guidelines. Chest 2012;141(2 Suppl):e351S-418S.
[74] James A. Committee on Practice Bulletins—Obstetrics. Practice bulletin no. 123 thromboembolism in pregnancy. Obstet Gynecol 2011;118:718-29.
[75] Hill J, Treasure T. Guideline Development Group. Reducing the risk of venous thromboembolism (deep vein thrombosis and pulmonary embolism) in patients admitted to hospital: summary of the NICE guideline. Heart 2010;96:879-82.
[76] Royal College of Obstetricians and Gynaecologists. Reducing the Risk of Venous Thromboembolism during Pregnancy and the Puerperium. Green-top Guideline No. 37a, 2015. Disponible en ligne : www.rcog.org.uk/globalassets/documents/guidelines/gtg-37a.pdf

[77] Société française d'anesthésie et de réanimation (SFAR). Prévention de la maladie thromboembolique veineuse périopératoire et obstétricale. Recommandations pour la pratique clinique. Texte court 2005. Ann Fr Anesth Reanim 2005;24:952-97.

[78] Sultan AA, West J, Tata LJ, Fleming KM, Nelson-Piercy C, Grainge MJ. Risk of first venous thromboembolism in and around pregnancy: a population-based cohort study. Br J Haematol 2012;156:366-73.

[79] Kamel H, Navi BB, Sriram N, Hovsepian DA, Devereux RB, Elkind MS. Risk of a thrombotic event after the 6-week postpartum period. N Engl J Med 2014;370:1307-15.

[80] Sachdeva A, Dalton M, Amaragiri SV, Lees T. Graduated compression stockings for prevention of deep vein thrombosis. Cochrane Database Syst Rev 2014;12:CD001484.

[81] Haute Autorité de santé. La compression médicale en prévention de la thrombose veineuse. Bon usage des technologies de santé, 2010. Disponible en ligne : http://www.has-sante.fr/portail/upload/docs/application/pdf/2010-12/fiche_de_bon_usage_-_compression_medicale_en_prevention_de_la_thrombose_veineuse.pdf.

CHAPITRE

6

Césarienne et post-partum

Florent Fuchs, Dan Benhamou

POINTS CLÉS

Objectifs :

- déterminer la prise en charge à recommander après une césarienne concernant 6 axes : la surveillance spécifique postopératoire avec ses modalités, l'analgésie postopératoire, le retrait de la sonde vésicale, le premier lever de la patiente, la reprise de l'alimentation et les indications d'une thromboprophylaxie.

Recommandations :

- la surveillance postopératoire immédiate après césarienne doit se dérouler en salle de surveillance postinterventionnelle (SSPI) à proximité de la salle de naissance. Une procédure de surveillance spécifique comportant les modalités d'appel en urgence de l'équipe médicale doit être mise en place ;
- un protocole antalgique élaboré par l'équipe médicale devra être prescrit et administré par voie orale de façon systématique pendant les premiers jours postopératoires ;
- la sonde vésicale à demeure mise en place avant la césarienne, maintenue pendant toute la durée de celle-ci et retirée avant la 12e heure est à privilégier ;
- un lever précoce dès J1 (voir plus précocement dès la 6e-8e heure) postopératoire avec aide de l'équipe soignante est conseillé et encouragé ;
- la réalimentation doit être précoce (reprise des boissons dès la 2e heure, de l'alimentation légère dès la 4e-8e heure, suivi de repas complets à partir du 2-3e repas) après césarienne programmée ou en urgence que

Post-partum

celle-ci ait été réalisée sous anesthésie locorégionale ou anesthésie générale ;

- pour toute césarienne, une thromboprophylaxie par bas antithrombose systématique mis le jour de l'intervention et à garder pour une durée d'au moins 7 jours est recommandée avec ou sans l'adjonction d'héparine de bas poids moléculaire (HBPM) selon la présence ou non de facteurs de risque supplémentaires et selon le type de facteur de risque (majeur, mineur). Une adaptation des doses d'HBPM préventive selon le poids est recommandée chez les patientes obèses.

Introduction

La période postopératoire après césarienne associe les problématiques des premiers jours après la naissance et celles de la phase postopératoire qui comporte à la fois des particularités de la césarienne et celles générales d'une intervention chirurgicale. Nous ne traiterons ici que de la prise en charge maternelle somatique postopératoire. Nous aborderons donc successivement 6 axes de la prise en charge post-partum après césarienne :

- quelle surveillance spécifique en postopératoire immédiat et en suites de couches ?
- quelle analgésie postopératoire employer ?
- quand retirer la sonde urinaire ?
- quand lever la patiente pour la première fois ?
- quand reprendre les boissons et l'alimentation ?
- faut-il administrer une thromboprophylaxie et selon quelles modalités ?

Surveillance postopératoire

Immédiate et en suites de couches

Lieu de la surveillance postopératoire immédiate

Comme le prévoient les articles D.6124-98 et D.6124-41 du Code de la santé publique, la surveillance postopératoire immédiate d'une patiente après césarienne urgente ou non effectuée sous anesthésie (locorégionale ou générale), doit se dérouler en SSPI. Il est recommandé que la localisation de cette SSPI où sont surveillées les césariennes permette une surveillance obstétricale rapprochée (accord professionnel). Dans le cas où les difficultés organisationnelles locales apparaîtraient insurmontables, il convient que la commission médicale d'établissement en soit saisie et que la direction informe l'agence régionale de santé (ARS) des solutions envisagées, dès lors qu'elles contreviennent au Code la santé publique (accord professionnel).

Modalités de la surveillance postopératoire immédiate

Chaque équipe médicale doit mettre en place une procédure de surveillance spécifique, comportant également les modalités d'appel en urgence de l'équipe médicale (accord professionnel). Cette surveillance doit être effectuée au minimum toutes les 30 minutes durant les 2 heures de surveillance post-partum (accord professionnel).

Elle consiste tout d'abord à vérifier la récupération physiologique immédiate des grandes fonctions après anesthésie, qu'il s'agisse d'une anesthésie locorégionale (rachianesthésie ou péridurale) ou générale. Les modalités de surveillance postanesthésique ne présentent pas de particularité dans le contexte obstétrical (conscience, constantes hémodynamiques et respiratoires, douleur, diurèse, température, bloc sensitivomoteur, volume des drains éventuels, etc.).

La surveillance obstétricale spécifique à la césarienne, doit être axée sur la prévention du risque d'hémorragie du post-partum (HPP). Elle doit donc porter sur l'abondance des saignements vaginaux extériorisés, le volume et la tonicité utérine, l'aspect de la paroi abdominale, ainsi que la vacuité vésicale en l'absence de sonde urinaire en place (accord professionnel). Le contrôle de la rétraction utérine est réalisé sous la responsabilité de l'obstétricien ayant réalisé la césarienne par un personnel expérimenté, de même que la surveillance des pertes sanguines. Le diagnostic d'HPP est facile en cas d'hémorragie extériorisée. Il est plus difficile en son absence (hémorragie intraabdominale). Les signes indirects (malaise, hypotension, etc.) revêtent alors toute leur importance, de même que la réalisation d'une échographie abdominopelvienne, idéalement effectuée au lit du patient en SSPI, afin d'orienter la prise en charge. Enfin, le volume des saignements extériorisés doit être quantifié (pesée des champs) et le compte rendu de la césarienne doit être immédiatement disponible (accord professionnel). Une surveillance périnéale peut également s'avérer utile en cas de césarienne réalisée après échec d'extraction instrumentale.

L'ensemble des informations recueillies doit être rapporté sur la fiche de surveillance postopératoire (accord professionnel). En cas d'hémorragie, l'usage d'une feuille de surveillance spécifique est recommandé, comme après un accouchement par voie basse (accord professionnel).

Pour effectuer cette surveillance, les infirmières de SSPI doivent donc être sensibilisées aux critères d'alerte justifiant l'appel en urgence de l'équipe obstétricale et de l'anesthésiste-réanimateur (accord professionnel) (tableau 6.1). L'élaboration d'un document d'aide au diagnostic peut ainsi s'avérer utile (accord professionnel).

Une fois la patiente transférée dans le service de suite de couches, elle doit pouvoir être surveillée selon un protocole spécifique, élaboré par l'équipe médicale de la structure concernée et comportant également les modalités

Tableau 6.1. Critères d'alerte lors de la surveillance postopératoire immédiate d'une césarienne en salle de surveillance postinterventionnelle.

Critères d'alerte lors de la surveillance immédiate postopératoire d'une césarienne	
Signes de choc	• Tachycardie >110/min • Hypotension artérielle • Pâleur cutanée • Sueurs • Sensation de soif • Malaise • Douleur mal calmée par les antalgiques • Trouble de la conscience ou confusion
Saignement vaginal anormal	• Saignement en jet • Évacuation de gros caillots • Protection remplie en moins de 15 minutes
Anomalie utérine	• Utérus trop volumineux • Utérus douloureux • Atonie utérine

d'appel de l'anesthésiste-réanimateur et de l'obstétricien (accord professionnel).

Le suivi en suite de couches comporte plusieurs axes de surveillance spécifiques liés à la césarienne portant sur : le risque hémorragique, la douleur, la surveillance de la cicatrice, la reprise du transit et de la miction et le risque thromboembolique (accord professionnel).

Risque hémorragique

Une anémie, définie comme un taux d'hémoglobine < 11 g/dL en période de post-partum précoce (soit dans les 8 premières semaines) est observée dans 14 à 50 % des cas dans les pays occidentaux et son incidence peut atteindre 80 % dans les pays en voie de développement [1]. Les facteurs de risque de l'anémie du post-partum incluent notamment la présence d'une anémie avant l'accouchement (son incidence peut être diminuée en cas d'administration de fer pendant la grossesse) et les pertes sanguines péri-opératoires. L'anémie du post-partum augmente l'incidence de l'asthénie, de la dyspnée, des palpitations, de la survenue d'une dépression, un affaiblissement des performances cognitives [1] (NP3). Une numération formule sanguine (NFS) ne doit être effectuée au cours des 48 premières heures après la césarienne qu'en cas de facteurs de risque (anémie prépartum et/ou hémorragie péripartum) (accord professionnel). En dehors de ce contexte, la NFS systématique n'est pas recommandée.

Douleur

Comme dans toute situation postopératoire, l'emploi d'une échelle visuelle analogique (EVA), numérique simple (ENS) ou verbale simple (EVS) est recommandé [2].

L'intensité de la douleur doit être rapportée au repos et au mouvement lors de chaque évaluation. Dans le cadre d'un programme de réhabilitation au sein duquel la mobilisation rapide de la patiente est un axe essentiel ; la prescription d'un traitement antalgique puissant et soulageant la douleur à la mobilisation est un gage de bonne acceptation et de succès [3] (accord professionnel).

Un protocole antalgique élaboré par l'ensemble de l'équipe médicale doit être disponible dans chaque établissement. Celui-ci est administré par voie orale dès les premières heures postopératoires après césarienne avec une efficacité au moins égale à celle de la voie intraveineuse [4] et ce dès la salle de réveil. Il inclut des médicaments administrés de façon systématique, comportant essentiellement une combinaison d'antalgiques de palier 1 [5] et la prescription d'un traitement de secours, non systématique (palier 2 ou 3) mis en œuvre si le score de douleur dépasse une valeur seuil, généralement fixée comme > 3/10 ou > 4/10) [6,7] (NP2). Un exemple de protocole antalgique est présenté dans l'encadré « Exemple de traitement antalgique et antiémétique postopératoire chez les patientes allaitantes ou non » (accord professionnel).

Exemple de traitement antalgique et antiémétique postopératoire chez les patientes allaitantes ou non

Traitement antalgique administré par voie orale

En systématique

- Paracétamol : 1 g × 4/j pendant 5 jours.
- Kétoprofène (Profénid®) 50 mg : 1 cp × 4/j pendant 3 jours (en l'absence de contre-indication : insuffisance rénale, allergie aspirine ou anti-inflammatoires non stéroïdiens [AINS], ulcère gastroduodénal).
- Néfopam (Acupan®) 20 mg : 2 ampoules sur 1 sucre × 4/j pendant 5 jours.

En cas de douleur persistante, ajouter

- Sulfate de morphine (Actiskenan®) 10 mg : 1 cp × 4 à 6/j si EVA ≥ 4.

Prophylaxie antiémétique postopératoire de secours intraveineuse ou par voie orale

- Ondansétron (Zophrem®) 4 mg : 1 inj. × 3/j (maximum) en IV lente ou 1 cp × 3/j (maximum) par voie orale pendant 24 h en cas de besoin.

Surveillance de la cicatrice

L'évaluation de la plaie (cicatrice de césarienne) a pour but de rechercher des signes faisant évoquer une infection, un hématome ou une déhiscence (accord professionnel). Les signes de surveillance sont donc locaux (écoulement, désunion, œdème, rougeur, chaleur) et généraux (fièvre, tachycardie, hypotension).

Selon les données issues d'une métaanalyse de 2015 basé sur les résultats de 12 essais contrôlés randomisés, la fermeture par surjet intradermique résorbable est associée à une réduction de 51 % des complications de plaie par rapport à la fermeture par agrafes (risque relatif RR = 0,49 (IC95 % : 0,28-0,87) [8] (NP1). Cette différence reste significative même lorsque les résultats sont stratifiés sur l'obésité (RR = 0,51 (IC95 % : 0,34-0,75). En cas de fermeture par agrafes, la question principale reste la date de leur retrait qui est variable de 3 à 10 jours dans les différents essais. En reprenant les essais inclus dans la métaanalyse de 2014 [8] et en ne conservant que ceux réalisant un retrait des agrafes après 7 jours, la différence entre les deux techniques semble être moins significative. Ceci est en accord avec les différents stades connus de cicatrisation décrits par Schultz [9] : hémostase (quelques heures), inflammation (24 heures à 7 jours), prolifération (1-3 semaines) et réparation (3 semaines à 3 mois) ; ainsi, un retrait des agrafes à partir de J7 est à privilégier (accord professionnel).

Nausées-vomissements

La recherche de nausées-vomissements fait partie intégrante de la gestion postopératoire après césarienne. Un traitement curatif antiémétique de secours pour la période postopératoire doit être prescrit de façon systématique [10]. Comme le montre la revue systématique de Kasemi-Kjelberg *et al.* en 2001 portant sur 7 essais randomisés, les antagonistes de la sérotonine (sétrons) sont supérieurs aux autres antiémétiques en traitement curatif des vomissements, plus efficaces en curatif qu'en préventif et, enfin, possèdent une efficacité identique quelle que soit la dose utilisée [11] (NP2). Un exemple de traitement antiémétique est présenté dans le tableau 6.1.

Recherche d'une thrombophlébite

La recherche d'une thrombose veineuse profonde se fait par palpation des mollets en recherchant une rougeur et une douleur, par évaluation du ballant des mollets et enfin par la manœuvre de Homans recherchant une douleur du mollet à la dorsiflexion du pied (accord professionnel). Le recours à une thromboprophylaxie sera discuté plus loin. Les recommandations internationales sont en revanche claires pour ne pas recommander la réalisation systématique d'une échographie Doppler des membres inférieurs pour dépister une thrombophlébite des membres inférieurs en période postopératoire [12] (grade A).

Évaluation de la gravité de la situation clinique

La détection d'une dégradation de la situation clinique n'est pas toujours simple car les signes sont le plus souvent incomplets, trompeurs et d'installation progressive [13,14]. Les études (hors contexte obstétrical) ont globalement confirmé la valeur prédictive positive d'une modification d'un score d'alerte précoce basé sur la surveillance des paramètres vitaux, bien que leur capacité à détecter

précocement la dégradation clinique ou la survenue d'un accident grave n'ait pas été formellement démontrée [15,16] (NP3).
Dans le contexte obstétrical, des études spécifiques ont utilisé des scores décrits en pathologie médicochirurgicale adulte et les ont adaptés à l'obstétrique. Le plus connu et utilisé, notamment au Royaume-Uni, le MEOWS (pour *modified early obstetric warning score*) a été étudié (tableau 6.2). Dans le cadre d'une étude publiée en 2012, 676 patientes ont été prospectivement suivies et le score MEOWS mesuré de façon régulière au devenir clinique des patientes. Globalement, le score MEOWS a une sensibilité de 89 %, une spécificité de 79 %, une valeur prédictive positive (VPP) de 39 % et une valeur prédictive négative de 98 % pour la détection de la survenue d'une morbidité (hémorragie, hypertension gravidique et suspicion d'infection) qui est présente dans 13 % des cas [17] (NP4). Dans une autre étude récente, les dossiers de soins de 55 patientes décédées en contexte obstétrical ont été repris rétrospectivement afin d'évaluer le potentiel préventif qu'aurait pu avoir la surveillance par un score MEOWS sur le pronostic. Dans 61 % des cas, les valeurs d'alarme fixées par le score ont été dépassées mais n'ont pas conduit à l'appel de renfort médical [18] (NP4). Ainsi, dès 2007,

Tableau 6.2. Le score MEOWS [17,19].

1. Le score MEOWS		
2. Mesure au moins toutes les 12 heures	3. Valeur « en zone rouge » 4. Appel immédiat si une seule valeur anormale	5. Valeur « en zone orange » 6. Appel immédiat si 2 valeurs anormales simultanées
7. Température (°C)	8. < 35 ou > 38	9. 35-36
10. Pression artérielle systolique (mmHg)	11. < 90 ou > 160	12. 150-160 ou 90-100
13. Pression artérielle diastolique (mmHg)	14. > 100	15. 90-100
16. Fréquence cardiaque (n/min)	17. < 40 ou > 120	18. 100-120 ou 40-50s
19. Fréquence respiratoire (n/min)	20. < 10 ou > 30	21. 21-30
22. SpO2 (%)	23. < 95	24. –
25. Score de douleur (EVA : 0-3)	26. –	27. 2-3
28. Réponse neurologique	29. Aucune réponse ou réponse uniquement à la douleur	30. Réponse à la voix seulement

le Royal College of Physicians (Royaume-Uni) propose la standardisation de la surveillance des signes vitaux, ceci grâce à une feuille de soins spécifique comportant les limites physiologiques des paramètres vitaux (permettant d'identifier les valeurs anormales justifiant d'un appel médical) et le calcul direct d'un score. Bien qu'il soit aujourd'hui impossible de formuler une recommandation forte quant à l'utilisation de ces scores en France, le déploiement d'une feuille de soins spécifique comportant les limites physiologiques des paramètres vitaux (permettant d'identifier les valeurs anormales justifiant un appel médical) avec le calcul direct d'un score de risque a probablement une valeur structurante pour la surveillance des patientes hospitalisées après césarienne [19] et peut constituer un critère d'amélioration de la qualité et de la sécurité dans les maternités (accord professionnel).

Surveillance postopératoire

Surveillance postopératoire immédiate

- En salle de surveillance postinterventionnelle.
- Procédure de surveillance spécifique.
- Surveillance des paramètres de récupération postanesthésique.
- Surveillance obstétricale ciblée sur le risque d'hémorragie du post-partum.

Surveillance postopératoire différée en suite de couches

Risque hémorragique

- NFS non systématique, seulement si facteur de risque d'hémorragie (anémie prépartum et/ou hémorragie péripartum).

Douleur

- Évaluation de la douleur par EVA ou ENS.
- Protocole antalgique *per os* associant une combinaison d'antalgiques de palier 1 systématique à des antalgiques de palier 2 ou 3 en cas d'EVA/ENS > 3/10 (cf. encadré page 159 « Exemple de traitement antalgique et antiémétique postopératoire chez les patientes allaitantes ou non »).

Cicatrice

- Privilégier un surjet intradermique plutôt que des agrafes.
- En cas d'agrafes, retrait après 7 jours.

Nausées-vomissement

- Prophylaxie peropératoire.
- Traitement curatif postopératoire.

Recherche thrombophlébite

- Évaluation clinique uniquement.

Surveillance de la gravité

- Promouvoir le développement d'une feuille de soins spécifique de surveillance comportant un score d'alerte.

Analgésie post-césarienne

Analgésie multimodale

La césarienne est une intervention chirurgicale génératrice d'une douleur qui peut être intense [2]. L'analgésie est considérée comme excellente (c'est-à-dire avec des scores EVA/ENS $\leq$ 3/10) par les patientes dans seulement 30 à 40 % des cas lorsqu'une analgésie postopératoire utilisant une analgésie contrôlée par le patient (PCA, pour *patient controlled analgesy*) intraveineuse de morphine est seule employée [20] (NP2).
Une analgésie multimodale est donc fréquemment utilisée, c'est-à-dire associant une combinaison de plusieurs antalgiques de classes pharmacologiques différentes [21] (avis d'expert) et ce dans toutes les chirurgies majeures [5] (accord professionnel). Les antalgiques non morphiniques sont utilisés de façon systématique et l'agent morphinique est administré à la demande en complément ; ceci permettant une réduction de la consommation de morphine [22] (NP1). De nombreux articles ont démontré l'efficacité des associations d'antalgiques et, en particulier, l'association d'un AINS et de morphine sur les scores douloureux et la consommation de morphine par rapport à un traitement utilisant un morphinique seul. Selon une métaanalyse regroupant 22 études randomisées, l'emploi d'un AINS permet de réduire de 30 à 50 % le besoin en morphine postopératoire et diminue ainsi le taux de nausées-vomissements de 30 %, et le risque de sédation de 29 % [23] (NP1).

Antalgiques de palier 1

- Le paracétamol permet une réduction de la consommation de morphine selon une métaanalyse de 10 essais randomisés mais cette réduction s'avère insuffisante à elle seule pour réduire le taux d'effets indésirables des morphiniques [24] (NP2). Cet effet peut cependant renforcer celui des AINS. Dans une étude randomisée [25] (NP2), l'adjonction de paracétamol au diclofénac (Voltarène®) réduit la consommation de morphine après césarienne de 38 %. Le transfert dans le lait est limité, responsable d'un ratio lait/plasma de 0,76 de telle sorte que moins de 0,1 % du paracétamol ingéré par la mère serait retrouvé dans 100 mL de lait [26,27] (NP4). Il est donc autorisé pendant l'allaitement.
- Plusieurs AINS ont été testés, apportant une efficacité comparable et dont l'emploi est utile après une césarienne (accord professionnel). Le kétoprofène (Profénid®), très utilisé en France et est le seul AINS pour lequel il existe une étude dose-réponse en post-césarienne, avec un effet plafond au-delà de 50 mg [28] (NP2). Le passage dans le lait des AINS est mineur et le kétoprofène y est indétectable. Les AINS sont donc compatibles avec l'allaitement [27, 29] (NP3). Bien qu'il y ait peu de données, il semble raisonnable d'éviter l'emploi des AINS après césarienne chez la patiente pré-éclamptique ou après hémorragie du post-partum, dès

lors que la pression artérielle reste instable, la diurèse insuffisante ou l'hémostase anormale (accord professionnel).

■ Le néfopam (Acupan®) a fait l'objet de peu d'études spécifiques concernant l'analgésie après césarienne. Les données discutées ici le sont donc par extrapolation de son utilisation non obstétricale. Le néfopam est utile comme adjuvant dans le cadre de l'analgésie multimodale et a permis de réduire la consommation de morphine dans plusieurs essais randomisés [30] (NP2), [31] (NP1). La dose maximum selon l'autorisation de mise sur le marché (AMM) est de 120 mg par jour par voie intraveineuse [32]. Du fait d'une biodisponibilité des ampoules ingérées par voie orale d'environ 40 % [33] (NP2), il faut doubler la dose unitaire en cas d'administration orale. Le néfopam passe dans le lait maternel mais la dose ingérée représente moins de 1 % de la dose maternelle [27,34] (NP3) et est donc compatible avec un allaitement maternel (AM).

■ La gabapentine est d'une efficacité analgésique controversée dans ce contexte avec des études contradictoires [35,36] (NP2). Son utilisation n'est donc pas recommandée.

Morphiniques

La morphine reste l'opiacé de référence en post-césarienne (accord professionnel). On distingue la morphine administrée par voie périmédullaire (intrathécale ou péridurale) et la morphine administrée par voie générale (voie orale privilégiée) au cours des premiers jours postopératoires.

■ Par voie périmédullaire, la morphine permet une analgésie puissante pouvant couvrir jusqu'à la 24e heure postopératoire selon une métaanalyse de 4 essais randomisés [37] (NP1). À la dose actuellement utilisée (dose $\leq$ 100 µg pour la voie intrathécale), elle n'expose pas à un risque respiratoire significatif, autorisant une surveillance usuelle (NP2).

■ Par voie systémique et en secours, elle peut être administrée dès lors que la douleur n'est plus soulagée par l'effet combiné de la morphine périmédullaire et les antalgiques de palier 1, y compris dans les 24 premières heures (accord professionnel). L'emploi systématique d'une analgésie multimodale de palier 1 pendant les premiers jours postopératoires réduit la consommation de morphine par voie générale et ainsi réduit le risque de survenue des effets indésirables morphiniques (NP1). En améliorant l'analgésie, elle favorise la mobilisation précoce (accord professionnel). Tous ces traitements sont compatibles avec l'allaitement et aucune modification n'est nécessaire chez la femme allaitante.

■ Les morphiniques autres que la morphine :

- le tramadol peut être utilisé chez la femme allaitante même s'il existe peu de données [27, 38] (accord professionnel) ;
- l'oxycodone est contre-indiquée après césarienne car le produit est excrété de façon significative dans le lait maternel et y est même concentré (rapport

lait/plasma 3,2/L) [39] (NP3). De plus, plusieurs cas de dépression respiratoire néonatale ont été rapportés [40] (NP2) ;

- la codéine représente un cas particulier puisque cette molécule est aujourd'hui contre-indiquée en cas d'allaitement en raison du risque de dépression respiratoire grave chez le nouveau-né [41] (NP4). Par ailleurs, l'Agence nationale de sécurité du médicament et des produits de santé (ANSM) confirme cette contre-indication en France en mentionnant en 2015 le rapport du Comité d'évaluation des risques en pharmacovigilance (PRAC, pour Pharmacovigilance Risk Assessment Committee) de l'Agence européenne des médicaments (AEM) [42] (avis d'expert).

Anesthésie locorégionale autre que périmédullaire

- Le *TAP block* (pour *transverse abdominis plane block*) est un bloc au cours duquel un anesthésique local est injecté entre le plan des muscles oblique interne et transverse (le plus souvent grâce à un repérage échographique), permettant d'obtenir une analgésie puissante au niveau de la paroi abdominale pendant 8 à 24 heures lorsqu'un produit de longue durée d'action est utilisé. Le *TAP block* a fait l'objet de métaanalyses récentes incluant 5 études confirmant la réduction des scores de douleur et de la consommation de morphine [43] (NP1). Ces études montrent de façon claire que l'emploi du *TAP block* est inutile si de la morphine intrathécale a été utilisée (NP2). Elle trouve donc sa place soit en remplacement de la morphine intrathécale, soit après anesthésie générale [44] (grade B).
- Si une infiltration pariétale est utilisée, l'injection est plutôt prépéritonéale [45] (NP2) et en infiltration continue, car une injection unique procure une durée courte d'analgésie et peu de réduction de la consommation de morphine selon une métaanalyse de 20 études randomisées [46] (NP1).
- On ne retient pas l'emploi de l'analgésie contrôlée par le patient (ACP) maintenue en postopératoire car, bien que puissante, elle est peu utilisée et rend la réhabilitation plus difficile (accord professionnel).

Analgésie post-césarienne

- Analgésie multimodale *per os*.
- Combinaison d'antalgiques de palier 1 en systématique pendant les premiers jours postopératoires.
- Efficacité prolongée postopératoire (24 heures) de la morphine administrée en anesthésie péridurale ou rachianesthésie lors de la césarienne.
- Morphinique en *per os* en cas de besoin.
- Anesthésie locorégionale autre que périmédullaire est utile en 2e intention ou en cas de césarienne sous anesthésie générale.

Gestion de la sonde vésicale

Position du problème

Le problème inhérent à l'ablation de la sonde vésicale est lié à une balance bénéfice-risque entre le risque de rétention urinaire *versus* le risque d'infection urinaire. Le taux de rétention urinaire varie beaucoup selon les études en raison de différences dans la définition, les traitements utilisés et les modalités de surveillance. Une rétention complète (absence d'émission d'urine) a été rapportée avec une fréquence allant jusqu'à 7 % des cas après césarienne ainsi que cela est détaillé dans le chapitre sur la rééducation périnéale (chapitre 10) [47] (NP4). La césarienne est en elle-même une intervention à risque de rétention, ce risque étant accru en cas de césarienne urgente réalisée au cours d'un travail long ou s'il y a eu une extraction instrumentale [48] (NP3).

Des facteurs anesthésiques participent à la modulation de l'incidence des rétentions postopératoires. Ceux-ci ont été décrits en détail dans une revue narrative de la littérature [49]. Les principaux retrouvés sont les opioïdes par voie systémique, le remplissage vasculaire, la rachianesthésie et les anesthésiques locaux de longue durée d'action tels que la bupivacaïne. La réduction du risque passe par celle de la dose de chaque composant et l'utilisation de la dose efficace la plus faible possible (accord professionnel).

À l'inverse, le maintien d'une sonde vésicale est associé à des inconvénients. D'une façon générale, plus des deux tiers des infections liées aux soins sont urinaires et chaque jour additionnel de maintien d'une sonde vésicale augmente le risque de survenue d'une bactériurie de 3 à 7 % [50]. Avec les pratiques françaises actuelles, le taux d'infection urinaire est de l'ordre de 1 à 2 % après césarienne [51] (NP3). La communication des taux d'infection urinaire et le rappel des recommandations à chaque équipe au sein d'un réseau de surveillance des infections nosocomiales peuvent permettre de réduire le risque d'infection de 52 % [51] (NP3).

Faut-il poser une sonde à demeure pour une césarienne ?

Une métaanalyse de 3 essais contrôlés randomisés portant sur une comparaison entre sondage à demeure (retirés à 12 à 24 heures après l'intervention) *versus* l'absence de sondage (miction préopératoire) a été publiée par la Cochrane en 2014 concernant les césariennes programmées ou en urgence [52] (NP2). Cette métaanalyse reprend les données de la métaanalyse plus ancienne qui incluait 2 études randomisées en y ajoutant une étude randomisée plus récente [53]. L'interprétation de ces résultats reste cependant très difficile car les essais, bien qu'ayant inclus un nombre satisfaisant de patientes (entre 75 et 210 par groupe), comportent un certain nombre de biais. Leur méthodologie ne comporte pas toujours de calcul du nombre de sujets nécessaires ; la définition de l'infection urinaire est parfois discutable (> 10.^{2} *Escherichia coli* et > 10.^{1} leucocytes dans l'étude de Nasr *et al.* [54]). Enfin, ils ont été réalisés dans des pays au système de soins différents de celui de la France (Égypte, Iran et Népal) conduisant à une validité externe discutable.

Ainsi, les résultats retrouvent en cas de sondage vésical à demeure une réduction du risque de rétention urinaire (RR = 0,06 [IC95 % ; 0,01-0,47]) mais une augmentation de délai avant la première miction (différence moyenne [DM] de 17 heures, [IC95 % ; 16,3-17.3]), du délai avant la déambulation (DM de 4,3 heures [IC95 % ; 1,4-7,3]) et une augmentation de la durée d'hospitalisation (DM de 0,6 jour [IC95 % ; 0,15-1,10]). Les 2 dernières variables sont cependant associées à une grande hétérogénéité entre les études. Aucune différence en matière d'infection urinaire n'a été ici retrouvée, malgré une forte tendance en faveur de l'absence de cathéter et ce en raison, encore une fois, d'une trop grande hétérogénéité entre les études. On notera enfin que, dans les groupes sans sondage, un resondage est finalement nécessaire en fin de césarienne dans 4 à 21 % des cas.

Dans cette même métaanalyse, une comparaison entre une sonde urinaire à demeure *versus* un sondage aller-retour a aussi été réalisée en cas de césarienne programmée [52] (NP2). Les données regroupées sont celles de 2 essais randomisés nigérians (175 patientes) [55] et écossais (50 patientes) [56]. Aucune différence entre les 2 techniques n'a pu être mise en évidence concernant toutes les issues étudiées (rétention, infection, durée d'hospitalisation, etc.) probablement par défaut d'effectif.

Outre ces éléments, il est important de mentionner que la décision de sondage vésical préopératoire, sonde qui sera laissée en place en peropératoire, se fonde principalement sur le risque de plaie vésicale chirurgicale.

Au final, la prise en charge de référence demeure le sondage vésical à demeure en début d'intervention, laissé en place pour toute la durée de la césarienne (accord professionnel)

Quand retirer la sonde vésicale à demeure ?

Très peu de données sont disponibles sur ce sujet. Une seule étude randomisée nigériane réalisée sur 200 césariennes programmées sous anesthésie générale a comparé un retrait de la sonde vésicale à demeure immédiatement à l'arrivée en SSPI et son maintien pendant 24 heures [55] (NP2). Aucune différence n'a été retrouvée entre les deux groupes : rétention ($p = 0{,}98$), ECBU positif ($p = 0{,}49$), durée d'hospitalisation ($p = 0{,}88$). Toujours concernant le moment de retrait de la sonde, une lettre à l'éditeur publiée dans le *British Journal of Obstetrics and Gynaecology* (BJOG) par Page *et al.* [57] indique qu'il existe des données prouvant que le sondage vésical à demeure d'une durée maximale de 12 heures n'augmente pas de manière significative le taux d'infection urinaire. Cependant, la référence associée à cette assertion est introuvable à ce jour dans la littérature.

Quelle surveillance une fois la sonde vésicale retirée ?

Cette partie a été traitée dans le chapitre sur la « rééducation périnéale et abdominale du post-partum » [47]. En synthèse, il est recommandé de vérifier la reprise mictionnelle dans les 4 à 6 heures suivant l'ablation de la sonde vésicale. Le médecin doit être averti en cas de rétention urinaire au-delà de 6 heures (grade C). L'utilisation d'un échographe peut être une aide au diagnostic de la RUPP (accord professionnel).

Synthèse

- La prise en charge de référence reste le sondage vésical à demeure avant la réalisation de la césarienne, maintenu pendant toute la durée de la césarienne (accord professionnel).
- On privilégiera dans la mesure du possible un retrait de la sonde vésicale avant la 12e heure (accord professionnel).
- Pour que cela soit rendu possible, une utilisation de doses de morphine les plus faibles possible et un remplissage vasculaire parcimonieux sont à privilégier (accord professionnel).
- Il est recommandé de vérifier la reprise mictionnelle dans les 4 à 6 heures suivant l'ablation de la sonde vésicale. Le médecin doit être averti en cas de rétention urinaire au-delà de 6 heures (grade C). L'utilisation d'un échographe peut être une aide au diagnostic de la RUPP (accord professionnel).

Lever et déambulation précoce

Après une césarienne, le risque thromboembolique est estimé à environ 5 pour 1 000 (IC95 % ; 0,1 %-2,8 %) [58] (NP2). Bien qu'il n'existe pas d'essais contrôlés randomisés pour prouver le bénéfice de la mobilisation postopératoire dans la réduction des accidents thromboemboliques, celle-ci a tout de même été suggérée comme stratégie de prévention, basée en grande partie sur le fait que l'immobilisme des patients est un facteur de risque bien connu de maladie thromboembolique (OR = 7,7 [IC95 % ; 3,2-19]) [59] (NP3). Malgré le manque de preuves, les directives cliniques américaines pour la prévention de la maladie thromboembolique soulignent que la mobilisation est un élément clé de la prophylaxie et la seule mesure nécessaire prophylactique pour les patients à bas risque [60]. En effet, au vu des bénéfices escomptés en matière de reprise des activités et de prévention des accidents thromboemboliques, un lever précoce dès le premier jour (voire plus précocement, dès la 6e-8e heure) postopératoire avec aide de l'équipe soignante est conseillé et encouragé (accord professionnel). La déambulation doit être programmée avec des conditions d'analgésie efficaces (accord professionnel). Dès le 2e jour, la patiente doit être encouragée à marcher sans assistance (accord professionnel).

Synthèse

- Un lever précoce dès le premier jour (voire plus précocement, dès la 6e-8e heure) postopératoire avec aide de l'équipe soignante est conseillé et encouragé (accord professionnel).
- Dès le 2e jour, la patiente doit être encouragée à marcher sans assistance (accord professionnel).

Reprise de l'alimentation, des boissons et place des antiémétiques

Alimentation et boissons

La métaanalyse de la Cochrane, publiée en 2002, inclut 6 essais contrôlés randomisés de petite taille (de 22 à 109 patientes par groupe selon les essais) comparant une alimentation liquide et solide précoce (à 6-8 heures de la chirurgie) *versus* retardée (après 24 heures ou après la reprise des gaz) après une césarienne [61] (NP2). Les résultats montrent qu'une reprise précoce des boissons/aliments est associée à une réduction du délai de prise du premier repas (– 7,2 heures [IC95 % : – 13,3 ; – 1,1]), une réduction du délai à la reprise des bruits hydroaériques (– 4,3 heures [IC95 % : – 6,8 ; – 1,8]), une réduction de la durée d'hospitalisation chez les patientes opérées avec anesthésie péridurale (– 0,8 jour ; [IC95 % : – 1,4 ; – 0,1]) et une tendance non significative à la réduction de la distension abdominale (RR = 0,78 [IC95 % : 0,55-1,1]). Aucune différence n'a été retrouvée concernant les nausées, les vomissements, le délai avant la reprise des gaz/selles, la survenue d'un iléus paralytique ou la consommation d'antalgiques.

Depuis ces études, plusieurs publications ont évalué différents aspects de la reprise précoce alimentaire/boissons, que ce soit sur la satisfaction des patientes, la réduction du coût ou la reprise des activités habituelles.

En cas d'anesthésie générale, 3 essais randomisés plus récents ont comparé la reprise précoce ou différée de l'alimentation et des boissons en cas de césarienne sous anesthésie générale [62-64]. Tous ont montré une réadaptation plus rapide des patientes en cas de reprise alimentaire précoce, ainsi qu'une augmentation de la satisfaction des patientes.

En cas de césarienne sous anesthésie locorégionale, les résultats issus d'un essai contrôlé randomisé multicentrique pakistanais ayant inclus 1 174 patientes sont eux aussi en faveur d'une reprise précoce de l'alimentation (H4) et des boissons (H2) [65] (NP1). La satisfaction des patientes est, elle aussi, augmentée (48,2 % *versus* 34,4 % ; $p < 0,05$) [65] (NP1).

Enfin, un protocole encore plus rapide de réalimentation a été proposé par Teoh *et al.* dans un essai contrôlé randomisé sur 196 patientes recevant une boisson claire dès la 30e minute postopératoire complétée par une reprise de l'alimentation dès la 2e heure postopératoire *versus* aucune alimentation solide ou liquide avant la

2e heure postopératoire en cas de césarienne sous anesthésie locorégionale [66] (NP2). Les résultats semblent encore très en faveur de la reprise alimentaire rapide avec une réduction des nausées (10,2 % *versus* 2 % ; p < 0,05), une déambulation plus précoce (23,1 heures versus 27,4 heures ; p < 0,001) et une satisfaction des patientes augmentée (90 % versus 60 % ; p < 0,001) (NP2). Même si l'état de santé des patientes leur permet d'être prêtes à sortir de l'hôpital plus tôt dans le groupe réalimentation rapide (44,3 heures *versus* 62 heures ; p < 0,001), aucune différence n'est au final observée concernant la date de sortie effective des patientes (68 heures *versus* 69,4 heures ; p > 0,05).
Du fait d'une réalimentation liquide et solide très précoce, l'apport liquidien prolongé par voie intraveineuse n'est plus justifié (avis d'experts). Il n'est pas non plus justifié, au-delà de deux heures, en raison de l'administration d'ocytociques (voir ci-dessus « Gestion de la sonde vésicale »). Cependant, une voie veineuse périphérique maintenue pour des raisons de sécurité pendant 24 heures est recommandée (avis d'experts).

☑ *Synthèse*

- **Une réalimentation précoce (reprise des boissons dès la 2e heure, de l'alimentation légère dès la 48e heure, suivi de repas complets à partir du 2-3e repas) après une césarienne programmée ou en urgence, qu'elle soit réalisée sous anesthésie locorégionale ou anesthésie générale, est recommandée (grade B) car elle est non seulement bien tolérée mais elle accélère en plus la reprise du transit, réduit la durée d'hospitalisation et augmente la satisfaction maternelle par rapport à une réalimentation retardée (NP2).**
- **Dans ces conditions, des apports liquidiens par perfusion intraveineuse ne sont plus nécessaires (accord professionnel).**
- **Il est recommandé de maintenir une voie veineuse périphérique pendant 24 heures comme élément de sécurité (accord professionnel).**

Chewing-gum

Plusieurs études initialement réalisées en chirurgie générale puis en obstétrique, ont évalué l'intérêt de mâcher du chewing-gum pendant 30 à 60 minutes 3 fois par jour *versus* un groupe de contrôle sans traitement afin de stimuler la motilité gastro-intestinale. Les résultats de 8 essais contrôlés randomisés en obstétrique sont présentés dans 2 métaanalyses récentes. Les résultats sont tous en faveur de l'emploi du chewing-gum, avec une réduction significative du délai d'apparition des bruits hydro-aériques (– 3,6 heures [IC95 % :– 6,4 à -0,8]), du temps pour émettre les premiers gaz (– 6,4 heures [IC95 % : – 7,6 à – 5,3]), du temps pour émettre les premières selles (– 6,6 heures [IC95 % : – 10,1 à – 3,1]), de la durée d'hospitalisation (– 5,9 heures [IC95 % : – 9,4 à – 2,5]) [67] (NP2) et une réduction par 3 du taux d'iléus postopératoire (OR = 0,36 [IC95 % : 0,2-0,7]) [68] (NP2). Cependant, la plupart de ces essais présentent un certain nombre de problèmes méthodologiques, avec parfois un nombre réduit de patientes inclus (de 20 à 200 patientes par groupes), une randomisation pas toujours en aveugle et une évaluation des issues rarement en aveugle. Ceci aboutit donc à une grande hétérogénéité dans les résultats des études conduisant donc à pondérer l'interprétation des métaanalyses ainsi que leurs conclusions. Seule la réduction de l'iléus postopératoire observée n'est pas associée à une hétérogénéité entre les études et peut donc être retenue comme résultat pertinent. Parmi les essais inclus dans les deux métaanalyses, celui de Shang *et al.* [69] (NP2) est celui qui comporte le moins de biais et dont les résultats sont les plus solides. Pour cette étude, les patientes ont mâché du chewing-gum pendant au moins 30 minutes, 3 fois par jour et ce immédiatement après la césarienne, à l'arrivée en SSPI. Outre la réduction de l'iléus, il retrouve aussi une réduction du délai d'apparition des bruits hydro-aériques (18,2 heures *versus* 23,2 heures ; $p < 0{,}01$) et du temps pour émettre les premiers gaz (34,6 heures *versus* 39,9 heures ; $p < 0{,}01$). En revanche, aucune réduction de la durée d'hospitalisation n'est constatée dans cet essai (4,9 jours *versus* 4,9 jours). Dans cette étude, la reprise alimentaire n'est réalisée qu'après l'émission de gaz (reprise traditionnelle de l'alimentation). Il n'est pas réalisé, dans cette étude ni dans aucune autre, d'ailleurs, de comparaison entre réalimentation précoce et chewing-gum.

Synthèse

- Le fait de mâcher du chewing-gum en post-césarienne immédiate pendant au moins 30 minutes 3 fois par jour, permet une réduction du risque d'iléus paralytique et une reprise du transit plus précoce (NP2).
- En revanche, aucun impact n'est observé concernant la durée d'hospitalisation (NP2).
- Ainsi, cette stratégie de prise en charge ne peut pas, à ce jour, encore être recommandée de façon systématique (accord professionnel).

Prévention et traitement antiémétique

La prévention antiémétique systématique en cours d'intervention est indispensable car il est illusoire de vouloir promouvoir une reprise précoce de l'alimentation si la patiente souffre de nausées-vomissements per- et/ou postopératoires. Plusieurs études ont montré l'efficacité de la prophylaxie médicamenteuse des nausées et vomissements postopératoires dans le contexte de la césarienne et ont été regroupées en une métaanalyse récente [70]. Un autre essai randomisé sur 300 patientes publié en 2013 a comparé 3 attitudes de prévention antiémétique en per-césarienne : aucun traitement *versus* monothérapie (métoclopramide) *versus* bithérapie (métoclopramide + ondansétron). Les résultats retrouvent une efficacité supérieure de la monothérapie ou de la bithérapie par rapport au placebo sur les nausées et les vomissements postopératoires. La bithérapie réduit significativement le besoin en antiémétique de secours par rapport à la monothérapie ($p < 0,001$) [71] (NP1). Ainsi, une bithérapie systématique antiémétique peropératoire est plus efficace qu'une monothérapie et doit donc être employée systématiquement (grade A).

☑ **Synthèse**

Une prévention antiémétique systématique en cours de césarienne par une bithérapie médicamenteuse est recommandée (grade A).

Prévention de la maladie thromboembolique veineuse

Épidémiologie

La maladie thromboembolique veineuse (MTEV) comprend les thromboses veineuses profondes (TVP) et l'embolie pulmonaire (EP) cruorique. Le Comité national d'experts sur la mortalité maternelle (CNEMM) insiste dans son dernier rapport (2007-2009) sur la place croissante que prend la maladie thromboembolique dans les causes de mortalité directe, avec un passage de la 3e place dans les rapports de 2001-2003 et 2004-2006, à la 2e place derrière l'hémorragie obstétricale [72]. On notera cependant que les valeurs absolues de l'incidence de la MTEV obstétricale sont extrêmement faibles chez les patientes en bonne santé et sans facteur de risque additionnel [73].

En effet, l'incidence de la MTEV est estimée entre 0,5 et 3 pour 1 000 grossesses, ce qui correspond à une augmentation de plus de 20 fois l'incidence rencontrée dans une population non enceinte [74-77] (NP2). Les TVP semblent survenir plutôt (2/3) en antépartum, alors que les EP semblent aussi (ou plus) fréquentes en post-partum qu'en antépartum [74,78] (NP2). Concernant l'évolution du risque au cours de la grossesse, 3 publications récentes issues de cohorte en population semblent constater un risque accru en fin de grossesse et durant les 12 semaines en post-partum (essentiellement durant les 6 premières semaines post-partum) [79-81] (NP3).

Lorsque l'on s'intéresse plus spécifiquement à la césarienne élective, il s'agit d'un événement obstétrical qui, selon la littérature, est associé à un risque assez modéré de MTEV, variant de 0,3 à 0,5 % [59,60,82-85] (NP3).

Données de la littérature et notion de risque

Toutes les sociétés savantes s'entendent pour affirmer que l'indication de traitement des patientes doit reposer sur une évaluation précise des différents facteurs de risque de MTEV. Ces facteurs de risque sont multiples, à la fois maternels et obstétricaux : antécédents personnels (MTEV, thrombophilie, maladie chronique thrombogène, etc.), caractéristiques maternelles (âge, tabac, indice de masse corporelle [IMC], parité, etc.), complications de la grossesse (grossesse multiple, prééclampsie, retard de croissance intra-utérin [RCIU], prématurité, anomalies placentaires, alitement, etc.), complications de l'accouchement (césarienne, hémorragie du post-partum, etc.).

Nous avons donc comparé les différentes indications de traitement en cas de césarienne élective ou de césarienne en urgence selon les principales sociétés savantes : Royal College of Obstetricians and Gynaecologists (RCOG) en 2015 [86], Society of Obstetricians and Gynaecologists of Canada (SOGC) en 2014 [87], American College of Chest Physicians (ACCP) en 2012 [60], American College of Obstetricians and Gynecologists (ACOG) en 2011 [88], National Institute for Health and Clinical Excellence (NICE) en 2010 [89], Société française d'anesthésie et de réanimation (SFAR) en 2005 [78].

Les recommandations les plus récentes de la SOGC et de l'ACCP s'entendent sur plusieurs points concernant les indications de traitement [60,87]. Bien que le risque de MTEV soit augmenté par comparaison avec le risque de base, celui-ci n'en demeure pas moins faible pendant la grossesse ; de plus, l'HBPM ne constitue pas non plus un médicament exempt de risques. On peut en effet identifier 2 sources principales de complications liées à l'anticoagulation prophylactique post-partum : la survenue d'une thrombopénie induite par l'héparine et le risque de complications hémorragique. Dans le contexte de la césarienne et du traitement prophylactique par HBPM, on peut estimer le risque de thrombopénie induite par l'héparine (TIH) à 0,01 % et celui d'hémorragie entre 2 % [90] et 4,5 % [91].

Ainsi, la difficulté consiste à évaluer le rapport bénéfice/risque, dans le cadre de la pratique clinique, entre le risque absolu faible de MTEV et le risque d'effets indésirables associés à la thromboprophylaxie. La détermination d'un niveau raisonnable de risque absolu de MTEV permettant de recommander la mise en œuvre d'une thromboprophylaxie est donc un point essentiel. La plupart des spécialistes s'entendent pour affirmer que les femmes enceintes exposées à un risque absolu de MTEV se situant au-delà de 10 % doivent recevoir une thromboprophylaxie, tandis que celles qui sont exposées à un risque estimé de throboembolie veineuse (TEV) inférieur à 1 % peuvent ne pas en recevoir. Lorsque le risque se situe entre 1 % et 10 %, la décision de prescrire une thromboprophylaxie dépend de l'ampleur du risque de TEV, des conséquences associées à la présence d'une TVP ou d'une EP, des risques associés à la thromboprophylaxie et des préférences de la patiente et du médecin. La SOGC en 2014 (tout comme la SFAR en 2005) recommande la mise en route d'un traitement dès que le risque de MTEV dépasse 1 % alors que l'ACCP suggère plutôt un seuil de 3 %.

Comme l'ACCP, une thromboprophylaxie mise en œuvre en post-partum (dès un risque de MTEV > 3 %) nous semble être en accord avec le bénéfice et le risque de ce traitement (accord professionnel).

Considérant que le risque basal thromboembolique lors d'une césarienne élective est de l'ordre de 3 pour 1 000 et que l'indication de traitement anticoagulant est posée pour tout risque supérieur à 3 %, il devient important de connaître le facteur multiplicatif de risque que représentent toutes les causes de risque surajouté. Pour chaque facteur de risque surajouté, leur rôle aggravant se mesure par l'*odds ratio* (OR, facteur multiplicatif de risque ou rapport des cotes). Par exemple, si le taux basal d'un événement est d'1 %, la présence d'un facteur surajouté avec un OR à 3 traduit le fait que le risque réel est de 3 %. Si dans ce cas, un facteur de risque supplémentaire existe et qu'il est associé à un OR égal à 2, alors le risque final de survenue de l'événement devient égal à 6 %.
Dans le cadre de l'obstétrique, ces facteurs ont été largement étudiés et sont résumés dans le tableau 6.3. On considérera donc la nécessité d'un traitement quand l'OR est supérieur à 10 (faisant passer un risque basal de 3 pour 1 000 pour une césarienne élective, à plus de 3 %) :

- certains d'entre eux, tels qu'un antécédent thromboembolique (OR > 20) sont d'une telle force qu'ils nécessitent d'emblée, quel que soit le mode d'accouchement, un traitement prophylactique ;
- en revanche, la plupart des autres facteurs connus sont dits « mineurs » c'est-à-dire associés à un OR faible, généralement de l'ordre de 2 à 3 et toujours inférieur à 10. Tous ces facteurs de risques mineurs sont présentés dans le tableau 6.3. Ainsi, 2 facteurs de risque mineurs dans le cadre d'une césarienne élective (programmée) sont requis pour que le risque devienne significatif (c'est-à-dire justifie un traitement). En d'autres termes, une césarienne programmée nécessitera la présence de 2 autres facteurs mineurs pour indiquer une anticoagulation préventive alors que la césarienne en urgence ne nécessitera qu'un seul facteur de risque mineur additionnel pour indiquer une anticoagulation (le caractère d'urgence de la césarienne étant en soi un facteur mineur).

Intérêt de la prophylaxie antithrombotique mécanique

Parmi les méthodes mécaniques de thromboprophylaxie, on trouve essentiellement 2 types de dispositifs : les bas de contention ou bas antithrombose (BAT) et les systèmes de compression pneumatique intermittente (CPI).
Les données issues de la littérature concernant l'utilisation de méthodes mécaniques de thromboprophylaxie ne sont pas issues de populations obstétricales, mais proviennent de données postopératoires de chirurgie abdominopelvienne, orthopédique ou cardiaque.
La métaanalyse de la Cochrane en 2010 [92], réactualisée en 2014 [93] (NP1) par l'ajout d'un essai randomisé chinois de 2009 en orthopédie, porte essentiellement sur des études publiées entre 1971 et 1996 sur des patients à haut risque thrombotique. Elle retrouve une efficacité des BAT utilisés seuls ou en combinaison avec une thromboprophylaxie médicamenteuse dans la prévention de survenue de

Tableau 6.3. Tableau simplifié décrivant les odds ratios (rapport des cotes) pour les principaux facteurs de risque de thrombose rencontrés lors de la césarienne (modifié d'après les recommandations de l'ACCP de 2012, du RCOG de 2015, de la SOGC de 2014 et de la SFAR de 2005) [60,78,86,87].

Facteur de risque	*Odds ratio* ajusté
Facteurs de risque majeur (OR > 10)	
Antécédent thromboembolique avec ou sans thrombophilie sous-jacente	>20
Thrombophilie asymptomatique à haut risque*	>20
Syndrome des antiphospholipides symptomatique	> 20
Immobilité prolongée et complète	11
Hémorragie du post-partum nécessitant un acte chirurgical	12
Facteurs de risque mineurs (OR < 10)	
Age > 35 ans	1,4
Obésité (IMC > 30) ou poids > 120 kg	4
Parité > 3	2
Tabagisme (> 10 cigarettes/j avant la grossesse ou tabagisme persistant	3
pendant la grossesse)	2
Varices importantes	4
Drépanocytose	7
Cardiopathie majeure	8
Lupus érythémateux disséminé	4
Maladie inflammatoire de l'intestin	3
Thrombophilie asymptomatique à bas risque**	3
Anémie pendant la grossesse ou hémorragie pendant la grossesse	4
Grossesse obtenue par PMA	3
Prééclampsie	4
Prééclampsie grave ou avec RCIU	4
Grossesse multiple	3
Accouchement prématuré < 37 SA	3
Césarienne urgente	3
Hémorragie grave du post-partum (saignement > 1 L et/ou transfusion)	4
Infection du post-partum	

* Thrombophilie asymptomatique à haut risque : déficit en antithrombine, mutation du facteur V Leiden homozygote, mutation de la prothrombine G202010A homozygote, déficit combiné.

** Thrombophilie asymptomatique à bas risque : mutation du facteur V Leiden hétérozygote, mutation de la prothrombine G202010A hétérozygote, déficit en protéine C, déficit en protéine S.

TVP, OR de 0,38 (IC95 % ; 0,29-0,50) et de 0,25 (IC95 % ; 0,17-0,36) respectivement comparativement à l'absence de BAT. Ces BAT sont mis en place la veille ou le jour de la chirurgie et gardés jusqu'à la sortie de l'hôpital ou jusqu'à ce que le patient soit entièrement mobile.

De même, dans une revue systématique sur la prévention de la MTEV en post-opératoire de chirurgie gynécologique, Clarke-Pearson et Abaid (2012) montrent que les CPI se révèlent efficaces (en prévention des TVP) lorsqu'elles sont maintenues en place pendant 5 jours ou jusqu'à la sortie d'hospitalisation ; toutefois,

elles ne sont d'aucune utilité lorsqu'elles sont retirées le jour suivant la chirurgie [94] (NP2).
Ainsi, pour toute césarienne, une thromboprophylaxie systématique par BAT mis le jour de l'intervention et à garder pour une durée d'au moins 7 jours est recommandée (accord professionnel), avec ou sans l'adjonction d'HBPM selon l'existence de facteurs de risques associés.

Durée des médicaments antithrombotiques

Un autre point de discorde dans la littérature reste la durée de traitement qui varie de quelques jours pour la SOGC et l'ACCP jusqu'à 6 à 8 semaines pour la SFAR. Certains auteurs estiment que le risque de MTEV en post-partum est maximal jusqu'à la reprise d'une déambulation de la patiente ; d'autres choisissent le seuil de 3 semaines selon une étude prospective nationale de cohorte ayant inclus 1 million de patientes [79] (NP2) ; enfin, d'autres estiment que le risque est augmenté jusqu'à 6-8 semaines, délai nécessaire à la disparition des modifications de la coagulation induites par la grossesse. Cette notion s'est trouvée confortée récemment par une étude de cohorte montrant que le risque thromboembolique devient proche de celui d'une femme non enceinte à partir de 12 semaines (celui-ci étant déjà fortement réduit après 6 semaines) [81] (NP2). Ainsi, chez les patientes ayant un facteur de risque majeur de thrombose, une anticoagulation pendant 6 semaines est habituellement prescrite. Cependant, cette durée est probablement excessive lorsque le niveau du risque est plus faible. Par analogie avec la chirurgie digestive non carcinologique, une durée de traitement de 7 à 14 jours peut être proposée (accord professionnel). Enfin, pour les rares patientes à très haut risque thrombogène nécessitant une longue durée de traitement anticoagulant, le relais par une antivitamine K est possible, y compris chez la femme qui allaite avec la warfarine (Coumadine®) ou l'acénocoumarol (Sintrom®) [60].

Héparine de bas poids moléculaire (HBPM) ou héparine non fractionnée (HNF)

En matière d'efficacité, peu d'études ont comparé HNF et HBPM en prophylaxie après césarienne et aucune ne suggère une efficacité différente (OR : 0,33 [IC95 % ; 0,01-7,99]) [95] (NP2). En revanche, les HNF semblent être associés à une plus grande fréquence d'accidents hémorragiques maternels qu'en l'absence de traitement (OR : 5,03 [IC95 % ; 2,49-10,18] [96] (NP2) et être plus fréquemment responsables d'hémorragie que les HBPM (OR : 3,57 [IC95 % ; 1,89-6,67]) [97] (NP2). Concernant l'allaitement chez les patientes sous HNF ou HBPM, celui-ci peut être mené en toute sécurité [98]. Ainsi, en raison de leur profil amélioré en matière d'effets indésirables et de la facilité de leur administration, les HBPM sont recommandées en prophylaxie par rapport à l'HNF chez les femmes enceintes après césarienne (accord professionnel).

Quelle HBPM choisir ? À quelle dose ? Problématique de l'obésité

Aucune différence entre les différentes molécules d'HBPM (énoxaparine, daltéparine, tinzaparine) en matière d'efficacité clinique n'est observable [99] (NP3).
Concernant les doses d'HBPM, plusieurs dosages concernant l'énoxaparine existent (20 mg ou 40 mg). Aucune étude n'a directement comparé ces deux différentes doses de prophylaxie anticoagulante ; la dose optimale est ainsi inconnue [60]. En revanche, la plupart des recommandations des sociétés savantes internationales préconisent la dose de 40 mg [60,86,87] : il semble plus simple et plus cohérent de considérer que la dose préventive de l'énoxaparine est de 40 mg/jour.
En revanche, chez les patientes obèses, il est rapporté que les doses usuelles d'énoxaparine (40 mg) sont insuffisantes en matière d'efficacité anticoagulante et qu'une adaptation est donc nécessaire [100] (NP3). Basé sur ces résultats, le RCOG dans ses recommandations de 2015 préconise une adaptation de la dose préventive d'HBPM selon le poids des patientes au moment du traitement [86]. Nous reprenons dans le tableau 6.4, l'adaptation de dose d'HBPM selon le poids, suggérée par le RCOG. Au vu des données de la littérature, nous estimons que cette adaptation peut être recommandée (grade C).
Enfin, en matière d'AMM, il n'en existe pas de spécifique pour le contexte obstétrical, même après une césarienne. En revanche, pour toutes les HBPM, les recommandations des résumés des caractéristiques des produits « s'appliquent en règle générale aux interventions chirurgicales effectuées sous anesthésie générale ». On peut donc considérer que la césarienne sous anesthésie générale entre dans le cadre de l'AMM des HBPM. Ceci n'exclut cependant pas d'utiliser les HBPM dans les autres circonstances.

Tableau 6.4. Suggestion d'adaptation des doses préventives d'HBPM selon le poids des patientes et selon des recommandations du RCOG [86].

Poids de la patiente	Énoxaparine (Lovenox®)	Daltéparine (Fragmine®)	Tinzaparine (Innohep®)
< 50 kg	20 mg/j	2 500 UI/j	3 500 UI/j
50-90 kg	40 mg/j	5 000 UI/j	4 500 UI/j
91-130 kg	60 mg/j*	7 500 UI/j	7 000 UI/j*
131-170 kg	80 mg/j*	10 000 UI/j	9 000 UI/j*
> 170 kg	0,6 mg/kg/j*	75 UI/kg/j	75 UI/kg/j*

* La dose peut être donnée en deux injections.

Synthèse

- Le risque de MTEV est augmenté en post-partum par rapport à la grossesse et après une césarienne par rapport à un accouchement par voie basse (NP1).
- Traitement :
  - en cas de césarienne en urgence sans facteur de risque mineur additionnel, une thromboprophylaxie par BAT seule est recommandée pour 7 à 14 jours (accord professionnel) ;
  - en cas de césarienne en urgence avec présence d'un facteur de risque mineur supplémentaire (conduisant à un OR cumulé supérieur à 10), une thromboprophylaxie par BAT + HBPM à dose préventive pour une durée de 7 à 14 jours est recommandée (accord professionnel) ;
  - en cas de césarienne élective avec ou sans facteur de risque mineur supplémentaire, une thromboprophylaxie par BAT pour une durée de 7 à 14 jours est recommandée (accord professionnel) ;
  - en cas de césarienne élective avec présence de 2 facteurs de risque mineurs supplémentaires (conduisant à un OR cumulé supérieur à 10), une thromboprophylaxie par BAT + HBPM à dose préventive pour une durée de 7 à 14 jours est recommandée (accord professionnel) ;
  - dans toutes les situations, la présence de facteurs de risque supplémentaires peut conduire à une prolongation de durée de cette prophylaxie pharmacologique jusqu'à 6 semaines (accord professionnel).
- L'emploi des HBPM est supérieur à celui des HNF.
- Une adaptation des doses préventives d'HBPM selon le poids est recommandée chez les patientes obèses (grade C).

Réhabilitation postopératoire après césarienne

Les césariennes, qui concernent 1 naissance sur 5 en France, [101] sont effectuées dans la très grande majorité des cas sous rachianesthésie ou anesthésie péridurale (93 % des cas) [102], laissant la patiente éveillée et apportant ainsi une certaine simplification de la surveillance postopératoire immédiate en ayant évité les conséquences de l'anesthésie générale. De plus, les avancées de la technique opératoire diminuent également le caractère invasif de la procédure en réduisant la durée opératoire et en simplifiant la technique chirurgicale [102]. Cette simplification des différents composants du processus postopératoire visant à accélérer la convalescence des patients est regroupée sous le terme de « récupération rapide après chirurgie » (RRAC), souvent aussi appelée « réhabilitation postopératoire précoce » (équivalent des termes anglosaxons *fast-track surgery* ou *enhanced recovery after surgery* [ERAS]). Ce concept s'applique particulièrement bien à la césarienne [103]. La réhabilitation précoce post-césarienne a donc pour but de réduire le délai de reprise d'autonomie et d'accélérer la récupération physiologique, permettant également de faciliter le lien mère-enfant. Elle s'applique typiquement à la situation de la césarienne élective mais les éléments qui la composent peuvent tout autant être utilisés dans le cadre des césariennes urgentes sans complication maternelle. Une conséquence évidente de la mise en œuvre de ce programme de soins accélérant la récupération physiologique peut être trouvée dans la réduction de la durée des séjours hospitaliers. Dans plusieurs études récentes, dont l'une réalisée au Royaume-Uni, c'est-à-dire dans des conditions médicosociales proches de celles de notre pays, les auteurs montrent une augmentation du pourcentage de patientes pouvant sortir de l'hôpital le lendemain de la césarienne de 1 à 25 % au cours des 3 années suivant la mise en place du programme [104] (NP3).

Cet effet serait également appréciable sur le plan médicoéconomique, même si la réduction de la durée de séjour n'est pas la motivation principale du professionnel de santé. Le programme national de raccourcissement de la durée de séjour en obstétrique (programme PRADO, programme d'accompagnement du retour à domicile) a été mis en place par la Caisse nationale de l'assurance maladie des travailleurs salariés (CNAMTS) à la suite des recommandations de la HAS qui considèrent une sortie précoce après césarienne comme survenant au cours des 96 premières heures [105]. Si le séjour hospitalier se raccourcit, la qualité des soins ne doit pas en être affectée. Certains aspects de la prise en charge (soins au nouveau-né, soins de cicatrice) sont transférés vers une prise en charge extrahospitalière, de telle sorte que le programme de réhabilitation doit s'accompagner d'un renforcement des liens avec les professionnels de ville (communication, aspects médicaux, formation, etc.). Cette réflexion met en évidence le fait que la réhabilitation postopératoire, bien que centrée sur les aspects maternels, doit inclure les exigences des soins au nouveau-né : la place des pédiatres et des sages-femmes (hôpital et ville) est à envisager dès la mise en œuvre d'un tel programme.

Il n'existe pour l'instant pas d'étude ayant démontré l'efficacité d'un programme de RRAC après césarienne. Cependant, les données obtenues, surtout en chirurgie abdominale [106], mais également urologique [107], gynécologique [108] et orthopédique [109] sont suffisamment convaincantes et homogènes pour en recommander le déploiement en obstétrique (accord professionnel).

☑ Synthèse

La mise en œuvre d'un programme de réhabilitation précoce pourrait présenter un intérêt après césarienne afin d'accélérer et d'améliorer la récupération post-césarienne des patientes (accord professionnel).

Références

[1] Milman N. Postpartum anemia I: definition, prevalence, causes, and consequences. Ann Hematol 2011;90:1247-53.

[2] Société française d'anesthésie et de réanimation (SFAR). Prise en charge de la douleur postopératoire chez l'adulte et l'enfant. Conférence de consensus, 1997.

[3] Kehlet H, Dahl JB. Assessment of postoperative pain–need for action! Pain 2011;152:1699-700.
[4] Davis KM, Esposito MA, Meyer BA. Oral analgesia compared with intravenous patient-controlled analgesia for pain after cesarean delivery: a randomized controlled trial. Am J Obstet Gynecol 2006;194:967-71.
[5] Société française d'anesthésie et de réanimation (SFAR). Recommandations formalisées d'experts 2008. Prise en charge de la douleur postopératoire chez l'adulte et l'enfant, 2008.
[6] Bernstein SL, Bijur PE, Gallagher EJ. Relationship between intensity and relief in patients with acute severe pain. Am J Emerg Med 2006;24:162-6.
[7] Zelman DC, Dukes E, Brandenburg N, Bostrom A, Gore M. Identification of cut-points for mild, moderate and severe pain due to diabetic peripheral neuropathy. Pain 2005;115:29-36.
[8] Mackeen AD, Schuster M, Berghella V. Suture versus staples for skin closure after cesarean: a metaanalysis. Am J Obstet Gynecol 2015;212. 621.e1-10.
[9] Schultz GS. Molecular regulation of wound healing. In: Bryant RA, editor. Acute and chronic wounds: nursing managment. St. Louis (MO): Mosby; 1999. p. 413-29.
[10] Société française d'anesthésie et de réanimation (SFAR). Prise en charge des nausées et vomissements postopératoires. Conférence d'experts 2007;.
[11] Kazemi-Kjellberg F, Henzi I, Tramer MR. Treatment of established postoperative nausea and vomiting: a quantitative systematic review. BMC Anesthesiol 2001;1:2.
[12] Falck-Ytter Y, Francis CW, Johanson NA, Curley C, Dahl OE, Schulman S, et al. Prevention of VTE in orthopedic surgery patients: Antithrombotic Therapy and Prevention of Thrombosis. 9th ed: American College of Chest Physicians Evidence-Based Clinical Practice Guidelines. Chest 2012;141(2 Suppl):e278S-325S.
[13] Cooper S, McConnell-Henry T, Cant R, Porter J, Missen K, Kinsman L, et al. Managing deteriorating patients: registered nurses' performance in a simulated setting. Open Nurs J 2011;5:120-6.
[14] DeVita MA, Smith GB, Adam SK, Adams-Pizarro I, Buist M, Bellomo R, et al. Identifying the hospitalised patient in crisis"--a consensus conference on the afferent limb of rapid response systems. Resuscitation 2010;81:375-82.
[15] Subbe CP, Davies RG, Williams E, Rutherford P, Gemmell L. Effect of introducing the Modified Early Warning score on clinical outcomes, cardio-pulmonary arrests and intensive care utilisation in acute medical admissions. Anaesthesia 2003;58:797-802.
[16] Gardner-Thorpe J, Love N, Wrightson J, Walsh S, Keeling N. The value of Modified Early Warning Score (MEWS) in surgical in-patients: a prospective observational study. Ann R Coll Surg Engl 2006;88:571-5.
[17] Singh S, McGlennan A, England A, Simons R. A validation study of the CEMACH recommended modified early obstetric warning system (MEOWS). Anaesthesia 2012;67:12-8.
[18] Kyriacos U, Jelsma J, Jordan S. Record review to explore the adequacy of post-operative vital signs monitoring using a local modified early warning score (mews) chart to evaluate outcomes. PLoS One 2014;9:e87320.
[19] Mackintosh N, Watson K, Rance S, Sandall J. Value of a modified early obstetric warning system (MEOWS) in managing maternal complications in the peripartum period: an ethnographic study. BMJ Qual Saf 2014;23:26-34.
[20] Eisenach JC, Grice SC, Dewan DM. Patient-controlled analgesia following cesarean section: a comparison with epidural and intramuscular narcotics. Anesthesiology 1988;68:444-8.
[21] Lavoie A, Toledo P. Multimodal postcesarean delivery analgesia. Clin Perinatol 2013;40:443-55.
[22] Valentine AR, Carvalho B, Lazo TA, Riley ET. Scheduled acetaminophen with as-needed opioids compared to as-needed acetaminophen plus opioids for post-cesarean pain management. Int J Obstet Anesth 2015;24:210-6.
[23] Marret E, Kurdi O, Zufferey P, Bonnet F. Effects of nonsteroidal antiinflammatory drugs on patient-controlled analgesia morphine side effects: meta-analysis of randomized controlled trials. Anesthesiology 2005;102:1249-60.
[24] Maund E, McDaid C, Rice S, Wright K, Jenkins B, Woolacott N. Paracetamol and selective and non-selective non-steroidal anti-inflammatory drugs for the reduction in morphine-related side-effects after major surgery: a systematic review. Br J Anaesth 2011;106:292-7.

[25] Munishankar B, Fettes P, Moore C, McLeod GA. A double-blind randomised controlled trial of paracetamol, diclofenac or the combination for pain relief after caesarean section. Int J Obstet Anesth 2008;17:9-14.
[26] Buhimschi CS, Weiner CP. Medications in pregnancy and lactation: Part 2. Drugs with minimal or unknown human teratogenic effect. Obstet Gynecol 2009;113(2 Pt 1):417-32.
[27] Marcellin L, Chantry A. Recommandation pour la pratique clinique. Complication de l'allaitement et thérapeutique. J Gynecol Obstet Biol Reprod (Paris) 2015;44:1091-100.
[28] Sunshine A, Olson NZ, Zighelboim I, De Castro A. Ketoprofen, acetaminophen plus oxycodone, and acetaminophen in the relief of postoperative pain. Clin Pharmacol Ther 1993;54:546-55.
[29] Bloor M, Paech M. Nonsteroidal anti-inflammatory drugs during pregnancy and the initiation of lactation. Anesth Analg 2013;116(5):1063-75.
[30] Moffat AC, Kenny GN, Prentice JW. Postoperative nefopam and diclofenac. Evaluation of their morphine-sparing effect after upper abdominal surgery. Anaesthesia 1990;45:302-5.
[31] Mimoz O, Incagnoli P, Josse C, Gillon MC, Kuhlman L, Mirand A, et al. Analgesic efficacy and safety of nefopam vs. propacetamol following hepatic resection. Anaesthesia 2001;56:520-5.
[32] VIDAL. Nefopam. Disponible en ligne : www.vidal.fr/Medicament/acupan-296.htm.
[33] Aymard G, Warot D, Demolis P, Giudicelli JF, Lechat P, Le Guern ME, et al. Comparative pharmacokinetics and pharmacodynamics of intravenous and oral nefopam in healthy volunteers. Pharmacol Toxicol 2003;92:279-86.
[34] Liu DT, Savage JM, Donnell D. Nefopam excretion in human milk. Br J Clin Pharmacol 1987;23: 99-101.
[35] Moore A, Costello J, Wieczorek P, Shah V, Taddio A, Carvalho JC. Gabapentin improves postcesarean delivery pain management: a randomized, placebo-controlled trial. Anesth Analg 2011;112:167-73.
[36] Short J, Downey K, Bernstein P, Shah V, Carvalho JC. A single preoperative dose of gabapentin does not improve postcesarean delivery pain management: a randomized, double-blind, placebo-controlled dose-finding trial. Anesth Analg 2012;115:1336-42.
[37] Dahl JB, Jeppesen IS, Jorgensen H, Wetterslev J, Moiniche S. Intraoperative and postoperative analgesic efficacy and adverse effects of intrathecal opioids in patients undergoing cesarean section with spinal anesthesia: a qualitative and quantitative systematic review of randomized controlled trials. Anesthesiology 1999;91:1919-27.
[38] Bloor M, Paech MJ, Kaye R. Tramadol in pregnancy and lactation. Int J Obstet Anesth 2012; 21:163-7.
[39] Seaton S, Reeves M, McLean S. Oxycodone as a component of multimodal analgesia for lactating mothers after Caesarean section: relationships between maternal plasma, breast milk and neonatal plasma levels. Aust N Z J Obstet Gynaecol 2007;47:181-5.
[40] Chang SH, Maney KM, Phillips JP, Langford RM, Mehta V. A comparison of the respiratory effects of oxycodone versus morphine: a randomised, double-blind, placebo-controlled investigation. Anaesthesia 2010;65:1007-12.
[41] Koren G, Cairns J, Chitayat D, Gaedigk A, Leeder SJ. Pharmacogenetics of morphine poisoning in a breastfed neonate of a codeine-prescribed mother. Lancet 2006;368:704.
[42] Agence nationale de sécurité du médicament et des produits de santé (ANSM). Médicaments à base de codéine utilisés chez l'enfant dans le traitement de la toux, biphosphonate en intraveineux (IV) ou denosumab, retour d'information sur le PRAC de mars 2015. Point d'information, 20/03/2015] Disponible en ligne : http://ansm.sante.fr/S-informer/Travaux-de-l-Agence-Europeenne-des-Medicaments-EMA-Comite-pour-l-evaluation-des-risques-en-matiere-de-pharmacovigilance-PRAC/Medicaments-a-base-de-codeine-utilises-chez-l-enfant-dans-le-traitement-de-la-toux-biphosphonate-en-intraveineux-IV-ou-denosumab-retour-d-information-sur-le-PRAC-de-mars-2015-Point-d-Information.
[43] Abdallah FW, Halpern SH, Margarido CB. Transversus abdominis plane block for postoperative analgesia after Caesarean delivery performed under spinal anaesthesia? A systematic review and meta-analysis. Br J Anaesth 2012;109:679-87.

[44] Tan TT, Teoh WH, Woo DC, Ocampo CE, Shah MK, Sia AT. A randomised trial of the analgesic efficacy of ultrasound-guided transversus abdominis plane block after caesarean delivery under general anaesthesia. Eur J Anaesthesiol 2012;29:88-94.
[45] Rackelboom T, Le Strat S, Silvera S, Schmitz T, Bassot A, Goffinet F, et al. Improving continuous wound infusion effectiveness for postoperative analgesia after cesarean delivery: a randomized controlled trial. Obstet Gynecol 2010;116:893-900.
[46] Bamigboye AA, Hofmeyr GJ. Local anaesthetic wound infiltration and abdominal nerves block during caesarean section for postoperative pain relief. Cochrane Database Syst Rev 2009;3:CD006954.
[47] Deffieux X, Vieillefosse S, Billecocq S, Battut A, Nizard J, Coulm B, et al. Recommandation pour la pratique clinique. Rééducation périnéale et abdominale dans le post-partum. J Gynecol Obstet Biol Reprod (Paris) 2015;44:1141-6.
[48] Ching-Chung L, Shuenn-Dhy C, Ling-Hong T, Ching-Chang H, Chao-Lun C, Po-Jen C. Postpartum urinary retention: assessment of contributing factors and long-term clinical impact. Aust N Z J Obstet Gynaecol 2002;42:365-8.
[49] Baldini G, Bagry H, Aprikian A, Carli F. Postoperative urinary retention: anesthetic and perioperative considerations. Anesthesiology 2009;110:1139-57.
[50] Habib AS. A review of the impact of phenylephrine administration on maternal hemodynamics and maternal and neonatal outcomes in women undergoing cesarean delivery under spinal anesthesia. Anesth Analg 2012;114:377-90.
[51] Vincent A, Ayzac L, Girard R, Caillat-Vallet E, Chapuis C, Depaix F, et al. Downward trends in surgical site and urinary tract infections after cesarean delivery in a French surveillance network, 1997-2003. Infect Control Hosp Epidemiol 2008;29:227-33.
[52] Abdel-Aleem H, Aboelnasr MF, Jayousi TM, Habib FA. Indwelling bladder catheterisation as part of intraoperative and postoperative care for caesarean section. Cochrane Database Syst Rev 2014;4:CD010322.
[53] Acharya S, Uprety DK, Pokharel HP, Amatya R, Rai R. Cesarean section without urethral catheterization: a randomized control trial. Kathmandu Univ Med J (KUMJ) 2012;10:18-22.
[54] Nasr AM, ElBigawy AF, Abdelamid AE, Al-Khulaidi S, Al-Inany HG, Sayed EH. Evaluation of the use vs nonuse of urinary catheterization during cesarean delivery: a prospective, multicenter, randomized controlled trial. J Perinatol 2009;29:416-21.
[55] Onile TG, Kuti O, Orji EO, Ogunniyi SO. A prospective randomized clinical trial of urethral catheter removal following elective cesarean delivery. Int J Gynaecol Obstet 2008;102:267-70.
[56] Kerr-Wilson RH, McNally S. Bladder drainage for caesarean section under epidural analgesia. Br J Obstet Gynaecol 1986;93:28-30.
[57] Page AS, Page GH. For the time being, routine indwelling catheterisation of the bladder for caesarean section remains recommended. BJOG 2011;118:886. author reply 886-7.
[58] Sia WW, Powrie RO, Cooper AB, Larson L, Phipps M, Spencer P, et al. The incidence of deep vein thrombosis in women undergoing cesarean delivery. Thromb Res 2009;123:550-5.
[59] Jacobsen AF, Skjeldestad FE, Sandset PM. Ante- and postnatal risk factors of venous thrombosis: a hospital-based case-control study. J Thromb Haemost 2008;6:905-12.
[60] Bates SM, Greer IA, Middeldorp S, Veenstra DL, Prabulos AM, Vandvik PO. VTE, thrombophilia, antithrombotic therapy, and pregnancy: Antithrombotic Therapy and Prevention of Thrombosis, 9th ed: American College of Chest Physicians Evidence-Based Clinical Practice Guidelines. Chest 2012;141(2 Suppl):e691S-736S.
[61] Mangesi L, Hofmeyr GJ. Early compared with delayed oral fluids and food after caesarean section. Cochrane Database Syst Rev 2002;3:CD003516.
[62] Orji EO, Olabode TO, Kuti O, Ogunniyi SO. A randomised controlled trial of early initiation of oral feeding after cesarean section. J Matern Fetal Neonatal Med 2009;22:65-71.
[63] Malhotra N, Khanna S, Pasrija S, Jain M, Agarwala RB. Early oral hydration its impact on bowel activity after elective caesarean section–our experience. Eur J Obstet Gynecol Reprod Biol 2005;120:53-6.

[64] Bar G, Sheiner E, Lezerovizt A, Lazer T, Hallak M. Early maternal feeding following caesarean delivery: a prospective randomised study. Acta Obstet Gynecol Scand 2008;87:68-71.

[65] Masood SN, Masood Y, Naim U, Masood MF. A randomized comparative trial of early initiation of oral maternal feeding versus conventional oral feeding after cesarean delivery. Int J Gynaecol Obstet 2014;126:115-9.

[66] Teoh WH, Shah MK, Mah CL. A randomised controlled trial on beneficial effects of early feeding post-Caesarean delivery under regional anaesthesia. Singapore Med J 2007;48:152-7.

[67] Zhu YP, Wang WJ, Zhang SL, Dai B, Ye DW. Effects of gum chewing on postoperative bowel motility after caesarean section: a meta-analysis of randomised controlled trials. BJOG 2014;121:787-92.

[68] Craciunas L, Sajid MS, Ahmed AS. Chewing gum in preventing postoperative ileus in women undergoing caesarean section: a systematic review and meta-analysis of randomised controlled trials. BJOG 2014;121:793-9. discussion 799.

[69] Shang H, Yang Y, Tong X, Zhang L, Fang A, Hong L. Gum chewing slightly enhances early recovery from postoperative ileus after cesarean section: results of a prospective, randomized, controlled trial. Am J Perinatol 2010;27:387-91.

[70] Griffiths JD, Gyte GM, Paranjothy S, Brown HC, Broughton HK, Thomas J. Interventions for preventing nausea and vomiting in women undergoing regional anaesthesia for caesarean section. Cochrane Database Syst Rev 2012;9:CD007579.

[71] Habib AS, George RB, McKeen DM, White WD, Ituk US, Megalla SA, et al. Antiemetics added to phenylephrine infusion during cesarean delivery: a randomized controlled trial. Obstet Gynecol 2013;121:615-23.

[72] Institut national de la santé et de la recherche médicale (Inserm). Rapport du Comité national d'experts sur la mortalité maternelle 2007-2009. Les Morts maternelles en France. Mieux comprendre pour mieux prévenir. Paris : Inserm, 2013.

[73] Jacobsen AF, Drolsum A, Klow NE, Dahl GF, Qvigstad E, Sandset PM. Deep vein thrombosis after elective cesarean section. Thromb Res 2004;113:283-8.

[74] Marik PE, Plante LA. Venous thromboembolic disease pregnancy. N Engl J Med 2008;359:2025-33.

[75] Bourjeily G, Paidas M, Khalil H, Rosene-Montella K, Rodger M. Pulmonary embolism in pregnancy. Lancet 2010;375:500-12.

[76] Jacobsen AF, Sandset PM. Venous thromboembolism associated with pregnancy and hormonal therapy. Best Pract Res Clin Haematol 2012;25:319-32.

[77] Lonjaret L, Lairez O, Minville V, Bayoumeu F, Fourcade O, Mercier FJ. [Pulmonary embolism and pregnancy]. Ann Fr Anesth Reanim 2013;32:257-66.

[78] Samama CM, Albaladejo P, Laversin S, Marret E. [Prevention of venous thromboembolism in surgery and obstetrics]. Ann Fr Anesth Reanim 2005;24(8):853-61.

[79] Sultan AA, West J, Tata LJ, Fleming KM, Nelson-Piercy C, Grainge MJ. Risk of first venous thromboembolism in and around pregnancy : a population-based cohort study. Br J Haematol 2012;156:366-73.

[80] Virkus RA, Lokkegaard EC, Bergholt T, Mogensen U, Langhoff-Roos J, Lidegaard Ø. Venous thromboembolism in pregnant and puerperal women in Denmark 1995-2005. A national cohort study. Thromb Haemos 2011;106:304-9.

[81] Kamel H, Navi BB, Sriram N, Hovsepian DA, Devereux RB, Elkind MS. Risk of a thrombotic event after the 6-week postpartum period. N Engl J Med 2014;370:1307-15.

[82] Sultan AA, Tata LJ, West J, Fiaschi L, Fleming KM, Nelson-Piercy C, et al. Risk factors for first venous thromboembolism around pregnancy: a population-based cohort study from the United Kingdom. Blood 2013;121:3953-61.

[83] Simpson EL, Lawrenson RA, Nightingale AL, Farmer RD. Venous thromboembolism in pregnancy and the puerperium: incidence and additional risk factors from a London perinatal database. BJOG 2001;108:56-60.

[84] Danilenko-Dixon DR, Heit JA, Silverstein MD, Yawn BP, Petterson TM, Lohse CM, et al. Risk factors for deep vein thrombosis and pulmonary embolism during pregnancy or post partum: a population-based, case-control study. Am J Obstet Gynecol 2001;184:104-10.

[85] James AH, Jamison MG, Brancazio LR, Myers ER. Venous thromboembolism during pregnancy and the postpartum period: incidence, risk factors, and mortality. Am J Obstet Gynecol 2006;194:1311-5.
[86] Royal College of Obstetricians and Gynaecologists (RCOG). Thrombosis and embolism during pregnancy and the puerperium. Reducing the risk. . (Green-top Guideline No. 37a). 2015. Disponible en ligne : www.rcog.org.uk/en/guidelines-research-services/guidelines/gtg37a.
[87] Chan WS, Rey E, Kent NE, VTE in Pregnancy Guideline Working Group, Chan WS, Kent NE, et al. Venous thromboembolism and antithrombotic therapy in pregnancy. J Obstet Gynaecol Can 2014;36:527-53.
[88] James A. Committee on Practice Bulletins—Obstetrics. Practice bulletin no. 123 : thromboembolism in pregnancy. Obstet Gynecol 2011;118:718-29.
[89] Hill J, Treasure T, Guideline Development G. Reducing the risk of venous thromboembolism (deep vein thrombosis and pulmonary embolism) in patients admitted to hospital: summary of the NICE guideline. Heart 2010;96:879-82.
[90] Greer IA, Nelson-Piercy C. Low-molecular-weight heparins for thromboprophylaxis and treatment of venous thromboembolism in pregnancy: a systematic review of safety and efficacy. Blood 2005;106:401-7.
[91] Blondon M, Perrier A, Nendaz M, Righini M, Boehlen F, Boulvain M, et al. Thromboprophylaxis with low-molecular-weight heparin after cesarean delivery. Thromb Haemost 2010;103:129-37.
[92] Sachdeva A, Dalton M, Amaragiri SV, Lees T. Elastic compression stockings for prevention of deep vein thrombosis. Cochrane Database Syst Rev 2010;CD001484.
[93] Sachdeva A, Dalton M, Amaragiri SV, Lees T. Graduated compression stockings for prevention of deep vein thrombosis. Cochrane Database Syst Rev 2014;12:CD001484.
[94] Clarke-Pearson DL, Abaid LN. Prevention of venous thromboembolic events after gynecologic surgery. Obstet Gynecol 2012;119:155-67.
[95] Bain E, Wilson A, Tooher R, Gates S, Davis LJ, Middleton P. Prophylaxis for venous thromboembolic disease in pregnancy and the early postnatal period. Cochrane Database Syst Rev 2014;2:CD001689.
[96] Welti H. Prevention of thromboembolism by physiotherapy with and without low dose heparin in gynecology and obstetrics. Results of a controlled, randomized multicenter study. Rev Med Suisse Romande 1981;101:925-34.
[97] Pettilä V, Kaaja R, Leinonen P, Ekblad U, Kataja M, Ikkala E. Thromboprophylaxis with low molecular weight heparin (dalteparin) in pregnancy. Thromb Res 1999;96:275-82.
[98] Centre de référence des agents tératogènes. Anticoagulants et allaitement, 2015.
[99] Ellison J, Thomson AJ, Conkie JA, McCall F, Walker D, Greer A. Thromboprophylaxis following caesarean section--a comparison of the antithrombotic properties of three low molecular weight heparins–dalteparin, enoxaparin and tinzaparin. Thromb Haemost 2001;86:1374-8.
[100] Ludwig KP, Simons HJ, Mone M, Barton RG, Kimball EJ. Implementation of an enoxaparin protocol for venous thromboembolism prophylaxis in obese surgical intensive care unit patients. Ann Pharmacother 2011;45:1356-62.
[101] Blondel B, Kermarrec M. Enquête nationale périnatale de 2010. Les naissances en 2010 et leur évolution depuis 2003. Rapport INSERM-DGS-DREES, mai 2011.
[102] Benhamou D, Bouaziz H, Chassard D, Ducloy JC, Fuzier V, Laffon M, et al. Anaesthetic practices for scheduled caesarean delivery: a 2005 French national survey. Eur J Anaesthesiol 2009;26: 694-700.
[103] Lucas DN, Gough KL. Enhanced recovery in obstetrics--a new frontier? Int J Obstet Anesth 2013;22:92-5.
[104] Wrench IJ, Allison A, Galimberti A, Radley S, Wilson MJ. Introduction of enhanced recovery for elective caesarean section enabling next day discharge: a tertiary centre experience. Int J Obstet Anesth 2015;24:124-30.

[105] Haute Autorité de santé (HAS). Sortie de maternité après accouchement : conditions et organisation du retour à domicile des mères et de leurs nouveau-nés. 2014. Disponible en ligne : www.has-sante.fr/portail/jcms/c_1290110/fr/sortie-de-maternite-apres-accouchement-conditions-et-organisation-du-retour-a-domicile-des-meres-et-de-leurs-nouveau-nes.
[106] Zhuang CL, Ye XZ, Zhang XD, Chen BC, Yu Z. Enhanced recovery after surgery programs versus traditional care for colorectal surgery: a meta-analysis of randomized controlled trials. Dis Colon Rectum 2013;56:667-78.
[107] Karl A, Buchner A, Becker A, Staehler M, Seitz M, Khoder W, et al. A new concept for early recovery after surgery for patients undergoing radical cystectomy for bladder cancer: results of a prospective randomized study. J Urol 2014;191:335-40.
[108] Kroon UB, Radstrom M, Hjelthe C, Dahlin C, Kroon L. Fast-track hysterectomy a randomised controlled study. Eur J Obstet Gynecol Reprod Biol 2010;151:203-7.
[109] Larsen K, Sorensen OG, Hansen TB, Thomsen PB, Soballe K. Accelerated perioperative care and rehabilitation intervention for hip and knee replacement is effective: a randomized clinical trial involving 87 patients with 3 months of follow-up. Acta Orthop 2008;79(2):149-59.

CHAPITRE

7

Modalités de la consultation post-natale et spécificités en cas de pathologie de la grossesse

Muriel Doret-Dion

POINTS CLÉS

Objectifs :

- savoir organiser et conduire une consultation post-natale.

Technique :

- la consultation post-natale doit avoir lieu dans les 8 semaines qui suivent l'accouchement ;
- par un interrogatoire et un examen clinique ciblé, elle permet d'évaluer les conséquences physiques et psychiques liées à la grossesse et à la maternité et, le cas échéant, d'orienter la femme vers les professionnels de santé adaptés ;
- aucune prescription systématique n'est recommandée. Elles seront orientées par les éléments de l'interrogatoire et de l'examen clinique ;
- des informations doivent être systématiquement délivrées sur la perte de poids, la reprise de l'activité physique, la contraception, le délai avant une nouvelle grossesse et l'intérêt d'une consultation préconceptionnelle ;
- en cas de grossesse ou d'accouchement pathologique, les facteurs de risque seront recherchés et, si possible, traités.

Introduction

La consultation post-natale clôture le suivi de grossesse. Elle a un rôle de synthèse, d'information de la patiente et de ses médecins habituels. Elle a pour objectif d'identifier les séquelles et conséquences de la grossesse afin d'orienter la patiente vers une prise en charge adaptée. Elle doit également permettre de rechercher les facteurs de risque, notamment ceux qui seraient modifiables, afin d'améliorer le pronostic des grossesses ultérieures.

En France, la consultation post-natale doit obligatoirement être proposée dans les 8 semaines qui suivent l'accouchement (article R.2122-3 du Code de la santé publique). Elle est remboursée à 100 % par l'assurance maladie. Le nombre de femmes bénéficiant de cette consultation n'est pas connu.

Ce chapitre repose essentiellement sur les recommandations pour la pratique clinique du Collège national des gynécologues et obstétriciens français (CNGOF) élaborée en 2015, reposant sur une analyse critique de la littérature intégrant une évaluation des niveaux de preuve [1,2].

Organisation de la consultation post-natale

Quand la consultation post-natale doit-elle être proposée ?

Il n'y a pas d'étude pour répondre à cette question. Les recommandations de la Haute Autorité de santé (HAS) stipulent que « Toutes les femmes doivent recevoir une information compréhensible dès le début de la grossesse sur le nombre probable, le moment et le contenu des consultations ainsi que sur l'offre de soins pour le suivi de la grossesse, les séances de préparation à la naissance et à la parentalité, l'accouchement et la période postnatale [3] ». Pour limiter les perdues de vue, il est souhaitable de planifier la consultation post-natale dès la sortie de la maternité.

Quels professionnels de santé peuvent réaliser la consultation post-natale ?

Il n'existe pas d'étude évaluant l'impact du type de professionnel de santé pratiquant la visite post-natale sur la santé des femmes ou le pronostic des grossesses à venir. L'HAS indique que « L'examen postnatal [...] peut être réalisé par un médecin spécialiste ou non (décret n° 92-143 du 14 février 1992) ou par une sage-femme si la grossesse a été normale et si l'accouchement a été eutocique (loi n° 2004-806, titre VI, article 101) [4] ». La consultation devra être assurée par un gynécologue-obstétricien et, si possible, par celui qui aura assuré la prise en charge de la patiente, en cas de décès périnatal, de morbidité fœtale ou néonatale sévère, d'accouchement difficile ou de complications sévères en post-partum. En accord avec les recommandations de l'HAS de 2014, un document de sortie d'hospitalisation détaillant les éventuelles complications sera adressé aux professionnels de santé désignés par la patiente [5].

Dans quel délai doit être réalisée la consultation post-natale ?

Peu d'études traitent du délai optimal dans lequel doit avoir lieu l'examen post-natal. Un essai randomisé australien a montré que l'observance était identique (96 %) en cas de programmation vers 6 semaines comparée à une programmation à 1 semaine. En revanche, plus de patientes ont modifié leur date de rendez-vous en cas de planification à 1 semaine (qu'elles allaitent ou non) [6]. Deux arguments sont en faveur d'une visite post-natale tardive. Premièrement, si un frottis cervico-vaginal (FCV) est nécessaire, il n'est pas souhaitable de le réaliser trop tôt après l'accouchement car une étude montre qu'il existe une augmentation des FCV anormaux, avec normalisation spontanée au contrôle suivant [7]. Deuxièmement, la prescription d'une rééducation périnéale est recommandée en cas d'incontinence urinaire ou anale persistante 3 mois après l'accouchement (chapitre 10). Une évaluation trop précoce exposerait à une sur-prescription de séances de rééducation périnéale. En cas d'incontinence à 8 semaines, la rééducation peut être prescrite, en expliquant que sa réalisation n'est nécessaire qu'en cas de persistance des symptômes à 3 mois. La consultation post-natale peut être anticipée en fonction du déroulement de la grossesse, de l'accouchement et d'éventuelles complications du post-partum.

Objectifs de la consultation post-natale

Évaluer l'état physique de la mère et adapter la prise en charge

L'objectif est de rechercher des séquelles physiques liées à la grossesse, l'accouchement et le post-partum et d'évaluer l'état de santé global de la mère.

Interrogatoire

Plusieurs études de cohortes menées auprès de mères entre 2 mois et 6 mois après l'accouchement montrent que 80 à 90 % des femmes ont au moins un symptôme physique [8-10]. Ces résultats doivent être pondérés car il n'y a pas de comparaison avec la population générale et le mode d'interrogation par questionnaire standardisé est susceptible d'inciter à la déclaration de symptômes qui n'ont peut-être pas spontanément été décrits. Les symptômes les plus fréquemment décrits sont des douleurs périnéales (15 à 38 %) et de la cicatrice en cas de césarienne

(36,4 à 62,8 %), une incontinence urinaire d'effort (6 à 30 %), des symptômes mammaires (30 à 45 %) y compris en l'absence d'allaitement (8 %). Des symptômes non spécifiques sont également fréquemment signalés : fatigue intense (42 à 69,4 %), hémorroïdes (16,5 à 28,5 %), constipation (14,5 à 27,4 %), céphalées (14 à 23 %), douleurs dorsales (28 à 47 %). Deux essais randomisés montrent que les douleurs dorsales à 3, 6 et 12 mois de l'accouchement sont indépendantes de la réalisation d'une analgésie péridurale [11, 12]. Deux études de cohorte montrent que ces symptômes sont majorés chez les femmes avec des traits de la dépression du post-partum [9, 13]. La multiplication des symptômes peut donc être le signe d'appel d'un syndrome dépressif (chapitre 12).

L'interrogatoire devra donc évaluer systématiquement l'état de santé global de la femme (physique et psychique) mais aussi se focaliser sur l'évolution de son poids depuis l'accouchement (voir ci-dessous), le déroulement de l'allaitement ou les difficultés de l'inhibition de la lactation, la tolérance de la contraception ou son souhait d'en débuter une, la consommation de toxiques, la reprise de la sexualité, sans oublier d'investiguer l'état de la relation mère-enfant (chapitre 12).

Examen clinique

Lors de la consultation post-natale, l'examen physique est recommandé par l'HAS et certaines sociétés savantes anglosaxonnes sans que le contenu en soit détaillé [3]. L'examen clinique sera ciblé sur les symptômes identifiés à l'interrogatoire et les pathologies survenues pendant la grossesse, l'accouchement ou le post-partum. L'examen clinique en cas d'incontinence urinaire ou anale est décrit dans le chapitre 10. La mesure du poids et son évolution depuis l'accouchement peuvent être un moyen de sensibiliser la patiente à l'importance de la perte de poids dans le post-partum (voir ci-après).

La réalisation systématique d'un examen gynécologique, en dehors de tout symptôme rapporté par la patiente, est recommandée par certaines sociétés savantes nationales et internationales, sans aucun argumentaire scientifique [3]. En France, dans le cadre de la prévention des cancers gynécologiques, un examen clinique est recommandé tous les ans et la visite du post-partum peut être une opportunité pour réaliser cet examen et informer les patientes du suivi [14]. Cependant, il ne faut pas oublier qu'un examen gynécologique de prévention est recommandé en début de grossesse et ne doit donc pas être répété de façon systématique en post-partum. Dans le post-partum, la réalisation d'un frottis cervicovaginal (FCV) est recommandée pour les patientes n'ayant pas eu de frottis dans les 2 ans qui précèdent ou si un FCV de contrôle est nécessaire suite à un premier FCV anormal avant ou en début de grossesse [7,14]. En dehors de ce contexte de prévention générale, l'examen gynécologique et le *testing* des releveurs ne sont pas systématiques mais seront réalisés sur signes d'appel (chapitre 10).

Prise en charge des séquelles physiques identifiées

La prise en charge des séquelles périnéales de l'accouchement et des complications de l'allaitement ou de l'inhibition de la lactation sont détaillées dans les chapitres 1 à 4 et 10.

Il a été montré que des jeunes mères qui présentent des symptômes n'ont pas consulté de professionnel dans près d'un tiers des cas [15]. Le motif le plus souvent invoqué est le manque d'interlocuteur, indiquant que les patientes ont des difficultés à trouver la personne-ressource dans le contexte particulier du post-partum. Fixer le rendez-vous de la consultation post-natale à la sortie de la maternité permet d'identifier un interlocuteur privilégié, ce qui peut favoriser le recours aux soins. Le professionnel de santé assurant la consultation post-natale orientera la patiente vers un gynécologue, s'il n'est pas en mesure de prendre en charge la pathologie. En cas de symptômes non gynécologiques, la patiente sera encouragée à consulter son médecin traitant ou un spécialiste ; un courrier lui sera adressé afin d'assurer une continuité dans le parcours de soins de la patiente.

Évaluer l'état psychique de la mère

Le dépistage d'une dépression du post-partum ou d'un trouble psychique autre doit être systématiquement envisagé par l'interrogatoire, ainsi que l'évaluation de la qualité de la relation mère-enfant. L'utilisation de questionnaire standardisé n'a pas démontré de supériorité par rapport à l'interrogatoire. L'évaluation de l'état psychique maternel est abordée dans le chapitre 12.

☑ *Synthèse*

- Rechercher à l'interrogatoire des symptômes gynécologiques et généraux.
- Évaluer la perte de poids depuis l'accouchement.
- Réaliser un examen clinique ciblé sur signes d'appel (le testing des releveurs systématique n'est pas nécessaire).
- Réaliser un FCV si le précédent est normal et date de plus de 2 ans ou si un FCV est anormal avant ou en début de grossesse.
- Évaluer l'état psychique de la mère et la qualité de la relation mère-enfant.
- Assurer la prise en charge des symptômes et des pathologies gynécologiques.
- Orienter la femme vers son médecin traitant ou un professionnel de santé compétent pour tout symptôme non gynécologique.
- Un courrier synthétisant les constatations cliniques, les explorations et traitements à entreprendre ainsi que les informations données à la femme sera adressé aux médecins correspondants qu'elle aura indiqués.

Informations à délivrer à la consultation post-natale (cf. encadré « Informations de la visite du post-partum »)

Perte de poids en post-partum et impact sur les grossesses suivantes

Le retour au poids préconceptionnel permet de réduire les complications obstétricales lors des futures grossesses, indépendant du poids lui-même. Le bénéfice est majoré lorsque l'indice de masse corporelle (IMC) final est compris entre 18 et 25. Plusieurs études de cohorte montrent qu'un IMC préconceptionnel ≥ 30 et la variation de poids entre 2 grossesses sont des facteurs de risque indépendant de pathologies obstétricales pour la grossesse suivante. Dès 1 point de gain d'IMC entre les 2 grossesses, il existe une augmentation du risque de prééclampsie, d'hypertension artérielle gravidique, de diabète gestationnel et de macrosomie. Ce risque augmente proportionnellement au nombre de points d'IMC gagnés. Une augmentation d'au moins 3 points de l'IMC expose à un sur-risque de césarienne et de mort fœtale *in utero* (MFIU). À l'inverse, une baisse de l'IMC de plus d'1 point réduit significativement le risque de prééclampsie et de macrosomie [16-19]. Concernant le risque d'accouchement prématuré spontané, l'augmentation de l'IMC au-delà de 25 augmente le risque de prématurité induite et réduit le risque d'accouchement prématuré spontané alors qu'une perte de poids excessive conduisant à un IMC < 18,5 augmente significativement le risque d'accouchement prématuré spontané [20,21].

Perte de poids en post-partum et impact sur la santé maternelle à long terme

Une perte de poids insuffisante dans le post-partum expose à une augmentation de l'IMC à moyen et à long termes, surtout si elle est associée à une prise de poids excessive pendant la grossesse et/ou un IMC initial élevé [22]. Le retour au poids antérieur est attendu à 6 mois car toute rétention de poids à cette échéance est associée à une prise de poids supplémentaire à 6, 7 et 15 ans [23-25]. Les associations entre surpoids, obésité et diabète, syndrome métabolique et maladies cardiovasculaires à long terme sont largement décrites dans la littérature et ne seront pas détaillées ici.

Comment favoriser la perte de poids en post-partum ?

Plusieurs essais randomisés ont comparé différentes stratégies susceptibles de favoriser la perte de poids en post-partum à l'aide de mesures diététiques, d'une activité physique, d'un suivi personnalisé ou d'associations de ces différentes méthodes. Les résultats sont discordants puisque dans la revue de la littérature publiée en 2013 par van der Pligt *et al.* incluant 11 études (dont 10 essais randomisés), une intervention spécifique permet d'améliorer la perte de poids dans 7 études mais est sans effet dans 6 autres études. La grande hétérogénéité des critères d'inclusion, de la période, du type et de la durée des interventions, ainsi que du critère de jugement (perte de poids à la fin du programme, à 1 an, etc.) peut expliquer ces discordances de résultats. Il semble que les interventions individuelles et personnalisées comprenant des mesures diététiques et une activité physique soient les plus efficaces pour favoriser la perte de poids [26].

L'allaitement maternel (AM) est associé à une moindre rétention des kilogrammes pris pendant la grossesse (chapitres 1 à 4), ainsi que l'activité physique (chapitre 10).

Reprise de l'activité physique

Une revue des différentes recommandations internationales a été publiée récemment et souligne l'absence de données scientifiques concernant la date de reprise du sport et ce quel que soit le mode d'accouchement [27]. La Society of Obstetricians and Gynaecologists of Canada (SOGC) stipule qu'en fonction du mode d'accouchement, la plupart des sports peuvent être poursuivis ou repris progressivement en post-partum en fonction du niveau d'inconfort et de facteurs limitant tels que l'anémie et l'infection de paroi. Pour l'American College of Obstetricians and Gynecologists (ACOG), les sports habituels peuvent être repris progressivement, dès que cela est physiquement possible et sans risque sur le plan médical. Les recommandations du Royal Australian and New Zealand College of Obstetricians and Gynaecologists (RANZCOG) indiquent qu'après un accouchement par voie basse, les sports « sans choc » peuvent être commencés dès que la patiente le souhaite. Les recommandations britanniques précisent qu'en cas de grossesse et accouchement normaux, une activité physique modérée peut être reprise immédiatement dans le post-partum mais que dans tous les autres cas, un professionnel de santé doit être consulté avant la reprise du sport. Seules les recommandations norvégiennes sont plus restrictives en indiquant que, généralement, les femmes peuvent commencer une activité physique après la visite de 6 semaines du post-partum et que la perception de la patiente sera la clé du choix de l'activité. Les données scientifiques concernant la reprise d'une activité physique après laparotomie sont également inexistantes.

Il n'existe donc aucun argument scientifique pour retarder la reprise du sport qui sera possible dès que la femme le souhaite, en adaptant l'intensité aux éventuels symptômes ressentis, et ce d'autant plus que l'activité physique aide à la perte de poids.

Bain et douche après accouchement

Il n'existe aucune publication sur la physiologie de la fermeture du col utérin dans le post-partum, même s'il est classiquement décrit comme fermé 1 à 2 semaines après l'accouchement. De même, il n'existe pas d'étude ayant évalué le risque infectieux maternel en fonction du délai entre accouchement et reprise des bains ou des douches.

Un argument indirect pourrait être le taux d'infection maternelle suite à un travail ou un accouchement dans l'eau, puisque la patiente avec un col dilaté est exposée à une immersion beaucoup plus prolongée que celle d'un simple bain et avec une dilatation cervicale certaine. Une revue de la Cochrane de 2009 incluant 5 essais randomisés montre qu'il n'y a pas d'augmentation du nombre d'infections maternelles en cas de première phase du travail immergée. Les données issues d'études observationnelles sont rassurantes concernant le risque d'infection maternelle en cas de seconde phase du travail dans l'eau mais les 3 essais randomisés qui ont évalué cette seconde phase en immersion manquent de puissance [28].

La césarienne prophylactique peut s'apparenter à la chirurgie, en l'absence du risque infectieux potentiel posé par l'ouverture du col. Il n'existe que très peu d'études ayant évalué les risques de complications de paroi en fonction du délai chirurgie-bain. Elles sont regroupées dans une revue de la Cochrane publiée en 2013, qui n'a finalement retenu qu'une seule étude randomisée, jugée de qualité suffisante portant sur les risques infectieux après excision de lésions cutanées superficielles. Il n'y a pas plus de complications infectieuses si le premier bain est précoce (12 heures) [29].

Il n'y a pas donc pas d'argument pour contre-indiquer un bain ou une douche dans les suites d'un accouchement normal ou par césarienne.

Tabagisme

Le post-partum est une période à haut risque de reprise du tabac pour les femmes ayant cessé en cours de grossesse puisque plusieurs études montrent que 50 à 90 % ont repris dans les 9 mois suivant l'accouchement. Ce risque est d'autant plus important que son conjoint est fumeur, que la femme a opté pour un allaitement artificiel ou interrompu l'AM avant 9 mois et en cas de dépression du post-partum [30-33].

Différents types d'interventions (prise en charge médicamenteuse, psychologique individuelle ou collective, programmes d'accompagnement avec activité physique, compensation financière, envoi de messages de soutien numériques, etc.) ont montré leur efficacité pour améliorer le taux de réussite du sevrage tabagique pendant la grossesse et dans le post-partum, avec un niveau de preuve élevé [34-36]. Les interventions basées sur des appels téléphoniques itératifs semblent moins efficaces [37]. En revanche, il n'y a pas de preuves suffisantes pour proposer une intervention de type comportementale ou pharmacologique (bupropion, varénicline) pour réduire le risque de reprise du tabagisme [38].

De façon générale, les conséquences du tabac sur la santé du nouveau-né, de l'enfant justifient d'encourager l'arrêt du tabagisme pour tout l'entourage. Le soutien d'un professionnel de santé a démontré son efficacité pour augmenter le taux d'arrêt. En cas de projet de nouvelle grossesse, la patiente devra être informée des conséquences obstétricales du tabagisme actif ou passif : risque d'accouchement prématuré, de *placenta prævia*, d'hématome rétroplacentaire, de rupture prématurée des membranes, de MFIU et de retard de croissance intra-utérin [39-41]. *A contrario*, le tabagisme réduit le risque de prééclampsie, en particulier avant terme, ce qui ne doit pas être un encouragement au tabagisme [40-41] ! L'étude de Cnattingius *et al.* montre que l'arrêt du tabac entre 2 grossesses ramène le risque d'accouchement prématuré spontané à celui des femmes qui n'ont jamais été fumeuses [42]. L'étude récente de Chang *et al.* a modélisé l'impact de différentes interventions dont l'arrêt du tabac sur le nombre d'accouchement prématuré dans 39 pays à très haut indice de développement humain (selon la définition de l'Organisation des Nations unies [ONU]), dont la France. L'arrêt du tabac permettrait de réduire de 0,01 % le risque d'accouchement prématuré [43]. Par ailleurs, plusieurs études montrent que l'arrêt du tabac en début de grossesse permet de ramener le risque de retard de croissance intra-utérin (RCIU) à celui de patientes non fumeuses ; il est donc très probable que l'arrêt avant la grossesse ait un effet similaire [44].

Autres conduites addictives

Le risque de reprise d'une consommation interrompue pendant la grossesse est également très élevé mais diffère selon la drogue consommée : 82 % pour l'alcool, 70 % pour la marijuana et 41 % pour la cocaïne [31]. Une vigilance particulière avec un accompagnement actif par un professionnel de santé est nécessaire.

Intervalle entre 2 grossesses

L'intervalle entre 2 grossesses est la période qui s'étend de la naissance à la conception suivante.

Intervalle entre 2 grossesses et pathologie obstétricale

L'association entre l'intervalle entre 2 grossesses et le risque d'accouchement prématuré spontané ou induit a fait l'objet de nombreuses études. L'hétérogénéité des résultats tient à des sélections de populations différentes, des intervalles de durées différentes d'une étude à l'autre et à l'absence de distinction entre la prématurité spontanée et la prématurité induite. Huit études (comprenant 3 146 300 patientes) sont regroupées dans la métaanalyse de Conde-Agulero qui retrouve une association entre un intervalle < 18 mois entre 2 grossesses comparé à un intervalle de 18 à 23 mois et un sur-risque d'accouchement prématuré. Il existe une relation dose-effet avec un risque d'autant plus élevé que l'intervalle est court : pour un intervalle < 6 mois, l'*odds ratio* ajusté (ORa) est de 1,40, pour un intervalle entre 6 et 12 mois, il est de 1,14 et pour un intervalle compris entre 12 et 18 mois, il est de 1,07. De même, un intervalle > 5 ans est associé à un sur-risque de prématurité (ORa : 1,20) [45]. Le risque de prématurité semble donc modestement augmenté dès lors que l'intervalle est entre naissance et conception est inférieur à 18 mois. La métaanalyse de Wendt *et al.* publiée en 2012 incluant 6 études de cohorte aboutit aux mêmes conclusions : en cas d'intervalle < 6 mois, l'ORa est de 1,14 et de 1,09 avec un intervalle compris entre 6 et 12 mois [46]. L'intensité du lien entre l'intervalle entre 2 grossesses et le risque d'accouchement prématuré a cependant été récemment remise en cause par une étude de cohorte historique australienne. Ball *et al.* en 2014 comparent l'issue de 3 grossesses successives chez 40 441 femmes, en fonction des intervalles entre chaque grossesse. Ils ne montrent pas d'association entre le risque d'accouchement prématuré et la durée de l'intervalle entre 2 grossesses, en utilisant les femmes comme leur propre témoin. En utilisant la méthodologie des cohortes classiques, ils arrivent à une conclusion similaire à ces cohortes, à savoir une augmentation de la prématurité lorsque l'intervalle est inférieur à 6 mois comparé à un intervalle de 18 à 23 mois [47]. Les auteurs considèrent que la comparaison de 2 intervalles de grossesses chez une même femme permet d'intégrer des facteurs confondants non mesurés, non connus ou mal pris en compte dans les études de cohortes historiques réalisées à base de registre, tel que les facteurs liés au mode de vie [47]. L'association entre intervalle entre 2 grossesses et prématurité spontanée reste donc incertaine. Les données scientifiques concernant les autres pathologies obstétricales (rupture prématurée des membranes, hématome rétroplacentaire, anémie maternelle) sont pauvres et peu concluantes. À l'inverse, le risque de prééclampsie avec un intervalle long entre 2 grossesses est confirmé par plusieurs études regroupées dans une revue systématique (incluant 1 million de patientes) conclue que le risque est augmenté de 60 à 80 % au-delà de 5 ans [48].

Intervalle et complications fœtales/néonatales

Deux études rétrospectives montrent une augmentation du risque de malformations majeures ou d'anomalies chromosomiques avec un intervalle inférieur à 6 mois. Les malformations cardiovasculaires sont les plus fréquentes [49]. Cependant, l'augmentation du risque absolu est très modeste compte tenu de la faible incidence des malformations et de la faiblesse des OR.

Les résultats concernant le risque de RCIU sont contradictoires. Les études sont contradictoires, montrant soit l'absence d'impact de l'intervalle sur le risque de RCIU, soit une augmentation du risque pour un intervalle inférieur à 12 à 18 mois [47,50-53]. La métaanalyse de Conde-Agulero montre une augmentation du risque de RCIU avec une relation dose-effet : sur-risque de 6 % en cas d'intervalle compris entre 12 et 18 mois, de 11 % entre 6 et 12 mois, de 26 % en cas d'intervalle < 6 mois et de 29 % avec un intervalle > 5 ans par rapport à un intervalle de référence de 18 à 24 mois [54]. De nombreux facteurs varient d'une étude à l'autre et peuvent expliquer ces discordances, notamment les critères d'inclusion des patientes, en particulier l'issue de la grossesse initiale, le type de RCIU inclus (poids pour l'âge gestationnel [PAG] ou RCIU) et la prise en compte de facteurs confondants différents. Sur la base de ces études, les recommandations du CNGOF de 2013 concluent qu'un délai entre 2 grossesses de 18 à 24 mois semble être associé à un plus faible taux de RCIU [55].

Le sur-risque de MFIU et/ou de décès périnatal en cas d'intervalle court entre 2 grossesses reste discuté. La grande majorité des études montre un risque modérément augmenté en cas d'intervalle inférieur à 6 mois mais sans prendre en compte les facteurs confondants majeurs que sont les antécédents obstétricaux ou la comorbidité maternelle [46]. La seule étude de cohorte prenant en compte ces facteurs confondants (antécédents de MFIU, décès néonatal, RCIU, prématurité, pathologie maternelle chronique et obstétricale) ne retrouve pas d'influence de l'intervalle sur le risque de MFIU et de décès néonatal [56].

Le risque de macrosomie est évalué dans une seule étude et semble modestement diminué avec un intervalle < à 6 mois (– 17 %) et un intervalle compris entre 6 et 12 mois (– 9 %) comparé à un intervalle de 12 à 23 mois [57].

Enfin, des études évaluant le risque de pathologies psychiatriques sévères de l'enfant (autisme schizophrénie) ont mis en évidence un sur-risque en lien avec un intervalle inférieur à 12 à 18 mois ou supérieur à 5 ans (OR variant de 1,5 à 3) [58, 59]. Ce sur-risque reste faible compte tenu d'une incidence très faible de ces pathologies.

Intervalle et complications de l'accouchement

Le risque de survenue d'une hémorragie du post-partum ne semble pas de façon évidente en lien avec l'intervalle entre 2 grossesses [60]. Le risque de travail dystocique (incluant le travail long, les dystocies dynamiques et mécaniques, les échecs de déclenchement) augmente proportionnellement à l'intervalle entre 2 grossesses (6 % avec un intervalle de 2 à 3 ans, 25 % avec un intervalle de 6 à 7 ans, 50 % avec un intervalle > 10 ans, en comparaison avec un intervalle < 2 ans [61]. Le risque de rupture utérine en cas d'utérus cicatriciel en fonction du délai entre 2 accouchements a été largement évalué. Ce risque est inversement proportionnel à l'intervalle écoulé entre l'accouchement par césarienne et la date de conception de la grossesse suivante, mais il n'y a pas de contre-indication à une tentative d'accouchement par voie basse même pour un intervalle inférieur à 6 mois [62].

Il semble globalement qu'il y a un lien entre un intervalle court entre 2 grossesses et une augmentation de certaines complications obstétricales et néonatales dont les femmes doivent être informées. L'Organisation mondiale de la santé (OMS) a recommandé un intervalle de 2 ans entre une naissance et la conception suivante. Cependant, d'autres paramètres doivent être pris en compte et notamment par la mère, qui pourra être un facteur de risque de baisse de la fertilité au-delà de 35 ans ou de complications obstétricales, de même que les comorbidités, qui peuvent s'aggraver et altérer le pronostic obstétrical.

Contraception

La consultation post-natale est l'occasion d'évaluer la tolérance, l'observance et la satisfaction d'une contraception prescrite en post-partum immédiat, voire, le cas échéant, de la modifier. En l'absence de contraception, le projet familial peut être discuté et une contraception adaptée à l'état de santé et au souhait de la femme peut éventuellement être prescrite (chapitre 8).

Soutenir l'allaitement maternel

Le rôle des professionnels dans le soutien à l'AM est important. Il est traité dans le chapitre 1.

Informations de la visite du post-partum

Perte de poids

Le pronostic de la prochaine grossesse est meilleur si le poids d'avant grossesse est retrouvé 6 mois après l'accouchement, d'autant plus avec un IMC < 25.
Le risque de syndrome métabolique à long terme augmente en l'absence de perte de tout le poids pris à 6 mois de l'accouchement, en particulier en cas de prise de poids excessive.

Tabagisme

Le post-partum est une période à haut risque de reprise du tabac pour les femmes ayant cessé en cours de grossesse ; un soutien professionnel doit être fortement encouragé
L'arrêt du tabac entre 2 grossesses permet de revenir au risque de femmes non fumeuses pour la grossesse suivante.

Intervalle entre 2 grossesses

Un intervalle court entre 2 grossesses (< 6 à 12 mois) semble augmenter le risque de complications fœtales (malformations fœtales, anomalies chromosomiques, RCIU, MFIU), de décès néonatal et de rupture utérine en cas d'utérus cicatriciel.
Un intervalle long (> 5 ans) augmente le risque de RCIU et de travail dystocique.

Contraception

La contraception sera discutée et réévaluée au cours de la consultation post-natale.

Soutenir l'allaitement maternel

Un soutien professionnel favorise la poursuite de l'allaitement.

Reprise de l'activité physique

Les sports habituels peuvent être repris progressivement lorsque la patiente le souhaite, en fonction de son ressenti physique.

Consultation préconceptionnelle

Elle est conseillée avant une nouvelle grossesse, en particulier en cas de grossesse à haut risque.

Prescriptions à faire (ou non) lors de la consultation post-natale

Faut-il faire un dépistage systématique de l'anémie ?

Au-delà de 8 semaines après l'accouchement, l'anémie est communément définie par une hémoglobine < 12 g/L, valeur équivalente à la femme non enceinte [63]. La prévalence de l'anémie dans le post-partum tardif a été peu étudiée ; les études disponibles portent sur des patientes de faible niveau socioéconomique. Ces études montrent des taux d'anémie très variables allant de 4 % à 27 % dans les 4 à 26 semaines suivant l'accouchement [64,65]. Les facteurs de risque d'anémie à distance de l'accouchement sont [26,64] :

- l'anémie prénatale et post-natale immédiate ;
- l'allaitement artificiel ;
- un IMC > 25 ;
- la multiparité ;
- les grossesses multiples ;
- l'hémorragie du post-partum.

Si l'anémie n'est pas rare, il n'y a pas d'indication à prescrire une numération sanguine systématiquement à distance de l'accouchement mais uniquement lorsqu'il existe des signes cliniques évoquant une anémie (pâleur, tachycardie, vertiges, fatigue extrême).

Faut-il faire une sérologie de la toxoplasmose dans le post-partum ?

Une toxoplasmose congénitale peut survenir suite à une séroconversion dans les derniers jours de la grossesse, période où le risque de transmission placentaire est très élevé et ne pas être diagnostiquée par une sérologie du sang du cordon ombilical. Quelques cas de toxoplasmose congénitale ont été découverts en période post-natale chez des mères séronégatives jusqu'à l'accouchement : dans un cas, une sérologie maternelle est réalisée en post-partum pour une raison non décrite ; dans 2 cas une choriorétinite pigmentaire découverte fortuitement lors d'un bilan oculaire fait dans le cadre d'une grande prématurité, dans un cas, et d'un bilan de strabisme à 3 mois de vie, dans un autre cas, a conduit à la réalisation d'une sérologie qui s'est révélée positive [66,67].

Ces rares cas, ne doivent pas faire oublier que la prévalence de la toxoplasmose congénitale est faible. En 2007, en France, 272 cas de toxoplasmose congénitale sont rapportés, soit une prévalence de 3,3/10 000 naissances vivantes (IC95 % ; 2,9-3,7). Cent soixante cas (59 %) ont été diagnostiqués en période post-natale. L'incidence de la toxoplasmose congénitale symptomatique est de 0,34/10 000 naissances vivantes [68]. De plus, l'efficacité du traitement post-natal d'une toxoplasmose congénitale asymptomatique n'est pas démontrée à ce jour. Au Danemark, où le dépistage prénatal de la toxoplasmose n'existe pas, un programme de dépistage néonatal de la toxoplasmose a été mis en place entre 1999 et 2007. Avec un taux de dépistage > 98 %, la prévalence était de 1,6/10 000 naissances vivantes, avec un taux de détection estimé à 0,7-0,8 avec une technique de dépistage par test immunologique sur papier buvard en 3 étapes. Les enfants avec une toxoplasmose congénitale ont été traités par sulfadiazine, pyriméthamine et acide folique. Une cohorte de 55 enfants nés entre 1999 et 2002 a été suivie pendant 3 ans. Les lésions de choriorétinite pigmentaire ont progressé, qu'elles soient apparues avant ou après la mise en place du traitement. Le développement neurologique moteur et cognitif à 3 ans était similaire aux enfants d'un groupe témoin [69]. Compte tenu de ces résultats, le programme de dépistage post-natal a été abandonné en 2007. De plus, la balance coût/bénéfice d'une sérologie maternelle de la toxoplasmose en post-natal n'a pas été évaluée. Le coût croissant du programme de dépistage pendant la grossesse (+ 1 million d'euros par an) lié à la baisse de la prévalence de la toxoplasmose de 1 % par an serait considérablement alourdi par une sérologie en post-natal qui, à ce jour, n'a pas démontré son efficacité [68]. Il n'y a donc pas d'argument pour recommander une sérologie de la toxoplasmose à distance de l'accouchement.

Contraception

En fonction des projets du couple, des risques à commencer une nouvelle grossesse et de l'information donnée sur les différents moyens de contraception adaptés à la femme, une contraception pourra lui être prescrite (chapitre 8).

Rééducation périnéale

La rééducation périnéale pourra être prescrite aux femmes qui présentent lors de cette visite du post-partum une incontinence urinaire et/ou anale persistante.

Cependant, une résolution spontanée est encore possible et la rééducation ne sera effectuée qu'en cas de persistance à 3 mois de l'accouchement (chapitre 10).

> **Que prescrire lors de la consultation post-natale ?**
>
> - Prescrire :
>   - une numération sanguine s'il existe des signes cliniques évoquant une anémie ;
>   - des séances de rééducation périnéale en cas d'incontinence, à n'entreprendre qu'en cas de persistance des symptômes à 3 mois ;
>   - une contraception si la patiente le souhaite.
> - Ne pas prescrire :
>   - de numération sanguine systématique ;
>   - de ferritinémie en dehors d'un bilan d'anémie ;
>   - de sérologie toxoplasmose.

Spécificités de la consultation post-natale en cas de pathologie de la grossesse ou du post-partum

Suite à une pathologie de la grossesse, la recherche de facteurs de risque qui pourraient être traités avant le début d'une nouvelle grossesse doit être entreprise afin que les moyens de prévention pour limiter la récidive puissent être mis en œuvre avant une nouvelle grossesse. La survenue de complications à long terme pour la mère a également été évoquée dans certaines pathologies comme le diabète gestationnel et doit être connue pour pouvoir en informer la patiente.

Dans cette section, les complications les plus fréquentes de la grossesse sont abordées. En cas de pathologie peu fréquente, il est conseillé d'adresser la patiente à un gynécologue obstétricien référent de la pathologie (exemple : allo-immunisation sévère, malformation congénitale, anomalie chromosomique, etc.), en s'appuyant au besoin sur les informations fournies par le réseau périnatal régional, et/ou à un médecin spécialiste afin de donner des informations à la patiente qui lui permettront d'envisager son avenir obstétrical ou de prendre en charge activement sa santé.

Des recommandations pour le post-partum ont été établies par le CNGOF en 2010 pour le diabète gestationnel et en 2014 pour les pertes fœtales, et par le Groupe d'étude sur l'hémostase et la thrombose (GEHT) et la Société française de médecine vasculaire (SFMV) en 2009 pour la maladie thromboembolique veineuse. Elles sont synthétisées dans le tableau 7.1 [70-72].

Après un accouchement prématuré spontané

Faut-il rechercher une béance cervicale ?

Il n'existe pas de définition anatomique, radiologique ou physique consensuelle de la béance cervicale [73–75]. Les différents tests diagnostiques incluant

Tableau 7.1. Synthèse des principales recommandations publiées par le CNGOF concernant la spécificité de la consultation post-natale en cas de diabète gestationnel, retard de croissance intra-utérin, fausse couche tardive, MFIU et maladie thrombo-embolique veineuse (recommandation du GEHT et de la SFMV).

Diabète gestationnel (RPC, 2010)
Le risque élevé de DT2 après un diabète gestationnel (DG) justifie l'information de la patiente et le dépistage (grade A) Le dépistage du DT2 est recommandé lors de la consultation post-natale (accord professionnel). L'allaitement et la contraception ne justifient pas de différer les tests Le dépistage est recommandé avant une nouvelle grossesse puis tous les 1 à 3 ans, selon les facteurs de risque, pendant au moins 25 ans (accord professionnel) Le dépistage peut être réalisé par la glycémie à jeun ou l'hyperglycémie *per os* (HGPO). La sensibilité de la glycémie à jeun pour le diagnostic de DT2 est inférieure à celle de l'HGPO (grade A) Après un DG, le suivi doit inciter à poursuivre les modifications d'hygiène de vie (activité physique 30 à 60 minutes par jour au moins 5 jours par semaine, alimentation équilibrée, arrêt du tabagisme) (accord professionnel) Le suivi comporte la recherche régulière et le traitement des éventuels autres facteurs de risque cardiovasculaire associés (HTA, dyslipidémie) (accord professionnel) Il est très important que l'éducation thérapeutique porte aussi sur la programmation des grossesses ultérieures (grade B)
Retard de croissance intra-utérin (RPC, 2013)
Il est recommandé de faire une recherche d'antiphospholipides (anticardiolipines, anticoagulant circulant, anti-β-2-GP1) en cas de retard de croissance intra-utérin sévère (< 3e percentile) ayant entraîné une naissance avant 34 SA (accord professionnel). Il n'y a pas d'argument pour rechercher d'autres thrombophilies en cas d'antécédent de RCIU (accord professionnel) Un délai de 18 à 23 mois, entre 2 grossesses, semble être associé à un plus faible taux de RCIU (avis d'experts)
Fausse couche tardive (RPC, 2014)
Il est recommandé de rechercher une malformation utérine ou une pathologie utérine acquise, accessibles à une cure chirurgicale (grade C) Les examens utiles à la recherche de malformations utérines sont soit l'échographie pelvienne 2D ou 3D, soit l'hystéroscopie, soit l'IRM pelvienne, soit l'hystérosonographie. Au moins un de ces examens doit être réalisé en fonction de leur disponibilité et de l'expérience des centres. Du fait de ses performances diagnostiques inférieures dans cette indication, l'hystérosalpingographie n'est pas recommandée dans cette indication (grade A) Chez les patientes ayant une cloison utérine et un antécédent de fausse couche tardive (FCT), il est recommandé de sectionner leur cloison utérine par hystéroscopie (grade C) Chez les patientes ayant un antécédent de FCT et un utérus en T (dont le diagnostic est subjectif), la réalisation d'une métroplastie d'agrandissement peut être discutée Il est recommandé après 3 antécédents de fausse couche précoce (FCP) ou FCT de corriger les anomalies acquises de la cavité utérine (polype, myome, synéchie, etc.) (grade C) Il est recommandé de réaliser un cerclage cervico-isthmique en cas d'antécédent d'échec de cerclage de McDonald (grade C). Le cerclage cervico-isthmique doit être réalisé préférentiellement par voie vaginale (grade C)

MFIU (RPC, 2014)
Si celui-ci n'a pas été réalisé au moment du diagnostic, il est recommandé de faire la recherche d'un syndrome des anticorps antiphospholipides (ACC, anticorps anticardiolipine et anti-β2GP1), d'un lupus systémique (facteurs antinucléaires), d'un diabète de type 1 ou 2 (glycémie à jeun), d'une dysthyroïdie (TSHus et anti-TPO) (grade C)
Maladie thrombo-embolique veineuse (RPC, 2009)
Thrombose veineuse profonde ou embolie pulmonaire
En cas d'événement thromboembolique, il est recommandé d'effectuer une recherche de facteurs biologiques de risque en cas de premier épisode de TVP proximale et/ou chez les femmes en âge de procréer, que l'épisode soit provoqué ou non, compte tenu de l'impact sur la prise en charge des grossesses (grade C) En l'état actuel des connaissances, il est recommandé de restreindre, en pratique clinique, les explorations de laboratoire au diagnostic de déficits en inhibiteurs, AT, PC, PS, aux polymorphismes génétiques FVL et FIIG20210A pour mettre en évidence des formes homozygotes et doubles hétérozygotes et au diagnostic du SAPL (grade C) En dehors des mesures des concentrations de PC et PS, l'exploration de première intention sera envisagée même pendant le traitement par AVK, si les résultats de celle-ci sont susceptibles d'influencer la durée du traitement (accord professionnel) La grossesse abaisse le taux de protéine C et S et ces dosages ne seront faits que 3 mois après l'accouchement
Thrombose veineuse superficielle
Compte tenu de l'absence de données probantes, la recherche d'un facteur biologique de risque (FBR) n'est pas recommandée chez les patients présentant une thrombose veineuse superficielle (grade C)
Thrombose veineuse distale
En l'absence de donnée claire sur la nécessité de traitement anticoagulant dans cette localisation (et donc de son ajustement éventuel), la recherche d'un FBR n'est pas recommandée chez les patients présentant un premier épisode de TVP distale (grade C). Toutefois, cette recherche pourra être réalisée dans certains cas particuliers, notamment si une forte prévalence de FBR à fort risque de récidive est attendue (exemple des patients lupiques ou la fréquence des anticorps antiphospholipides [APL] est élevée) ou en cas de thromboses récidivantes non provoquées (≥ 2) dont le premier épisode est survenu avant 60 ans (accord professionnel).

l'hystérographie, l'hystéroscopie, le test à la bougie, le test de traction du ballonnet ou le test de résistance à la dilatation du col par ballonnet n'ont pas fait l'objet d'études solides [73].

Les sociétés savantes internationales ne préconisent aucun examen complémentaire pour identifier une béance cervicale avant une nouvelle grossesse. L'ACOG et la SOGC proposent une définition de la béance cervicale basée sur les antécédents de dilatation cervicale indolore survenant au cours du 2e trimestre de la grossesse [74,75]. Les essais randomisés portant sur le cerclage cervical parmi des femmes à haut risque d'accouchement prématuré ou de pertes fœtales utilisent une définition clinique comme critère d'éligibilité, sans jamais introduire d'examen complémentaire, qu'il soit réalisé en période préconceptionnelle ou en début de grossesse. Dans ses dernières recommandations de 2011 sur les indications de cerclage, le Royal College of Obstetricians and Gynecologists (ROGC) n'utilise pas le terme d'incompétence cervicale et se base sur les antécédents ou l'échographie du col en cours de grossesse pour définir une incompétence cervicale qui poserait une indication de cerclage. Dans les recommandations du CNGOF de 2014 sur les pertes fœtales, le cerclage prophylactique n'est pas indiqué après un antécédent d'accouchement prématuré mais après 3 antécédents d'accouchements prématurés spontanés ou de col inférieur à 25 mm à l'échographie réalisée avant 24 SA, seule population pour laquelle il existe une étude [73]. Les recommandations du CNGOF de 2016 sur la menace d'accouchement prématuré réaffirment qu'il n'y a pas d'argument scientifique pour recommander un examen paraclinique à la recherche d'une béance cervicale après un accouchement prématuré spontané [2].

Faut-il rechercher une malformation ou une anomalie acquise de la cavité utérine ?

Il n'y a pas de données concernant la prévalence des malformations utérines chez les femmes avec un antécédent d'accouchement prématuré spontané. En revanche, les malformations utérines augmentent le risque d'accouchement prématuré (utérus cloisonnés, d'autant plus que la cloison est complète, utérus bicorne, unicorne et didelphe, utérus en T). Les utérus arqués ne sont pas associés à un risque d'accouchement prématuré. En 2014, le CNGOF indique qu'il n'y a pas d'argument dans la littérature pour recommander un examen plutôt qu'un autre pour cette recherche et que peuvent être utilisées l'échographie pelvienne 2D ou 3D, l'hystéroscopie, l'imagerie par résonance magnétique (IRM) pelvienne ou l'hystérosonographie [73].

En cas de cloison utérine, de nombreuses séries ont montré un bénéfice à la septoplastie par hystéroscopie, réduisant de 30 à 40 % le risque de récidive d'accouchement prématuré [73]. Dans toutes ces séries, le terme des accouchements prématurés ayant conduit à la découverte de la cloison utérine traitée n'est pas précisé mais il semble raisonnable de les proposer en cas d'accouchement spontané avant 34 SA. Il n'y a donc pas de données permettant de faire une recommandation sur le terme de naissance en deçà duquel une malformation doit être recherchée. En revanche, plusieurs antécédents d'accouchements prématurés ou un antécédent d'accouchement prématuré avec un ou des accouchements à terme avec fœtus en présentation du siège ou des antécédents de fausses couches précoces multiples ou tardives peuvent faire évoquer fortement l'existence d'une malformation utérine [73,76]. En cas d'utérus en T, le bénéfice de la métroplastie d'agrandissement n'a pas été étudié sur le risque d'accouchement prématuré mais uniquement sur le risque de fausse couche spontanée du premier trimestre ou de fausse couche tardive chez des patientes avec une infertilité

secondaire. La métroplastie d'agrandissement permet d'augmenter le nombre de grossesses avec enfants vivants mais est associée à une augmentation des complications obstétricales (césarienne, rupture utérine, hémorragie) qui doivent être discutées avec la patiente [73,77].
Concernant les myomes, qu'ils soient uniques ou multiples, il existerait une association modeste avec la prématurité, sans que les études ne précisent s'il s'agit d'une prématurité induite ou spontanée [78,79]. Il n'y a pas d'étude comparant le risque de récidive des complications obstétricales en fonction de la réalisation d'une résection de fibrome ou non. Il faut mettre en ce modeste sur-risque en balance avec les risques obstétricaux associés à la myomectomie par laparotomie ou cœlioscopie et, en particulier, le risque de rupture utérine. En 2011, le CNGOF indique qu'en cas de pathologie obstétricale, saignement, nécrobiose et menace d'accouchement prématuré, imputée à la présence de myome, il n'y a pas d'arguments pour recommander la pratique d'une myomectomie pendant la grossesse.

Un traitement antibiotique inter-conceptionnel en cas de portage microbien permet-il de réduire le risque de récidive d'accouchement prématuré spontané ?

Chez des femmes avec un antécédent d'accouchement prématuré spontané (avec ou sans rupture prématurée des membranes [RPM]), un essai randomisé, de faible puissance, contre un essai placebo en double aveugle, permet de comparer le taux d'accouchement prématuré avec et sans traitement par des cures d'antibiotiques tous les 4 mois (azithromycine 1 g à J1 et J4 et métronidazole LP 750 mg/j pendant 7 jours). Parmi les 240 femmes randomisées, 124 ont commencé une nouvelle grossesse (59 patientes dans le groupe antibiotique et 64 dans le groupe placebo). Il n'y a aucune différence en matière d'accouchement prématuré. En revanche, les patientes porteuses de *Gardnerella vaginalis* et de bacilles Gram négatif ayant reçu le traitement antibiotique, ont un taux significativement plus élevé d'accouchement prématuré ou de fausse couche avant 15 SA [80]. Il n'y a donc pas d'argument pour proposer la recherche systématique d'un portage microbien et une antibiothérapie inter-conceptionnelle.

L'arrêt du tabac entre 2 grossesses permet-il de réduire le risque de récidive d'accouchement prématuré spontané ?

Le sur-risque d'accouchement prématuré lié au tabac est modeste mais réel (multiplié par 2) et justifie l'aide au sevrage tabagique [43].

Le risque de récidive d'accouchement prématuré spontané est-il influencé par l'intervalle entre 2 grossesses ?

Un intervalle entre naissance et conception < 6 mois, et probablement < 12 mois, est associé à une augmentation du risque d'accouchement prématuré. Il est souhaitable d'informer les patientes de ce risque et d'analyser la balance bénéfice/risque à la lumière des autres facteurs de risque de la patiente (âge et fertilité en particulier) (voir ci-dessus).

En cas d'antécédent d'accouchement prématuré spontané, les variations de poids maternel modifient-elles le risque de récidive ?

Plusieurs études ont évalué l'impact de l'IMC sur le risque d'accouchement prématuré (associé ou non à une RPM) et montre qu'un IMC < 18 augmente significativement le risque d'accouchement prématuré [81].

Rupture prématurée des membranes avant terme

Faut-il rechercher une malformation utérine congénitale ou une anomalie acquise de la cavité utérine ?

Seules 2 études ayant recherché des malformations en cours de grossesse par échographie montrent une augmentation du risque de RPM en cas de malformation utérine. Toutefois, la technique de recherche des malformations utérines n'est pas performante et il n'y a pas eu de contrôle en période post-natale [78,82]. C'est donc la survenue d'un accouchement prématuré qui guidera la recherche d'une malformation utérine (voir ci-dessus).

Un traitement antibiotique inter-conceptionnel en cas de portage microbien permet-il de réduire le risque de récidive ?

Il n'y a pas de donnée spécifique concernant la rupture prématurée des membranes (voir ci-dessus) et il n'y a donc pas lieu de proposer la recherche systématique d'un portage microbien et une antibiothérapie inter-conceptionnelle.

En cas d'antécédent de RPM, l'arrêt du tabac réduit-il le risque de récidive ?

Il semble que le tabac augmente modestement le risque de RPM ; son arrêt doit être encouragé [39,83,84].

Le risque de récidive de RPM est-il influencé par l'intervalle entre 2 grossesses ?

Il y a peu de données ; elles sont contradictoires et c'est plutôt l'accouchement prématuré suivant qui sera discuté (intervalle minimum entre les grossesses), en fonction des autres facteurs de risque obstétricaux.

En cas d'antécédent de RPM, quel est l'impact d'une variation de poids dans la période préconceptionnelle ?

Il n'y a aucune donnée spécifique concernant ce risque.

Prééclampsie et ses complications

En cas d'antécédent de prééclampsie, faut-il rechercher une thrombophilie héréditaire et acquise ?

Thrombophilie héréditaire

Actuellement, le bilan à la recherche d'une thrombophilie héréditaire comprend le dosage de l'antithrombine, de la protéine C et de la protéine S, la recherche d'une mutation du facteur V Leiden et de la prothrombine (FIIG20210A).

Plusieurs métaanalyses basées sur des études de cohortes rétrospectives arrivent à des conclusions contradictoires [85-88]. L'hétérogénéité des études incluses peut expliquer ce résultat avec une prise en compte très variable et souvent insuffisante de facteurs confondants majeurs tels que la présence d'un syndrome des antiphospholipides (SAPL) ou les comorbidités maternelles.

L'association entre thrombophilie héréditaire et risque de récidive de prééclampsie a été étudiée dans une cohorte française qui incluant 110 patientes avec un antécédent de prééclampsie sévère, de MFIU (après exclusion des causes infectieuses, et malformatives ou avec anomalies chromosomiques) et d'hématome rétroplacentaire, recevant un traitement par aspirine 100 mg/j prescrit avant 16 SA. Les critères d'exclusion stricts permettent de contrôler les facteurs confondants (pathologies maternelles chroniques, SAPL, traitement par héparine ; etc.). Trente-quatre femmes (30 %) ont présenté une récidive de pathologie vasculaire placentaire sous la forme d'une prééclampsie, d'un RCIU ou d'un hématome rétroplacentaire. Parmi les 110 femmes incluses, 29 (26,3 %) avaient une thrombophilie héréditaire (déficit en antithrombine, protéine C ou protéine S, mutation du facteur V Leiden ou de la prothrombine ou de la MTHFR, ou hyperhomocystéinémie) : 7 (21 %) dans le groupe avec récidive et 22 (29 %) dans le groupe sans récidive. Il n'a pas été retrouvé d'association entre la récidive et la présence d'une thrombophilie héréditaire [89].

L'association entre prééclampsie et thrombophilie héréditaire est donc incertaine et la recherche d'une thrombophilie héréditaire ne se justifie pas dans les suites d'une prééclampsie sévère ou non.

Thrombophilie acquise

La recherche de thrombophilie acquise en pratique courante porte actuellement sur l'identification des anticorps anticardiolipines (IgG et IgM), des anti-β2-glycoprotéines 1 et de l'anticoagulant circulant de type lupique.

Deux métaanalyses ont été récemment publiées examinant l'association entre la prééclampsie et le syndrome des antiphospholipides (SAPL).

Dans la métaanalyse d'Abou-Nassar *et al.* incluant 28 études, le risque de prééclampsie est augmenté en cas d'anticoagulant circulant de type lupique (OR poolé : 2,34) dans les 10 études cas-témoins mais pas dans les 3 études de cohorte prospectives (OR poolé : 5,17). En cas d'anticorps anticardiolipines, dans 19 études cas-témoins, le risque de prééclampsie est augmenté (OR poolé : 1,52). Concernant les anticorps antiglycoprotéine, le risque de prééclampsie est augmenté dans 2 études de cohorte (OR poolé : 19,14) mais pas dans 4 études de cas-témoins (OR poolé : 0,57) [90].

La métaanalyse de Do Prado *et al.* publiée en 2010, incluant 12 études dont 8 études de cohorte et 4 études de cas-témoins ayant pris en compte les principaux facteurs confondants connus de prééclampsie, montre que le risque de prééclampsie modérée n'est pas influencé par la présence d'un SAPL (3 études ; OR poolé : 1,43), alors que la prééclampsie sévère est significativement associée à la présence d'un SAPL (5 études ; OR poolé : 11,15) [91]. À noter que les études sélectionnées ne recherchent pas systématiquement tous les anticorps du SAPL.

L'association entre SAPL et risque de récidive de prééclampsie est étudiée par Branch *et al.* (2001). Leur étude inclut 317 patientes avec un antécédent de prééclampsie (dont 75 % d'Afro-Américaines). Le taux de récidive de prééclampsie est de 19 %. Il n'y a pas d'association entre la présence d'un antiphospholipide de type IgG ou IgM et la récidive de prééclampsie. Cependant, seuls les anticorps antiphospholipides (anticardiolipine, antiphosphatidylsérine, antiphosphatidylinositol, antiphosphatidylglycérol et antiphosphatidyléthanolamine) ont été recherchés [92].

Si l'association entre SAPL et prééclampsie sévère semble possible, elle reste à confirmer. Le CNGOF, en 2015, recommande la recherche d'un SAPL en cas de prééclampsie sévère ou précoce (survenant avant 32 SA), selon les critères de la SFAR.

En cas d'antécédent de prééclampsie, faut-il faire un bilan néphrologique à distance ?

Les études sont convergentes pour montrer une augmentation du risque de néphropathie chronique à long terme chez les femmes avec une prééclampsie, mais ne précisent pas le niveau de risque en fonction de l'évolution dans le post-partum (disparition totale ou non de l'hypertension artérielle [HTA] et de la protéinurie). Une métaanalyse incluant 273 patientes avec une prééclampsie et 333 avec une grossesse normale montre que, en moyenne, 7 ans après la grossesse, les patientes avec une prééclampsie ont un risque multiplié par 4,31 d'avoir une microalbuminurie positive (31 % *versus* 7 %) et multiplié par 8,17 en cas de prééclampsie sévère [93]. Dans une étude de cohorte historique menée à partir du registre national des naissances de Norvège, 570 433 patientes ayant eu au moins 1 accouchement d'un enfant unique, né au-delà de 16 SA, ont été incluses. Après exclusion des patientes avec une HTA chronique, une pathologie rénale ou un diabète antérieur aux grossesses, une prééclampsie au cours d'au moins une grossesse est associée à une augmentation du risque d'insuffisance rénale terminale avec des ORa variant de 2,3 à 5,3 en fonction du rang de la grossesse concernée par la prééclampsie et du nombre de grossesses compliquées par une prééclampsie [94]. Néanmoins, le risque absolu reste faible puisque l'incidence globale (toutes patientes confondues) n'est que 0,058 % après exclusion des patientes présentant une pathologie chronique (HTA, diabète, néphropathie, maladie de système).

Il convient donc de contrôler la tension artérielle et la protéinurie 3 mois après l'accouchement, quelle que soit l'évolution en post-partum immédiat, et d'adresser la patiente à un médecin néphrologue en cas de protéinurie et/ou d'HTA persistante 3 mois après l'accouchement.

En cas d'antécédent de prééclampsie, existe-t-il une augmentation du risque cardiovasculaire à long terme ?

Une association entre un antécédent de prééclampsie et la survenue d'une pathologie cardiovasculaire ou d'un accident vasculaire cérébral (AVC) chez la mère a été mise en évidence dans des plusieurs études de cohorte mais les facteurs de confusion ne sont pas suffisamment pris en compte pour pouvoir quantifier l'impact de la prééclampsie [95]. Les risques semblent être d'autant plus élevés que les pathologies obstétricales sont sévères. Smith *et al.* ont montré une augmentation du risque d'infarctus du myocarde multiplié par 2 mais multiplié par 16 en cas de RCIU et de naissance prématurée associés [96]. Cependant, le surrisque lié à une prééclampsie pendant la grossesse reste très faible et ne justifie pas d'adresser la patiente à un cardiologue.

Retard de croissance intra-utérin isolé

Le RCIU isolé fait l'objet de recommandations pour la pratique clinique récentes du CNGOF qui indique qu'il est recommandé de faire une recherche d'antiphospholipides en cas de retard de croissance intra-utérin sévère (< 3e percentile) ayant entraîné une naissance avant 34 SA mais pas de thrombophilie héréditaire [55]. Comme indiqué précédemment, un intervalle court entre 2 grossesses (< 18 mois) augmente modestement le risque de RCIU.

Plusieurs études montrent une association entre un antécédent de RCIU et la survenue d'une pathologie cardiovasculaire ou d'un AVC chez la mère mais des facteurs confondants importants n'ont pas été pris en compte (le tabagisme par exemple). Ces études mettent en évidence une augmentation du risque d'infarctus du myocarde (RR = 2,5), de décès par maladie cardiovasculaire (RR = 2,5), d'AVC (RR = 1,3) qui sont majorés dans les formes sévères et en cas d'association à la prééclampsie [96]. Cependant, ces données doivent être confirmées dans des études intégrant les nombreux facteurs de risque cardiovasculaires ; un antécédent de RCIU ne justifie pas d'adresser ces patientes à un cardiologue.

Cholestase gravidique

Deux études cas-témoins montrent qu'à long terme les patientes avec une cholestase gravidique ont un risque accru de pathologie hépatique et biliaire chronique [97,98]. Néanmoins, ces études menées à base de registres nationaux ne permettent pas d'établir un lien de causalité entre la survenue de la cholestase gravidique et

l'hépatopathie chronique observée secondairement puisqu'il n'y a pas d'ajustement sur les pathologies hépatiques antérieures à la grossesse. De plus, l'hétérogénéité des hépatopathies biliaires prises en compte est importante (hépatites virales, hépatites chroniques auto-immunes ou non, hépatopathie alcoolique, lithiase vésiculaire, etc.). Une association significative est retrouvée avec l'hépatite C dans les 2 études, mais sans ajustement sur les antécédents d'hépatite C, alors même que l'étude de Marschall a montré qu'un antécédent d'hépatite C augmente significativement le risque de développer une cholestase gravidique (OR : 5,76) [97]. Le risque d'hépatopathie biliaire chronique est d'autant plus important que le bilan hépatique (ASAT, ALAT, γ-GT, PAL, bilirubine) n'est pas normalisé 8 semaines après l'accouchement. Dans ce cas, la patiente sera adressée à un hépato-gastro-entérologue.
En revanche, en cas de forme très sévère, précoce, d'autant plus qu'elles sont récidivantes, ou en cas de forme familiale de cholestase gravidique ou d'antécédents multiples de pathologies biliaires, il existe une fréquence accrue des mutations du gène de la MDR3 [99]. Plusieurs mutations de la protéine MDR3 sont responsables de pathologies hépatiques chroniques pouvant évoluer vers une cirrhose, qui peut être prévenue par un traitement médicamenteux. Un bilan auprès d'un spécialiste s'impose donc pour recherches cette mutation et pour un suivi au long cours. Le risque de cholestase avec la contraception œstroprogestative est abordé dans le chapitre 8.

Synthèse de la consultation post-natale

La synthèse comprend la description des séquelles de la grossesse ou de l'accouchement, des examens complémentaires demandés ou recommandés, les avis spécialisés conseillés en vue de l'évaluation ultérieure du niveau de risque d'une future grossesse. La nécessité éventuelle d'un arrêt de travail prolongeant le congé maternité, avec son indication, sera clairement explicitée. Il est souhaitable qu'un courrier de synthèse soit adressé aux professionnels de santé impliqués dans le suivi de la patiente (sages-femmes, médecins traitants, gynécologues, etc.).
En cas d'anomalies persistantes à la consultation post-natale ou de bilan nécessaire à 3 mois de l'accouchement, la patiente peut être revue en consultation ou adressée à son médecin traitant ou au professionnel de santé qui assure son suivi gynécologique habituel, à qui l'information aura été communiquée par courrier.
La consultation préconceptionnelle est conseillée lorsque le déroulement de cette grossesse conduit à la conclusion d'une grossesse à haut risque pour l'avenir. Il est vrai que l'effet de la consultation préconceptionnelle sur le devenir obstétrical ou néonatal des grossesses ultérieures n'a pas fait l'objet d'évaluation. Dans une étude transversale de Luton *et al.* réalisée dans 23 maternités françaises (401 patientes), le taux de consultations préconceptionnelles est de 14 %, alors que 51 % des patientes ont discuté de l'arrêt de leur contraception avec un médecin [100].

L'enquête nationale périnatale de 2010 a montré que 80 % des patientes ont arrêté leur méthode de contraception avec un projet de grossesse, laissant une large place à la possibilité de réalisation de cette consultation [101]. La revue de la Cochrane publiée en 2009 sur la promotion de la santé en période préconceptionnelle pour améliorer le pronostic de la grossesse se heurte à de nombreuses difficultés. Les auteurs n'ont pu inclure que 4 études comparant 2 types d'interventions concernant des critères très différents (consommation d'alcool, de tabac, prise d'acide folique, activité physique, poids de naissance des enfants et accouchements prématurés, etc.). Les données actuelles leur semblent insuffisantes pour recommander une consultation préconceptionnelle en routine [102]. La pertinence dans un sous-groupe de patientes avec des grossesses à haut risque n'a pas été étudiée.
Les autres pathologies ont été traitées par le CNGOF dont les recommandations pour la pratique clinique sont synthétisées dans le tableau 7.1.

Les spécificités de la consultation post-natale en cas de pathologie de la grossesse ou du post-partum

Accouchement prématuré spontané et rupture prématurée des membranes

Il n'y a pas d'argument scientifique pour recommander un examen paraclinique à la recherche d'une béance cervicale.
Il est recommandé de rechercher une malformation utérine après un accouchement prématuré avant 34 SA (avec ou sans RPM), par une échographie pelvienne 2D ou 3D ou une hystéroscopie ou une IRM pelvienne ou une hystérosonographie.
Le traitement hystéroscopique d'une cloison utérine permet de réduire le risque de récidive d'accouchement prématuré.
Une métroplastie d'agrandissement pourrait être discutée en cas d'utérus en T.
En cas de myome, il n'y a pas d'argument pour proposer systématiquement une résection.
Il n'y a pas d'argument pour proposer la recherche systématique d'un portage microbien et une antibiothérapie inter-conceptionnelle.
Il est recommandé d'encourager et d'aider la femme et son conjoint au sevrage tabagique pour réduire le risque de récidive.
Il est souhaitable d'attendre 12 mois avant de commencer une nouvelle grossesse mais ce délai devra prendre en compte les autres facteurs de risque de la patiente (âge et fertilité en particulier).

Prééclampsie et ses complications

Il n'est pas recommandé de rechercher une thrombophilie héréditaire, quelle que soit la sévérité de la prééclampsie.
Il est recommandé de rechercher un SAPL (comprenant anticoagulant circulant de type lupique, anticorps anticardiolipines de type IgG et IgM, anticorps anti-β2 glycoprotéine 1) en cas de prééclampsie sévère ou précoce (survenant avant 32 SA).

Il est recommandé de contrôler la tension artérielle et la protéinurie 3 mois après l'accouchement, quelle que soit l'évolution en post-partum immédiat.
Il est recommandé d'adresser la patiente à un médecin néphrologue en cas de protéinurie et/ou hypertension artérielle persistante 3 mois après l'accouchement.
Il n'est pas recommandé d'adresser la patiente à un cardiologue, en dehors des patientes ayant des facteurs de risque habituels de maladies cardiovasculaires.

Cholestase gravidique

En l'absence de normalisation avant la sortie de la maternité, il est recommandé de contrôler le bilan hépatique (ASAT, ALAT, γ-GT, PAL, bilirubine) 8 semaines après l'accouchement.
Il est recommandé d'adresser la patiente à un médecin gastro-entérologue en cas de formes sévères, familiales, récidivantes, avec γ-GT élevées ou en l'absence de normalisation du bilan hépatique de contrôle réalisé 8 semaines après l'accouchement.

Références

[1] Doret M, Kayem G. La tocolyse en cas de menace d'accouchement prématuré à membranes intactes. J Gynecol Obstet Biol Reprod (Paris) 2016;45:1374-98.
[2] Sentilhes L, Senat M, Ancel P, Azria E, Benoist G, Blanc J, et al. Recommandations pour la pratique clinique : prévention de la prématurité spontanée et de ses conséquences (hors rupture des membranes) - Texte des recommandations. J Gynecol Obstet Biol Reprod (Paris) ;45 :1146-456.
[3] Haute Autorité de santé (HAS). Comment mieux informer les femmes enceintes ? Saint-Denis La Plaine : HAS, 2005. Disponible en ligne : www.has-sante.fr/portail/upload/docs/application/pdf/infos_femmes_enceintes_rap.pdf.
[4] Haute Autorité de santé (HAS). Suivi et orientation des femmes enceintes en fonction des situations à risque identifiées. Saint-Denis La Plaine : HAS, 2016. Disponible en ligne : www.has-sante.fr/portail/upload/docs/application/pdf/suivi_des_femmes_enceintes_-_recommandations_23-04-2008.pdf.
[5] Haute Autorité de santé (HAS). Document de sortie d'hospitalisation > 24 h. Référentiel des informations relatives au séjour et nécessaires à la continuité et à la sécurité, à la sortie d'hospitalisation. Saint-Denis La Plaine : HAS, 2014. Disponible en ligne : www.has-sante.fr/portail/upload/docs/application/pdf/2014-11/document_de_sortie_fiche_utilisation_23102014.pdf
[6] Gunn J, Lumley J, Chondros P, Young D. Does an early postnatal check-up improve maternal health : results from a randomised trial in Australian general practice. Br J Obstet Gynaecol 1998;105:991-7.
[7] Rarick TL, Tchabo JG. Timing of the postpartum Papanicolaou smear. Obstet Gynecol 1994;83:761-5.
[8] Saurel-Cubizolles MJ, Romito P, Lelong N, Ancel PY. Women's health after childbirth: a longitudinal study in France and Italy. BJOG Int J Obstet Gynaecol 2000;107:1202-9.
[9] Woolhouse H, Gartland D, Perlen S, Donath S, Brown SJ. Physical health after childbirth and maternal depression in the first 12 months post partum: results of an Australian nulliparous pregnancy cohort study. Midwifery 2014;30:378-84.
[10] Schytt E, Lindmark G, Waldenström U. Physical symptoms after childbirth: prevalence and associations with self-rated health. BJOG Int J Obstet Gynaecol 2005;112:210-7.
[11] Howell CJ, Kidd C, Roberts W, Upton P, Lucking L, Jones PW, et al. A randomised controlled trial of epidural compared with non-epidural analgesia in labour. BJOG Int J Obstet Gynaecol 2001;108:27-33.

[12] Loughnan BA, Carli F, Romney M, Doré CJ, Gordon H. Epidural analgesia and backache: a randomized controlled comparison with intramuscular meperidine for analgesia during labour. Br J Anaesth 2002;89:466-72.
[13] Brown S, Lumley J. Physical health problems after childbirth and maternal depression at six to seven months postpartum. BJOG Int J Obstet Gynaecol 2000;107:1194-201.
[14] Haute Autorité de santé (HAS). État des lieux et recommandations pour le dépistage du cancer du col de l'utérus en France. Saint-Denis La Plaine : HAS, 2010. Disponible en ligne : www.has-sante.fr/portail/upload/docs/application/pdf/2010-11/synthese_recommandations_depistage_cancer_du_col_de_luterus.pdf
[15] MacArthur C, Winter HR, Bick DE, Lilford RJ, Lancashire RJ, Knowles H, et al. Redesigning postnatal care: a randomised controlled trial of protocol-based midwifery-led care focused on individual women's physical and psychological health needs. Health Technol Assess Winch Engl 2003;7:1-98.
[16] Villamor E, Cnattingius S. Interpregnancy weight change and risk of adverse pregnancy outcomes: a population-based study. Lancet Lond Engl 2006;368:1164-70.
[17] Whiteman VE, Crisan L, McIntosh C, Alio AP, Duan J, Marty PJ, et al. Interpregnancy body mass index changes and risk of stillbirth. Gynecol Obstet Invest 2011;72:192-5.
[18] Ehrlich SF, Hedderson MM, Feng J, Davenport ER, Gunderson EP, Ferrara A. Change in body mass index between pregnancies and the risk of gestational diabetes in a second pregnancy. Obstet Gynecol 2011;117:1323-30.
[19] Bogaerts A, Van den Bergh BRH, Ameye L, Witters I, Martens E, Timmerman D, et al. Interpregnancy weight change and risk for adverse perinatal outcome. Obstet Gynecol 2013;122:999-1009.
[20] Whiteman VE, Rao K, Duan J, Alio A, Marty PJ, Salihu HM. Changes in prepregnancy body mass index between pregnancies and risk of preterm phenotypes. Am J Perinatol 2011;28:67-74.
[21] Hendler I, Goldenberg RL, Mercer BM, Iams JD, Meis PJ, Moawad AH, et al. The Preterm Prediction Study: association between maternal body mass index and spontaneous and indicated preterm birth. Am J Obstet Gynecol 2005;192:882-6.
[22] Linné Y, Dye L, Barkeling B, Rössner S. Long-term weight development in women: a 15-year follow-up of the effects of pregnancy. Obes Res 2004;12:1166-78.
[23] Rooney BL, Schauberger CW. Excess pregnancy weight gain and long-term obesity: one decade later. Obstet Gynecol 2002;100:245-52.
[24] Rooney BL, Schauberger CW, Mathiason MA. Impact of perinatal weight change on long-term obesity and obesity-related illnesses. Obstet Gynecol 2005;106:1349-56.
[25] Kirkegaard H, Stovring H, Rasmussen KM, Abrams B, Sørensen TIA, Nohr EA. How do pregnancy-related weight changes and breastfeeding relate to maternal weight and BMI-adjusted waist circumference 7 y after delivery? Results from a path analysis. Am J Clin Nutr 2014;99:312-9.
[26] van der Pligt P, Willcox J, Hesketh KD, Ball K, Wilkinson S, Crawford D, et al. Systematic review of lifestyle interventions to limit postpartum weight retention: implications for future opportunities to prevent maternal overweight and obesity following childbirth. Obes Rev Off J Int Assoc Study Obes 2013;14:792-805.
[27] Evenson KR, Mottola MF, Owe KM, Rousham EK, Brown WJ. Summary of international guidelines for physical activity after pregnancy. Obstet Gynecol Surv 2014;69:407-14.
[28] Cluett ER, Burns E. Immersion in water in labour and birth. Cochrane Database Syst Rev 2009;2:CD000111.
[29] Toon CD, Sinha S, Davidson BR, Gurusamy KS. Early versus delayed post-operative bathing or showering to prevent wound complications. Cochrane Database Syst Rev 2015;7:CD010075.
[30] Gilbert NL, Nelson CRM, Greaves L. Smoking cessation during pregnancy and relapse after childbirth in Canada. J Obstet Gynaecol Can 2015;37:32-9.
[31] Forray A, Merry B, Lin H, Ruger JP, Yonkers KA. Perinatal substance use: a prospective evaluation of abstinence and relapse. Drug Alcohol Depend 2015;150:147-55.
[32] Polańska K, Hanke W, Sobala W. Smoking relapse one year after delivery among women who quit smoking during pregnancy. Int J Occup Med Environ Health 2005;18:159-65.

[33] Simmons VN, Sutton SK, Quinn GP, Meade CD, Brandon TH. Prepartum and postpartum predictors of smoking. Nicotine Tob Res 2014;16:461-8.
[34] Chen J, Chen Y, Chen P, Liu Z, Luo H, Cai S. Effectiveness of individual counseling for smoking cessation in smokers with chronic obstructive pulmonary disease and asymptomatic smokers. Exp Ther Med 2014;7:716-20.
[35] Chamberlain C, O'Mara-Eves A, Porter J, Coleman T, Perlen SM, Thomas J, et al. Psychosocial interventions for supporting women to stop smoking in pregnancy. Cochrane Database Syst Rev 2017;2:CD001055.
[36] Whittaker R, McRobbie H, Bullen C, Rodgers A, Gu Y. Mobile phone-based interventions for smoking cessation. Cochrane Database Syst Rev 2016;4:CD006611.
[37] Lavender T, Richens Y, Milan SJ, Smyth RMD, Dowswell T. Telephone support for women during pregnancy and the first six weeks postpartum. Cochrane Database Syst Rev 2013;7:CD009338.
[38] Hajek P, Stead LF, West R, Jarvis M. Relapse prevention interventions for smoking cessation. Cochrane Database Syst Rev 2005;1:CD003999.
[39] Nabet C, Lelong N, Ancel P-Y, Saurel-Cubizolles M-J, Kaminski M. Smoking during pregnancy according to obstetric complications and parity: results of the EUROPOP study. Eur J Epidemiol 2007;22:715-21.
[40] Cnattingius S, Mills JL, Yuen J, Eriksson O, Salonen H. The paradoxical effect of smoking in preeclamptic pregnancies: smoking reduces the incidence but increases the rates of perinatal mortality, abruptio placentae, and intrauterine growth restriction. Am J Obstet Gynecol 1997;177:156-61.
[41] Hammoud AO, Bujold E, Sorokin Y, Schild C, Krapp M, Baumann P. Smoking in pregnancy revisited: findings from a large population-based study. Am J Obstet Gynecol 2005;192:1856-62. discussion 1862-3.
[42] Cnattingius S, Granath F, Petersson G, Harlow BL. The influence of gestational age and smoking habits on the risk of subsequent preterm deliveries. N Engl J Med 1999;341:943-8.
[43] Chang HH, Larson J, Blencowe H, Spong CY, Howson CP, Cairns-Smith S, et al. Preventing preterm births: analysis of trends and potential reductions with interventions in 39 countries with very high human development index. Lancet Lond Engl 2013;381:223-34.
[44] Gaudineau A. Prevalence, facteurs de risque, morbidité et mortalité maternelle et foetal du retard de croissance intra-utérin et de petit pour l'age gestationnel. J Gynecol Obstet Biol Reprod (Paris) 2013;42:895-910.
[45] Conde-Agudelo A, Romero R, Kusanovic JP. Nifedipine in the management of preterm labor: a systematic review and metaanalysis. Am J Obstet Gynecol 2011;204. 134.e1-20.
[46] Wendt A, Gibbs CM, Peters S, Hogue CJ. Impact of increasing inter-pregnancy interval on maternal and infant health. Paediatr Perinat Epidemiol 2012;26(Suppl 1):239-58.
[47] Ball SJ, Pereira G, Jacoby P, de Klerk N, Stanley FJ. Re-evaluation of link between interpregnancy interval and adverse birth outcomes: retrospective cohort study matching two intervals per mother. BMJ 2014;349:g4333.
[48] Conde-Agudelo A, Rosas-Bermúdez A, Kafury-Goeta AC. Effects of birth spacing on maternal health: a systematic review. Am J Obstet Gynecol 2007;196:297-308.
[49] Kwon S, Lazo-Escalante M, Villaran MV, Li CI. Relationship between interpregnancy interval and birth defects in Washington State. J Perinatol Off J Calif Perinat Assoc 2012;32:45-50.
[50] Auger N, Daniel M, Platt RW, Luo Z-C, Wu Y, Choinière R. The joint influence of marital status, interpregnancy interval, and neighborhood on small for gestational age birth: a retrospective cohort study. BMC Pregnancy Childbirth 2008;8:7.
[51] Smith GCS, Pell JP, Dobbie R. Interpregnancy interval and risk of preterm birth and neonatal death: retrospective cohort study. BMJ 2003;327:313.
[52] Conde-Agudelo A, Belizán JM, Norton MH, Rosas-Bermúdez A. Effect of the interpregnancy interval on perinatal outcomes in Latin America. Obstet Gynecol 2005;106:359-66.
[53] Shults RA, Arndt V, Olshan AF, Martin CF, Royce RA. Effects of short interpregnancy intervals on small-for-gestational age and preterm births. Epidemiol Camb Mass 1999;10:250-4.

[54] Conde-Agudelo A, Rosas-Bermúdez A, Kafury-Goeta AC. Birth spacing and risk of adverse perinatal outcomes: a meta-analysis. JAMA 2006;295:1809-23.
[55] Nizard J. Prevention du RCIU. J Gynecol Obstet Biol Reprod (Paris) 2013;42:1008-17.
[56] Stephansson O, Dickman PW, Cnattingius S. The influence of interpregnancy interval on the subsequent risk of stillbirth and early neonatal death. Obstet Gynecol 2003;102:101-8.
[57] Grisaru-Granovsky S, Gordon E-S, Haklai Z, Samueloff A, Schimmel MM. Effect of interpregnancy interval on adverse perinatal outcomes--a national study. Contraception 2009;80:512-8.
[58] Cheslack-Postava K, Liu K, Bearman PS. Closely spaced pregnancies are associated with increased odds of autism in California sibling births. Pediatrics 2011;127:246-53.
[59] Gunawardana L, Smith GD, Zammit S, Whitley E, Gunnell D, Lewis S, et al. Pre-conception interpregnancy interval and risk of schizophrenia. Br J Psychiatry J Ment Sci 2011;199:338-9.
[60] Conde-Agudelo A, Belizán JM. Maternal morbidity and mortality associated with interpregnancy interval : cross sectional study. BMJ 2000;321:1255-9.
[61] Zhu B-P, Grigorescu V, Le T, Lin M, Copeland G, Barone M, et al. Labor dystocia and its association with interpregnancy interval. Am J Obstet Gynecol 2006;195:121-8.
[62] Kayem G, Raiffort C, Legardeur H, Gavard L, Mandelbrot L, Girard G. Critères d'acceptation de la voie vaginale selon les caractéristiques de la cicatrice utérine. J Gynecol Obstet Biol Reprod (Paris) 2012;41:753-71.
[63] Beucher G, Grossetti E, Simonet T, Leporrier M, Dreyfus M. Anémie par carence martiale et grossesse. Prévention et traitement. J Gynecol Obstet Biol Reprod (Paris) 2011;40:185-200.
[64] Bodnar LM, Scanlon KS, Freedman DS, Siega-Riz AM, Cogswell ME. High prevalence of postpartum anemia among low-income women in the United States. Am J Obstet Gynecol 2001;185:438-43.
[65] Tam KF, Lee CP, Pun TC. Mild postnatal anemia: is it a problem? Am J Perinatol 2005;22:345-9.
[66] Wirden M, Botterel F, Romand S, Ithier G, Bourée P. Intérêt du dépistage en post-partum de la toxoplasmose congénitale après primo-infection maternelle en fin de grossesse. J Gynecol Obstet Biol Reprod (Paris) 1999;28:566-7.
[67] Laurans C, Durand-Joly I, Benchikh Z, Angelina D, Poher M, Camus D, et al. Nécessité d'un suivi sérologique post-partum de la toxoplasmose congénitale chez les femmes séronéngatives en fin de grossesse. Presse Med 2002;31:1266-7.
[68] Villena I, Ancelle T, Delmas C, Garcia P, Brezin AP, Thulliez P, et al. Congenital toxoplasmosis in France in 2007: first results from a national surveillance system. Euro Surveill 2010;15.
[69] Röser D, Nielsen HV, Petersen E, Saugmann-Jensen P, Nørgaard-Pedersen B, Nørgaard-Pedersen PB. Congenital toxoplasmosis--a report on the Danish neonatal screening programme 1999-2007. J Inherit Metab Dis 2010;33:S241-247.
[70] CNGOF. Diabète gestationnel. J Gynecol Obstet Biol Reprod (Paris) 2010;39. S139, S338-342.
[71] Huchon C, Deffieux X, Beucher G, Carcopino X, Costedoat-Chalumeau N, Delabaere A, et al. Pertes de grossesses : Recommandations pour la pratique clinique. J Gynecol Obstet Biol Reprod (Paris) 2014;43:918-28.
[72] Pernod G, Biron-Andreani C, Morange P-E, Boehlen F, Constans J, Couturaud F, et al. Recommendations pour la recherche des facteurs biologiques de risque dans le cadre de la maladie thromboembolique veineuse. J Mal Vasc 2009;34:156-203.
[73] Capmas P, Thellier E, Carcopino X, Huchon C, Deffieux X, Fernandez H. Prise en charge d'un antécédent de fausse couche tardive (14 à 22 SA). J Gynecol Obstet Biol Reprod (Paris) 2014;43:856-64.
[74] American College of Obstetricians and Gynecologists (ACOG). Practice Bulletin No.142: Cerclage for the management of cervical insufficiency. Obstet Gynecol. 2014 ;123 :372-9.
[75] Brown R, Gagnon R, Delisle MF ; Maternal Fetal Medicine Committee. Cervical insufficiency and cervical cerclage. J Obstet Gynaecol Can 2013 ;35 :1115-27.
[76] Guinard E, Subtil D, Deruelle P. Malformations uterines et voie d'accouchement : analyse de 304 cas entre 2000 et 2010 au CHRU de Lille. Gynecol Obstet Fertil 2014;42:471-6.
[77] Fernandez H, Garbin O, Castaigne V, Gervaise A, Levaillant JM. Surgical approach to and reproductive outcome after surgical correction of a T-shaped uterus. Hum Reprod Oxf Engl 2011;26:1730-4.

[78] Stout MJ, Odibo AO, Graseck AS, Macones GA, Crane JP, Cahill AG. Leiomyomas at routine second-trimester ultrasound examination and adverse obstetric outcomes. Obstet Gynecol 2010;116:1056-63.

[79] Qidwai GI, Caughey AB, Jacoby AF. Obstetric outcomes in women with sonographically identified uterine leiomyomata. Obstet Gynecol 2006;107:376-82.

[80] Tita ATN, Cliver SP, Goepfert AR, Conner M, Goldenberg RL, Hauth JC, et al. Clinical trial of interconceptional antibiotics to prevent preterm birth: subgroup analyses and possible adverse antibiotic-microbial interaction. Am J Obstet Gynecol 2007;197. 367.e1-6.

[81] Mercer BM, Macpherson CA, Goldenberg RL, Goepfert AR, Hauguel-de Mouzon S, Haugel-De Mouzon S, et al. Are women with recurrent spontaneous preterm births different from those without such history? Am J Obstet Gynecol 2006;194:1176-84. discussion 1184-1185.

[82] Hua M, Odibo AO, Longman RE, Macones GA, Roehl KA, Cahill AG. Congenital uterine anomalies and adverse pregnancy outcomes. Am J Obstet Gynecol 2011;205. 558.e1-5.

[83] Burguet A, Kaminski M, Abraham-Lerat L, Schaal J-P, Cambonie G, Fresson J, et al. The complex relationship between smoking in pregnancy and very preterm delivery. Results of the Epipage study. BJOG Int J Obstet Gynaecol 2004;111:258-65.

[84] Berkowitz GS, Blackmore-Prince C, Lapinski RH, Savitz DA. Risk factors for preterm birth subtypes. Epidemiol Camb Mass 1998;9:279-85.

[85] Rodger MA, Betancourt MT, Clark P, Lindqvist PG, Dizon-Townson D, Said J, et al. The association of factor V leiden and prothrombin gene mutation and placenta-mediated pregnancy complications: a systematic review and meta-analysis of prospective cohort studies. PLoS Med 2010;7:e1000292.

[86] Wang X, Bai T, Liu S, Pan H, Wang B. Association between thrombophilia gene polymorphisms and preeclampsia: a meta-analysis. PloS One 2014;9:e100789.

[87] Fong FM, Sahemey MK, Hamedi G, Eyitayo R, Yates D, Kuan V, et al. Maternal genotype and severe preeclampsia: a HuGE review. Am J Epidemiol 2014;180:335-45.

[88] Kist WJ, Janssen NG, Kalk JJ, Hague WM, Dekker GA, de Vries JIP. Thrombophilias and adverse pregnancy outcome - A confounded problem. Thromb Haemost 2008;99:77-85.

[89] Verspyck E, Borg J-Y, Roman H, Thobois B, Pia P, Marpeau L. Hereditary thrombophilia and recurrence of ischemic placental disease. Am J Obstet Gynecol 2010;202. 54.e1-5.

[90] Abou-Nassar K, Carrier M, Ramsay T, Rodger MA. The association between antiphospholipid antibodies and placenta mediated complications: a systematic review and meta-analysis. Thromb Res 2011;128:77-85.

[91] do Prado AD, Piovesan DM, Staub HL, Horta BL. Association of anticardiolipin antibodies with preeclampsia: a systematic review and meta-analysis. Obstet Gynecol 2010;116:1433-43.

[92] Branch DW, Porter TF, Rittenhouse L, Caritis S, Sibai B, Hogg B, et al. Antiphospholipid antibodies in women at risk for preeclampsia. Am J Obstet Gynecol 2001;184:825-32. discussion 832-4.

[93] McDonald SD, Han Z, Walsh MW, Gerstein HC, Devereaux PJ. Kidney disease after preeclampsia: a systematic review and meta-analysis. Am J Kidney Dis 2010;55:1026-39.

[94] Vikse BE, Irgens LM, Leivestad T, Skjaerven R, Iversen BM. Preeclampsia and the risk of end-stage renal disease. N Engl J Med 2008;359:800-9.

[95] Bellamy L, Casas J-P, Hingorani AD, Williams DJ. Pre-eclampsia and risk of cardiovascular disease and cancer in later life: systematic review and meta-analysis. BMJ 2007;335:974.

[96] Smith GC, Pell JP, Walsh D. Pregnancy complications and maternal risk of ischaemic heart disease: a retrospective cohort study of 129,290 births. Lancet 2001;357:2002-6.

[97] Marschall H-U, Wikström Shemer E, Ludvigsson JF, Stephansson O. Intrahepatic cholestasis of pregnancy and associated hepatobiliary disease: a population-based cohort study. Hepatol Baltim Md 2013;58:1385-91.

[98] Ropponen A, Sund R, Riikonen S, Ylikorkala O, Aittomäki K. Intrahepatic cholestasis of pregnancy as an indicator of liver and biliary diseases: a population-based study. Hepatol Baltim Md 2006;43:723-8.

[99] Bacq Y, Gendrot C, Perrotin F, Lefrou L, Chrétien S, Vie-Buret V, et al. ABCB4 gene mutations and single-nucleotide polymorphisms in women with intrahepatic cholestasis of pregnancy. J Med Genet 2009;46:711-5.

[100] Luton D, Forestier A, Courau S, Ceccaldi PF. Preconception care in France. Int J Gynaecol Obstet 2014;125:144-5.
[101] Blondel B, Kermarrec M. Enquête nationale périnatale de 2010. Les naissances en 2010 et leur évolution depuis 2003. Rapport INSERM-DGS-DREES, mai 2011. Disponible en ligne : http://drees.solidarites-sante.gouv.fr/IMG/pdf/rapport_naissances2010.pdf
[102] Whitworth M, Dowswell T. Routine pre-pregnancy health promotion for improving pregnancy outcomes. Cochrane Database Syst Rev 2009;4:CD007536.

CHAPITRE

8

Contraception du post-partum

Brigitte Raccah-Tebeka, Geneviève Plu-Bureau

POINTS CLÉS

- Un conseil contraceptif est recommandé après l'accouchement pour toutes les femmes.
- Une contraception efficace est commencée au plus tard 21 jours après l'accouchement que la femme allaite ou non.
- Seul un allaitement exclusif avec des conditions strictes (méthode MAMA [méthode de l'allaitement maternel et de l'aménorrhée]) permet d'éviter un recours à une contraception pour une durée limitée à 6 mois.
- La contraception choisie est prescrite à la sortie de la maternité.
- La contraception œstroprogestative ne peut être commencée qu'après 6 semaines, en l'absence de contre-indication spécifique, en raison du risque thromboembolique inhérent à la période du post-partum.
- Une évaluation de la balance bénéfice-risque est impérative, en particulier en cas de facteur de risque vasculaire entre 6 et 12 semaines après l'accouchement avant d'autoriser la contraception œstroprogestative.
- Toutes les contraceptions progestatives (en dehors de la contraception injectable) peuvent être initiées en post-partum immédiat avec pour exception certains événements thromboemboliques récents.
- Si une contraception intra-utérine est choisie, le DIU est inséré idéalement lors de la consultation post-natale entre 6 et 8 semaines après l'accouchement.
- Si une contraception progestative orale ou sous-cutanée est envisagée, elle peut être initiée dès la sortie de la maternité.
- Les contraceptions de longue durée d'action (LARC, pour *long-acting reversible contraceptives*) sont proposées largement en post-partum du fait de leur plus grande efficacité contraceptive.

Post-partum

Les méthodes contraceptives ont largement évolué depuis le début de leur utilisation. La période du post-partum présente des spécificités qui interviennent largement dans la stratégie contraceptive optimale pour chaque femme. Le plus souvent détaillée et prescrite lors du séjour à la maternité, la contraception du post-partum doit être à nouveau évaluée lors de la visite post-natale. Son utilisation dépend de différents facteurs et notamment du retour de la fertilité, de la reprise de la sexualité et du désir d'espacement des éventuelles grossesses ultérieures. De grands bouleversements anatomiques, biologiques et psychologiques guident le dialogue et le choix contraceptif. Les antécédents personnels et familiaux ainsi que le contexte socioculturel orientent la stratégie contraceptive en accord toujours avec les préférences de la femme. Le problème est important puisque, en France, les grossesses non désirées survenant dans le post-partum représentent 6 % des IVG soit près de 10 000 par an [1].

Importance de la contraception en post-partum

Les données concernant le nombre d'IVG en post-partum, immédiat et à moyen terme, ainsi que le risque de morbidité maternofœtale en cas de grossesses rapprochées soulignent l'importance de la contraception en post-partum.

Interruption volontaire de grossesse en post-partum

Environ 2 % des femmes françaises ayant eu recours à une IVG en 2007 ont eu une naissance vivante moins de 6 mois avant la date de leur IVG et 4 % ont eu un enfant 6 à 12 mois auparavant. Ces données sont issues de l'analyse de l'ensemble des 213 000 IVG réalisés en France en 2007 [1] (NP3). À notre connaissance, il n'existe pas de données françaises plus récentes. Deux notions souvent mal connues pourraient, entre autres, contribuer à expliquer ce chiffre et nécessitent d'être diffusées :

- la période du post-partum immédiat peut représenter une période « à risque » de grossesse ;
- l'allaitement ne constitue pas toujours à lui seul une bonne méthode contraceptive.

Intervalle entre les grossesses et morbidité maternofœtale

La relation entre l'espacement des grossesses et les complications maternofœtales telles que les risques d'anomalies congénitales, de prématurité, de petit poids de naissance et de retard de croissance intra-utérin a été évaluée par de nombreuses études épidémiologiques.

La synthèse de ces études a été récemment publiée.

- Prématurité :
  - le risque poolé de prématurité (accouchement < 37 semaines) est de 1,40 (1,20-1,65) pour un intervalle entre les grossesses inférieur à 6 mois ;
  - le risque poolé de grande prématurité (< 33 semaines) est de : 1,58 (1,40-1,78) ;
  - le risque semblerait d'autant plus élevé que l'intervalle entre les grossesses est court.
- Petit poids de naissance :
  - le risque de petit poids de naissance (< 2 500 g) se situe autour de 1,50 (1,39-1,86) pour un intervalle de moins de 6 mois entre les grossesses ;
  - le risque reste légèrement encore élevé (1,14 [1,10-1,18]) pour des intervalles compris entre 6 et 11 mois comparativement à des intervalles supérieurs à 12 mois.
- Petit poids pour l'âge gestationnel (PAG) :
  - pour un intervalle inférieur à 6 mois, le risque de PAG se situe à 1,26 (1,18-1,33) ;
  - pour un intervalle compris entre 6 et 11 mois, ce risque est d'1,11 (1,04-1,19).
- Mort fœtale *in utero* (MFIU) et décès néonatal précoce :
  - le risque de MFIU est augmenté autour d'1,35 (1,07-1,71) pour un intervalle inférieur à 7 mois ;
  - le risque décès néonatal est également augmenté autour d'1,29 (1,02-1,64) pour un intervalle inférieur à 7 mois.
- Malformations congénitales :
  - le risque de malformations congénitales est légèrement augmenté avec un OR poolé (1,15 [1,08-1,24]) pour un intervalle inférieur à 6 mois ;
  - certains auteurs s'interrogent sur l'effet propre de l'intervalle court ou l'implication de facteurs maternels.

☑ *Synthèse*

Les risques de complications obstétricales, fœtales et néonatales sont associés significativement à un intervalle inférieur à 6 mois entre l'accouchement et la conception suivante. Il est souhaitable d'informer les femmes sur les risques possibles de grossesses rapprochées (accord professionnel). Il est recommandé de déconseiller aux femmes un délai inférieur à 6 mois, voire un an, entre la naissance et la prochaine conception. Ces notions peuvent être modulées en fonction de la situation personnelle de chaque patiente (âge maternel, pathologie maternelle) (accord professionnel).

Impact de la contraception sur l'intervalle entre les grossesses

La question de savoir si une couverture contraceptive en post-partum pourrait permettre de réduire les risques associés à de courts intervalles entre les grossesses reste posée. Ainsi, il semblerait exister un impact positif de la mise en route précoce d'une contraception sur le délai entre les grossesses :

- l'absence de conseils contraceptifs après l'accouchement augmente le risque d'intervalles extrêmement courts (< 6 mois) entre les grossesses (OR : 1,98 [1,88-2,08]) ;
- cet impact est encore plus marqué lorsque la comparaison se fait pour la contraception de longue durée (3,89 [3,55-2,46]) (NP2) ;
- comparativement aux femmes utilisant soit une contraception de longue durée soit une contraception définitive, l'*odds ratio* (OR) de survenue d'une grossesse dans les 18 mois est de 21,2 (6,17-72,8) pour une contraception hormonale, 34,8 (9,3-131) pour une contraception moins efficace (méthode naturelle ou locale) et de 43,2 (12,3-152) en l'absence de toute contraception (NP3).

☑ ***Synthèse***

Un conseil contraceptif allonge le délai entre les grossesses (NP2). Ce conseil contraceptif est recommandé en post-partum afin d'éviter les grossesses très rapprochées non désirées, du fait de leurs risques potentiels obstétricaux et néonataux (accord professionnel).

Utilité de la contraception en post-partum

Il est important dans le contexte du post-partum de prendre en compte deux facteurs majeurs intervenant dans cette période pour éviter une grossesse non désirée : le retour de la fertilité et la reprise de la sexualité. L'allaitement a un impact notable sur ces facteurs en raison des modifications induites sur l'axe gonadotrope. L'allaitement peut, en effet, dans certaines conditions strictes, bloquer totalement l'axe gonadotrope.

Retour fertilité

Plusieurs études ont analysé le retour de l'activité de l'axe hypothalamo-hypophysoovarien en post-partum [2]. Le délai du retour de couches, défini comme les premières règles survenant après l'arrêt des saignements consécutifs à l'accouchement, et de l'ovulation constituent les deux paramètres permettant d'évaluer la reprise de la fonction gonadotrope.

- Chez les femmes qui n'allaitent pas :
  - la moyenne du retour des règles se situe entre 45,2 et 69 jours après l'accouchement ;
  - l'ovulation la plus précoce rapportée se situe à J25 du post-partum ;
  - 20 % à 71 % des premières règles sont précédées d'une ovulation dont la qualité n'a pas été évaluée dans les études (NP4).

- Chez les femmes qui allaitent, le retour d'une ovulation et des règles est extrêmement variable et dépend des caractéristiques de l'allaitement [3] :
  - le retour de l'ovulation le plus précoce publiée se situe à 35 jours après l'accouchement ;
  - le retour des règles se situe entre 42 jours et plusieurs mois après l'accouchement en cas d'allaitement complet (NP4) ;
  - le type d'allaitement (intensité, type de succion, fréquence des tétées) est important à prendre en compte pour l'évaluation de ce délai ;
  - la méthode MAMA repose sur l'action de la prolactine sur la fonction gonadotrope à l'origine d'une anovulation prolongée :
    - elle est limitée à une durée de 6 mois,
    - elle exige des critères stricts pour être efficace : au moins 6 tétées par jour d'au moins 10 minutes chacune, régulièrement espacées sur 24 heures, y compris la nuit, et avec une aménorrhée persistante sur les 6 mois,
    - son efficacité est alors estimée à 98 % (NP2) ;
  - certains facteurs sont à l'origine d'un retour des règles plus précoces chez des femmes qui allaitent : un allaitement seulement 1 ou 0 fois la nuit, un temps global de tétées de moins de 90 min/24 h, l'utilisation de suppléments au lait maternel, un indice de masse corporelle (IMC) supérieur à 25 (NP4) ;
  - ainsi, le retour de règles avant les 6 mois ou l'utilisation de suppléments au lait maternel nécessite le recours à une autre méthode contraceptive.

Synthèse

Chez les femmes qui n'allaitent pas, le plus court délai médian rapporté du retour à une ovulation est de 39 jours après l'accouchement : les premières ovulations publiées dans la littérature sont survenues à J25 (NP4). Le retour des règles apparaît en moyenne entre 45 et 69 jours précédé d'une ovulation pour 20 à 71 % des femmes selon les études (NP3). Chez les femmes qui allaitent, la reprise d'activité ovarienne est habituellement retardée comparativement aux femmes qui n'allaitent pas (NP3). Elle est extrêmement dépendante des caractéristiques de l'allaitement : durée, fréquence, caractère exclusif ou non. Une ovulation peut précéder le retour des règles (NP3).

Recommandations

Compte tenu du délai de retour à la fertilité chez les femmes ne souhaitant pas de grossesse rapprochée, il est recommandé de débuter une contraception efficace au plus tard 21 jours après l'accouchement (grade B). Il est recommandé de prescrire une contraception efficace à la sortie de la maternité (accord professionnel). L'initiation de la contraception dès la maternité ou juste à la sortie dans le but d'éviter les oublis de démarrage n'a pas été évaluée dans la littérature.

Reprise de la sexualité

Le délai de reprise de la sexualité est extrêmement variable selon les femmes et dépend de très nombreux facteurs [4] :

- le délai moyen de reprise de la sexualité pourrait se situer autour de 42 jours après l'accouchement (NP4) ;
- la reprise effective des rapports sexuels a été estimée à 10 % entre 1 et 3 semaines, 32-57 % entre 4 et 6 semaines, 47 % à 8 semaines, 81 % à 3 mois et 90 % à 8 mois du post-partum (NP3) ;
- certains facteurs semblent influencer ce délai négativement :
  - les manœuvres instrumentales et sutures périnéales à l'origine de dyspareunies et de douleurs périnéales plus fréquentes (NP3) ;
  - l'allaitement maternel (AM), associé à des perturbations de la vie sexuelle des couples avec, pour les femmes, une diminution du désir sexuel et de l'excitation et l'apparition de dyspareunies dues à des perturbations hormonales induisant une moindre lubrification vaginale (NP3).

☑ ***Synthèse***

La reprise d'une activité sexuelle est très variable et dépend principalement de facteurs liés à l'accouchement (épisiotomie, manœuvres instrumentales, voie d'accouchement) ou à l'allaitement (NP3).

Particularités du post-partum

Risque thromboembolique veineux

Le risque thromboembolique veineux est élevé dans la période du post-partum et représente un facteur essentiel dans le choix de la stratégie contraceptive de cette période [5]. Le taux d'incidence combiné de maladies thromboemboliques veineuses (MTEV) est de 1,4/1 000 (1,0-1,8/1 000), celui de thromboses veineuses des membres inférieurs de 1,1/1 000 (1,0-1,3/1 000) et, enfin, celui d'embolies pulmonaires de 0,3/1 000 (0,2-0,4/1 000) (NP2).

Les données françaises [6] qui analysent plus précisément ce risque en fonction du délai après l'accouchement rapportent que :

- durant les 6 semaines du post-partum, le risque de MTEV est très augmenté par rapport aux femmes non enceintes (de 21,5 à 84 fois supérieur) ;
- l'incidence la plus élevée se situe durant les trois premières semaines du post-partum (0,14/1 000 accouchements) puis décroit progressivement pour atteindre un taux de 0,015/1 000 accouchement à la 6e semaine après l'accouchement (NP3) ;
- puis le risque décroit progressivement pour rejoindre l'incidence des femmes non enceintes vers la 12e semaine après l'accouchement dans les études les plus récentes (NP2).

Par ailleurs, il faut tenir compte des facteurs de risque favorisant les MTEV [7] :

- en dehors de la grossesse :
  - obésité ;
  - thrombophilie biologique ;
  - antécédents familiaux de MTEV ;
  - antécédent personnel de pathologie favorisant les MTEV (MICI [maladies inflammatoires chroniques intestinales], lupus, etc.), etc.
- liés à la grossesse :
  - accouchement par césarienne ;
  - césarienne en urgence ;
  - alitement ;
  - prise de poids ;
  - diabète gestationnel ;
  - infection du post-partum ;
  - prééclampsie, etc.

L'augmentation des événements thromboemboliques pendant la période du post-partum est en partie expliquée par les trois éléments de la triade de Virchow (hypercoagulabilité, stase veineuse et altération de l'endothélium).

Les modifications de l'hémostase concernent de nombreux facteurs [8] :

- la plupart des facteurs de coagulation augmentent pendant la grossesse, en particulier le fibrinogène, et les facteurs VIII et VII ;
- la protéine S, inhibiteur de la coagulation, baisse très vite dès le début de la grossesse ainsi que les éléments de la fibrinolyse ;
- il existe une résistance acquise à la protéine C activée ;
- la génération de thrombine augmente lors de la grossesse.

La plupart des modifications de l'hémostase et de la fibrinolyse disparaissent après 6 semaines, certains paramètres très rapidement (PAI-1, PAI-2), d'autres plus lentement (antithrombine, protéine S, par exemple). Globalement, les paramètres de l'hémostase retrouvent leurs niveaux antérieurs à la grossesse en 6 semaines environ [9].

☑ *Synthèse*

Le risque thromboembolique veineux est majoré dans la période du post-partum immédiat. L'incidence de la MTEV est estimée entre 0,5 et 3 pour 1 000 grossesses, ce qui correspond à une augmentation de 4 à 10 fois par rapport à l'incidence rencontrée dans une population appariée non-enceinte (NP2). Ce risque est significativement augmenté jusqu' à 6 semaines avec un maximum de risque à 3 semaines (NP2). Une étude récente suggère une augmentation persistante de ce risque entre 6 et 12 semaines mais avec un niveau de risque moins élevé (NP2).

Risque infectieux

Le risque d'endométrite du post-partum a été bien évalué. La stratégie contraceptive en post-partum immédiat doit en tenir compte [10].

Le facteur de risque majeur d'endométrite est représenté par la voie d'accouchement :

- l'incidence de réhospitalisation pour infection utérine est estimée à 1,83/1 000 pour un accouchement par voie vaginale et à 3,3/1 000 pour un accouchement par césarienne dans les 30 jours suivant l'accouchement (NP 2) ;
- la césarienne en urgence est associée à une très forte augmentation de risque d'infection utérine comparativement à la voie basse (RR = 21,2 [15,4-29,1]) (NP 2) alors que ce risque est moindre si la césarienne est programmée (RR = 10,3 [5,9-17,9 ; IC95 %]).

D'autres paramètres liés à la grossesse ou à l'accouchement modifieraient cette incidence :

- l'âge gestationnel à l'accouchement : plus il est élevé, plus le taux d'endométrite est important (NP4), pour des accouchements après 37 semaines ;
- l'hypertension gravidique sévère, les anomalies du rythme cardiaque fœtal, la mortalité néonatale ou une anémie du post-partum semblent majorer le risque infectieux (NP 4) ;
- le jeune âge maternel au moment de l'accouchement semble également accroitre ce risque qui diminue en moyenne de 6 % pour chaque année d'âge supplémentaire ($p < 0,0001$) (NP3) ;
- un antécédent d'infection à gonocoque constitue également un élément péjoratif.

Synthèse

Le risque d'endométrite est majoré après accouchement par césarienne, en particulier si elle est réalisée en urgence, par rapport à un accouchement par voie basse (NP2).

Contraceptions disponibles

Contraceptions hormonales

Contraception œstroprogestative (COP)

COP par voie orale

- La molécule d'estrogène :
  - est dans la majorité des COP l'éthinylestradiol [EE]), les doses utilisées varient de 40 µg à 15 µg (tableau 8.1) ;
  - 2 contraceptions contenant de l'estradiol sont disponibles :
    - la 1re mise sur le marché contient du valérate d'estradiol à doses variables (1 à 3 mg) sur les 28 jours d'utilisation combiné à un nouveau progestatif, le diénogest (2 à 3 mg),
    - la 2nde associe 17-β-estradiol (1,5 mg) à l'acétate de nomégestrol (2,5 mg).

Tableau 8.1. Contraceptions œstroprogestatives disponibles en France en 2017.

Pilules contenant de l'éthinylestradiol		
Pilules contenant un progestatif de 2e génération		
Minidril® Ludéal® Optidril® Seasonique®	Monophasique	EE 30 µg + lévonorgestrel 150 µg *Idem* avec 7 jours placebo Prise en continu de 84 comprimés actifs + 7 comprimés de 10 µg d'EE
Leeloo® Lovavulo® Optilova®	Monophasique	EE 20 µg + lévonorgestrel 100 µg *Idem* avec 7 jours placebo
Adepal® Pacilia®	Biphasique	EE 30-40 µg + lévonorgestrel 150-200 µg
Trinordiol® Daily® Evanecia®	Triphasique	EE 30-40 µg + lévonorgestrel 50-75-125 µg
Pilules contenant du norgestimate		
Triafemi®	Triphasique	EE 35 µg + norgestimate 180-215-250 µg
Pilules contenant un progestatif de 3e génération		
Varnoline® Desobel® Gé 30	Monophasique	EE 30 µg + désogestrel 150 µg
Varnoline® continu Optidéso® 30	Monophasique	EE 30 µg + désogestrel 150 µg (21 comprimés actifs +7 comprimés placebo)
Carlin® 30 Minulet® Optinesse® 30	Monophasique	EE 30 µg + gestodène 75 µg
Carlin® 20 Harmonet® Meliane® Optinesse® 20	Monophasique	EE 20 µg + gestodène 75 µg
Mercilon® Desobel® Gé 20 Optidéso® 20	Monophasique	EE 20 µg + désogestrel 150 µg
Mélodia® Minesse® Optinesse® 15	Monophasique	EE 15 µg + gestodène 60 µg prise continue : 24 comprimés actifs + 4 comprimés placebo
Perleane®	Triphasique	EE 30-40 µg + gestodène 50-70-100 µg

Tableau 8.1. Contraceptions œstroprogestatives disponibles en France en 2017. (*suite*)

Pilules contenant de l'éthinylestradiol		
Pilules contenant un progestatif d'autres générations		
Belara® Belaracontinu®	Monophasique	EE 30 µg + chlormadinone 2 mg *Idem* avec 7 cps placebo
Diane® Evépar® Minerva®	Monophasique*	EE 35 µg + acétate de cyprotérone 2 mg
Jasmine® Convuline® Drospibel® 30	Monophasique	EE 30 µg + drospirénone 3 mg *Idem* avec 7 jours placebo
Jasminelle® Belanette® Izeane® Drospibel® 20	Monophasique	EE 20 µg + drospirénone 3 mg
Jasminellecontinu®	Monophasique	EE 20 µg + drospirénone 3 mg Prise continue : 21 comprimés actifs + 7 comprimés placebo
Yaz®	Monophasique	EE 20 µg + drospirénone 3 mg Prise continue : 24 comprimés actifs + 4 comprimés placebo
Pilules contenant de l'œstradiol		
Qlaira®	Quadraphasique	Prise continue : 26 comprimés actifs + 2 placebos 2 comprimés : 3 mg de valérate d'œstradiol (VE) 5 comprimés : 2 mg de VE + 2 mg de diénogest 17 comprimés 2 mg de VE et 3 mg de diénogest 2 comprimés 1 mg de VE
Zoely®	Monophasique	Prise continue : 24 comprimés actifs + 4 placebos 1,5 mg œstradiol + 2,5 mg acétate de nomégestrol
COP par voie non orale		
Evra®	Patch	1 patch à changer tous les 7 jours 3 semaines/4 EE 600 µg (33 µg/24h) + norelgestromine 6 mg (200 µg/24h)
NuvaRing®	Anneau vaginal	1 anneau 3 semaines/4 EE 2,7 mg (15 µg/24 h) + étonogestrel 11,7 mg (120 µg/24 h)

* AMM en contraception dans plusieurs pays européens mais pas en France.

- La molécule progestative :
  - principalement des dérivés de la testostérone, classés en fonction de leur date de mise sur le marché en génération (1re, 2e et 3e générations) ;
  - des COP contenant des molécules progestatives non dérivés de la testostérone ont aussi été plus récemment mises sur le marché (drospirénone, acétate de cyprotérone, acétate de chlormadinone).

Deux nouvelles voies d'administration de la COP

- Voie vaginale, délivrant par jour 20 µg d'EE et 150 µg d'étonogestrel, métabolite actif du désogestrel.
- Voie transdermique, délivrant par jour 20 µg d'EE et 150 µg de norelgestromine, métabolite actif du norgestimate

Contraception progestative (CP)

Plusieurs voies d'administration et plusieurs dosages existent offrant un large éventail contraceptif (tableau 8.2).

Tableau 8.2. Contraceptions progestatives disponibles.

Voie d'administration	DCI	Spécialité	Dose
Orale	Lévonorgestrel	Microval®	Comprimé 0,030 mg
	Désogestrel	Cérazette® Antigone® Claréal® Optimizette® Lactinette® Desopop®	Comprimé 0,075 mg
Implant sous-cutané	Etonogestrel	Nexplanon®	Taux de libération : 25 à 70 µg/24 h (variable selon le délai depuis la pose)
Dispositif intra-utérin	Lévonorgestrel	Mirena® Jaydess®	Taux de libération : 20 µg/24 h Taux de libération : 6 µg/24 h
Injection intramusculaire	Acétate de médroxyprogestérone	Dépo-Provera®	150 mg/3 mois

Contraception dite « microprogestative » par voie orale avec 2 molécules différentes

- Lévonorgestrel :
  - la prise quotidienne n'autorise pas de décalage de plus de 3 heures ;
  - l'action contraceptive est essentiellement liée à des effets périphériques : coagulation de la glaire principalement :
- Désogestrel :
  - possède en plus des effets périphériques, chez certaines femmes, un discret pouvoir antigonadotrope ;
  - a reçu l'autorisation de mise sur le marché (AMM) permettant une prise décalée de 12 heures :

Globalement, la tolérance clinique et l'efficacité de cette catégorie de contraceptif semblent identiques quelle que soit la molécule utilisée (NP3). Leur principal inconvénient à l'origine d'arrêts de son utilisation serait la fréquence des saignements plus importante comparativement aux contraceptions combinées (NP2).

Contraception par implant sous-cutané

- Elle contient de l'étonogestrel.
- Elle est mise en place au niveau sous-cutané de la face interne du bras non dominant.
- Son efficacité est d'une durée de 3 ans.
- Son avantage principal : son observance optimale et son efficacité contraceptive.
- Sa tolérance clinique (principalement mammaire et utérine) est identique à la contraception orale microprogestative.
- Le pourcentage d'arrêt prématuré de la méthode est estimé à 32,7 %.
- Ses principaux effets secondaires à l'origine d'arrêts prématurés de la méthode, sont :
  - des anomalies de saignements (10,4 %) ;
  - des troubles de l'humeur (2,3 %) ;
  - une prise de poids (2,3 %) ;
  - de l'acné (1,3 %), les céphalées (1,6 %) ;
  - une dépression (1,0 %), etc.
- Les mastodynies concernent 10,2 % des femmes.
- Les douleurs abdominales concernent 5,2 % des femmes.
- Les anomalies des troubles du cycle diminuent avec le temps.

Contraception intra-utérine par DIU au lévonorgestrel (DIU-LNG)

- Un DIU contenant 52 mg de lévonorgestrel délivré directement dans l'utérus.
- Une mise en place pour une durée de 5 ans.
- Son efficacité contraceptive repose sur la libération locale d'environ 20 µg/j de lévonorgestrel.

■ Son principal mécanisme d'action réside en une inhibition de la prolifération endométriale responsable du fort pourcentage d'aménorrhées.
■ Le profil des saignements reste cependant imprévisible avec métrorragies, aménorrhées ou persistance de règles le plus souvent peu abondantes et plus courtes.
■ La diffusion locale du progestatif est à l'origine d'un 2e mécanisme contraceptif par coagulation de la glaire cervicale.
■ Son faible passage systémique inhibe partiellement l'ovulation et peut être responsable d'effets secondaires à type de kyste fonctionnel ovarien.
■ Une version mini contenant 13,5 mg de lévonorgestrel a été plus récemment mise sur le marché conçue pour les petits utérus et durant au maximum 3 ans, en conséquence peu adaptée à la contraception du post-partum.

Contraception dite « macroprogestative »

- Contraception injectable intramusculaire :
  - le seul progestatif administré sous forme injectable est l'acétate de médroxy-progestérone (DMPA, pour *depot medroxyprogesterone acetate*) à la dose de 150 mg tous les 3 mois ;
  - cette molécule est un dérivé de la 17-hydroxyprogestérone ;
  - elle possède cependant des propriétés glucocorticoïdes particulières responsables de nombreux effets secondaires : troubles du cycle, prise de poids, acné, anomalies biologiques métaboliques et, surtout, risque de thromboses veineuses (NP3) ;
  - de ce fait, cette contraception reste très peu utilisée en France et non recommandée dans le contexte du post-partum immédiat.
- Contraception macroprogestative par voie orale :
  - en France, certaines molécules progestatives prégnanes ou norprégnanes sont employées dans des cas spécifiques à visée contraceptive ;
  - leur action antigonadotrope, lorsqu'elles sont prescrites à dose et durée suffisantes, est utile lorsqu'aucune autre contraception ne peut être proposée ;
  - il s'agit cependant d'une utilisation hors AMM qui ne saurait trouver sa place dans la contraception du post-partum immédiat.

Contraceptions non hormonales

Dispositif intra-utérin au cuivre

■ Il existe différentes formes de DIU au cuivre : les modèles standards sont prévus pour des hauteurs utérines comprises entre 6 et 9 cm.
■ Ils sont composés d'un support en polyéthylène et d'un fil de cuivre d'une surface variant de 200 à 380 mm^2.
■ Leur efficacité contraceptive repose sur la réaction inflammatoire endométriale et une certaine toxicité du cuivre au niveau des spermatozoïdes.

■ L'absence d'impact sur le fonctionnement ovarien explique la conservation du cycle menstruel avec des règles souvent plus longues et plus abondantes (NP3).
■ Ils sont efficaces pour une durée de 5 à 10 ans selon la surface de cuivre.

Spermicides

■ En France, seuls les spermicides à base de chlorure de benzalkonium et de miristalkonium sont commercialisés.
■ De multiples formes sont disponibles : ovules, mini-ovules, capsules, crème en tube, canules unidoses.
■ Leur mécanisme d'action fait intervenir des variations de pression osmotique à l'intérieur des spermatozoïdes aboutissant à leur destruction.
■ Leur efficacité est extrêmement dépendante de leur bonne utilisation et de la fertilité du couple.

Contraceptions barrières

■ Il s'agit des diaphragmes, capes cervicales et préservatifs.
■ En dehors des préservatifs masculins, il s'agit de méthodes contraceptives globalement peu utilisées en France.
■ Les diaphragmes et capes :
- imposent un apprentissage par un professionnel ;
- nécessitent l'adjonction d'une dose de spermicide pour chaque nouveau rapport ;
- en France, ils sont en silicone et sont réutilisables après nettoyage.

■ les préservatifs, masculins ou féminins, offrent une alternative intéressante et constituent le seul moyen préventif des IST.

Particularités des contraceptions hormonales en post-partum

Contraception et risque vasculaire

Contraceptions œstroprogestatives (COP)

En population générale

■ La COP par voie orale augmente le risque d'événements thromboemboliques veineux d'un facteur 3 à 6 par rapport aux non-utilisatrices [11] (NP2).
■ Cette augmentation dépend de l'équilibre hormonal de la combinaison :
- les COP contenant un progestatif de 3e génération multiplient par 1,7 le risque veineux par rapport aux pilules contenant du lévonorgestrel (NP2) ;
- les COP contenant de la drospirénone augmentent d'un facteur 2 le risque comparativement aux COP de 2e génération (OR : 1,7 [1,4-2,2]) (NP2) ;

- le risque veineux des associations contenant de l'acétate de cyprotérone est à peu près équivalent aux pilules de 3e génération et à celles contenant de la drospirénone (OR : 1,8 [1,4-2,3) (NP2).

■ L'administration de la COP par voie vaginale (anneau vaginal) augmente le risque de thrombose veineuse avec un RR situé entre 1,5 et 1,9 par rapport aux contraceptifs par voie orale de 2e génération (NP2) [12].

■ Le risque lié à la voie transdermique (patch contraceptif) est également supérieur, estimé avec un RR situé entre 1,5 et 2,2 par rapport aux contraceptifs par voie orale de 2e génération (NP2) [12].

Les mêmes contre-indications vasculaires que celles de la COP administrée par voie orale doivent s'appliquer concernant l'utilisation de contraception par voie extradigestive.

Au total, les COP contenant un progestatif de 2e génération (ou celles contenant du norgestimate) sont associées à un risque toujours inférieur à celui de ces nouvelles contraceptions. Le tableau 8.3 résume l'ensemble de ces résultats.

Compte tenu de l'ensemble de ces résultats, l'ANSM recommande de prescrire en première intention des pilules contenant du lévonorgestrel ou du norgestimate. Les autres contraceptifs combinés ne seront proposés qu'en cas d'intolérance à ces deux catégories.

Dans la période du post-partum

L'utilisation d'une COP dans les quelques semaines qui suivent l'accouchement est exceptionnelle compte tenu du risque thromboembolique majeur de cette période.

Néanmoins, les données de la littérature permettent d'établir que :

■ la majorité des thromboses veineuses lors de l'utilisation des COP surviennent dans la période du post-partum immédiat (6 semaines) ;

■ après la 12e semaine du post-partum, le risque thromboembolique veineux est équivalent à celui des COP utilisés en dehors de la grossesse (RR = 2,8 [1,5-5,3]) chez les utilisatrices de COP comparativement aux non-utilisatrices ;

Tableau 8.3. Risque des différentes contraceptions combinées par rapport à la contraception de référence (2e génération).

Type de contraception combinée	Risque de TVP
Norgestimate + EE	1,0 (0,7-1,3)
3e génération (désogestrel ou gestodène) + EE	1,7 (1,4-2,0)
Drospirénone + EE	1,7 (1,4-2,2)
Acétate de cyprotérone + EE	1,8 (1,4-2,3)
Patch → EE + norgestimate	1,5 (1,2-1,8)
Anneau → EE + étonogestrel	1,7 (1,3-2,3)

■ il n'existe pas de données spécifiques à ce jour concernant l'impact sur le risque de MTEV des autres voies d'administration de la contraception combinée que sont les patchs et anneaux contraceptifs, dans cette période spécifique.

Synthèse

Les COP augmentent significativement le risque thromboembolique veineux (NP1). Les COP récentes (3e ou autre génération et voie transdermique ou vaginale) multiplient par 2 le risque thromboembolique veineux comparativement aux associations contenant un progestatif de 2e génération (NP2). Les données de la littérature sont très pauvres concernant l'évaluation de l'utilisation d'une COP dans la période du post-partum. Cette période représente à elle seule un facteur de risque vasculaire en raison des modifications de l'hémostase liées à la grossesse et à l'accouchement (NP1).

Il est recommandé de ne pas utiliser une contraception combinée œstroprogestative quelle que soit la voie d'administration, la molécule d'œstrogène et de progestatif avant 6 semaines en post-partum en raison du risque thromboembolique accru de cette période (grade B). En cas de facteur de risque vasculaire, il est recommandé d'évaluer la balance bénéfice-risque de cette utilisation entre la 6e et la 12e semaine du post-partum (accord professionnel). La prescription d'une COP en post-partum doit se faire après réévaluation de l'ensemble des facteurs de risque vasculaire (accord professionnel). Lorsqu'une COP est choisie, les contraceptions de 2e génération ou celles contenant du norgestimate par voie orale sont à privilégier comme chez toutes les femmes, y compris chez les femmes ayant utilisé avant la grossesse une COP de 3e génération sans jamais avoir essayé une COP de 2e génération ou une COP contenant du norgestimate (grade B).

Contraceptions progestatives

En population générale

Aucune des molécules progestatives utilisées par voie orale, intra-utérine ou sous-cutanée n'est associée à une modification du risque thromboembolique [13] :

■ lors de l'utilisation de contraception microprogestative, le risque de MTEV n'est pas augmenté comparativement aux femmes non utilisatrices (RR = 1,45 [0,92-2,26]) (NP2) ;

■ il en est de même avec l'utilisation de l'implant à l'étonogestrel (RR = 1,40 [0,58-3,38]) (NP2) ;

■ l'utilisation du DIU-LNG ne modifie pas non plus le risque thromboembolique (RR = 0,6 [0,4-0,8]) (NP2) ;

■ les résultats sont biologiquement plausibles puisque les contraceptions progestatives seules, qu'elles soient microprogestatives par voie orale, implant ou DIU, n'ont pas d'impact délétère sur les paramètres de la coagulation (NP2).

A contrario, l'acétate de médroxyprogestérone utilisé sous forme injectable augmente le risque thromboembolique veineux (RR = 2,6 [1,8-3,8]) (NP2). Cette augmentation de risque pourrait être expliquée par l'effet glucocorticoïde délétère de l'acétate de médroxyprogestérone sur les facteurs de risques vasculaires (NP3).

Dans la période du post-partum

Il existe très peu de données dans la littérature sur l'utilisation des contraceptions progestatives dans cette période spécifique. Un seul essai randomisé de petite taille montre qu'il n'existe pas de différence significative des facteurs de l'hémostase en fonction du délai d'insertion d'un implant d'étonogestrel (24-48 heures ou 6 semaines en post-partum) comparativement aux femmes sans contraception (NP2).

☑ ***Synthèse***

Les contraceptions progestatives non injectables (microprogestatifs, implant, DIU-LNG) ne sont pas associées à un risque thromboembolique veineux (NP2). Les données de la littérature concernant l'évaluation de l'utilisation d'une contraception progestative dans la période du post-partum sont très pauvres. Néanmoins, au vu des études publiées et de l'impact neutre des contraceptions progestatives sur le risque thromboembolique veineux, les contraceptions progestatives (orales, implant, DIU-LNG) sont autorisées en post-partum immédiat (grade B). Leur utilisation doit être différée en cas d'évènement thromboembolique, dépendant de sa date et de sa localisation (accord professionnel). Il n'est pas recommandé d'utiliser une contraception progestative injectable en post-partum du fait de son risque thromboembolique veineux (grade B).

Particularités des contraceptions intra-utérines en post-partum

Plusieurs études ont évalué les complications et l'efficacité liées à la pose d'un DIU après un accouchement. Les principales complications et leurs facteurs de risque étudiés dans ces études sont l'expulsion, la perforation [14]. Les autres risques, comme celui d'infection et de saignements, restent très mal évalués en post-partum.

Expulsion

En population générale

- Le taux d'expulsion varie suivant les études entre 0,6 % et 6 %.
- Ces expulsions surviennent principalement dans les 3 premiers mois suivant la pose (NP2).

Dans la période du post-partum

Le taux d'expulsion varie également en fonction des études selon :

- le type d'accouchement (voie basse ou césarienne) :
    - le taux d'expulsion retrouvé dans des études de cohortes varie de 0 à 4 % en cas de césarienne,
    - le taux d'expulsion plus élevé à 6 mois en cas d'accouchement par voie basse (17,1 ± 4,2 % *versus* 4,3 ± 2,9 % en cas de césarienne (p < 0,05) (NP4),
    - le taux d'expulsion en cas d'insertion en fin de césarienne comparé à celui d'expulsion en cas d'insertion immédiatement après un accouchement par voie basse : 4 % *versus* 7 à 15 % ;
- le délai de pose après l'accouchement :
    - le taux d'expulsion à 6 mois est retrouvé à 7-15 % en cas de pose dans les 10 minutes après la délivrance, 28,8 à 37,3 % en cas de pose entre 24 et 72 heures et 2,18 à 6,5 % en cas de pose différée 6 et 8 semaines après l'accouchement (NP2),
    - la pose immédiate d'un DIU-LNG est associée à un risque significatif d'expulsion comparé à une pose différée : OR de 6,77 (1,43-32,14),
    - lorsque 3 délais de pose sont évalués (< 10 minutes après l'accouchement, entre 10 minutes et 48 heures ou 6 à 8 semaines après), le taux d'expulsion est également supérieur dans les 2 premiers groupes comparés au 3e (4/15 (27 %), 4/15 (27 % et 0/16 (0 %) respectivement) (NP 3),
    - le pourcentage d'expulsion apparaît significativement plus important dans le groupe de pose immédiate (10 minutes après accouchement) par rapport à celui de pose différée ; respectivement 20 % d'expulsion *versus* 0 % (p = 0,04) ; cependant à un an, l'utilisation de la contraception intra-utérine reste identique dans les 2 groupes (NP2) ;
- l'expérience du clinicien :
    - le taux d'expulsion respectivement évalué à un an puis à 24 à 36 mois après la pose est de 6,4 *versus* 9,9/100 (p < 0,01) et 8,5 *versus* 12,3/100 (p < 0,001) selon l'expérience du praticien (NP4).

Perforation

En population générale

Le taux de perforation varie suivant les études entre 0,3 à 2,2/1 000 insertions.

Dans la période du post-partum

- Globalement, l'incidence de perforation à 1 an est de 2,2/1 000 insertions de DIU-Cu.

- Le taux de perforation [14] varie selon :
  - le délai de pose après un accouchement : OR de 11,7 (IC : 2,8-49,2) entre 0 et 3 mois et OR de 13,2 (IC : 2,8-62) entre 3 et 6 mois (NP2) ;
  - l'allaitement multiplie par un facteur 10 le risque (NP4) ;
  - le type de DIU : le taux de perforation est plus élevé en cas de DIU-LNG comparé au DIU-Cu (RR : 1,6 [1,0-2,7]) ;
  - l'expérience du praticien : incidence de perforation 1,9/1 000 pour les praticiens posant moins de 50 DIU/an *versus* 1,1 pour ceux en posant plus de 50/an pour les DIU-LNG et 1,5/1 000 comparativement à 0,6/1 000 en cas de DIU-Cu (NP3).

Infection et saignements

- La pose du DIU-LNG sous échographie immédiatement après l'accouchement n'augmente pas le risque infectieux à 4 et 10 semaines après la pose.
- Une récente revue publiée par la Cochrane [15] analyse l'ensemble des 9 essais randomisés étudiant la pose immédiate (10 minutes) ou plus tardive d'un DIU :
  - le taux d'infection pelvienne ne semble pas augmenté en cas de pose du DIU immédiatement après l'accouchement comparativement à une pose différée ou aux femmes contrôles ;
  - la faible incidence de cette complication impose cependant la prudence dans l'interprétation des résultats (NP2).

Taux de poursuite de la méthode contraceptive

- Une revue publiée par la Cochrane [15] rapporte un taux de poursuite de la méthode en cas de pose immédiate variable mais les taux oscillent globalement à 12 mois entre 70 et 80 % (NP2).
- Un essai randomisé [16] analyse le taux de poursuite à 6 mois d'un DIU-LNG selon 3 délais de pose après l'accouchement : 10 minutes, entre 10 minutes et 48 heures ou après 6 semaines :
  - aucune différence n'apparaît : respectivement 13/15 (87 %), 14/15 (93 %) et 15/16 (94 %) ;
  - à noter, cependant, plus d'expulsions mais moins de douleur lors de la pose précoce (score de douleur $p < 0{,}001$) lors de l'insertion (NP4).
- Globalement, il est proposé :
  - soit d'insérer le DIU juste après la délivrance, soit 4 à 6 semaines après l'accouchement ;
  - le délai intermédiaire semble effectivement plus à risque d'expulsion (NP2).
- La pose d'un DIU-Cu ou contenant du lévonorgestrel immédiatement après la délivrance est « sûre et efficace » bien que le risque d'expulsion ne soit supérieur qu'en cas de pose différée.

■ En France, la pose immédiate reste à discuter uniquement chez les patientes dont le suivi est incertain et qui risquent de ne pas revenir consulter en post-natal. Il convient alors d'estimer quelles femmes peuvent être concernées et d'anticiper la prescription.

Il faut cependant noter que :

■ l'AMM du DIU-LNG précise qu'il ne peut être inséré qu'après involution complète de l'utérus au plus tôt 6 semaines après l'accouchement ;

■ la fiche technique des DIU-Cu indique, quant à elle, qu'une pose est possible dans les 48 heures qui suivent l'accouchement.

Synthèse

Il existe un risque accru d'expulsion d'un DIU lorsqu'il est inséré en post-partum immédiat (10 minutes) comparé à une pose différée entre 6 et 8 semaines après l'accouchement (NP2). L'allaitement constitue un des principaux facteurs de risque de perforation utérine (NP2).

En cas de souhait d'une contraception intra-utérine, il est recommandé d'organiser la pose du DIU pour la consultation post-natale (grade B). Cependant, une insertion immédiate peut être envisagée chez les patientes souhaitant ce type de contraception (accord professionnel).

Contraception et allaitement

En France :

■ environ 70 % des enfants bénéficient d'un AM à la naissance (NP2) ;

■ la durée médiane de l'allaitement est de 15 semaines et de 3 semaines et demie pour l'allaitement exclusif (méthode MAMA) (NP2) ;

■ à 3 mois, seulement, un tiers des enfants allaités à la naissance le sont encore (NP2).

Aussi, les femmes qui débutent un allaitement doivent bénéficier de la même information sur la contraception que celles qui n'allaitent pas. Le choix de la contraception mérite, chez elles, une réflexion supplémentaire du fait de son influence potentielle sur les paramètres de l'allaitement et de risques possibles sur la santé de l'enfant.

Impact sur la quantité et la durée de l'allaitement des contraceptions progestatives

Contraception progestative voie orale

■ L'utilisation d'une contraception non hormonale semble entraîner un recours plus précoce aux compléments alimentaires pour leur enfant : 5,4 mois *versus*

4,6 mois pour les femmes utilisant une contraception par lévonorgestrel $p < 0{,}05$ (NP4) ;

- l'utilisation d'une contraception par désogestrel à la dose de de 75 µg/jour ne semble pas modifier les paramètres de l'allaitement (volume et biochimie du lait) comparée à une contraception par DIU-Cu (NP4) ou à un placebo (NP2) [17] ;
- la poursuite de l'allaitement dans ces 2 groupes est similaire (NP4).

Contraception progestative voie intra-utérine

Quelques études ont comparé le DIU-LNG au DIU-Cu sur les paramètres de l'allaitement. D'autres ont évalué l'effet du délai d'insertion d'un DIU-LNG sur ces mêmes paramètres :

- l'utilisation du DIU-LNG semble réduire la durée moyenne de l'allaitement comparativement à un DIU-Cu ;
- cependant, à 6 mois, le taux de poursuite de l'allaitement est identique dans les 2 groupes (NP3) ;
- de même, il ne semble pas exister de différence significative à 6 et 12 mois en ce qui concerne la poursuite de l'allaitement exclusif selon le type de DIU (NP2) ;
- le recours aux suppléments alimentaires est identique pour les 2 types de DIU (NP2) ;
- un effet négatif de la mise en place immédiate d'un DIU-LNG (n = 46) comparativement à une pose différée (n = 50) sur le caractère exclusif de l'allaitement à 3 mois et la poursuite de l'allaitement évaluée à 6 mois a cependant été retrouvé, sans différence significative de la poursuite de l'allaitement à 6 mois (NP4).

Contraception progestative par implant

Globalement, il n'apparaît pas de différence significative :

- lors de l'utilisation d'un implant contraceptif comparativement à un DIU-Cu sur :
  - la durée de l'allaitement évaluée à 3 ans selon le mode contraceptif initié à 4 semaines après l'accouchement (NP4),
  - le volume de lait,
  - la composition du lait (quantité de graisses, de protéines et de lactose),
  - la nécessité de recours à des suppléments (NP4) ;
- concernant le taux d'allaitement exclusif à 6 et 12 semaines en cas d'utilisation d'un implant contraceptif comparativement à l'absence de méthode contraceptive (NP4) ;
- en cas de pose précoce d'un implant contraceptif (1 à 3 jours après l'accouchement), comparée à une pose différée entre 4 et 8 semaines ;
- de la montée laiteuse, du taux d'échec et du recours aux compléments selon le délai de pose de l'implant (précoce *versus* retardé) (NP4).

Globalement, l'utilisation d'une contraception progestative dans le post-partum n'affecte pas le succès de l'AM comme le résume une revue de la littérature publiée en 2010 [17].

Synthèse

Les contraceptions progestatives (quels que soient la voie d'administration et le délai d'initiation après l'accouchement) ne modifient pas les paramètres de l'allaitement (NP2).

Impact sur la quantité et la durée de l'allaitement des contraceptions œstroprogestatives

Peu d'études ont été publiées dans ce domaine ; elles sont souvent anciennes et analysent des COP qui ne sont plus utilisées :

- l'Organisation mondiale de la santé (OMS) compare 6 semaines après l'accouchement, l'impact d'une association de 150 µg de lévonorgestrel et 30 µg d'EE à une pilule progestative contenant 75 µg de norgestrel [18] :
  - la production moyenne de lait évaluée par un système de tire-lait est significativement inférieure dans le groupe utilisant la COP à 9, 16 et 24 semaines après l'accouchement ;
  - le volume moyen de production du lait diminue de 42 % dans le groupe COP et de 12 % dans le groupe progestatif seul entre la 6e et la 24e semaine (NP2).

Globalement, une revue analyse l'impact de la contraception combinée en cas d'allaitement [19] :

- elle ne permet pas de donner de conclusion sur l'effet de la contraception combinée sur la durée, le succès et le maintien du caractère exclusif de l'allaitement ;
- mais elle note que la plupart de ces études analysent des contraceptions très anciennes qui ne sont plus disponibles actuellement.

Synthèse

L'impact de la COP sur les paramètres de l'allaitement a été peu évalué. Les données de la littérature concernant d'anciennes associations œstroprogestatives suggèrent un effet plutôt négatif sur la poursuite de l'allaitement exclusif (NP4). Le rôle des COP actuellement utilisées en France sur l'allaitement n'a pas été évalué.

Dans ce contexte, il est recommandé de ne pas initier, rapidement après l'accouchement, une COP en cas d'allaitement (accord professionnel).

Impact de la contraception sur la santé de l'enfant

L'impact des stéroïdes sexuels sur la santé de l'enfant allaité est un sujet de préoccupation majeur. Plusieurs études ont cherché à évaluer la croissance et les performances des enfants allaités en fonction des contraceptions adoptées par leur mère.

Passage des stéroïdes dans le lait maternel

Les études publiées évaluant le passage dans le lait maternel des stéroïdes sexuels contenus dans les contraceptions hormonales sont souvent anciennes :

- en cas d'utilisation de COP, la quantité d'éthinylestradiol retrouvée dans le lait varie de 0,03 % à 1 % de la dose ingérée par la mère (NP4) ;
- la quantité de progestatif dans le lait est d'environ 0,1 % de la dose orale administrée à la mère (NP4) ;
- la CP par voie orale ne délivre que 0,03 mg de lévonorgestrel par comprimé correspondant à 5 fois moins que dans les contraceptions combinées associant EE et lévonorgestrel ;
- l'AMM du DIU-LNG précise qu'il peut être utilisé en cas d'allaitement du fait du très faible passage du lévonorgestrel dans le lait maternel (0,1 %).

☑ ***Synthèse***

Les stéroïdes sexuels (COP, microprogestatifs quelle que soit la voie d'administration) passent en très faible quantité dans le lait maternel (NP4).

Impact de la contraception progestative

Par voie orale

- La croissance des enfants évaluée à 9 mois n'est pas différente en cas d'utilisation d'une CP par voie orale utilisant du lévonorgestrel comparée à l'emploi d'une contraception non hormonale (NP4).
- Après un suivi de 2,5 ans, n'apparaît aucun effet du désogestrel sur la croissance et le développement des enfants (NP4) ;
- La croissance de l'enfant évaluée par le poids, la taille et le périmètre crânien n'est pas différente après 6 mois de 75 µg de désogestrel ou de placebo (NP3).

Par voie utérine

- Aucune différence de taille, poids, épaisseur du pli cutané et score de développement n'est retrouvée selon le type de DIU utilisé à 6 et 12 mois en cas d'AM (NP2).

Par voie sous-cutanée

- Aucune anomalie de développement physique ou psychomoteur n'est retrouvée à 3 ans en cas d'allaitement chez des patientes porteuses d'implant comparé à un DIU-Cu (NP4).

Globalement, une synthèse de l'impact des contraceptions progestatives [17] permet de dire que l'utilisation d'une contraception progestative dans le post-partum n'a pas d'impact sur la santé de l'enfant, évaluée sur sa croissance, son développement et sa santé générale dans les premières années de vie (NP2).

Synthèse

L'impact sur la santé de l'enfant des contraceptions progestatives (orale, implant, intra-utérin) apparaît neutre (NP2). Concernant cet impact, l'utilisation d'une contraception progestative est donc autorisée sans délai après l'accouchement (grade B).

Impact des contraceptions œstroprogestatives

Les études sont anciennes, concernant des COP qui ne sont plus utilisées. Néanmoins, elles apportent les informations suivantes :

- existe une prise de poids inférieure entre J61 et J183 chez les enfants de femmes ayant débuté la contraception combinée à J30 comparées aux femmes de groupes placebo (NP4) ;
- les mêmes conclusions sont faites concernant la prise de poids chez les enfants de femmes ayant débuté la contraception combinée à J30 comparées à des femmes ayant bénéficié d'un DIU-Cu ;
- aucune anomalie des organes génitaux et des seins à l'âge d'un an n'est retrouvée chez les enfants allaités sous contraception combinée (NP4) ;
- en cas de démarrage plus tardif de la contraception (J90), il existe également une prise de poids inférieure à 4 mois chez les enfants des femmes utilisant la COP comparées à celles employant une contraception non hormonale. Cependant, il n'existe pas de différence de poids à un an (NP4) ;
- dans d'autres études, n'apparaît pas de différence entre les groupes :
  - concernant le poids et la santé globale des enfants évalués entre 16 et 24 semaines de vie (NP2) ;
  - aucune différence sur la croissance de l'enfant sur 9 semaines entre les différents groupes : COP dosée à 30 µg d'EE et de lévonorgestrel, DIU-LNG, implant d'étonogestrel ou DIU-Cu (NP4).

Globalement, des revues résument l'impact de la contraception combinée chez les enfants allaités et arrivent aux mêmes conclusions : les données sont insuffisantes pour déterminer si les contraceptions combinées affectent la santé des enfants.

À ce jour, toutes les sociétés savantes internationales recommandent de ne pas utiliser de COP avant 6 mois en cas d'allaitement. Ce délai repose certes sur des études anciennes. Mais aucune étude récente évaluant les COP utilisées actuellement n'a été publiée à ce jour. Il n'existe donc aucun argument pour modifier ce délai.

Synthèse

L'impact de la COP sur la santé de l'enfant allaité est mal évalué (NP2). De ce fait, il est recommandé de ne pas utiliser de contraception combinée œstroprogestative lors de l'allaitement avant 6 mois, en accord avec l'ensemble des sociétés savantes internationales (accord professionnel).

Impact global de la contraception hormonale

Synthèse

Les hormones utilisées dans les contraceptifs hormonaux passent peu dans le lait (NP2). L'impact des contraceptions progestatives semble neutre à la fois sur les paramètres de l'allaitement et sur la santé de l'enfant (NP2). Si l'on se base sur d'anciennes études, l'impact des COP semble négatif sur la poursuite de l'allaitement (NP3). L'impact des contraceptions combinées actuellement utilisées n'est évalué ni sur les paramètres de l'allaitement ni sur la santé de l'enfant.

Recommandations

Il est recommandé de ne pas utiliser une COP dans les 6 premiers mois du post-partum en cas d'allaitement (accord professionnel). L'utilisation de la contraception progestative seule (par voie orale ou sous-cutanée) peut être proposée en cas d'allaitement sans restriction de délai (grade B).

Spermicides, contraceptions barrières et leurs particularités en post-partum

Contraceptions locales

Préservatifs

- Peuvent être utilisés sans restriction en post-partum qu'ils soient de type féminin ou masculin.
- Aucune particularité n'est propre à la période du post-partum.
- Leur efficacité contraceptive est équivalente à toute autre période.
- Ils diminuent par ailleurs le risque d'infections sexuellement transmissibles (IST) (NP1).

Diaphragme, cape cervicale

- Leur efficacité contraceptive est médiocre (NP3).
- Ce type de contraception est mal adapté à la période du post-partum immédiat en raison des modifications anatomiques liées à l'accouchement.
- Aucune étude n'a été réalisée dans le contexte du post-partum.

Spermicides

- Aucune étude n'a été publiée dans le contexte du post-partum.
- Les indices de Pearl publiés sont nettement supérieurs aux contraceptions hormonales ou dites « de longue durée ».
- Le passage dans le lait maternel n'est pas évalué chez la femme.

Méthodes dites « naturelles »

Ce terme regroupe différentes méthodes telles que la celle des températures, la méthode Ogino ou celle basée sur l'étude de la glaire cervicale (méthode Billings). Ce type de contraceptions n'est pas évalué dans la période du post-partum mais leur efficacité est médiocre en population générale.
De plus, les particularités en relation avec le post-partum immédiat (réveils nocturnes, lochies) rendent encore plus délicate leur utilisation.

☑ *Synthèse*

Il n'existe pas d'étude évaluant l'efficacité des contraceptions locales (diaphragme, cape cervicale ou spermicides) et les méthodes dites « naturelles » dans la période du post-partum. Ces méthodes ne sont donc pas recommandées en post-partum (accord professionnel) sauf pour le préservatif masculin qui peut être utilisé sans restriction (accord professionnel).

***Counseling*, type de contraception et poursuite de la contraception**

Impact des programmes éducatifs

L'impact de programmes d'éducation à la contraception pendant la grossesse et en post-partum a fait l'objet de nombreuses études :

- une récente revue publiée par la Cochrane [20] a analysé l'ensemble des essais randomisés publiés évaluant les programmes d'éducation à la contraception pendant et après la grossesse :
  - différentes méthodes d'intervention y sont étudiées : trimestrielle assistée par ordinateur, de visite à domicile par une sage-femme, de cours collectifs ou individuels, de matériel écrit ou vidéo, etc.,
  - les résultats sont difficiles à interpréter en raison de la grande hétérogénéité des essais retenus, mais la moitié des études randomisées contrôlées retrouvent un impact positif d'au moins une intervention éducative en post-partum sur l'utilisation de la contraception et le délai entre les grossesses (NP2),
  - la multiplication des contacts dans la période du post-partum apparaît également prometteuse sans qu'aucune conclusion formelle ne puisse être tirée ;
- chez les adolescentes, des programmes d'éducation avec plusieurs interventions montrent une efficacité certaine de cette stratégie sur les complications chez l'enfant, la contraception, les vaccinations de l'enfant, l'allaitement par rapport au groupe de contrôle (OR : 3,24 [1,35-7,79]) (NP2) ;
- l'étude PRAMS (Pregnancy Risk Assessment and Monitoring System) montre que :
  - un conseil contraceptif prénatal chez des adolescentes favorise de façon significative l'utilisation d'une méthode contraceptive après l'accouchement

et particulièrement la contraception orale (32 % *versus* 22 % en l'absence de conseils contraceptifs) [21] (NP2),

- la stratégie la plus efficace pour l'utilisation d'une contraception en post-partum est l'association de conseils en prénatal et en post-natal (OR : 2,33 [1,87-2,89]) comparée aux femmes n'ayant reçu aucun conseil éducatif.

En conclusion, les données de la littérature concernant l'éducation à la contraception sont le plus souvent basées sur des populations particulières, utilisant des méthodologies et des critères de jugement très hétérogènes. Les résultats sont de ce fait discordants et ne permettent pas de conclure à une efficacité majeure d'une éducation contraceptive dans la période du post-partum (NP4). L'extrapolation à la population générale reste délicate. Néanmoins, quelques études utilisant des contacts répétés dans les périodes prénatales et du post-partum semblent efficaces (NP4).

☑ ***Synthèse***

Il est conseillé d'informer les femmes des modalités contraceptives envisageables idéalement lors des visites prénatales, à la maternité et en consultation après la sortie de la maternité (accord professionnel).

Impact des contraceptions de longue durée

Le rôle positif de l'utilisation des contraceptions dites de longues durées (LARC) émerge de plus en plus dans la littérature, en particulier dans la période du post-partum [22]. En effet, l'efficacité contraceptive est largement supérieure à toutes les autres méthodes réversibles avec une observance qui est, de fait, toujours parfaite.

Implant

En population générale

Les troubles du cycle constituent le principal effet délétère, source d'arrêt des contraceptions progestatives.

Dans la période du post-partum

- Il semble exister un bénéfice en matière de réduction du risque de grossesses rapprochées de l'initiation immédiatement en post-partum d'une contraception longue durée (LARC) : implant ou DIU.
- L'utilisation d'un implant semble :
  - associée à un taux de poursuite significativement plus élevé comparé aux autres méthodes : COP, injection de MPA, méthode barrière ;
  - différer la survenue d'une autre grossesse ;
  - associée à un taux de poursuite de plus de 85 % à 12 mois reflétant une bonne acceptabilité comparé au taux de 75 % dans la population générale.

■ Le délai de pose ne semble pas influer sur la tolérance gynécologique avec un taux de retrait lié à des saignements irréguliers identique si l'implant est inséré immédiatement après l'accouchement ou de manière différée :

- le taux de poursuite :
  - à 3 ans est de 66,3 %,
  - les raisons le plus souvent évoquées justifiant le retrait prématuré sont les saignements anormaux (41,2 %) et la prise de poids (19,1 %) (NP4) ;
- le taux de grossesses répétées :
  - à un an, 18,6 % des adolescentes qui n'utilise pas d'implant mais un autre moyen contraceptif ont été à nouveau enceintes contre 2,6 % en cas d'insertion de l'implant (NP2),
  - la sortie de la maternité sans avoir débuté de contraception augmente le risque : OR de 2,45 (1,33-4,51),
  - l'initiation d'une contraception longue durée (implant ou DIU) dans les 8 semaines après l'accouchement réduit ce risque avec un OR : 0,12 (0,04-0,40) (NP 4).

■ Il faut noter que l'AMM de l'implant contraceptif précise :

- qu'il peut être inséré entre 21 et 28 jours après l'accouchement sans autre précaution contraceptive ;
- qu'une insertion après le 28e jour impose un recours à une contraception non hormonale durant 7 jours.

DIU

Le taux d'expulsion semble dépendre du délai d'insertion : 41 % (insertion 6-48 h) *versus* 18 % (insertion 4-6 semaines après un accouchement voie basse) (NP2).

☑ *Synthèse*

Dans les populations à risque de grossesse rapprochée et ayant le moins facilement accès aux soins (notamment les adolescentes et les populations de niveaux socioéconomiques défavorisés), l'ensemble des études rapportent une meilleure efficacité contraceptive et l'importance de la mise en route dans le post-partum immédiat des contraceptions de longues durées (NP2). Pour ces populations à risque de grossesses rapprochées, il est recommandé de préférer les contraceptions dites « de longue durée », type implant ou DIU inséré avant la sortie de la maternité, en évaluant la balance risque-bénéfice de chaque méthode (grade B).

Impact de la contraception d'urgence

La question de savoir si une contraception d'urgence doit être prescrite systématiquement à la sortie de la maternité est d'importance. Les patientes doivent être informées du risque de retour à la fertilité possible dès la 3e semaine qui suit leur accouchement ; un rapport à risque, alors qu'elles n'ont pas encore initié une

contraception, pourrait survenir et l'utilisation de la contraception d'urgence s'avérer nécessaire.
Une étude pilote randomisée [23] comparant les conseils contraceptifs habituels en post-partum *versus* la délivrance systématique d'une contraception d'urgence dans une population d'adolescentes ne montre pas de différence significative sur le taux de survenue de nouvelles grossesses (NP3).
Dans un autre essai [24], l'utilisation d'une méthode contraceptive dite « efficace » est plus importante dans le groupe de femmes qui ont reçu la délivrance systématique d'une contraception d'urgence (30,7 % *versus* 7,3 % p = 0,0004). De même, le taux de grossesse à 6 mois était de 5 % dans le groupe sans intervention *versus* 0,8 % dans le groupe ayant effectué une contraception d'urgence (p = 0,005) (NP2).

☑ ***Synthèse***

La prescription d'une contraception d'urgence à la sortie de la maternité semble associée à une diminution des grossesses non désirées dans certaines populations (NP3). En l'absence de données dans la population générale en post-partum, il n'y a pas d'argument pour recommander systématiquement la délivrance d'une contraception d'urgence à la sortie de la maternité (accord professionnel).

Situations cliniques particulières

Quelques situations particulières méritent une attention spécifique du fait de leur fréquence ou de l'impact majeur sur la réflexion sur la contraception.

Contraception et antécédent de diabète gestationnel

Antécédent de diabète gestationnel et risque de diabète ultérieur

La survenue d'un diabète gestationnel impose :

- de s'assurer que le diabète ne préexistait pas à la grossesse, auquel cas il s'agit d'un diabète de type 2 diagnostiqué lors de la grossesse : la contraception fait l'objet de recommandations spécifiques (25) ;
- de vérifier la normalisation des glycémies sans traitement en post-natal (recommandations du Collège national des gynécologues et obstétriciens français [CNGOF], 2010) [26] (accord professionnel) ;
- une vigilance particulière car le diabète gestationnel multiplie par 7 le risque de diabète de type 2 ultérieur (NP1) et certains facteurs majorent ce risque comme :
    - la surcharge pondérale,
    - un diagnostic de diabète gestationnel avant 24 SA,
    - des glycémies élevées à l'hyperglycémie per os (HGPO),
    - le recours à l'insulinothérapie ;

- une évaluation de la tolérance glucidique lors de la consultation post-natale (grade A : recommandations du CNGOF sur le diabète gestationnel, 2010 [26]) ;
- une analyse minutieuse des autres facteurs de risque vasculaire souvent associés dans cette population : IMC élevé, hypertension artérielle (HTA), dyslipidémie, tabagisme, migraine accompagnée, antécédents familiaux de pathologies artérielles ischémiques ;
- aucune restriction pour l'allaitement puisque sur les quelques études réalisées spécifiquement chez ces femmes, celles qui allaitent n'ont pas d'évolution métabolique différente, au moins pendant la durée de l'allaitement.

Contraception et antécédent de diabète gestationnel

En cas d'antécédent de diabète gestationnel, les études évaluant l'évolution du métabolisme glucidique chez les femmes utilisant une contraception hormonale sont rares :

- une revue systématique [27] évaluant les facteurs de risque de survenue d'un diabète de type 2 après un diabète gestationnel ne montre pas d'influence de la contraception hormonale mais très peu d'études analysent ce paramètre (NP4) ;
- une étude [28] montre l'absence d'impact sur l'équilibre glucidique à 12 mois d'une contraception par DIU-LNG comparée à l'utilisation de contraception non-hormonale (DIU-Cu ou contraception définitive) (NP4).

La prise en charge après l'accouchement d'un antécédent de diabète gestationnel a fait l'objet de recommandations de plusieurs sociétés savantes en France : Société française d'endocrinologie (SFE) et CNGOF [25,26].

Le choix de la contraception doit tenir compte essentiellement des facteurs de risque associés ; les études, même si peu nombreuses, concernant spécifiquement les femmes avec antécédent de diabète gestationnel, n'ont pas mis en évidence une perturbation significative du métabolisme glucidique due à l'utilisation de la contraception hormonale, qu'elle soit œstroprogestative ou progestative. En revanche, l'existence d'une obésité, d'une HTA, d'une dyslipidémie, doit inciter à choisir une contraception sans impact cardiovasculaire ; dans ces situations, le DIU est un choix conseillé (accord professionnel).

En 2012, la SFE émet la recommandation suivante :

« Tous les modes de contraception hormonale peuvent être envisagés, sans aucune restriction d'utilisation, en cas d'antécédent de diabète gestationnel, en l'absence de facteur de risque vasculaire veineux ou artériel. Néanmoins, en raison du risque thromboembolique du post-partum, les estroprogestatifs sont proscrits durant les 6 semaines suivant l'accouchement [25]. »

☑ *Synthèse*

Un antécédent de diabète gestationnel peut révéler un diabète de type 2 et expose à un risque ultérieur de diabète (NP1). Il est donc recommandé de vérifier le statut glycémique en post-partum (grade A). Il n'existe, à ce jour, pas d'argument dans la littérature en faveur d'une altération des paramètres glycémiques associée à l'utilisation d'une contraception hormonale œstro-progestative ou progestative (NP2). En l'absence d'association à d'autres facteurs de risque vasculaire, toutes les contraceptions hormonales ou non hormonales peuvent être utilisées. Il est recommandé cependant de respecter un délai d'au moins 6 semaines pour l'utilisation de la COP en raison du risque thromboembolique et de vérifier la tolérance glycémique et les autres facteurs de risque vasculaire après utilisation de cette COP (grade A).

Contraception et antécédent de cholestase gravidique

Physiopathologie

La physiopathologie des hépatopathies cholestatiques est complexe et non totalement élucidée ; cependant leur survenue au cours des 2e et 3e trimestres de la grossesse ou lors de l'utilisation d'une COP évoque le rôle déterminant des stéroïdes sexuels :

- l'hypothèse d'un effet cholestatique des hormones chez certaines patientes probablement génétiquement prédisposées a été évoquée pour expliquer le risque de récidive de cholestase associé à l'utilisation d'une COP après un antécédent de cholestase gravidique ;
- le métabolisme des hormones stéroïdes, œstrogènes et progestatives, est principalement hépatique ;
- les œstrogènes agissent directement sur le foie par l'intermédiaire de récepteurs hépatocytaires spécifiques ;
- à l'inverse de la progestérone et des progestatifs, les progestatifs utilisés à très faible dose ont un impact hépatique neutre ;
- les œstrogènes ont un rôle lithogène en diminuant le flux biliaire et la sécrétion de cholestérol biliaire ;
- les effets hépatiques des COP sont les mêmes quelle que soit la voie d'administration (NP2).

Contraception après antécédent de cholestase gravidique

Il n'existe pas dans la littérature de données concernant l'impact des contraceptions hormonales après une cholestase gravidique. Cependant :

- les Centers of Disease Control and Prevention (États-Unis) reprennent les recommandations de l'OMS et précise qu'en cas d'antécédent de cholestase gravidique ou liée à une COP, les bénéfices surpassent les risques ;
- dans ce contexte, selon les recommandations du CNGOF de 2008 [29] :
    - un contrôle des transaminases et des acides biliaires est recommandé dans les mois suivants l'accouchement en cas de cholestase gravidique afin d'en vérifier la normalisation habituellement en moins de 4 semaines,

- une contraception progestative on non hormonale peut être proposée en post-partum immédiat compte tenu de l'absence d'impact hépatique,
- une COP peut être initiée après normalisation des enzymes hépatiques sous couvert d'une surveillance de la biologie hépatique après 1 ou 2 mois du fait du risque accru de récidive chez ces femmes prédisposées.

☑ ***Synthèse***

La cholestase gravidique expose à un risque de récidive chez les femmes utilisant une COP (NP2). Il est recommandé de vérifier la biologie hépatique après l'accouchement en cas de cholestase gravidique (accord professionnel).
Une contraception progestative ou non hormonale peut être initiée après cet antécédent (accord professionnel).
L'instauration d'une COP est possible après normalisation des enzymes hépatiques en respectant les contre-indications habituelles (accord professionnel).
Une surveillance du bilan hépatique 1 à 2 mois après de début de la COP est alors recommandée (accord professionnel).
La survenue d'un prurit ou d'anomalies biologiques sous COP en contre-indique sa poursuite (accord professionnel).

Contraception et antécédent de MTEV

■ Un antécédent personnel de thrombose veineuse contre-indique de façon formelle et définitive les contraceptions combinées, quelle que soit leur voie d'administration (orale, patch ou anneau vaginal) et le type de molécule utilisée (œstradiol ou éthinylestradiol).

■ Très peu d'études ont évalué l'utilisation d'une contraception hormonale après un événement thromboembolique veineux.

■ Des études françaises soulignent la probable innocuité des contraceptions progestatives [30, 31] (NP3) et sont accord avec les résultats des études biologiques montrant l'absence de modification de l'hémostase des contraceptions progestatives en dehors de la contraception progestative par voie intramusculaire (NP2).

Contraception après antécédent de MTEV

■ La question du délai d'introduction d'une éventuelle contraception progestative après un événement thromboembolique veineux reste posée :

- aucune étude ne l'a évaluée ;
- les pratiques professionnelles reposent principalement sur les modifications de l'hémostase et le retour à une situation équilibrée après introduction d'un traitement anticoagulant.

■ Ainsi, toutes les contraceptions hormonales sont contre-indiquées à la phase aiguë d'un événement thromboembolique, en dehors du DIU au lévonorgestrel :

- la durée de cette phase aiguë dépend de l'importance de l'événement ;
- une thrombose proximale des membres inférieurs ou une embolie pulmonaire l'allonge comparée à une thrombose distale des membres inférieurs (atteinte mineure) (accord professionnel).

■ La contraception mécanique par DIU-Cu, sans interférence avec la coagulation, représente une bonne option. Il conviendra toutefois d'être vigilant lors de la phase aiguë, les anticoagulants pouvant être responsables de ménorragies.

☑ *Synthèse*

La prescription d'une contraception après accident thromboembolique veineux doit tenir compte de deux éléments : l'ancienneté de l'événement (au cours de la grossesse ou en post-partum) et le territoire atteint par la thrombose (NP3).

Les contraceptions combinées œstroprogestatives, quelle que soit la voie d'administration, la molécule d'œstrogène et de progestatif sont contre-indiquées de façon formelle et définitive chez les femmes ayant eu un accident vasculaire veineux ou artériel (NP2).

Il est recommandé de préférer une contraception non hormonale en cas d'événement thromboembolique veineux survenu pendant la grossesse ou en post-partum (accord professionnel).

En dehors de la phase aiguë de l'événement, et dans le cas d'une atteinte mineure (thrombose superficielle ou thrombose distale), la contraception progestative (à l'exclusion du MPA par voie intramusculaire) peut être utilisée rapidement lorsque les traitements anticoagulants sont efficaces (accord professionnel).

En revanche, lorsque l'accident thromboembolique est important, la contraception hormonale ne peut être éventuellement autorisée qu'à distance de l'événement thromboembolique (accord professionnel).

Contraception et antécédent de troubles tensionnels gravidiques

Contraception hormonale et pression artérielle

■ COP :

- les COP élèvent de façon quasi constante les chiffres tensionnels mais n'entraîneraient une HTA authentique que chez 5 % des femmes normotendues initialement ;
- l'élévation de la pression artérielle se situerait autour de 2 à 7 mmHg pour la systolique et 1 à 3 mmHg pour la diastolique régressant à l'arrêt de la COP ;
- les principaux facteurs de risque de cette élévation tensionnelle associée à la COP sont l'existence d'un surpoids ou d'une obésité ainsi que l'âge de la patiente.

- CP :
  - l'impact sur les chiffres tensionnels est variable selon la classe du progestatif et son dosage ;
  - les norstéroïdes à fortes doses ont une influence néfaste sur la pression artérielle ;
  - cet effet disparaît dès qu'ils sont administrés sous forme microdosée ;
  - de même, les méthodes délivrant un progestatif par voie extradigestive (DIU-LNG ou implant) sont neutres sur le plan tensionnel.

Au total, les contraceptions progestatives ne sont pas associées aux modifications des chiffres tensionnels (NP2).

Contraception et antécédent d'HTA gravidique

Seuls l'OMS et le Royal College of Obstetricians and Gynaecologists (RCOG) ont émis des recommandations dans le contexte particulier d'hypertension gravidique. Les stratégies contraceptives à distance de l'accouchement dépendent de la normalisation de la pression artérielle (avec ou sans traitement) :

- si la pression artérielle est normalisée sans traitement, toutes les contraceptions hormonales ou non hormonales sont autorisées ;
- si la pression artérielle reste élevée :
  - les contraceptions mécaniques ou progestatives seules (en dehors de l'acétate de médroxyprogestérone) sont autorisées,
  - les contraceptions œstroprogestatives sont contre-indiquées,
  - si la pression artérielle est bien contrôlée avec un traitement et que la patiente n'a pas d'autres facteurs de risque vasculaire, les recommandations ne sont pas consensuelles : la contraception œstroprogestative est parfois autorisée après évaluation attentive si aucune autre solution contraceptive ne convient à la patiente.

Synthèse

La prescription d'une contraception après hypertension gravidique doit tenir de l'évolution des chiffres tensionnels en post-partum.

Il est recommandé de préférer une contraception non hormonale en cas d'HTA non stabilisée par un traitement approprié (grade B). En cas de normalisation rapide après l'accouchement, une contraception progestative seule (par voie orale, implant ou intra-utérine) est autorisée (grade C).

Recommandations des sociétés savantes

Plusieurs sociétés savantes ont émis des recommandations sur les stratégies contraceptives du post-partum en distinguant les femmes qui allaitent de celles qui n'allaitent pas. Elles sont résumées dans les tableaux 8.4 et 8.5 [32-38].

Tableau 8.4. Recommandations internationales d'utilisation de la contraception chez les femmes qui n'allaitent pas.

Type de contraception	OMS [32]		États-Unis Centers for Disease Control and Prevention [33]		Royaume-Uni [34]		Canada [35-37]		France HAS [38]	
Contraception œstroprogestative	< 21 j 21-42 j > 42 j	3/4 2/3 1	<21 j >21 j	3 1	<21 j > 21 j	3 1	< 21 j > 21 j	non Oui	< 42 j > 42 j	Non Oui
Contraception progestative par voie orale	1		1		1		Oui		< 21 j > 21 j	Non Oui
Implant progestatif	1		1		1		/		< 21 j > 21 j	Non Oui
DIU au lévonorgestrel	< 48 h 48-4 sem > 4 sem	1 3 1	< 10 min 10 min-4 sem > 4 sem	2 2 1	48-4 sem > 4 sem	3 1	< 6 sem > 6 sem	Non Oui	< 4 sem > 4 sem	Non Oui
DIU au cuivre	< 48 h 48-4 sem > 4 sem	1 3 1	< 10 min 10 min-4 sem > 4 sem	1 2 1	48-4 sem > 4 sem	3 1	10-15 min 4-6 sem	Oui Oui	< 4 sem > 4 sem	Non Oui

Définition des recommandations OMS :
1. État où l'utilisation de la méthode contraceptive n'appelle aucune restriction.
2. État où les avantages de la méthode contraceptive l'emportent en général sur les risques théoriques ou avérés.
3. État où les risques théoriques ou avérés l'emportent généralement sur les avantages procurés par l'emploi de la méthode.
4. État équivalent à un risque inacceptable pour la santé en cas d'utilisation de la méthode contraceptive.

Tableau 8.5. Recommandations internationales d'utilisation de la contraception chez les femmes qui allaitent.

Type de contraception	OMS [32]		États-Unis Centers for Disease Control and Prevention [33]		Royaume-Uni [34]		Canada [35-37]		France HAS [38]	
Contraception œstroprogestative	< 6 sem 6 sem-6 mois > 6 mois	4 3 2	< 1 mois 1 mois-6mois > 6 mois	3 2 2	< 6 sem 6 sem-6 mois* > 6 mois	4 3 1	<6 sem >6 sem	Non Oui	< 6 mois > 6 mois	Non Oui
Contraception progestative par voie orale	< 6 sem 6 sem-6 mois > 6 mois	4 3 2	< 1 mois > 1 mois	2 1	1		Oui		< 21 j > 21 j	Non Oui
Implant progestatif	3		< 1 mois > 1 mois	2 1	1		/		< 21 j > 21 j	Non Oui
DIU-LNG	< 48 h 48-4 sem > 4 sem	3 3 1	< 10 min 10 min-4 sem > 4 sem	2 2 1	48-4 sem > 4 sem	3 1	< 6 sem > 6 sem	Non Oui	< 4 sem > 4 sem	Non Oui
DIU-Cu	< 48 h 48-4 sem > 4 sem	1 3 1	< 10 min 10 min-4 sem > 4 sem	1 2 1	48-4 sem > 4 sem	3 1	10-15 min 4-6 sem	Oui Oui	< 4 sem > 4 sem	Non Oui

* Si allaitement complet (si allaitement partiel, recommandation = 2).

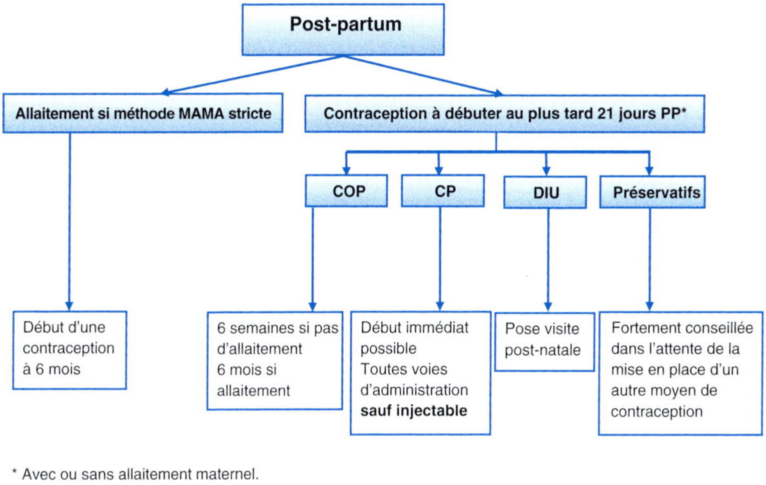

Figure 8.1. Algorithme de prescription d'une contraception en post-partum.

Nos recommandations sont résumées dans l'encadré « Synthèse de nos recommandations » et dans l'arbre décisionnel proposé en figure 8.1.

Synthèse de nos recommandations

Il est recommandé pour les femmes qui allaitent ou non et qui souhaitent une contraception :

- de débuter une contraception efficace au plus tard 21 jours après l'accouchement (grade B) ;
- de prescrire une contraception efficace à la sortie de la maternité (accord professionnel) ;
- de ne pas utiliser de contraception œstroprogestative avant 6 semaines (grade B) ;
- d'évaluer la balance bénéfice-risque de cette utilisation entre la 6ᵉ et la 12ᵉ semaine du post-partum en cas de facteur de risque vasculaire (accord professionnel) ;
- de proposer une contraception progestative (orale, implant) dès le post-partum immédiat (grade B), sauf à la phase aiguë d'un accident thromboembolique sévère (accord professionnel) ;
- de prescrire le DIU à la sortie de la maternité, si cette contraception est choisie, afin qu'il soit posé lors de la consultation post-natale (grade B) ;
- de préférer les contraceptions dites « de longue durée », type implant ou DIU, en évaluant la balance risque-bénéfice de chaque méthode, chez les patientes à risque d'être perdues de vue et de discuter leur insertion avant la sortie de la maternité (grade B) ;
- d'éviter l'utilisation des méthodes naturelles et méthodes barrières (diaphragme et cape cervicale) en dehors du préservatif dans la période du post-partum (accord professionnel).

Dans tous les cas, la mise en route d'une contraception en post-partum impose, comme en dehors de cette période spécifique, le respect de toutes les règles de prescription et des contre-indications inhérentes à la méthode envisagée (grade A).
En l'absence de données dans la population générale en post-partum, il n'y a pas d'argument pour recommander systématiquement la délivrance d'une contraception d'urgence à la sortie de la maternité (accord professionnel).

Références

[1] Vilain A. Les femmes ayant recours à l'IVG : diversité des profils des femmes et des modalités de prise en charge. Rev Fr Aff Soc 2011;1:116-47.

[2] Jackson E, Glasier A. Return of ovulation and menses in postpartum nonlactating women: a systematic review. Obstet Gynecol 2011;117:657-62.

[3] Gross BA, Burger H. WHO Task Force on methods for the natural regulation of fertility. Breastfeeding patterns and return to fertility in Australian women. Aust NZJ Obstet Gynaecol 2002;42:148-54.

[4] McDonald EA, Brown SJ. Does method of birth make a difference to when women resume sex after childbirth? BJOG 2013;120:823-30.

[5] Meng K, Hu X, Peng X, Zhang Z. Incidence of venous thromboembolism during pregnancy and the puerperium: a systematic review and meta-analysis. J Matern Fetal Neonatal Med 2015;28:245-53.

[6] Olié V, Moutengou E, Barry Y, Deneux-Tharaux C, Pessione F, Plu-Bureau G. Maladie veineuse thromboembolique pendant la grossesse et le post-partum, France, 2009-2014. Bull Epidemiol Hebd 2016;7-8:139-47.

[7] Sultan AA, West J, Grainge MJ, Riley RD, Tata LJ, Stephansson O, et al. Development and validation of risk prediction model for venous thromboembolism in postpartum women: multinational cohort study. BMJ 2016;355:i6253.

[8] Brenner B. Haemostatic changes in pregnancy. Thromb Res 2004;114:409-14.

[9] Saha P, Stott D, Atalla R. Haemostatic changes in the puerperium '6 weeks postpartum' (HIP Study) – implication for maternal thromboembolism. BJOG 2009;116:1602-12.

[10] Axelsson D, Blomberg M. Prevalence of postpartum infections : a population-based observational study. Acta Obstet Gynecol Scand 2014;93:1065-8.

[11] Stegeman BH, de Bastos M, Rosendaal FR, van Hylckama Vlieg A, Helmerhorst FM, Stijnen T, et al. Different combined oral contraceptives and the risk of venous thrombosis: systematic review and network meta-analysis. BMJ 2013;347:f5298. doi: 10.1136/bmj.f5298.

[12] Lidegaard O, Hougaard-Nielsen L, Wessel-Skovlund C, Lokkegaard H. Venous thrombosis in users of non-oral hormonal contraception : follow-up, Denmark 2001-10. BMJ 2012;344:e2990.

[13] Mantha S, Karp R, Raghavan V, Terrin N, Bauer KA, Zwicker JI. Assessing the risk of venous thromboembolic events in women taking progestin-only contraception: a meta-analysis. BMJ 2012;345:e4944.

[14] Kapp N, Curtis KM. Intrauterine device insertion during the postpartum period: a systematic review. Contraception 2009;80:327-36.

[15] Grimes DA, Lopez LM, Schulz KF, Van Vliet HA, Stanwood NL. Immediate post-partum insertion of intrauterine devices. Cochrane Database Syst Rev 2010;5:CD003036.

[16] Dahlke JD, Terpstra ER, Ramseyer AM, Busch JM, Rieg T, Magann EF. Postpartum insertion of levonorgestrel--intrauterine system at three time periods: a prospective randomized pilot study. Contraception 2011;84:244-8.

[17] Kapp N, Curtis K, Nanda K. Progestogen-only contraceptive use among breastfeeding women: a systematic review. Contraception 2010;82:17-37.

[18] Tankeyoon M, Dusitsin N, Chalapati S, Koetsawang S, Saibiang S, Sas M, et al. Effects of hormonal contraceptives on milk volume and infant growth. WHO Special Programme of Research, Development and Research Training in Human Reproduction Task force on oral contraceptives. Contraception 1984;30:505-22.
[19] Kapp N, Curtis KM. Combined oral contraceptive use among breastfeeding women: a systematic review. Contraception 2010;82:10-6.
[20] Lopez LM, Hiller JE, Grimes DA, Chen M. Education for contraceptive use by women after childbirth. Cochrane Database Syst Rev 2012;8:CD001863.
[21] Wilson EK, Fowler CI, Koo HP. Postpartum contraceptive use among adolescent mothers in seven states. J Adolesc Health 2013;52:278-83.
[22] Blumenthal PD, Voedisch A, Gemzell-Danielsson K. Strategies to prevent unintended pregnancy: increasing use of long-acting reversible contraception. Hum Reprod Update 2011;17:121-37.
[23] Schreiber CA, Ratcliffe SJ, Barnhart KT. A randomized controlled trial of the effect of advanced supply of emergency contraception in postpartum teens: a feasibility study. Contraception 2010;81:435-40.
[24] Shaaban OM, Hassen SG, Nour SA, Kames MA, Yones EM. Emergency contraceptive pills as a backup for lactational amenorrhea method (LAM) of contraception: a randomized controlled trial. Contraception 2013;87:363-9.
[25] Gourdy P, Bachelot A, Catteau-Jonard S, Chabbert-Buffet N, Christin-Maître S, Conard J, et al. Hormonal contraception in women at risk of vascular and metabolic disorders : guidelines of the French Society of Endocrinology. Ann Endocrinol (Paris) 2012;73:469-87.
[26] Collège national des gynécologues et obstétriciens français (CNGOF) ; Société francophone du diabète (SFD). [Gestational diabetes]. J Gynecol Obstet Biol Reprod (Paris) 2010 ;39 :S139, S1-342.
[27] Baptiste-Roberts K, Barone BB, Gary TL, Golden SH, Wilson LM, Bass EB, et al. Risk factors for type 2 diabetes among women with gestational diabetes: a systematic review. Am J Med 2009;122:207-14.
[28] Kiley JW, Hammond C, Niznik C, Rademaker A, Liu D, Shulman LP. Postpartum glucose tolerance in women with gestational diabetes using levonorgestrel intrauterine contraception. Contraception 2015;91:67-70.
[29] Ducarme G, Bernuau J, Luton D. Foie et grossesse. Extrait des mises à jour en gynécologie et obstétrique. CNGOF. Trente-deuxièmes journées nationales, Paris, 2008. Disponible en ligne : www.cngof.asso.fr/d_livres/2008_GO_101_ducarme.pdf.
[30] Conard J, Plu-Bureau G, Bahi N, Horellou MH, Pelissier C, Thalabard JC. Progestogen-onl contraception in women at high risk of venous thromboembolism. Contraception 2004;70:437-41.
[31] Le Moigne E, Tromeur C, Delluc A, Gouillou M, Alavi Z, Lacut K, et al. Risk of recurrent venous thromboembolism on progestin-only contraception: a cohort study. Haematologica 2016;101:e12-4.
[32] Organisation mondiale de la santé (OMS). Critères de recevabilité pour l'adoption et l'utilisation continue de méthodes contraceptives. Genève : OMS, 2015 (5e éd.). Disponible en ligne : www.who.int/reproductivehealth/publications/family_planning/Ex-Summ-MEC-5/fr.
[33] Centers of Disease Control and Prevention. US selected practice recommendations for contraceptive use, 2013. Adapted from the World Health Organization Selected Practice Recommendations for Contraceptive Use. Atlanta (GA) : CDC, 2013 (2nd ed.). Disponible en ligne: www.cdc.gov/mmwr/pdf/rr/rr62e0614.pdf.
[34] Royal College of Obstetricians and Gynaecologists (RCOG). UK medical eligibility criteria for contraceptive use. 2016. Disponible en ligne : www.fsrh.org/standards-and-guidance/documents/ukmec-2016.
[35] Black A, Francoeur D, Rowe T, Collins J, Miller D, Brown T, et al. Canadian contraception consensus. J Obstet Gynaecol Can 2004;26. 143-56, 158-74.
[36] Black A, Francoeur D, Rowe T, Collins J, Miller D, Brown T, et al. SOGC clinical practice guidelines: Canadian contraception consensus. J Obstet Gynaecol Can 2004;26:219-96.

[37] Black A, Francoeur D, Rowe T, Collins J, Miller D, Brown T, et al. Canadian contraception consensus. J Obstet Gynaecol Can 2004;26. 347-87, 389-436.

[38] Haute Autorité de santé (HAS). Fiche Mémo. Contraception chez la femme en post-partum. Juillet 2013 (dernière mise à jour en octobre 2017). Disponible en ligne : www.has-sante.fr/portail/upload/docs/application/pdf/2015-02/1e_maj-contraception-post-partum-060215.pdf.

CHAPITRE

9

Les vaccinations dans le post-partum immédiat

Muriel Doret-Dion, Louis Marcellin

POINTS CLÉS

- Coqueluche : proposer le vaccin de la mère dans le post-partum immédiat si vaccin > 10 ans ; faire vacciner les proches du nouveau-né si vaccin > 10 ans.
- Grippe : proposer le vaccin lorsque l'enfant est vulnérable ; discuter au cas par cas pour les autres femmes.
- Varicelle : pas de vaccination systématique mais à discuter avec les femmes sans antécédent certain de varicelle ; proposer le vaccin si la femme vient d'une zone à fortes populations séronégatives : femmes d'origine africaine, d'Europe centrale et de l'Est. Néanmoins, au regard des recommandations du Haut Conseil de la santé publique (HCSP) visant à réduire les formes graves chez l'adulte, cette vaccination pourra être discutée avec les femmes sans antécédent certain de varicelle.
- Rubéole : proposer le vaccin dans le post-partum immédiat aux femmes séronégatives.

Introduction

La vaccination en post-partum immédiat peut revêtir plusieurs objectifs : prévenir la contamination de l'enfant en période post-natale en protégeant sa mère de l'infection, protéger la femme d'une primo-infection potentiellement grave ou, dans l'éventualité d'une future grossesse, prévenir une primo-infection maternelle

Post-partum

qui pourrait conduire à une infection fœtale ou néonatale. Les infections concernées par ces objectifs sont la coqueluche, la grippe, la varicelle et la rubéole.
Pour les autres vaccins, répondant à des situations particulières, il est recommandé de vous reporter au site du Centre de référence sur les agents tératogènes (CRAT), qui comporte une section consacrée aux vaccins, ou au calendrier vaccinal mis à jour régulièrement suite aux avis du HCSP [1,2].

Vaccin contre la coqueluche

L'objectif de cette vaccination est de protéger le nouveau-né d'une infection néonatale qui peut être d'une particulière gravité, en attendant que sa propre vaccination, commencée à l'âge de 2 mois soit efficace (vers l'âge de 6 mois). Dans une étude de cohorte rétrospective portant sur les décès infantiles en 1999 et 2000, même si les décès par coqueluche restent rares, la coqueluche est la première cause de décès infectieux chez l'enfant âgé de 10 jours à 2 mois [3].
D'après le réseau Renacoq (Réseau national de surveillance hospitalier de la coqueluche), l'incidence de la coqueluche chez les enfants de moins de 3 moins est d'environ 2/1 000 [4]. Entre 1996 et 2010, 88 % des décès par coqueluche sont survenus chez les enfants âgés de moins de 3 mois. Dans 57 % des cas, le contaminateur était un des parents justifiant la stratégie de *cocooning* préconisée depuis 2004 par le Conseil supérieur d'hygiène publique de France (CSHPF) intégré depuis 2006 au HCSP [2,4].
La stratégie de *cocooning* consiste à administrer une dose de vaccin contre la coqueluche aux personnes qui vont être en lien direct, rapproché et régulier avec l'enfant à naître (mère, père, fratrie, grands-parents, garde d'enfant, etc.), et qui ont une dernière vaccination contre la coqueluche datant de plus de 10 ans. Malgré cette stratégie, une étude française récente a montré qu'environ 10 % d'un échantillon de 255 adultes volontaires est à jour de leur vaccination pour la coqueluche, incluant 11 femmes enceintes, toutes non à jour [5] (NP4). Une étude de cohorte prospective française montre qu'une information orale et écrite sur le *cocooning* donnée aux parents, essentiellement par les obstétriciens, les sages-femmes et les pédiatres de maternité est perçue comme bien comprise et considérée comme pertinente par plus de 95 % des mères. La couverture vaccinale atteint 68 % des mères et 63 % des pères [6] (NP4). Le rôle des maternités dans la diffusion de l'information aux médecins généralistes est mis en évidence par une étude récente de la même équipe qui montre que 97,8 % des médecins généralistes connaissent les recommandations concernant la vaccination de la coqueluche et que 30 % déclarent en avoir eu connaissance *via* les lettres d'information distribuées aux patientes par la maternité du centre hospitalier universitaire (CHU) de leur région [7]. Une étude de type avant-après a comparé la couverture vaccinale des parents 6 semaines après la sortie de la maternité avec soit une politique d'information et

de prescription à la sortie de la maternité (n = 188) soit une vaccination proposée en maternité (n = 190). Le taux de couverture vaccinale est supérieur dans le groupe de patientes qui se voit proposer la vaccination en maternité (64 % *versus* 53 %). Il faut cependant noter que cette stratégie est refusée par 60 % des parents, dont la moitié environ se fait vacciner ultérieurement par leur médecin traitant [8] (NP4).

Le vaccin contre la coqueluche est acellulaire et n'est disponible que sous forme d'un vaccin tétravalent en association avec la diphtérie, le tétanos et la poliomyélite, tous dépourvus de pouvoir infectant [1]. L'HCSP recommande qu'un délai d'1 mois soit respecté entre 2 vaccinations contre la diphtérie-tétanos-poliomyélite (DTP) [9]. Une étude française randomisée en double aveugle contre placebo montre que les effets secondaires 1 mois après une de vaccination par DTCaP ne sont pas augmentés, mais cet essai manque de puissance [10] (NP2). Une étude de cohorte anglaise comptant 7 156 jeunes adultes montre que les effets secondaires au site d'injection sont légèrement augmentés en cas d'intervalle entre les 2 vaccins inférieur à 2 ans, sans augmentation des effets secondaires généraux ou graves [11] (NP1). Une autre étude de cohorte menée chez 2 221 professionnels de santé montre qu'il n'y a pas d'augmentation des effets secondaires locaux ou généraux en cas de nouvelle vaccination dans un délai inférieur à 2 ans [12] (NP1). Dans le post-partum immédiat, il est donc recommandé de vacciner la mère et de faire vacciner les proches du nouveau-né, qui n'auraient pas été vaccinés pendant la grossesse, par une dose de vaccin diphtérie-tétanos-coqueluche-poliomyélite, lorsque la précédente vaccination pour la coqueluche date de plus de 10 ans et si la dernière vaccination DTP date de plus d'1 mois.

Vaccin contre la grippe

Le vaccin contre la grippe est dépourvu de tout pouvoir infectant. Depuis 2012, en période d'épidémie de la grippe saisonnière, le vaccin est recommandé pendant la grossesse [2]. En post-partum, la vaccination maternelle contre la grippe a pour but de protéger la mère (le risque de forme sévère rejoint celui de la population générale [13] (NP3) mais aussi le nouveau-né d'une contamination par sa mère. En effet, la vaccination ne peut être entreprise chez l'enfant qu'à partir de l'âge de 6 mois alors que le risque de complications cardiopulmonaires et de mortalité est plus élevé chez l'enfant de moins de 6 mois, bien que les risques absolus restent faibles [14,15] (NP2). Pour autant, le HCSP recommande la vaccination pour les mères et l'entourage familial des nourrissons de moins de 6 mois présentant des facteurs de risque de grippe grave (prématurés, notamment ceux porteurs de séquelles à type de bronchodysplasie, enfants atteints de cardiopathie congénitale, de déficit immunitaire congénital, de pathologie pulmonaire, neurologique ou neuromusculaire ou d'une affection longue durée) [2].

L'efficacité de la vaccination est identique en post-partum et pendant la grossesse. Sperling *et al.* ont montré chez 239 patientes, dont 54 % étaient vaccinées en post-partum, que le taux de séroconversion était comparable à celui obtenu par une vaccination pendant la grossesse [16] (NP3).
En période d'épidémie, il est donc recommandé de proposer la vaccination saisonnière contre la grippe en post-partum chez les femmes non vaccinées pendant la grossesse, lorsque l'enfant est vulnérable. Chez les autres femmes, la vaccination peut être discutée au cas par cas.

Vaccin contre la varicelle

Le vaccin contre la varicelle est un vaccin vivant atténué. Une seule étude de cohorte évalue le passage du virus dans le lait maternel après vaccination. Douze patientes séronégatives sont vaccinées 6 semaines après l'accouchement, la seconde dose étant administrée 4 semaines plus tard. La recherche de virus par PCR (*polymerase chain reaction*) est négative dans les 217 échantillons de lait prélevés entre le 3e et le 21e jour après la vaccination. Chez l'enfant, les sérologies de la varicelle réalisées systématiquement 1 mois après la seconde dose sont négatives, de même que la recherche de virus dans le sang par PCR réalisée chez 6 enfants [17] (NP3). Une publication décrit un cas de varicelle clinique sans gravité chez un nourrisson, âgé de 25 jours, en allaitement mixte, après vaccination de la mère au 3e jour du post-partum, sans symptôme maternel [18] (NP4). Il semble donc que la vaccination dans le post-partum soit possible, sans danger pour l'enfant allaité ou non.
L'objectif de la vaccination dans le post-partum est double : prévenir, pour une future grossesse, une primo-infection maternelle qui pourrait conduire à une varicelle congénitale en cas d'infection fœtale avant 20 SA ou néonatale en cas d'infection dans les 3 semaines précédant la naissance et, pour la femme, réduire l'incidence des formes graves, plus fréquente au décours d'une varicelle à l'âge adulte, en particulier chez la femme enceinte (risque de pneumopathie varicelleuse 10 à 20 %) [19-21].
En France, la séroprévalence de la varicelle est très élevée. Dans une étude de cohorte prospective incluant 486 femmes enceintes, la séroprévalence était de 98,8 % [22] (NP2). Parmi les femmes avec un antécédent de varicelle, 99,4 % ont une sérologie positive. Chez les 29 femmes qui déclarent ne pas avoir d'antécédent de varicelle, la séroprévalence est de 89.6 % et chez les 86 femmes qui ne se savent pas si elles ont un antécédent de varicelle, 98,8 % ont des IgG positives [22]. En revanche, une étude de cohorte rétrospective irlandaise montre que la séroprévalence est significativement plus faible (de l'ordre de 80 %) chez les femmes originaires d'Afrique subsaharienne, d'Europe de l'Est et d'Europe centrale [23]. À l'âge adulte, l'incidence de la varicelle est de 0,13 % [24], mais son incidence

pendant la grossesse n'est pas connue. Dans une étude française, la varicelle a l'âge adulte conduit à une hospitalisation dans 1,46 % des cas et un taux de décès de 0,13‰ cas [24]. Dans une autre étude de cohorte prospective française, le risque de complications est de 6 % et les complications pulmonaires sont les plus fréquentes. Le taux de décès était de 4,6 % en cas de complications [25]. Une récente étude américaine évalue l'incidence des hospitalisations, pneumopathies et décès secondaires à la varicelle chez la femme enceinte entre 2003 et 2010. Parmi les 7,7 millions de femmes enceintes hospitalisées, 935 patientes (1,21 cas/10 000) ont un diagnostic de varicelle, sans qu'il soit précisé s'il s'agit du motif principal ou d'un diagnostic associé. Cependant, 84,5 % ont accouché pendant le séjour concerné, ce qui signifie que l'accouchement à terme est probablement la cause principale de l'hospitalisation puisque la varicelle n'est pas une cause majeure d'accouchement prématuré [26]. Dans cette même cohorte, il y a 23 cas de pneumopathie varicelleuse (2,98 cas/1 000 000 de grossesses) et aucun décès.

Concernant les risques pour le fœtus, une étude prospective germano-britannique évalue l'incidence de la varicelle congénitale dans une cohorte prospective de 1 373 patientes ayant déclaré une varicelle avant 36 SA. Neuf cas de varicelle congénitale sont constatés (0,65 %) dont 6 enfants nés vivants. L'incidence est de 0,4 % en cas d'infection avant 12 SA et 2 % en cas d'infection entre 13 et 20 SA [27] (NP2). Dans l'étude de cohorte de Miller *et al.*, portant sur 281 enfants nés de mère atteinte de varicelle en péripartum entre 1979 et 1989, le risque de varicelle néonatale est de 60 %, dont 11 % de formes sévères, mais sans aucun décès après traitement par des immunoglobulines spécifiques [28] (NP2).

Compte tenu de la très forte séroprévalence de la varicelle chez la femme enceinte en France (proche de 99 %), qui expose à un très faible risque de varicelle maternelle, d'un très faible risque de transmission maternofœtale en début de grossesse (de l'ordre de 0,4 % avant 12 SA et 2 % entre 12 et 20 SA), de l'efficacité des traitements par immunoglobulines chez le nouveau-né à terme, de la nécessité d'une seconde dose à distance de l'accouchement qui expose à un grand nombre de perdues de vue, du fait qu'après 2 doses, 12 % des personnes vaccinées sont toujours séronégatives, et de l'absence d'évaluation économique d'une campagne de vaccination ciblée (sérologie puis vaccination) en post-partum [29], il nous semble qu'il n'y a pas d'arguments scientifiques très forts pour recommander la réalisation systématique d'une sérologie chez les patientes sans antécédent ou en cas de doute et d'une vaccination chez les femmes séronégatives dans le but de prévenir une infection maternofœtale au cours d'une future grossesse dans la population générale. En revanche, la séroprévalence plus faible chez les femmes originaires d'Afrique subsaharienne, d'Europe de l'Est et centrale est en faveur d'une vaccination ciblée dans ces populations.

Dans le but de réduire l'incidence des formes sévères de la varicelle, plus fréquentes chez l'adulte, le HCSP recommande en 2015, en l'absence d'antécédent

de varicelle, la vaccination dans les suites d'une première grossesse, avec 2 doses (espacées de 4 à 8 semaines pour Varivax® et 6 à 10 semaines pour Varilrix®), en évitant la survenue d'une grossesse dans le mois qui suit chaque injection. La contraception n'est pas systématique compte tenu des données rassurantes chez les patientes ayant été accidentellement vaccinées en début de grossesse (CRAT [2] et calendrier 2017). Dans ses recommandations, le HCSP indique qu'« un contrôle sérologique préalable peut être pratiqué[2] ». Une étude américaine a comparé le coût de 3 stratégies : pas de dépistage et pas de vaccination ; dépistage ciblé chez les femmes sans antécédent de varicelle ou dépistage systématique en anténatal et vaccination en post-partum. Le rapport coût/bénéfice est en faveur du dépistage qu'il soit ciblé ou systématique [30] (NP3). Cependant, cette balance est très influencée par la séroprévalence (estimée à seulement 91 % dans cette étude), le nombre de grossesses et la période envisagée (4 millions de grossesses sur une période de 20 ans). La séroprévalence étant très élevée en France (proche de 99 %), ces résultats ne sont pas extrapolables à la population française. Une telle étude serait nécessaire.
En résumé, dans la population française, il n'y a pas lieu de recommander une politique de vaccination systématique dans le post-partum immédiat chez les femmes sans antécédent de varicelle, à l'exception des femmes d'origine africaine, d'Europe centrale et de l'Est, plus souvent séronégatives pour le virus varicelle-zona (VZV). Néanmoins, au regard des recommandations du HCSP visant à réduire les formes graves chez l'adulte, cette vaccination pourra être discutée avec les femmes sans antécédent certain de varicelle.

Vaccin contre la rubéole

La séroprévalence de la rubéole en France est supérieure à 90 % (93 % dans l'étude de cohorte 2007 de Senèze *et al.* [31]. La politique de vaccination commencée dans les années 1970 a permis de réduire considérablement le nombre de cas de rubéole maternelle pendant la grossesse passant de 39 cas par an en 2001 à moins de 10 cas par an à partir de 2006 [32].
Le vaccin contre la rubéole est un vaccin vivant atténué. Le virus est excrété dans le lait maternel chez environ 50 % des patientes vaccinées [33] (NP3). Une excrétion d'anticorps de type IgA spécifiques du virus de la rubéole dans le lait est observée chez toutes les femmes vaccinées [34](NP3). Dans une seconde étude, la même équipe étudie la transmission du virus de la rubéole aux nouveau-nés *via* l'allaitement maternel (AM) en comparant 16 femmes qui allaitent à 10 femmes qui n'allaitent pas, toutes vaccinées dans la période du post-partum immédiat. L'antigène du virus de la rubéole est mis en évidence par PCR dans le lait maternel de 11/16 (68 %) femmes allaitantes et dans le nasopharynx et la gorge de 56 %

des nourrissons allaités. Il n'a jamais été retrouvé chez les nourrissons non allaités. Parmi les nourrissons allaités, 25 % montrent une séroconversion transitoire, mais sans qu'une rubéole clinique ne se déclare. Aucune séroconversion n'est observée chez les nourrissons non allaités. Ces observations montrent qu'il existe une transmission du virus de la rubéole aux nouveau-nés par l'AM dans les suites de la vaccination en post-partum immédiat [33] (NP3). Deux publications ont décrit la survenue d'une rubéole clinique maternelle après vaccination dans le post-partum (en 1977 et 1980), associée à une séroconversion de l'enfant qui n'a pas présenté de rubéole clinique [35,36] (NP4). Le virus a été retrouvé dans le lait maternel dans un cas mais non recherché dans l'autre. Dans ces 2 cas, il n'est pas précisé si l'enfant a été isolé de sa mère pendant la phase contagieuse. Dans une revue complète et exhaustive de la littérature sur la vaccination maternelle par des vaccins vivants atténués en cours d'allaitement, compte tenu de ces 2 cas décrits, Alain *et al.* en 2012 considèrent que le risque d'effets indésirables mineurs est possible pour le vaccin de la rubéole [37].

L'objectif essentiel de cette vaccination est de prévenir une primo-infection maternelle avant 18 SA qui pourrait conduire à un syndrome de rubéole congénitale lors d'une future grossesse.

Actuellement, le vaccin contre la rubéole est combiné dans un vaccin trivalent avec la rougeole et les oreillons, qui sont également des vaccins vivants atténués. Il n'y a pas de données concernant le passage du virus vivant atténué de la rougeole ou des oreillons dans le lait maternel. Néanmoins, il n'y a pas de cas décrit de rougeole ou d'oreillons chez le nouveau-né allaité ou non suite à une vaccination maternelle malgré une vaccination systématique en post-partum par le ROR préconisée depuis 1998 au Canada et aux États-Unis [1,37]. Une étude est en cours en France pour détecter l'excrétion de la souche vaccinale du virus de la rougeole dans le lait maternel après vaccination en post-partum immédiat par un vaccin trivalent rougeole-oreillons-rubéole (ROR) et évaluer l'impact clinique et immunologique chez l'enfant allaité.

La vaccination ROR en post-partum immédiat est recommandée par le HCSP et la Haute Autorité de santé (HAS) par une dose de vaccin trivalent ROR, en évitant une grossesse dans le mois qui suit la vaccination [2,38]. La contraception systématique n'est plus recommandée car les données concernant la vaccination accidentelle d'une femme en début de grossesse sont rassurantes [1,2]. Une vaccination dans le post-partum immédiat à l'avantage de réduire considérablement le risque de conception du fait d'une fécondité quasi nulle dans le mois qui suit l'accouchement et d'augmenter la couverture vaccinale [8] (NP4).

Bien qu'il n'existe aucune donnée scientifique, il est classique de considérer qu'en cas de séronégativité pour la rubéole après 2 vaccinations, il n'est pas nécessaire de pratiquer une 3e vaccination.

Peut-on vacciner une femme ayant reçu des immunoglobulines ou une transfusion sanguine dans le péripartum ?

L'injection d'immunoglobulines anti-D ou de transfusion ne contre-indique pas la vaccination. Quelques études ont montré une diminution de la séroconversion en cas de vaccination dans les suites d'une injection d'immunoglobulines, mais il s'agit d'immunoglobulines non spécifiques à fortes doses (2 mg/kg) ou d'immunoglobulines spécifiques d'une pathologie infectieuse, administrées à forte dose chez des sujets immunodéprimés. Il existe donc un risque théorique de moindre efficacité en cas d'injection concomitante avec des immunoglobulines à faible dose, qui n'est documenté par aucune étude. En l'absence de données, et compte tenu de la faible dose d'immunoglobulines injectées (300 µg) et de leur spécificité anti-D, le bénéfice paraît en faveur de la vaccination. De même, il n'y a pas d'argument pour ne pas réaliser une vaccination dans les suites d'une transfusion.

Références

[1] https://lecrat.fr/spip.php ?page=article&id_article=451. Site consulté en févier 2018.

[2] http://solidarites-sante.gouv.fr/IMG/pdf/calendrier_vaccinations_2017.pdf. Site consulté en février 2018.

[3] Floret D. Groupe de pathologie infectieuse pédiatrique. [Pediatric deaths due to community-acquired bacterial infection. Survey of French pediatric intensive care units]. Arch Pediatr 2001;8(Suppl 4):705s-11s.

[4] Belchior D ; Département des maladies infectieuses. Coqueluche : données épidémiologiques et modalités diagnostiques. Congrès des sociétés médicochirurgicales de pédiatrie (Bordeaux), 2012.

[5] Baratin D, Del Signore C, Thierry J, Caulin E, Vanhems P. Evaluation of adult dTPaP vaccination coverage in France: experience in Lyon city, 2010-2011. BMC Public Health 2012;12:940.

[6] Leboucher B, Sentilhes L, Abbou F, Henry E, Grimprel E, Descamps P. Impact of postpartum information about pertussis booster to parents in a university maternity hospital. Vaccine 2012; 30:5472-81.

[7] Leboucher B, Abbou F, Gascoin G, Cipierre C, Descamps P, Sentilhes L. Postpartum prevention of pertussis in a French maternity hospital: impact on general practitioners. Vaccine 2013;31: 5118-26.

[8] Durand C, Flament E, Tournan C. Vaccination des parents contre la coqueluche : proposition et évaluation de deux pratiques professionnelles en maternité. Arch Pediatr 2011;18:362-9.

[9] Institut national de prévention et d'éducation pour la santé (INPES). Vaccination conte la coqueluche. INPES. Guide desvaccinations. Édition 2012. Saint-Denis : INPES, 2012 (4e éd.) : 40-49.

[10] Beytout J, Launay O, Guiso N, Fiquet A, Baudin M, Richard P, et al. Safety of Tdap-IPV given one month after Td-IPV booster in healthy young adults: a placebo-controlled trial. Hum Vaccin 2009;5:315-21.

[11] Halperin SA, Sweet L, Baxendale D, Neatby A, Rykers P, Smith B, et al. How soon after a prior tetanus-diphtheria vaccination can one give adult formulation tetanus-diphtheria-acellular pertussis vaccine? Pediatr Infect Dis J 2006;25:195-200.

[12] Talbot EA, Brown KH, Kirkland KB, Baughman AL, Halperin SA, Broder KR. The safety of immunizing with tetanus-diphtheria-acellular pertussis vaccine (Tdap) less than 2 years following

previous tetanus vaccination: Experience during a mass vaccination campaign of healthcare personnel during a respiratory illness outbreak. Vaccine 2010;28:8001-7.
[13] Neuzil KM, Reed GW, Mitchel EF, Simonsen L, Griffin MR. Impact of influenza on acute cardiopulmonary hospitalizations in pregnant women. Am J Epidemiol 1998;148:1094-102.
[14] Nizard J. Prévention du retard de croissance intra-utérin. J Gynecol Obstet Biol Reprod (Paris) 2013;42:1008-17.
[15] Bhat N, Wright JG, Broder KR, Murray EL, Greenberg ME, Glover MJ, et al. Influenza-associated deaths among children in the United States, 2003-2004. N Engl J Med 2005;353:2559-67.
[16] Sperling RS, Engel SM, Wallenstein S, Kraus TA, Garrido J, Singh T, et al. Immunogenicity of trivalent inactivated influenza vaccination received during pregnancy or postpartum. Obstet Gynecol 2012;119:631-9.
[17] Bohlke K, Galil K, Jackson LA, Schmid DS, Starkovich P, Loparev VN, et al. Postpartum varicella vaccination: is the vaccine virus excreted in breast milk? Obstet Gynecol 2003;102:970-7.
[18] Kluthe M, Herrera A, Blanca H, Leung J, Bialek SR, Schmid DS. Neonatal vaccine-strain varicella-zoster virus infection 22 days after maternal postpartum vaccination. Pediatr Infect Dis J 2012;31:977-9.
[19] Heininger U, Seward JF. Varicella. Lancet 2006;368:1365-76.
[20] Lamont RF, Sobel JD, Carrington D, Mazaki-Tovi S, Kusanovic JP, Vaisbuch E, et al. Varicella-zoster virus (chickenpox) infection in pregnancy. BJOG 2011;118:1155-62.
[21] Charlier C, Le Mercier D, Salomon LJ, Ville Y, Kermorvant-Duchemin E, Frange P, et al. Varicelle, Zona et grossesse. Presse Med 2014;43:665-75.
[22] Saadatian-Elahi M, Mekki Y, Del Signore C, Lina B, Derrough T, Caulin E, et al. Seroprevalence of varicella antibodies among pregnant women in Lyon-France. Eur J Epidemiol 2007;22:405-9.
[23] Knowles SJ, Grundy K, Cahill I, Cafferkey MT. Susceptibility to infectious rash illness in pregnant women from diverse geographical regions. Commun Dis Public Health 2004;7:344-8.
[24] Boelle PY, Hanslik T. Varicella in non-immune persons: incidence, hospitalization and mortality rates. Epidemiol Infect 2002;129:599-606.
[25] Bonmarin I, Ndiaye B, Seringe E, Lévy-Brühl D. Épidémiologie de la varicelle en France. BEH 2005;8:30-1.
[26] Zhang HJ, Patenaude V, Abenhaim HA. Maternal outcomes in pregnancies affected by varicella zoster virus infections: population-based study on 7.7 million pregnancy admissions. J Obstet Gynaecol Res 2015;41:62-8.
[27] Enders G, Miller E, Cradock-Watson J, Bolley I, Ridehalgh M. Consequences of varicella and herpes zoster in pregnancy: prospective study of 1739 cases. Lancet 1994;343:1548-51.
[28] Miller E, Cradock-Watson JE, Ridehalgh MK. Outcome in newborn babies given anti-varicella-zoster immunoglobulin after perinatal maternal infection with varicella-zoster virus. Lancet 1989;2:371-3.
[29] Behrman A, Lopez AS, Chaves SS, Watson BM, Schmid DS. Varicella immunity in vaccinated healthcare workers. J Clin Virol 2013;57:109-14.
[30] Smith WJ, Jackson LA, Watts DH, Koepsell TD. Prevention of chickenpox in reproductive-age women: cost-effectiveness of routine prenatal screening with postpartum vaccination of susceptibles. Obstet Gynecol 1998;92:535-45.
[31] Seneze C, Haus-Cheymol R, Hanslik T. Séroprévalence de la rubéole chez 234 jeunes femmes militaires âgées de 19 à 31 ans. Presse Med 2008;37:1717-22.
[32] Parent du Châtelet I, Bouraoui L, Grangeot Keros L, Six C, Lévy Brühl D. Bilan de 10 années de surveillance des infections rubéoleuses durant la grossesse à travers le réseau de laboratoires Rénarub en France métropolitaine, 1997-2006. Bull Epidemiol Hebd 2008;14-15:102-6.
[33] Losonsky GA, Fishaut JM, Strussenberg J, Ogra PL. Effect of immunization against rubella on lactation products. II. Maternal-neonatal interactions. J Infect Dis 1982;145:661-6.
[34] Losonsky GA, Fishaut JM, Strussenberg J, Ogra PL. Effect of immunization against rubella on lactation products. I. Development and characterization of specific immunologic reactivity in breast milk. J Infect Dis 1982;145:654-60.

[35] Buimovici-Klein E, Hite RL, Byrne T, Cooper LZ. Isolation of rubella virus in milk after postpartum immunization. J Pediatr 1977;91:939-41.

[36] Landes RD, Bass JW, Millunchick EW, Oetgen WJ. Neonatal rubella following postpartum maternal immunization. J Pediatr 1980;97:465-7.

[37] Alain S, Dommergues MA, Jacquard AC, Caulin E, Launay O. State of the art: Could nursing mothers be vaccinated with attenuated live virus vaccine? Vaccine 2012;30:4921-6.

[38] Haute Autorité de santé (HAS). Surveillance sérologique et prévention de la toxoplasmose et de la rubéole au cours de la grossesse et dépistage prénatal de l'hépatite B – Pertinence des modalités de réalisation. Octobre 2009. Disponible en ligne : www.has-sante.fr/portail/jcms/c_893585/fr/surveillance-serologique-et-prevention-de-la-toxoplasmose-et-de-la-rubeole-au-cours-de-la-grossesse-et-depistage-prenatal-de-l-hepatite-b-pertinence-des-modalites-de-realisation (site consulté en février 2018).

CHAPITRE

10

Rééducation périnéale et abdominale dans le post-partum

Xavier Deffieux, Sarah Vieillefosse, Sylvie Billecocq, Anne Battut, Jacky Nizard, Bénédicte Coulm, Thibault Thubert

POINTS CLÉS

Chez les femmes qui ont une incontinence urinaire persistante à 3 mois du post-partum, une rééducation périnéale par des exercices de contraction volontaire des muscles du plancher pelvien (MPP) est recommandée, sans qu'il ne soit possible d'en préciser les modalités précises. Des exercices de contraction volontaire des muscles du plancher pelvien sont à réaliser par la patiente elle-même. Une supervision est recommandée avec au minimum 3 séances assurées par un thérapeute (kinésithérapeute ou sage-femme), associées à des exercices réalisés au domicile. Une électrostimulation et un *biofeed-back* peuvent être associés aux exercices de contraction volontaires, mais ils ne sont pas recommandés isolément. Cette rééducation doit être commencée à 3 mois du post-partum, une fois qu'il a été constaté que l'incontinence urinaire (IU) persiste. L'efficacité de cette rééducation est évaluée par la disparition de l'IU (pas de corrélation entre le *testing* et l'efficacité sur l'incontinence). Les femmes doivent être prévenues que l'effet thérapeutique de cette rééducation périnéale est observé à court terme (1 an) mais pas à long terme (6-12 ans). La rééducation précoce, la rééducation à titre préventif et les techniques différentes d'exercices de contraction volontaire des MPP n'ont pas fait la preuve de leur efficacité et elle n'est donc pas recommandée. Il n'existe pas de preuve d'un éventuel rôle préventif de la rééducation du post-partum chez des femmes asymptomatiques pour diminuer le risque de voir apparaître chez elles des symptômes d'IU à moyen ou long terme. La rééducation périnéale chez des femmes asymptomatiques (continentes) dans le but de prévenir une IU à moyen ou long terme, n'est donc pas recommandée.

Introduction

La rééducation du post-partum est largement répandue en France, mais il existe de très nombreuses « techniques » et des pratiques très disparates tant sur l'indication que sur les modalités pratiques de réalisation (autorééducation, séances avec un thérapeute, nombre, type et durée des exercices, thérapie comportementale associée ou non, etc.).
L'objectif de ce travail est d'établir des recommandations pour la pratique clinique concernant la rééducation du post-partum. Pour cela, nous avons réalisé une revue de la littérature pour déterminer la prévalence/incidence des différents symptômes urinaires, anorectaux sexuels et pelviens dans le post-partum, leur évolution naturelle en l'absence de traitement et l'efficacité des différents modes de rééducation, tant sur un plan thérapeutique que préventif, à court, moyen et long termes.

Incontinences urinaires du post-partum

Généralités

Définition de l'incontinence urinaire

Il existe 3 grands types d'IU :

- l'IU à l'effort (IUE) (fuites d'urines survenant lors d'un effort, sans besoin concomitant) ;
- l'IU sur urgenturies (IUU) ;
- l'IU mixte (IUM) associant des fuites à l'effort et sur urgenturies.

L'IUU fait partie du syndrome d'hyperactivité vésicale associant de manière variable des urgenturies, une pollakiurie, une nycturie et des fuites sur urgenturies. Il n'existe pas de définition consensuelle spécifique concernant l'IU du post-partum. Dans les séries publiées, l'IU du post–partum a été définie comme une IU persistante ou apparaissant dans les 3 à 6 mois suivant un accouchement (indépendamment de la quantité des fuites, de leur mécanisme déclencheur et de la gêne exprimée par la femme).

Diagnostic d'une incontinence urinaire du post-partum

Concernant les éventuels diagnostics différentiels, la plupart des études portant sur la prise en charge thérapeutique de l'IU du post-partum comportent comme critères d'exclusion l'existence d'une fistule vésicovaginale, une infection urinaire ou des mictions par « regorgement » (fuites sur un résidu post-mictionnel important).

Dans le post-partum, les études montrent une mauvaise corrélation entre les résultats du *pad-test* (test de quantification des fuites urinaires en pesant une protection avant et après une série d'efforts) et l'intensité des symptômes.
Nous n'avons retrouvé aucune étude évaluant l'impact de la réalisation d'un bilan urodynamique sur la prévalence de l'IU à court, moyen ou long terme.
Un essai randomisé dont le critère de jugement principal était la force de contraction maximum des MPP n'a pas montré de corrélation entre la valeur de la contraction volontaire maximale (mesurée par manométrie vaginale) et le statut continente/incontinente ni avant, ni après la rééducation périnéale (3 séances assurées par un thérapeute et exercices au domicile) (NP3) [1].
Par ailleurs, la force de contraction des MPP et l'évaluation de la mobilité cervico-urétrale ne sont pas des critères d'inclusion des différents essais randomisés ayant évalué la rééducation périnéale du post-partum, la force de contraction des MPP (évaluée par le *testing* périnéal) et la mobilité cervico-urétrale, ne sont pas corrélées aux résultats de la rééducation périnéale.
L'évaluation de la mobilité cervico-urétrale et de la contraction volontaire maximale des muscles périnéaux (*testing* clinique ou manométrique) n'est pas à réaliser systématiquement dans le post-partum (grade C) car ces éléments ne sont pas corrélés aux résultats cliniques de la rééducation du post-partum (NP3). En revanche, en cas de symptôme urinaire, un examen clinique est nécessaire, en particulier pour éliminer une fistule ou toute autre pathologie pelvienne (accord professionnel).

☑ *Synthèse*

Le diagnostic d'IU du post-partum est fait par l'interrogatoire et il peut être retenu dès lors qu'il n'y a pas de fistule vésico- ou urétrovaginale, ni d'infection urinaire, ni de mictions par regorgement (sur rétention urinaire/résidu post-mictionnel).
Sous couvert d'un interrogatoire et d'un examen clinique normal, de l'absence de signes d'infection urinaire ou de dysurie/rétention urinaire associée, il n'y a pas d'indication à réaliser d'examen complémentaire à titre systématique.

Épidémiologie et histoire naturelle de l'incontinence urinaire du post-partum

Prévalence

La prévalence de l'IU varie, selon les études, de 7 à 64 % au cours de la grossesse et de 3 à 38 % à 3 mois du post-partum (NP2) (tableaux 10.1 et 10.2). Cette variabilité est liée aux critères d'inclusion hétérogènes des études et à la définition retenue pour l'IU.

Tableau 10.1. Évolution de la prévalence des différents types d'incontinence en cours de grossesse et dans le post-partum (femmes nullipares).

Auteurs	Revue	Année	IUE (12 SA)	IUE (28-32 SA)	IUE (36-38 SA)	IUE (M3 PP)	IUU (12 SA)	IUU (28-32 SA)	IUU (36-38 SA)	IUU (M3 PP)
Stanton *et al.*	BJOG	1980	5/83 (6,1 %)	25/83 (30 %)	29/83 (34,6 %)	5/83 (5,8 %)	2/83 (2,4 %)	8/83 (9,9 %)	8/83 (9,8 %)	7/83 (8,7 %)
van Brummen *et al.*	Neurourol Urodyn	2006	96/515 (18,6 %)	NE	217/515 (42,1 %)	NE	33/515 (6,4 %)	NE	99/515 (19,2 %)	NE
van Brummen *et al.*	BJU Int	2006	NE	NE	NE	NE	NE	NE	NE	NE
Wijma *et al.*	Int Urogynecol J	2008	NE	28/117 (24 %)	33/117 (28,2 %)	NE	NE	7/117 (6 %)	7/117 (6 %)	NE
Meyer *et al.*	Obstet Gynecol	2001		18/56 (32 %)		9/56 (16 %)	NE	NE	NE	NE
Total			101/598 (16,8 %)	53/200 (26,5 %)	279/715 (39 %)	5/83 (5,8 %)	35/598 (5,8 %)	15/200 (7,5 %)	114/715 (15,9 %)	7/83 (8,7 %)

ICS : International continence society ; IMC : indice de masse corporelle ; IU : incontinence urinaire ; IUE : incontinence urinaire à l'effort ; IUU : incontinence urinaire sur urgenturies ; n : nombre de patientes ; NE : non évalué ; NP : non précisé ; OR : odds ratio (hypothèse testée d'emblée) ; PP : post-partum ; M3 PP : à 3 mois du post-partum ; RR : risque relatif (hypothèse testée *a posteriori*).

Tableau 10.2. Prévalence des différents types d'incontinence à 3 mois du post-partum (femmes nullipares).

Auteur, revue, année	n	Âge	Début du suivi	Questionnaire ou question utilisée pour IUE	Questionnaire ou question utilisée pour IUU	Stress test	*Pad-test*	IUE M3 PP	IUU M3 PP
Stanton *et al.* BJOG, 1980	83	25,8	12 SA	Loss of urine on physical effort	Loss of urine associated with a strong desire to void	Non	Non	5/83 (5,8 %)	7/83 (8,7 %)
Viktrup, Obstet Gynecol, 1992	305	26	Accouchement	« does the UI is provoked by physical exertion »	« does the UI is accompanied by strong desire to void »	Non	Non	9/298 (3 %)	4/298 (1,3 %)
Wilson *et al.*, BJOG, 1996	1505	NP	M3 PP	« does the UI is provoked by physical exertion »	« loss of urine associated with a strong desire to void »	Non	Non	361/1 505 (24 %)	226/1 505 (15 %)
Eason *et al.*, BMC Preg Child, 2004	571	28,6	30-35 SA	« involuntary loss of urine when coughing, sneezing, laughing or running »	NE	Non	Non	157/571 (27,5 %)	Non étudié
Sartore *et al.*, Obstet Gynecol, 2004	519	NP	M3 PP	NP	« loss of urine associated with a strong desire to void »	Oui	Non	65/519 (12,5 %)	7/519 (1,3 %)
Glazener *et al.*, BJOG, 2006	3405	26,7	M3 PP	NP	NE	Non	Non	459/3 405 (13,4 %)	221/3 405 (6,5 %)
van Brummen *et al.*, Neurourol Urodyn, 2006	515	30,4	12 SA	UDI	UDI	Non	Non	Non étudié	Non étudié

Tableau 10.2. Prévalence des différents types d'incontinence à 3 mois du post-partum (femmes nullipares). (*suite*)

Auteur, revue, année	n	Âge	Début du suivi	Questionnaire ou question utilisée pour IUE	Questionnaire ou question utilisée pour IUU	Stress test	*Pad-test*	IUE M3 PP	IUU M3 PP
van Brummen *et al.*, BJU Int, 2006	344	30,4	12 SA	UDI	UDI	Non	Non	Non étudié	Non étudié
Wijma *et al.*, IUJ, 2008	117	30	28-32 SA	ICS : « involuntary leakage on effort/exertion/sneezing/coughing »	ICS : « involuntary leakage accompanied by or immediatly preceded by a strong desire to void »	Non	Oui	Non étudié	Non étudié
Baracho *et al.*, IUJ 2012	192	23,2	M5-7 PP	ICIQ-SF ; fréquence, quantité des pertes d'urine et retentissement sur la qualité de vie	NE	Non	Non	32/192 (17 %)	Non étudié
Eliasson *et al.*, Scand J Med Sci Sports, 2005	665	28	36 SA	« Do you leak urine during coughing, sneezing, lifting or physical activities ? »	« Do you experience urinary leakage on your way to the bathroom ? »	Non	Non	NE	NE
Low *et al.*, IUJ, 2013	249	30	20 SA	*Leakage Index Questionnaire*	*Leakage Index Questionnaire*	Non	Non	NE	NE
Reilly *et al.*, BJOG, 2002	230	28	20 SA	NP	NE	Non	Oui	36/110 (32,7 %)	NE
Meyer *et al.*, Obstet Gynecol, 2001	107	29	12 à 39 SA	NP	NE	Non	Non	9/56 (16 %)	NE

ICS : International continence society ; IMC : indice de masse corporelle ; IU : incontinence urinaire ; IUE : incontinence urinaire à l'effort ; IUU : incontinence urinaire sur urgenturies ; n : nombre de patientes ; NE : non évalué ; NP : non précisé ; OR : *odds ratio* (hypothèse testée d'emblée) ; PP : post-partum ; M3 PP : à 3 mois du post-partum ; RR : risque relatif (hypothèse testée *a posteriori*) ; SA : semaine d'aménorrhée.

Évolution naturelle des symptômes d'incontinence urinaire au cours de la grossesse et dans le post-partum

La prévalence des symptômes d'IU augmente au cours de la grossesse (entre le 1er et le 3e trimestre) (NP1) puis diminue spontanément dans les trois premiers mois du post-partum (NP1), pour enfin augmenter naturellement dans les années qui suivent l'accouchement (NP1). Ceci est vrai pour l'IU à l'effort et pour l'IU sur urgenturies. Viktrup *et al.* rapportent le suivi d'une cohorte de 305 femmes initialement nullipares qu'ils ont interrogées en post-partum immédiat (n = 305), à 3 mois (n = 298), à 5 ans (n = 278) [2] et 12 ans (n = 242) (2). Ils ont observé un taux de rémission de 86 % pour la prévalence de l'IUE et pour celle de l'IUU à 3 mois du post-partum et ce, sans aucune prise en charge spécifique. Pour la prévalence de l'IUE, le taux de rémission spontanée était de 9 % à 5 ans et de 21 % à 12 ans. Dans le sous-groupe des femmes qui ont eu des symptômes d'IUE au cours de leur première grossesse mais qui n'avaient plus d'IUE à 3 mois du post-partum (n = 81), 42 % ont à nouveau eu des symptômes d'IUE 5 ans après (NP2). Pour la prévalence de l'IUU, le taux de rémission spontanée était de 40 % à 5 ans et de 36 % à 12 ans.

L'existence d'une IU dans le post-partum peut s'accompagner d'une altération de la qualité de vie (NP3). Le port de protections périodiques peut être nécessaire et un retentissement négatif social ou psychologique peut être associé (NP3).

L'existence d'une IU à 3 mois du post-partum est un facteur de risque d'IU persistante, 6 mois, 1 an et 5 ans après l'accouchement (NP2).

Il ne semble pas y avoir d'impact de l'allaitement sur le risque d'IU à moyen et long terme que ce soit chez des femmes ne présentant pas de signes d'IU en cours de grossesse ou chez des femmes présentant des risques d'IU en cours de grossesse ou dans le post-partum (NP4).

Effet de la rééducation périnéale du post-partum sur l'incontinence urinaire

Les essais randomisés concernent des populations différentes, portant sur la parité des femmes et sur leur « statut » (continentes ou incontinentes), sur le type d'incontinence (tout type d'IU [IUE, IUU et IUM], IUE pure, IUU) des différentes interventions (rééducation par des exercices de contraction des MPP, enseignés par une fiche d'information dans certains cas ou guidés par un thérapeute dans d'autres cas) et des groupes de contrôle variables (aucune prise en charge, simple information orale, information écrite) (tableau 10.3). Les modalités des exercices de contraction volontaire des MPP sont également très variables d'une étude à l'autre (nombre de séances, intervalle entre deux séances, nombre et durée de chaque contraction, position de la femme au moment des exercices, durée du repos entre chaque contraction). Il n'existe actuellement aucune étude comparant ces différentes modalités entre elles.

Tableau 10.3. Méthodologie des essais randomisés évaluant l'efficacité de la rééducation périnéale du post-partum vis-à-vis de l'incontinence urinaire.

Auteur/ journal/ année	n (total)	Pays	Pourcentage de femmes inconti-nentes à l'inclusion	Parité	Voie d'accou-chement	Critères du jugement principal	Moment de la rando-misation et début de la rééducation	Groupe de contrôle	Groupe d'intervention	Moment de l'évaluation et des résultats	Méthodes d'évalua-tion	Résultat (différence groupe de contrôle/ groupe d'intervention)
Ahlund *et al.*, 2013	82	Suède	Mixte sans précision du pourcentage	1	NP mais ce n'était pas un critère d'exclusion	CMV (dynamo-métrie)	10-12 semaines post-partum	Une consultation/ entretien avec une sage-femme + instructions verbales (objectif de la rééducation, cours sur le plancher pelvien et physiologie de la continence) + contrôle par toucher vaginal de la capacité de contraction des MPP	*Idem* + 3 consultations/ entretiens (1/6 semaines) avec une sage-femme (suivi, encouragements, toucher vaginal de contrôle des exercices des MPP : *feedback* du thérapeute) + programme spécial d'exercices des MPP à faire au domicile (tous les jours pendant 6 mois) : 3CR + 3 × 8 – 12 CLSM (position allongée ou assise)	9 mois post-partum	BFLUTS + manomé-trie vaginale + *testing* clinique (échelle d'Oxford)	Pas de diffé-rence (CVM et score IU)

Tableau 10.3. Méthodologie des essais randomisés évaluant l'efficacité de la rééducation périnéale du post-partum vis-à-vis de l'incontinence urinaire. (*suite*)

Auteur/ journal/ année	n (total)	Pays	Pourcentage de femmes inconti-nentes à l'inclusion	Parité	Voie d'accou-chement	Critères du jugement principal	Moment de la rando-misation et début de la rééducation	Groupe de contrôle	Groupe d'intervention	Moment de l'évaluation et des résultats	Méthodes d'évalua-tion	Résultat (différence groupe de contrôle/ groupe d'intervention)
Hilde *et al.*, 2013	175	Norvège	Mixte (44 %)	1	V (100 %)	IU (ICIQ-SF)	6 semaines post-partum	Fiche d'information en post-partum immédiat informant et encourageant à une rééducation périnéale par des exercices réguliers au domicile + entretien à 6 semaines du post-partum avec explications verbales sur la technique de contraction des MPP + contrôle par toucher vaginal (*feedback*)	*Idem* + programme de rééducation pendant 16 semaines avec une séance de 45 minutes en groupe (5 à 10 personnes) avec un thérapeute une fois par semaine (soit 16 séances au total) (2 séries de 8-12 CLSM en maintenant la contraction pendant 6-8 secondes + 3-4 CR après chaque CLSM) + encouragements à faire des exercices au domicile pendant ces 16 semaines (3 × 8 – 12 CLSM)	6 mois post-partum	ICIQ-SF + *pad-test* + *testing* + écho-graphie périnéale	Pas de différence (ICIQ-SF et *pad-test*)

Tableau 10.3. Méthodologie des essais randomisés évaluant l'efficacité de la rééducation périnéale du post-partum vis-à-vis de l'incontinence urinaire. (*suite*)

Auteur/ journal/ année	n (total)	Pays	Pourcentage de femmes inconti-nentes à l'inclusion	Parité	Voie d'accou-chement	Critères du jugement principal	Moment de la rando-misation et début de la rééducation	Groupe de contrôle	Groupe d'intervention	Moment de l'évaluation et des résultats	Méthodes d'évalua-tion	Résultat (différence groupe de contrôle/ groupe d'intervention)
Dumou-lin *et al.*, 2004	64	Canada	100 % (toutes *pad-test* > 5 g et urodyna-mique pré-inclusion)	Toutes	NP mais ce n'était pas un critère d'exclusion	IU (*pad-test* 20 min)	3 à 12 mois post-partum	8 séances de massage relaxant du dos et des membres par un kinésithérapeute + instruction de ne pas faire d'exercices de contraction des MPP pendant la durée de l'étude	Séances hebdomadaires sous la direction d'un thérapeute, pendant 8 semaines. Chaque séance : 15 minutes d'ES MPP suivie de 25 minutes d'exercices de contraction des MPP + BFB + séances à faire au domicile 5 fois par semaine (exercices de contraction des MPP) rééducation abdominale (un des sous-groupes de la randomisation)	5-15 mois post-partum (non précisé)	*Pad-test*, UDI, IIQ, gêne (EVA), CMV (dynamo-mètre)	*Pad-test* et questionnaires en faveur de l'intervention (pas de différence entre les sous-groupes de l'intervention)

Tableau 10.3. Méthodologie des essais randomisés évaluant l'efficacité de la rééducation périnéale du post-partum vis-à-vis de l'incontinence urinaire. (*suite*)

Auteur/ journal/ année	n (total)	Pays	Pourcentage de femmes inconti-nentes à l'inclusion	Parité	Voie d'accou-chement	Critères du jugement principal	Moment de la rando-misation et début de la rééducation	Groupe de contrôle	Groupe d'intervention	Moment de l'évaluation et des résultats	Méthodes d'évalua-tion	Résultat (différence groupe de contrôle/ groupe d'intervention)
Glazener *et al.*, 2001	747	Royaume-Uni et Nouvelle-Zélande	100 %	Toutes	V (92 %) C (8 %)	Prévalence IU	3 mois post-partum	Cours de préparation à l'accouchement qui « parfois contiennent des informations sur la rééducation périnéale »	*Idem* + 3 visites au domicile (M0, M7, M9) par une sage-femme (cours sur l'anatomie des MPP et enseignement des exercices de contraction des MPP) + 8-10 séances par jour (CR + CL avec au total 80-100 contractions par jour) thérapie cognitive (BT) lors de la dernière visite (apprentissage à espacer les mictions en se retenant de plus en plus) si symptômes d'HAV associés	12 mois post-partum	Question-naire non validé	Prévalence IU 167/279 (59 %) (intervention) *vs* 169/245 (69 %) (contrôle), p = 0,037

Tableau 10.3. Méthodologie des essais randomisés évaluant l'efficacité de la rééducation périnéale du post-partum vis-à-vis de l'incontinence urinaire. (*suite*)

Auteur/ journal/ année	n (total)	Pays	Pourcentage de femmes inconti-nentes à l'inclusion	Parité	Voie d'accou-chement	Critères du jugement principal	Moment de la rando-misation et début de la rééducation	Groupe de contrôle	Groupe d'intervention	Moment de l'évaluation et des résultats	Méthodes d'évalua-tion	Résultat (différence groupe de contrôle/ groupe d'intervention)
Wilson et Hebison, 1998	230	Nouvelle-Zélande	100 %	Toutes	V (82 %) C (18 %)	Prévalence IU	3 mois post-partum	Une séance (conseils verbaux) en petits groupes (12 femmes) avec thérapeute (ou écoute d'un enregistrement audio si accouchement un week-end) avant la sortie de la maternité (cours d'anatomie et de physiologie + enseignement et exercices de contraction MPP à faire quotidiennement au domicile)	*Idem* + 4 séances avec un thérapeute (M3, M4, M6, M9). Ces séances étaient soit des exercices de contraction des MPP (8-10 sessions d'exercices pendant cette journée avec le thérapeute avec des CR et des CLSM avec au total 80-100 contractions pour l'ensemble de la journée + FB), soit des exercices de rétention de cônes lestés (2 fois par jour, retenir des cônes de poids croissants à l'intérieur du vagin), soit des séances mixtes	12 mois post-partum	Question-naire postal non validé + *pad-test*	Prévalence IU 69/91 (76 %) (intervention) *vs* 27/54 (50 %) (contrôle), p = 0,003 Pas de différence entre les 3 petits sous-groupes (cônes + exercices MPP)

BFLUTS : *Bristol Female Lower Urinary Tract Symptoms* (questionnaire) ; BFB : *biofeedback* ; BT : *behaviour therapy* ; C : accouchement par césarienne ; CMV : contraction maximale volontaire ; EVA : échelle visuelle analogique ; FB : *feedback* ; HAV : hyperactivité vésicale ; ICIQ-SF : *International Consultation on Incontinence Questionnaire-Short Form* ; IIQ : Incontinence Impact questionnaire ; IU : incontinence urinaire ; MPP : muscle du plancher pelvien ; n : nombre de patientes ; NP : niveau de preuve ; score IU : score d'incontinence urinaire ; UDI : *Urogenital distress inventory* (questionnaire) ; V : accouchement par voie vaginale.

La métaanalyse d'essais randomisés la plus récente (portant sur 3 essais et un millier de patientes) conclut que, chez les femmes ayant une IU à 3 mois du post-partum, la réalisation d'exercices de contraction volontaire des MPP est associée à une diminution significative de la prévalence des symptômes d'IU à 12 mois du post-partum (de l'ordre de 40 %), par rapport à une absence de prise en charge ou à de simples conseils donnés par une fiche d'information écrite (NP1) [3].

Cet effet thérapeutique de la rééducation périnéale sur l'IU du post-partum est démontré indépendamment de la parité des femmes et du mode d'accouchement (voie basse ou césarienne) (NP2).

Les résultats concernant l'effet thérapeutique à long terme (> 5 ans) de cette rééducation périnéale pour les femmes incontinentes à 3 mois du post-partum sont rares. Seul l'essai de Glazener *et al.* a réellement étudié les résultats en matière d'IU entre un groupe « sans rééducation supervisée (simples conseils) » *versus* un groupe ayant reçu une « rééducation guidée par un thérapeute » [4, 5]. Le groupe d'intervention a bénéficié d'un enseignement par support visuel de l'anatomie du plancher pelvien et des différents types de contractions périnéales (rapides, tenues), les femmes devaient réaliser de 80 à 100 contractions volontaires par jour au domicile. Elles ont bénéficié de visites à 7 et 9 mois pour les soutenir dans la réalisation de leur programme. Cet essai a porté sur 747 femmes et il n'a pas été observé de persistance d'effet de la rééducation supervisée à 6 ans, ni à 12 ans de suivi (dans cette étude, 50 % des femmes poursuivaient des exercices de contraction des MPP dans les deux groupes) (NP3) [4,5].

Concernant la supervision de la rééducation, des controverses demeurent du fait de l'hétérogénéité de la supervision et du nombre de séances dans les essais randomisés ayant évalué cette rééducation périnéale dans le post-partum. Concernant le nombre de séances, aucune étude n'a évalué l'efficacité des 10 séances de rééducation habituellement prescrites en France. Quand on analyse les essais publiés concernant la rééducation périnéale du post-partum, le nombre de séances supervisées par un thérapeute (kinésithérapeute, sage-femme ou infirmière dans un essai) est respectivement de 3, 3, 4, 4, 8 et 16.

Un essai contrôlé randomisé (ECR) portant sur 82 femmes a comparé la rééducation guidée par un thérapeute (plusieurs séances successives de *coaching* entrecoupées d'exercices au domicile) *versus* de simples conseils écrits portant sur l'anatomie du plancher pelvien et la réalisation d'exercices de contraction volontaire du plancher pelvien, chez des primipares ayant une IUE à 3 mois du post-partum [1]. Il n'y a pas de différence de résultat sur l'incontinence à 6 mois entre les deux groupes. Cet essai conclut à l'absence de supériorité de 4 séances supervisées par rapport à de simples conseils donnés à l'oral et par écrit lors d'une seule séance supervisée initiale.

Les données disponibles concernant l'intérêt d'une supervision de la rééducation sont donc contradictoires (un essai randomisé récent est en défaveur de cette supervision quand d'autres essais plus anciens sont en sa faveur).

Synthèse

Chez les femmes qui ont une IU persistante à 3 mois du post-partum, une rééducation périnéale par des exercices de contraction volontaire des MPP est recommandée.

Des exercices de contraction volontaire des MPP sont à réaliser par la patiente elle-même. Une supervision est recommandée avec au minimum 3 séances avec un thérapeute (kinésithérapeute ou sage-femme), associées à des exercices réalisés au domicile. Cette rééducation doit être commencée à 3 mois du post-partum, une fois qu'il a été constaté que l'IU persiste.

Effet de la rééducation du post-partum sur les femmes continentes (asymptomatiques)

Aucun essai ne s'est intéressé spécifiquement à cette population. Nous disposons uniquement d'essais s'étant intéressés à des groupes hétérogènes de femmes continentes et incontinentes ; le pourcentage de femmes incontinentes dans ces essais (et la sévérité de leur incontinence) est très variable d'une étude à l'autre.

Il n'existe pas de preuve d'un éventuel rôle préventif de la rééducation du post-partum chez des femmes asymptomatiques pour diminuer le risque de voir apparaître chez elles des symptômes d'IU à moyen ou long terme.

Différentes méthodes de rééducation possibles

Pratique d'exercices de rééducation au retour à domicile (rééducation précoce)

Aucune étude n'a comparé une rééducation « précoce » (commencée dans les jours suivants l'accouchement) par rapport à une rééducation « classique » (commencée 3 mois après l'accouchement).

Deux études ont comparé une rééducation précoce intensive à de simples conseils périnéaux dans les semaines suivant l'accouchement et ne montrent pas de différence de résultat significatif entre les 2 groupes (NP2).

En l'absence de preuve de supériorité et compte tenu de la fréquence de résolution spontanée des symptômes dans les 3 mois suivant l'accouchement, une rééducation périnéale précoce (avant 3 mois) n'est pas recommandée (accord professionnel). Par ailleurs, une rééducation précoce concernerait beaucoup plus de femmes ce qui représenterait un surcoût important, sans preuve d'efficacité.

Les résultats des études concernant l'éventuelle association entre les traumatismes du muscle *levator ani* et la prévalence de l'IU sont discordants. Dans un essai randomisé, Hilde *et al.* (2013) n'ont pas observé d'effet de la rééducation guidée par un thérapeute *versus* de simples conseils ; il n'existait aucune différence d'effet selon l'existence ou non d'une lésion du *levator ani* (NP3) [6] : rechercher une lésion du *levator ani* en présence d'une IU (grade C) n'est pas recommandé.

Biofeedback et électrostimulation

Aucun essai n'a évalué l'efficacité de l'électrostimulation seule ou du *biofeedback* seul dans la rééducation du post-partum. La plupart des essais randomisés ayant observé une efficacité de la rééducation du post-partum sur l'IU ne comportent que des exercices de contraction volontaires des MPP.
Un essai randomisé français inclut de l'électrostimulation et du *biofeedback*, associés à des exercices de contraction volontaires des muscles du périnée dans un des groupes d'intervention, mais cet essai porte sur seulement quelques dizaines de femmes, ce qui ne permet pas de répondre à la question de l'intérêt de l'ajout d'une électrostimulation et du *biofeedback*.
L'électrostimulation seule ou le *biofeedback* seul ne sont donc pas recommandés comme technique de rééducation du post-partum (grade C).

Cônes vaginaux

Une analyse en sous-groupe d'un essai randomisé a montré que la rééducation par des cônes vaginaux n'était pas associée à une diminution de la prévalence de l'IU par rapport à un groupe de contrôle ou par rapport à une rééducation classique et que l'association rééducation classique + cônes vaginaux n'est pas plus efficace qu'une rééducation classique seule (NP3) [7].
En conséquence, les exercices utilisant des cônes vaginaux ne sont pas recommandés comme technique de rééducation du post-partum (grade C).

Exercices Pilates

Joseph Pilates (1883-1967) a inventé un système d'exercices corporels (sorte de gymnastique), avec ou sans ballon, ayant pour objectif de « rééquilibrer les muscles du corps et de maintenir la colonne vertébrale, tout en prenant en compte la respiration lors de l'exécution des mouvements, le bon alignement de la colonne ainsi que le maintien d'une bonne posture générale ».
Les exercices Pilates, qui n'ont pas été évalués dans le post-partum, ne sont donc pas recommandés comme technique de rééducation du post-partum pour traiter/prévenir une IU (accord professionnel).

Ostéopathie

Aucune étude publiée ne s'est intéressée à l'évaluation de l'efficacité de l'ostéopathie pour traiter/prévenir une IU du post-partum. Elle n'est donc pas recommandée comme technique de rééducation du post-partum pour traiter/prévenir une IU (accord professionnel).

« Stop pipi »

Le principe du « stop-pipi » est d'arrêter le jet mictionnel lors d'une miction volontaire. Pour la plupart des auteurs, le « stop pipi » n'est pas une méthode de rééducation mais d'évaluation de la contraction sphinctérienne urétrale et un test de provocation d'une contraction détrusorienne pour d'autres.

Le « stop pipi » n'a pas été évalué comme technique de rééducation périnéale. Ces « exercices » » ne sont donc pas recommandés comme technique de rééducation du post-partum pour traiter/prévenir une IU (accord professionnel).

Rééducation abdominale seule

Aucune étude n'a évalué cette rééducation abdominale par la pratique d'exercices de stabilisation du tronc *versus* « l'absence d'exercices », ni *versus* une rééducation périnéale par exercices de contraction des MPP. La rééducation par stabilisation du tronc seule n'est donc pas recommandée comme technique de rééducation du post-partum pour traiter/prévenir une IU (accord professionnel).

Rééducation abdominale en complément de la rééducation périnéale

Dans un essai randomisé portant sur 57 femmes présentant une IUE persistante à 3 mois du post-partum, il a été montré que l'association d'une rééducation abdominale à une rééducation périnéale n'était pas associée à de meilleurs résultats ni à 1 an, ni à 7 ans de suivi) (NP2).
La rééducation abdominale en complément de la rééducation périnéale n'est donc pas recommandée comme technique de rééducation du post-partum pour traiter ou prévenir une IU (grade B).

Moment de la réalisation de la rééducation périnéale par rapport à la reprise des activités sportives

Aucune des études de cohorte portant sur le risque d'IU du post-partum (3 mois ou à 12 mois) n'a évalué l'impact du moment de la reprise des activités sportives (isolément ou par rapport au moment de la rééducation périnéale).
Aucun des essais randomisés portant sur la rééducation du post-partum n'a enregistré l'activité physique/sportive des patientes incluses.
Une étude de cohorte a observé qu'à 3 mois du post-partum, la grande majorité des femmes a retrouvé un niveau d'activité sportive équivalent à ce qu'il était avant leur grossesse (NP3).
Si une rééducation périnéale est indiquée, il n'existe aucune donnée permettant de déterminer s'il faut attendre (ou non) que cette rééducation ait commencé avant de reprendre les activités sportives ou sexuelles.

Rétention urinaire du post-partum

Définition de la rétention urinaire du post-partum

Le syndrome dysurique (ou dysurie) correspond à une plainte exprimée par la femme liée à l'existence de symptômes (troubles) de la phase mictionnelle ou post-mictionnelle. Ces symptômes de la phase mictionnelle peuvent traduire l'existence d'une anomalie de la contraction vésicale (hypo- ou acontractilité détrusorienne) d'un obstacle sous vésical, d'une dyssynergie vésicosphinctérienne ou d'une combinaison de ces facteurs.

Les symptômes reliés à la phase mictionnelle sont la faiblesse du jet, un jet en arrosoir, un jet haché, un jet hésitant (retard à l'initiation de la miction), une miction obtenue par poussée abdominale et une miction traînante avec des gouttes terminales. Les symptômes de la phase post-mictionnelle (symptômes ressentis par la patiente immédiatement après la fin de la miction) sont la sensation de vidange vésicale incomplète et les gouttes retardataires en se relevant des toilettes.

La terminologie des troubles urinaires publiée en 2004 ne comporte aucune définition de la rétention urinaire. En 2010, la nouvelle terminologie internationale déterminée par International Continence Society (ICS) et l'International Urogynecological Association (IUGA) définit la rétention urinaire comme une plainte relative à une impossibilité d'uriner malgré des efforts persistants.

Concernant la rétention urinaire du post-partum (RUPP), il n'existe pas de définition consensuelle internationale. Les quelques articles qui abordent cette thématique parlent de RUPP « manifeste » (rétention urinaire complète = impossibilité d'uriner) et de RUPP « cachée » (persistance d'une miction mais avec un résidu post-mictionnel anormal).

Le résidu post-mictionnel est le volume d'urines restant dans la vessie après une miction complète. La production d'urines étant continue (de 1 à 14 mL/min), le délai entre la fin de la miction et la mesure doit être pris en compte, de même que la méthode de mesure (sondage transurétral ou évaluation échographique). Concernant la limite normale du volume de résidu post-mictionnel, en dehors de la période du post-partum et du postopératoire, on considère une limite à 30 mL si le résidu est mesuré par échographie, immédiatement après la fin de la miction et une limite à 100 mL si le résidu est mesuré par cathétérisme transurétral rétrograde dans les 10 minutes suivant la fin de la miction. Tout résidu post-mictionnel anormal doit être confirmé par une nouvelle mesure (NP2).

La rétention urinaire complète du post-partum (RUPP-C) est définie par l'impossibilité d'uriner spontanément dans les 6 heures suivant un accouchement ou dans les 6 heures suivant l'ablation de la sonde urinaire ou dans les 6 heures suivant le dernier sondage urinaire après un accouchement et nécessitant le recours à un sondage urinaire. Cette définition est valable que l'accouchement ait eu lieu par voie vaginale ou par césarienne et indépendamment de la réalisation ou non d'une anesthésie périmédullaire (rachianesthésie ou anesthésie péridurale).

La rétention urinaire complète persistante du post-partum est définie comme une rétention urinaire complète du post-partum se prolongeant (nécessitant un sondage urinaire) pendant plus de 72 heures (plus de 3 jours). Cette définition est valable quel que soit le mode de drainage des urines.

La définition la plus observée dans la littérature concernant la rétention urinaire partielle du post-partum (RUPP-P) est la suivante : la femme peut émettre une miction dans les 6 heures suivant un accouchement ou dans les 6 heures suivant le dernier sondage, mais avec un résidu post-mictionnel supérieur à 150 mL, évalué par échographie ou sondage vésical transurétral.

Épidémiologie de la rétention urinaire du post-partum

Les prévalences observées dépendent des définitions retenues.

Rétention urinaire complète du post-partum (RUPP-C)

Dans la littérature, une RUPP-C (tous modes d'accouchement confondus) est rapportée dans 0,9 à 5,8 % des cas (NP3).
La prévalence semble plus faible après un accouchement par voie vaginale (0,45 à 0,8 %) par rapport à une césarienne (jusqu'à 7 %) (NP3).

Rétention urinaire prolongée du post-partum

Dans la littérature, une rétention urinaire prolongée (> 72 heures) du post-partum (tous modes d'accouchement confondus) est rapportée dans 0,1 à 0,2 % des cas (NP3).

Rétention urinaire partielle du post-partum

La prévalence observée dans la littérature est d'autant plus élevée que le seuil de volume résiduel retenu est bas et que le moment de la mesure est proche de l'accouchement.
Une métaanalyse a montré que la prévalence est de 36 % quand le seuil est de 100 mL *versus* 1,5 % si le seuil est de 150 mL, pour un délai de mesure identique à 72 heures de l'accouchement (NP3).

☑ ***Synthèse***

L'évolution naturelle des rétentions urinaires partielles du post-partum aboutit à une résolution dans 96 à 100 % des cas dans un délai de 2 à 5 jours et ce même pour des volumes de résidu parfois initialement très important (500 à 1 000 mL)

Facteurs de risque de la rétention urinaire complète du post-partum

Pour les femmes ayant accouché par voie vaginale, cette même métaanalyse montre qu'en analyse univariée, les facteurs de risque de RUPP-C sont la réalisation d'une anesthésie péridurale, de l'extraction instrumentale, de l'existence d'une déchirure périnéale ou d'une épisiotomie et de la primiparité (NP2).

Facteurs de risque de rétention urinaire partielle du post-partum

Dans toujours cette même métaanalyse, aucun facteur de risque significatif n'a été identifié concernant la survenue d'une RUPP-P pour les femmes ayant accouché par voie vaginale.

Une autre étude observe en analyse multivariée, que les facteurs de risque de RUPP-P (définie par un résidu post-mictionnel > 150 mL mesuré par échographie, 4 heures après l'accouchement ou 4 heures après le dernier sondage urinaire) sont la primiparité, un accouchement par césarienne et la survenue d'une déchirure périnéale sévère (du 3e ou du 4e degré) (NP4).

Un travail long n'est pas un facteur de risque dans ces deux études, alors qu'il l'est dans d'autres cohortes.

Les facteurs de risque permettent-ils d'identifier des patientes à risque afin de mettre en place une prévention ?

Certains auteurs ont construit un modèle prédictif à partir du seul facteur de risque indépendant retrouvé dans leur étude : la durée du travail « allongée ». Le diagnostic de RUPP-P était posé si le résidu post-mictionnel était supérieur à 150 mL. Par l'établissement de courbes ROC (pour *receiver operating characteristic*, « caractéristique de fonctionnement du récepteur »), ils concluent que la « meilleure » valeur seuil de la durée de travail est de 700 minutes. Mais, avec cette valeur, la spécificité est de 95 % et la sensibilité n'est que de 15 % (NP4).

Dans une autre étude, 25 % des femmes qui ont un résidu post-mictionnel supérieur à 150 mL ne présentent aucun des facteurs de risque retrouvés. Pour ces auteurs, une prévention du risque de RUPP fondée sur la présence de facteurs de risques lors de la naissance n'est pas valide.

Les données sont donc contradictoires et aucun modèle prédictif valide du risque de RUPP n'est actuellement disponible.

Diagnostic d'une rétention urinaire du post-partum

Le diagnostic d'une RUPP complète (RUPP-C) est implicite dans sa définition (globe vésical, impossibilité à uriner). Le diagnostic d'une RUPP partielle (RUPP-P) repose sur la mise en évidence d'un résidu post-mictionnel supérieur à 150 mL lors de la première miction après l'accouchement et pour les suivantes, est évalué par échographie ou sondage vésical transurétral.

La corrélation entre les symptômes de dysurie (jet faible, haché et/ou intermittent, impression de résidu post-mictionnel, nécessité de poussée abdominale pour vider la vessie, attente mictionnelle, durée mictionnelle allongée) et l'existence d'une RUPP-P semble mauvaise.

Le diagnostic de rétention urinaire par mesure échographique du résidu est une méthode non invasive, fiable et reproductible, même si elle sous-estime légèrement (de 7 %) la mesure du résidu post-mictionnel en post-partum par rapport à la mesure par cathétérisme vésical transurétral qui est considéré comme la méthode de référence (NP2).

Évolution naturelle à court et long termes des rétentions urinaires

Rétentions urinaires partielles du post-partum

En 2014, une revue systématique de littérature, rapporte une résolution spontanée (retour à un résidu post-mictionnel < 150 mL) dans 96 à 100 % des cas dans un délai de 2 à 5 jours confirmant l'aspect transitoire de la RUPP-P et ce même pour des volumes de résidu parfois initialement très importants (500 à 1 000 mL) (NP3).

Il n'existe pas d'étude comparative à long terme entre des femmes ayant eu une RUPP-P et des témoins pour étudier la prévalence des troubles fonctionnels urinaires. Toutefois, les quelques données à long terme des séries de patientes ayant eu une RUPP-P observent des prévalences de troubles urinaires semblables aux autres femmes ayant accouché et n'ayant pas eu de RUPP-P (NP4).

Rétentions urinaires complètes du post-partum

En l'absence de sondage urinaire au moment de la rétention d'urine complète, a été décrit, de façon très exceptionnelle, un cas de rupture vésicale spontanée (NP4).

Une revue systématique recense une quinzaine d'études ayant porté sur le traitement et le suivi de séries de RUPP-C. La durée nécessaire des sondages a été < 24 h dans 47 à 83 % des cas, < 48 h dans 11 à 100 % et < 72 h dans 27 à 98 % des cas (NP3). Des cas sporadiques de sondage prolongé (> 72 h) sont rapportés avec au maximum 45 jours pour une patiente dans une seule étude (NP4). Toutes retrouvent donc des mictions spontanées sans résidu significatif. Concernant les modalités du sondage urinaire, il s'agit d'autosondages itératifs dans 20 à 65 % des cas et d'hétérosondages itératifs ou de sondage à demeure dans les autres cas.

À long terme, il existe très peu de données, ce qui ne permet pas de conclure de façon définitive. Une enquête téléphonique réalisée 4 ans après la survenue d'une RUPP-C, en prenant un groupe de contrôle n'ayant pas eu de RUPP-C, n'a pas permis d'observer de différence significative entre les deux groupes concernant la prévalence des symptômes d'IUE, d'urgenturies, de nycturie et de la fréquence mictionnelle (NP4) [8].

Dans ces études, il n'est pas mentionné si une rééducation périnéale a été réalisée dans le post-partum.

Les autosondages doivent donc être privilégiés (accord professionnel) mais, en pratique, ils ne sont réalisés que dans la moitié des cas (NP4). Les alternatives sont les hétérosondages et le sondage à demeure, selon l'état général et périnéal (existence ou non de déchirures complexes et d'un œdème) de la patiente. Dans de rares cas (2 %), la rétention urinaire peut se prolonger au-delà de 3 jours (rétention urinaire prolongée du post-partum) (NP4), pouvant nécessiter des sondages pendant plusieurs semaines.

Rétentions urinaires prolongées du post-partum

Dans une étude de Groutz parmi 30 757 naissances, 55 femmes ont présenté une rétention urinaire prolongée au-delà de 72 heures, soit 0,18 %. Le volume vésical initial au moment du diagnostic était compris entre 600 mL et 2 000 mL et un cas de mesure à 3 500 mL ; 65 % des patientes ont retrouvé une miction complète entre le 4e et le 14e jour, 35 % entre le 15e et le 28e jour. Le seul cas de rétention initialement à 3 500 mL a récupéré en 7 jours (NP4). Il existerait toutefois une corrélation entre l'importance du volume initial du résidu et la durée de persistance du résidu post-mictionnel.

Protocoles de traitement et de surveillance des rétentions urinaires complètes du post-partum et des rétentions urinaires partielles du post-partum

Il n'a pas été retrouvé d'étude comparative concernant des protocoles de traitement et de surveillance des RUPP-C et des RUPP-P.

Des « mesures facilitatrices » sont parfois décrites (encouragements, antalgiques, lever et déambulation, intimité, bain chaud, main dans l'eau froide, prévention de la constipation, glace sur le périnée pour lutter contre l'œdème périnéal) associées aux sondages urinaires, mais ces mesures n'ont pas été évaluées.

La prescription d'un α-bloquant dans ce contexte (RUPP) ne semble pas efficace (NP4).

Une antibioprophylaxie n'a pas été évaluée dans cette indication et beaucoup de séries ne précisent pas si une antibioprophylaxie est réalisée et, dans ce cas, à quel moment et avec quelle molécule. Dans certaines séries sans antibioprophylaxie, la prévalence des infections urinaires dans ce contexte est très faible (1,6 %) (NP4).

Les protocoles de prise en charge des RUPP-C et des RUPP-P rapportés dans les différentes séries (type et durée des sondages) sont donc disparates et n'ont pas été évalués. La prescription d'α-bloquant dans ce contexte n'est pas efficace (NP4) ; elle n'est donc pas recommandée (grade C).

Prévention de la rétention urinaire du post-partum après césarienne

Un essai randomisé montre qu'après une césarienne, une analgésie pariétale est associée à une moindre incidence des RUPP par rapport à une analgésie péridurale (NP3).

Une métaanalyse de 2 essais randomisés et une étude comparative non randomisée observent (critère de jugement secondaire des études) que la mise en place d'une sonde à demeure en cours de césarienne n'est pas associée à une diminution de l'incidence des RUPP (NP3).
Il n'existe donc pas de méthode de prévention recommandée pour prévenir les RUPP après césarienne.

Rééducation périnéale après rétention urinaire du post-partum

Aucune étude n'a évalué l'intérêt d'une rééducation périnéale après une RUPP.
Par ailleurs, la plupart des études ayant fait un suivi à moyen/long terme de patientes ayant eu une RUPP n'ont signalé aucune prise en charge rééducative dans le post-partum ; ces patientes ont vu leur résidu post-mictionnel se normaliser spontanément ; la prévalence des symptômes urinaires à long terme chez ces patientes ne semble pas différente de celle observée au sein de la population générale (NP4).

Dyspareunies et douleurs périnéales du post-partum

La reprise des rapports sexuels est effective pour 90 % des femmes au cours des 6-8 premiers mois du post-partum : 10 % entre 1 et 3 semaines, 32-57 % entre 4 et 6 semaines, 47 % à 8 semaines, 81 % à 3 mois et 90 % à 8 mois du post-partum (NP3).

Définitions

Une *douleur périnéale* est une douleur ressentie entre la fourchette vulvaire et l'anus.
Une *douleur vulvaire* est une douleur ressentie strictement au niveau vulvaire.
Une *douleur vaginale* est une douleur ressentie à l'intérieur de la cavité vaginale au-delà du segment vulvaire.
Un *syndrome douloureux vulvaire* est une douleur vulvaire permanente ou intermittente.
Un *syndrome douloureux vaginal* est une douleur vaginale permanente ou intermittente, en l'absence d'infection vaginale prouvée ou de toute autre pathologie vaginale évidente.
Un *syndrome douloureux périnéal* est une douleur périnéale permanente ou intermittente, en l'absence d'infection prouvée ou de toute autre pathologie périnéale évidente.

Le terme *vulvodynie* est controversé, devant pour certains être proscrit, en raison du risque de confusion entre un symptôme isolé ou un éventuel syndrome. Les *vulvodynies* sont définies par l'International Society for the Study of Vulvovaginal Disease (ISSVD) comme un inconfort vulvaire chronique, le plus souvent décrit comme des brûlures, des douleurs de piqûres, associées à des allodynies et à une hyperalgésie.
Le caractère chronique d'une douleur périnéale est défini pour un seuil d'au moins 6 mois d'évolution.
Il existe une classification des types de douleurs pelvipérinéales chronique : nociceptives (par excès de nociception), neuropathiques, mixtes (nociceptive et neuropathiques) et autres.
Les dyspareunies sont définies par l'European Association of Urology (EAU) comme des douleurs ressenties dans le pelvis dues à la pénétration, que ces douleurs soient superficielles ou profondes.
Une allodynie est définie par la survenue d'une douleur déclenchée par un stimulus qui est normalement indolore (par exemple par le simple effleurement d'un coton-tige).

Diagnostic des douleurs périnéales/dyspareunies du post-partum

En pratique, il repose sur l'interrogatoire et un examen clinique à la recherche d'une cause locale ou générale, qu'elle soit ou non spécifique au post-partum.
Différents tests de mise en évidence d'une allodynie (pression sur le vagin et les muscles pelvipérinéaux, tampon, coton-tige), l'électromyographie périnéale et les biopsies avec examen histologique sont parfois rapportés dans la littérature, mais ils n'ont pas été évalués.

Épidémiologie

Prévalence et évolution spontanée dans le post-partum

Toutes les études ont observé une diminution spontanée de la prévalence des douleurs entre 3, 6, 12 et 18 mois du post-partum (NP3).

Facteurs de risque de douleurs périnéales et de dyspareunies du post-partum

Concernant les douleurs périnéales, une étude de cohorte observe que le seul facteur associé à une prévalence moindre des douleurs périnéales à 6 semaines du post-partum est la multiparité (RR = 0,3 ; IC95 % [0,8-0,9]) (NP3). Les autres facteurs potentiels (voie d'accouchement, mode d'accouchement (avec ou sans extraction instrumentale), sévérité des déchirures périnéales, la réalisation d'une épisiotomie) ne semblent pas être corrélés au risque de douleurs périnéales persistantes à 6 semaines du post-partum. Concernant la technique de suture périnéale en cas de déchirure, un essai randomisé ayant comme objectif principal la réduction des douleurs périnéales du post-partum montre qu'une technique de suture par surjet est associée à une moindre prévalence de douleurs périnéales à 10 jours du post-partum, par rapport à une suture par points séparés, mais la différence n'est plus significative à 3 mois du post-partum (NP2).

La réalisation d'une épisiotomie et une déchirure périnéale sévère (3e ou 4e degré) peuvent être associées à une prévalence accrue de dyspareunies à court et à long termes après l'accouchement.

Concernant la voie d'accouchement (césarienne ou voie vaginale), plusieurs études observationnelles n'ont pas observé de prévalence différente de dyspareunies à 3 mois du post-partum selon le mode d'accouchement (NP3) [9].

La prévalence des dyspareunies à 3 et 6 mois du post-partum est significativement accrue après un accouchement instrumental par rapport à un accouchement non instrumental (NP3).

L'existence de dyspareunies préexistantes à la grossesse est un facteur de risque de dyspareunies persistantes à 6 mois du post-partum (NP3).

Plusieurs études de cohorte observent que l'AM est associé à une prévalence accrue de dyspareunies à 3 mois et à 6 mois du post-partum (NP3). La principale hypothèse avancée serait un défaut de lubrification vaginale liée à l'hyperprolactinémie.

Rééducation périnéale pour douleurs périnéales ou dyspareunies

Aucun essai randomisé n'a comme critère de jugement principal l'évaluation de la rééducation périnéale comme thérapeutique des douleurs périnéales et/ou des dyspareunies du post-partum (tableau 10.4).

Un essai randomisé comportant une analyse secondaire concernant ces douleurs, porte sur 75 femmes turques primipares ayant accouché par voie basse, évaluant l'influence des exercices du plancher pelvien sur différents paramètres de la sexualité auprès d'un groupe effectuant des exercices du plancher pelvien et encadré par un thérapeute, à partir du 4e mois du post-partum, *versus* un groupe de contrôle n'effectuant pas d'exercices. Le critère principal de jugement est le score FSFI (pour *female sexual function index*). En plus des limites méthodologiques importantes de cet essai, la différence clinique observée entre les deux groupes est cliniquement limitée : score douloureux moyen de 5,0 *versus* 5,4 (p = 0,06).

Parmi les essais ayant évalué la rééducation périnéale comme thérapeutique de l'IU du post-partum, seul l'essai de Wilson et Herbison étudie comme critère de jugement secondaire les dyspareunies du post-partum [7]. Lors de l'analyse finale

Tableau 10.4. Méthodologie des essais évaluant l'efficacité de la rééducation périnéale du post-partum vis-à-vis des douleurs périnéales et des dyspareunies.

Auteur/ journal/ année	n (total)	Pays	Pourcentage de femmes incontinentes à l'inclusion	Parité	Voie d'accouchement	Critères du jugement principal	Moment de la randomisation et début de la rééducation	Groupe de contrôle	Groupe d'intervention	Moment de l'évaluation et des résultats	Méthodes d'évaluation	Résultat (différence groupe de contrôle/ groupe d'intervention)
Citak *et al.*, 2010	75	Turquie	Non indiqué	1	V (100 %)	Critère de jugement principal : fonction sexuelle féminine et scores de renforcement musculaire du plancher pelvien	4 mois du post-partum	Absence d'exercices des MPP	Entretien avec une infirmière : information, éducation concernant les exercices MPP (anatomie, contraction des MPP) guide explicatif + cahier retraçant l'observance des exercices Programme composé de 10 contractions périnéales/ jour pendant 2 à 3 secondes en début d'étude puis 15 contractions périnéales/jour pendant 5 secondes en fin d'étude Suivi téléphonique 2 fois par mois au 5e mois du post-partum puis 1 fois au cours du 6e mois et du 7e du post-partum	7e mois du post-partum	Évaluation au 4e mois et au 7e mois du post-partum par le même intervenant : par le *Oxford grading system* et périnéomètre intravaginal (méthode EPI-NO) + score de satisfaction sexuelle FSFI + *testing* clinique	Amélioration de la santé sexuelle, du désir ou douleurs périnéales dans les 2 groupes ($p < 0,05$) Amélioration dans le groupe d'intervention de l'excitation sexuelle, lubrification, orgasme et échelles de satisfaction et augmentation de la force des MPP ($p < 0,001$)

Tableau 10.4. Méthodologie des essais évaluant l'efficacité de la rééducation périnéale du post-partum vis-à-vis des douleurs périnéales et des dyspareunies. (*suite*)

Auteur/ journal/ année	n (total)	Pays	Pourcentage de femmes incontinentes à l'inclusion	Parité	Voie d'accouchement	Critères du jugement principal	Moment de la randomisation et début de la rééducation	Groupe de contrôle	Groupe d'intervention	Moment de l'évaluation et des résultats	Méthodes d'évaluation	Résultat (différence groupe de contrôle/ groupe d'intervention)
Hilde *et al.*, 2013	175	Norvège	Mixte (44 %)	1	V (100 %)	Critère de jugement secondaire : dyspareunies et satisfaction sexuelle	6 semaines post-partum	Fiche d'information en post-partum immédiat informant et encourageant à une rééducation périnéale par des exercices réguliers au domicile + entretien à 6 semaines du post-partum avec explications verbales sur la technique de contraction des MPP + contrôle par toucher vaginal (*feedback*)	*Idem* + programme de rééducation pendant 16 semaines avec une séance de 45 minutes en groupe (5 à 10 personnes) avec un thérapeute une fois par semaine (soit 16 séances au total) (2 séries de 8-12 CSM en maintenant la contraction pendant 6-8 secondes + 3-4 CR après chaque CLSM) et encouragements à faire des exercices au domicile pendant ces 16 semaines (3 × 8 – 12 CLSM)	12 mois post-partum	Questionnaire de satisfaction sexuelle ICIQ-SF + *pad-test* + *testing* + échographie périnéale	Pas de différence (questionnaire de satisfaction sexuelle)

C : accouchement par césarienne ; CMV : contraction maximale volontaire ; CSM : contraction sub-maximale ; FSFI : *female sexual function index* ; ICIQ-SF : *International Consultation on Incontinence Questionnaire-Short Form* ; IIQ : *Incontinence Impact questionnaire* ; IU : incontinence urinaire ; MPP : muscles du plancher périnéal ; n : nombre de patientes ; NP : niveau de preuve ; score IU : score d'incontinence urinaire ; UDI : *Urogenital distress inventory* (questionnaire) ; V : accouchement par voie vaginale.

à 12 mois du post-partum, il n'existe pas de différence significative de prévalence de dyspareunies entre les 2 groupes (51 % dans le groupe de contrôle *versus* 41 % dans le groupe d'intervention ; p = 0,15) (NP4).
Il n'existe donc pas de preuve que la rééducation périnéale diminue la prévalence des douleurs périnéales et des dyspareunies du post-partum.

Autres thérapeutiques pour le traitement des douleurs périnéales ou des dyspareunies

Il n'existe pas d'étude comportant un groupe de contrôle ayant évalué la neuromodulation tibiale postérieure (TENS, pour *transcutaneous electrical nerve stimulation*). Une étude non contrôlée observe 90 % de disparition des douleurs périnéales après TENS dans un groupe de 45 femmes volontaires ayant consulté pour des dyspareunies/douleurs persistant en moyenne 16 mois après l'accouchement (NP4).
Concernant l'ultrasonothérapie active, une métaanalyse de la Cochrane incluant 4 essais contrôlés randomisés ou quasi randomisés (n = 659 femmes) conclut à une insuffisance des données pour évaluer l'utilisation d'ultrasons dans cette indication. Des ecchymoses périnéales ont été rapportées après cette thérapeutique.

Incontinence anale du post-partum et périnée complet

Incontinence anale du post-partum

L'ICS définit en 2009 l'incontinence anale comme « la plainte d'émission de gaz et/ou de selles (incontinence fécale) liquides ou solides ayant un retentissement social ou hygiénique ». Deux grands types d'incontinence anale sont décrits : l'incontinence anale active (perception préalable d'un besoin impérieux, rectum vide) et l'incontinence anale passive (pas de perception d'un besoin, rectum plein). Toutefois, dans la plupart des études, aucune distinction n'est réalisée.
La physiopathologie est multifactorielle : modification de la consistance des selles, fréquence élevée des selles (diarrhée), neuropathie, troubles de la sensibilité rectale, réduction de la compliance du rectum, atteinte sphinctérienne, etc.).
Les scores les plus fréquemment utilisés dans les études pour évaluer l'incontinence anale sont : le score de Wexner, le score de Pescatori, le score du St. Mark's Hospital, le score de Rockwood, le score dérivé de l'ICIQ-SF (pour *International Consultation on Incontinence Questionnaire-Short Form*) et les simples questions (« Au cours des 4 dernières semaines, avez-vous eu au moins un épisode de fuites de gaz ou de pertes de selles ? »). Dans les études retenues, la majorité des auteurs considèrent qu'il existe une incontinence anale dès qu'un épisode est rapporté au cours des 4 dernières semaines.

La prévalence de l'incontinence anale dans le post-partum est variable selon les études. À J4 du post-partum, une étude de cohorte portant sur 525 patientes (primipares et paries) a observé une prévalence d'incontinence anale de 8,8 % diminuant à 3,3 % à 6 semaines du post-partum (NP3).
Dans une étude de cohorte incluant 202 patientes ayant accouché par voie basse, il est observé une prévalence d'incontinence anale à 6 semaines différente selon la parité des patientes : 13 % des primipares ont une incontinence anale contre 23 % des multipares.
Une étude de cohorte observe une prévalence d'incontinence anale de 7 % avant l'accouchement, de 27 % à 9 mois du post-partum et de 33 % à 5 ans (NP3).
Les facteurs de risque d'incontinence anale du post-partum sont multiples. L'extraction instrumentale semble être associée à une prévalence accrue d'incontinence anale (NP3) par rapport à l'accouchement spontané par voie basse, mais seulement en cas d'extraction par forceps et non en cas de ventouse.

Rééducation périnéale et incontinence anale du post-partum

L'impact d'éventuelles modifications hygiéno-diététiques n'a pas fait l'objet d'étude dans ce contexte.

Incontinence anale du post-partum sans périnée complet

Deux essais contrôlés randomisés (portant sur 1 000 patientes), dont le critère de jugement principal est l'évaluation de l'impact de la rééducation périnéale sur l'IU, ont évalué (en critère de jugement secondaire ou en analyse en sous-groupe) l'impact de la rééducation périnéale dans le traitement de l'incontinence anale du post-partum [7]. Les résultats de ces études étaient contradictoires. Boyle *et al.*, dans une récente métaanalyse, concluaient qu'il n'y avait pas de différence significative entre la rééducation périnéale et l'absence de traitement à 1 an de l'accouchement chez les patientes présentant une incontinence anale à 3 mois du post-partum (RR = 0,68 ; IC95 % [0,24-1,94]) (NP3) [3]. Les 2 essais intégrés dans cette métaanalyse ne comportent qu'un faible nombre de patientes ayant une incontinence anale car il ne s'agit que d'un critère de jugement secondaire. Si on regroupe les données des 2 essais à 1 an de suivi, on aboutit à une prévalence d'incontinence anale de 7 % pour le groupe rééduqué, *versus* 13 % pour le groupe non rééduqué (p = 0,007). Il existe donc une discordance manifeste entre ces données et la conclusion de la métaanalyse de Boyle.
À long terme (12 ans du post-partum), dans ce même essai, Glazener *et al.* observent une prévalence de l'incontinence anale de 19 % dans le groupe ayant eu une rééducation du post-partum et de 15 % dans le groupe non rééduqué (p = 0,26) et il n'y a pas de différence de sévérité des symptômes entre les deux groupes (NP3) [4]. Ainsi, dans leur métaanalyse, Boyle *et al.* ont conclu qu'il ne semble

pas y avoir de bénéfice de la rééducation pelvipérinéale dans la prévention de l'apparition ou de la persistance des symptômes d'incontinence fécale à 12 ans du post-partum (NP3) [3].

Incontinence anale du post-partum avec périnée complet

Voir ci-dessous.

Périnée complet et post-partum

La définition des lésions périnéales obstétricales est variable selon les pays, expliquant en partie les grandes variations de prévalence rapportées. Celle du Royal College of Obstetricians and Gynaecologists (RCOG) est la plus utilisée (OASIS, pour *obstetric anal sphincter injuries*). Les lésions des 3e et 4e degrés correspondent au périnée complet (rupture du sphincter anal) et périnée complet compliqué (effraction de la muqueuse anorectale mettant en communication le vagin et le rectum). Selon les outils diagnostiques utilisés (clinique, échographie transpérinéale ou transanale) et la parité des patientes, la prévalence des lésions périnéales des 3e et 4e degrés varie. En cas de diagnostic clinique, les études rapportent une prévalence de périnée complet de 6 % à 25 % chez les primipares (NP3) et de 2 à 9 % toutes parités confondues. En France des prévalences moindres sont souvent rapportées, de 1 à 2 %. La discordance de prévalences entre les études peut en partie être expliquée par une mauvaise reconnaissance clinique des périnées complets. La prévalence faible des périnées complets en France pourrait être liée au fait qu'on ne réalise pas d'épisiotomie médiane. L'utilisation de l'échographie transanale ou transpérinéale permet de dépister des lésions périnéales du 3e et du 4e degré passées inaperçues lors de l'examen clinique, mais il existe une grande variabilité intra-observateur de cet outil diagnostique (NP3).
Les facteurs de risque de périnée complet sont variables selon les études. En analyse multivariée, seules l'extraction instrumentale et l'épisiotomie médiane sont des facteurs de risque indépendants (NP3).

Risques d'incontinence anale après périnée complet

À 6 mois du post-partum, une étude a observé en utilisant de simples questions une prévalence d'incontinence anale de 3,6 % en cas de lésions périnéales du 3e degré et de 30,8 % en cas de lésions du 4e degré (NP4). Faltin *et al.* [10] ont évalué le devenir à 18 ans des patientes présentant un périnée complet. Sur les 445 patientes présentant une lésion du sphincter anal (type 3 ou 4), seules 58 % ont répondu aux questionnaires de symptômes (score de Wexner). Parmi ces patientes, 13 % ont un score de Wexner supérieur à 4 et 4 % ont un score supérieur à 8. En comparant ces résultats aux 63 % des patientes n'ayant pas de lésions sphinctériennes au cours de leur accouchement, ils retrouvent un risque relatif de développer une incontinence anale sévère de 1,68 (RR = 1,68 ; IC95 % 1,01-2,79 ; p = 0,04) et très sévère de 3,62 (RR = 3,62 ; 1,01-13 ; p = 0,03) (NP2).

Rééducation périnéale après périnée complet

Périnée complet asymptomatique en post-partum

Rééducation versus *rien*

Aucun essai randomisé n'a comparé l'absence de rééducation périnéale à une rééducation périnéale dans la prévention primaire de l'incontinence anale en cas de périnée complet.

Exercices de contraction des muscles du plancher pelvien versus *biofeedback intraanal*

Peirce *et al.* [11] ont mené un essai contrôlé randomisé incluant 120 patientes avec un périnée complet du 3e degré afin de comparer 2 techniques de rééducation périnéale en prévention primaire. Le premier groupe était constitué de 90 patientes ayant eu une rééducation périnéale à domicile sans thérapeute pendant 3 mois dans le post-partum immédiat sans *biofeedback* intraanal. Le 2nd groupe était composé de 30 patientes ayant eu une rééducation périnéale pendant 3 mois dans le post-partum immédiat avec *biofeedback* intraanal à domicile sans thérapeute. La rééducation périnéale consistait en 2 sessions quotidiennes de 5 minutes de contractions périnéales pendant 3 mois (exercices du type de ceux de Kegel). Les séances de *biofeedback* devaient avoir lieu 2 fois par jour pendant 5 minutes pendant 3 mois. Elles étaient composées de séquences de 10 contractions maintenues 5 secondes et espacées de 10 secondes. Les deux groupes bénéficiaient d'une première séance d'éducation à la rééducation à l'inclusion puis d'une séance 3 mois plus tard. Les patientes incluses dans l'étude étaient des primipares sans incontinence anale préalable, présentant un périnée complet diagnostiqué cliniquement et réparé chirurgicalement immédiatement. Le critère de jugement principal était la force de pression à la manométrie anorectale. Le critère de jugement secondaire était l'amélioration des scores d'incontinence (score de Wexner, Rockwood FIQL [pour *faecal incontinence quality of life*] *scale*). À 3 mois du post-partum, il n'existait pas de différences entre les deux groupes en matière de pression anale de repos (p = 0,123) ou de pression anale à la contraction (p = 0,68). Il n'y avait pas d'impact du type de rééducation en termes de score de Wexner (p = 0,88) (score moyen aux alentours de 0,7 à 1,2), ni de score de Rockwood (qualité de vie p = 0,29 ; dépression p = 0,27 ; gêne p = 0,51).

Périnée complet avec incontinence anale en post-partum

Aucun essai randomisé n'a comparé la rééducation périnéale comprenant des exercices de contraction volontaire des MPP *versus* l'absence de traitement chez des patientes présentant une incontinence anale dans les suites d'un périnée complet.

Deux essais randomisés évaluent 2 types de rééducation dans la prise en charge d'une incontinence anale du post-partum au décours d'un périnée complet. Dans un essai portant sur 40 patientes, le premier groupe (BS) bénéficie d'une rééducation périnéale (exercices de Kegel) avec un *biofeedback* standard (périnéomètre vaginal) pendant 12 semaines. Le 2e groupe de patientes a reçu une rééducation périnéale (exercices de Kegel) et un *biofeedback* renforcé (BR) combinant *feedback* intraanal audiovisuel et électrostimulation intraanale visant à stimuler les fibres périnéales lentes et rapides pendant 12 semaines. Parmi les 40 patientes incluses, seules 37 ont eu un périnée complet diagnostiqué cliniquement dont 95 % présentent un défect échographique du sphincter anal. Dans les 2 groupes, les scores d'incontinence sont améliorés : score moyen BS 0(0-12), $p < 0{,}0001$; score moyen BR 4,2 (0-19), $p < 0{,}0001$. L'amélioration est significativement plus importante dans le groupe BR par rapport au groupe BS (10 *versus* 3, $p < 0{,}001$). Il existe une amélioration de la pression de clôture maximale anorectale ($p = 0{,}001$) et de la pression de repos anorectale ($p = 0{,}01$) uniquement dans le groupe BR. Le BR semble donc plus efficace que le BS au décours de lésions obstétricales ayant un retentissement fonctionnel. Cette étude ne permet pas de répondre à l'impact de cette thérapie au long cours.

Plus récemment, la même équipe dans un essai contrôlé randomisé compare l'efficacité d'un *biofeedback* intraanal seul (BS) (26 patientes) et un *biofeedback* intraanal avec électrostimulation intraanale (BE) (28 patientes) pendant 12 semaines. Les critères de jugement sont la force de pression à la manométrie anorectal et l'amélioration des scores d'incontinence (score de Wexner, Rockwood FIQL *scale*). Dans les 2 groupes, le score d'incontinence selon Wexner est amélioré : score médian BS 2(0-10), $p < 0{,}001$; score médian BE 2(0-10), $p < 0{,}001$. L'amélioration est identique dans les 2 groupes avec une différence de score de 2 ($p = 0{,}58$). Il n'existe pas de différences dans les 2 groupes avant et après traitement en matière de pression anale de repos. Avant et après traitement, il existe une différence de pression de clôture maximale anale uniquement dans le groupe BE ($p = 0{,}04$). Dans les 2 groupes avant et après traitement, il y a une amélioration du score de Rockwood concernant la qualité de vie ($p = 0{,}008$), la dépression ($p = 0{,}006$), le *coping* (stress et adaptation au stress) ($p < 0{,}001$) mais pas pour la gêne ($p = 0{,}123$).

L'intérêt de réaliser une échographie à distance du post-partum pour évaluer le risque d'incontinence anale a été évalué dans une étude rétrospective. Les auteurs concluent que plus le défect échographique est important, plus les symptômes sont importants. En cas d'atteinte du sphincter anal externe et interne, 64,1 % des patientes ont un score de St. Mark (score d'incontinence fécale) supérieur à 3 alors que pour une atteinte isolée du sphincter anal interne ou externe seules 35 % et 30,5 % des patientes ont un score supérieur à 3 (NP3). De même, une étude prospective observationnelle compare le devenir de 60 primipares ayant eu un périnée complet et 27 primipares accouchées par voie basse sans périnée complet. L'ensemble des patientes est évalué par échographie endorectale et par un questionnaire de symptômes (St. Mark) à 10 mois du post-partum. Parmi les 60 patientes ayant eu un périnée complet, 85,7 % des patientes ayant des lésions échographiques ont un score d'incontinence anale supérieur à 0 (score moyen de 3,70 ± 3,5) alors que seules 36 % des patientes n'ayant pas de lésion échographique, ont un score d'incontinence anale supérieur à 0 (score moyen de 6,33 ± 4,6) (NP4) (RR = 2,38 ; IC95 % ; 1,49-4,29). Il faut noter que 31 patientes ayant eu un périnée complet ont bénéficié d'une échographie immédiatement après la réparation chirurgicale ; 96,8 % d'entre elles ont des lésions échographiques. À 10 mois du post-partum, 61,3 % ont des lésions persistantes. Il faut remarquer que la persistance de lésion anale est fréquente après réparation du périnée complet variant de 33 à 83 % selon les études (NP3). L'évaluation échographique des lésions pourrait être un facteur pronostique de la bonne réponse au traitement par rééducation.

Constipation et dyschésie du post-partum

Il n'existe pas de définition spécifique de la constipation ni de la dyschésie du post-partum. Les définitions retenues sont donc celles utilisées en dehors de ce contexte. La Société française de colo-proctologie (SFCP) la définit comme suit dans ses recommandations pour la pratique clinique de 2007 : la constipation est un désordre digestif complexe qui correspond à une insatisfaction lors de la défécation, due soit à des selles peu fréquentes (< 3 selles par semaine) (« constipation »), soit à une difficulté pour exonérer (« dyschésie ») qui peut se manifester par différents symptômes (efforts de poussée, sensation de gêne au passage des selles ou d'évacuation incomplète [séquestre], émission de selles dures, temps d'exonération anormalement prolongé ou utilisation de manœuvres digitales), ou les 2. Sa définition est donc imprécise car elle repose sur une association symptomatique et la perception subjective des malades. Il est recommandé de retenir le caractère chronique de la constipation quand les symptômes évoluent depuis au moins 6 mois.

La prévalence de la constipation/dyschésie du post-partum est estimée à 24 % à 3 mois de l'accouchement (NP3).

Aucun essai randomisé n'a évalué l'efficacité de la rééducation périnéale vis-à-vis de la constipation du post-partum. Par ailleurs, les essais randomisés portant sur la rééducation périnéale du post-partum n'incluent pas de recueil de ce symptôme.

Aucune étude ne s'est intéressée à l'efficacité de la rééducation périnéale pour traiter ou prévenir une constipation du post-partum.

Aucun essai randomisé n'a donc évalué l'efficacité de la rééducation périnéale vis-à-vis de la constipation du post-partum ; elle n'est donc pas recommandée.

Prolapsus génital du post-partum

Prévalence et évolution spontanée en cours de grossesse et dans le post-partum

La classification utilisée dans la plupart des études est celle de l'ICS, POP-Q (*Pelvic Organ Prolapse Quantification*) : stade 0 (pas d'élément de prolapsus) ; stade 1 (élément de prolapsus restant à l'intérieur du vagin à plus d'1 cm des reliquats de l'hymen), stade 2 (élément de prolapsus affleurant la vulve situé entre 1 cm en dedans et 1 cm en dehors des reliquats de l'hymen) ; stade 3 (prolapsus extériorisé au-delà d'1 cm en dehors des reliquats de l'hymen) ; stade 4 (prolapsus complètement extériorisé ; retournement complet du vagin sur tous les étages). La prévalence des prolapsus de stade 2 varie de 20 à 50 % dans le post-partum (tableau 10.5).

Dans une étude prospective observationnelle concernant une centaine de patientes, il a été observé une prévalence de prolapsus stade 2 (POP-Q) de 36 % à 36-38 SA (NP3). À 6 semaines, 6 mois et 12 mois du post-partum, existe une différence significative d'examen clinique (point le plus prolabé de la paroi vaginale antérieure, postérieure ou du col utérin) entre le groupe des femmes ayant eu une césarienne avant travail et celui des femmes ayant eu une tentative de voie basse. À un an de suivi du post-partum, les auteurs observent une moindre récupération dans le groupe des femmes ayant eu une tentative de voie basse par rapport à celles ayant eu une césarienne avant travail, mais ils n'ont pas étudié les symptômes de prolapsus (ils ont uniquement réalisé un examen clinique).

Dans une étude de cohorte observationnelle portant sur 872 nullipares, des femmes ont été interrogées à 15 SA et à 12 mois du post-partum. Il a été observé une prévalence de symptômes de prolapsus apparu *de novo* dans l'année suivant l'accouchement dans 12 % des cas. Les auteurs ont également pu examiner 202 de ces femmes à 12 mois du post-partum. L'examen était strictement normal uniquement dans 10 % des cas. Ils n'ont observé aucun cas de prolapsus stade 3 ou 4. La prévalence des cystocèles (C), rectocèle (R) et hystéroptose (H) de stade 1 et 2 sont respectivement de : C 1/2 (31 % et 58 %) ; R 1/2 (47 % et 23 %) ; H 1/2 (88 %, 1 %)). Dans 80 % des cas, le prolapsus est complètement asymptomatique et c'est également le cas pour 75 % des cas de prolapsus stade 2.

Rogers *et al*, dans une étude observationnelle portant sur 474 femmes suivies par questionnaires, examen clinique et échographie périnéale (voie translabiale) en cours de grossesse et dans le post-partum (336 après un accouchement par voie vaginale et 138 après un accouchement par césarienne, réalisée avant la seconde phase du travail), ont montré qu'après 6 mois de suivi en post-partum, les scores d'IU (*Incontinence Severity Index*) et fécale (score de Wexner), ceux liés à un prolapsus génital (PFIQ-7, pour *Pelvic Floor Impact Questionnaire-short form*) et d'activité sexuelle (score FSFI) n'étaient pas significativement différents entre les

Tableau 10.5. Prévalence des prolapsus en post-partum.

Auteurs	N	t	Voie d'accouchement	Évaluation des symptômes	Type	Stade 0	Stade 1	Stade 2	Stades 3 et 4
Wai *et al.*, 2011	128	3 mois	V	Non	Global	5 %	39 %	56 %	0
Rogers *et al.*, 2014	474	6 mois	V	Oui	Global	V 14 % C 22 %	V 65 % C 63 %	V 21 % C 15 %	0
Durnea *et al.*, 2014	202	12 mois	V ou C	Oui	Cystocèle Rectocèle Hystéroptose	10 % 30 % 11 %	3[illegible] % 47 % 88 %	58 % 23 % 1 %	0

Toutes ces études concernaient des nullipares et ont utilisé la classification POP-Q de l'ICS.
C : accouchement par césarienne ; t : moment de l'examen clinique dans le post-partum ; V : accouchement par voie vaginale.

deux groupes (NP3) [9]. En revanche, la prévalence des prolapsus de stade 2 ou plus est significativement plus élevée dans le groupe des femmes ayant accouché par voie vaginale (22 % *versus* 15 %, p = 0,03) (différence significative uniquement sur les points Ba et Aa) (NP3).

Concernant l'élargissement du hiatus urogénital, une étude de cohorte a observé que 13 à 20 % des femmes enceintes présentent déjà un élargissement du hiatus urogénital (> 25 cm^2) à 37 SA (*versus* 3 à 5 % à 21 SA) (NP3). Dans cette étude, les auteurs observent que la prévalence d'élargissement du hiatus à 12 mois du post-partum est équivalente (14 % dans les 2 groupes) après accouchement par voie vaginale ou par césarienne. La surface du *levator ani* augmente en post-partum dans le groupe voie vaginale et une récupération spontanée est observée essentiellement dans les premiers mois suivant l'accouchement (NP3).

☑ ***Synthèse***

Un tiers des femmes enceintes a un élément de prolapsus de stade 2 au 3e trimestre de la grossesse et l'examen clinique ne semble pas se modifier juste après l'accouchement, quelle que soit la voie d'accouchement.

Une correction anatomique spontanée (sans aucune intervention) est ensuite observée dans les 12 mois suivant l'accouchement, mais 90 % des femmes ayant accouché présentent un élément de prolapsus à l'examen clinique à 12 mois du post-partum.

Facteurs de risque de prolapsus dans le post-partum (mode d'accouchement et autres)

Dans une étude de cohorte portant sur 202 nullipares, grâce à une analyse multivariée, il est observé que seule l'existence d'une désinsertion du *levator ani* (à l'échographie) est associée à celle d'une cystocèle ou d'une hystéroptose (NP3), mais pas à celle d'une rectocèle. Dans cette même étude, les auteurs observent une association significative entre le mode d'accouchement et la prévalence d'une cystocèle et d'une rectocèle à 12 mois du post-partum : un accouchement par césarienne est associé à une moindre prévalence de cystocèle et de rectocèle, mais pas d'hystéroptose. La significativité n'est observée qu'en cas de césarienne élective (non en cours de travail). Une seconde étude concernant cette cohorte s'est intéressée à l'impact de la voie d'accouchement sur la prévalence des symptômes de prolapsus. Ses auteurs ont observé une augmentation des symptômes de prolapsus *de novo* après accouchement par voie vaginale par rapport à la césarienne (voie vaginale non instrumentale : RRa 4,7 (IC95 % 2,3-9,4) ; ventouse : RRa 3,5 (IC95 % 1,6-7,3) ; forceps : RRa 6,3 (2,9-13,6) (NP3).

Une étude transversale a observé une prévalence accrue de prolapsus génital et d'élargissement du hiatus urogénital 16 à 24 ans après un accouchement avec forceps, par rapport à un accouchement avec ventouse (NP4). Cette étude met en évidence une prévalence moindre de prolapsus après césarienne par rapport à un accouchement par voie vaginale non instrumentale (NP3).

Intérêt de la recherche d'une amyotrophie ou d'une désinsertion du *levator ani*, ou d'un élargissement du hiatus urogénital (hiatus lévatorien)

Concernant l'élargissement du hiatus lévatorien (surface délimitée par les deux branches pubiennes en avant et le muscle *levator ani* latéralement), une étude de cohorte observe que 13 à 20 % des femmes enceintes présentent déjà un élargissement du hiatus lévatorien (> 25 cm^2) à 37 SA (*versus* 3 à 5 % à 21 SA) (NP3). Dans cette étude, est observé que la prévalence d'élargissement du hiatus à 12 mois du post-partum est équivalente (14 % dans les 2 groupes) après accouchement par voie vaginale ou par césarienne. Toutefois, la surface du hiatus lévatorien n'augmente en post-partum (6 mois post-partum *versus* 21 SA) que dans le groupe de l'accouchement par voie vaginale et une récupération spontanée (sans aucune rééducation) est observée essentiellement dans les 6 premiers mois suivant l'accouchement (NP3).

Dans une étude observationnelle portant sur 405 femmes suivies par échographie périnéale (voie translabiale) en cours de grossesse, est observé un élargissement de la surface du hiatus urogénital au 3e trimestre par rapport au premier de l'ordre de 15 % au repos et de 24 % à l'effort de poussée (NP3).

Dans une étude observationnelle portant sur 269 nullipares, est observée une désinsertion du *levator ani* à l'échographie dans 21 % des cas après accouchement par voie vaginale (NP3). Ses auteurs ont observé une association statistique entre l'existence d'une désinsertion du *levator ani* (évalué par échographie transpérinéale), la prévalence d'élargissement du hiatus lévatorien (également mesurée à l'échographie) et le stade POP-Q (évalué cliniquement). Toutefois, la prévalence des symptômes associés à un prolapsus n'est pas corrélée à l'existence d'une désinsertion (NP3).

Rééducation périnéale du post-partum et les prolapsus génitaux

Dans un essai randomisé, Bo *et al.* évaluent les résultats de la rééducation périnéale (conseils de contraction volontaire des muscles du périnée *versus* exercices de contraction volontaire sous la direction d'un thérapeute une fois par semaine [séances en groupes] pendant 16 semaines [4 mois] associés à des exercices quotidiens au domicile : 3 séries de 8 à 12 contractions maximales volontaires) dans une population de primipares incluses à 6-8 semaines du post-partum, en stratifiant

la randomisation sur l'existence de défects du *levator ani* mis en évidence par une échographie [12]. Les auteurs ont jugé l'effet de cette rééducation 6 mois après. Dans cette étude, ils n'ont pas observé d'effet de la rééducation guidée par un thérapeute *versus* de simples conseils : pas d'impact sur l'existence d'un prolapsus sur un plan « anatomique » (mesure des points POP-Q ou existence d'un prolapsus de stade 2) ou de symptômes associés à un prolapsus (RR = 1 ;62 ; IC95 % [0,55-4,75]) (NP2) et n'existe aucune différence d'effet selon l'existence ou non d'un défect du *levator ani* (NP3). Dans cette étude, la prévalence de prolapsus de stades 1 et 2 à 6 semaines et à 6 mois du post-partum (avant et après rééducation) est passée de 56 à 53 % et de 10 à 8 %, respectivement.
La rééducation abdominale et les techniques hypopressives n'ont pas été évaluées pour le traitement ou la prévention des prolapsus dans le post-partum.

Béance vaginale du post-partum

Il n'existe pas de définition consensuelle de la béance vaginale du post-partum, ni même de la béance vaginale en général. La « sensation de béance vaginale » est rapportée par certaines femmes (parfois associée à des « bruits » ou « gaz » vaginaux) ; elles peuvent parfois s'en plaindre associée à une altération de plusieurs paramètres de la sexualité. Nous n'avons pas retrouvé d'étude épidémiologique à grande échelle sur ce sujet, ni d'étude ayant porté sur les effets de la rééducation périnéale du post-partum sur ce symptôme.
Une seule étude prospective s'intéresse à la relation entre sensation de béance vaginale et lésion du *levator ani*. Dans cette étude observationnelle portant sur 269 nullipares, les auteurs observent que les femmes ayant une lésion sévère du *levator ani* sont moins actives sexuellement après, mais aussi avant l'accouchement. Or, le manque d'activité sexuelle est un facteur de risque de troubles sexuels du post-partum. Il semble exister une corrélation entre une désinsertion ou une amyotrophie du *levator ani* et l'existence d'un *testing* périnéal « faible » ou des troubles sexuels à 3 mois du post-partum (sensation de béance vaginale) (NP3). Toutefois, on ne sait pas si l'amyotrophie ou la désinsertion du *levator ani* est responsable (au moins en partie) de la survenue de ces symptômes ou s'il s'agit de conséquences concomitantes des modifications tissulaires liées à la grossesse et à l'accouchement.

Rééducation abdominale du post-partum

Rééducation abdominale des grands droits pour diastasis

Définition et méthodes de mesure

Les mensurations de l'écartement des muscles grands droits de l'abdomen observées sont variables selon la technique de mesure (clinique ou échographique), les modalités de mesure (au repos ou en contraction par manœuvre de relèvement) et le niveau de mesure sur la ligne médiane (au-dessus, au niveau ou en dessous de l'ombilic).

Certains auteurs ont mesuré cliniquement l'écartement entre les muscles grands droits (mesure en centimètres, mesure au pied à coulisse ou en estimation exprimée en travers de doigts). D'autres auteurs ont mesuré l'écartement par échographie (écart entre les bords médiaux des droits, mesuré en centimètres).

Une étude montre une bonne reproductibilité intra-observateur (κ = 0,7) des mesures cliniques, mais une reproductibilité médiocre inter-observateur (κ = 0,5) (NP4). Les mesures ont été réalisées en 2 points, 2 cm sus- et sous-ombilical. La reproductibilité des mesures échographiques est meilleure que celle des mesures cliniques, mais il existe une bonne corrélation entre les mesures échographiques et les mesures cliniques. Au final, les auteurs concluent qu'une mesure clinique de l'écartement des muscles grands droits est suffisante pour la pratique clinique.

Dans une série de 150 nullipares, l'écartement entre les muscles grands droits (mesure clinique) a été évalué à 15 mm au niveau de la xyphoïde, 22 mm 3 centimètres au-dessus de l'ombilic et 16 mm 2 centimètres en dessous de l'ombilic (NP4).

Une étude échographique (2 cm au-dessus de l'ombilic) comparant 10 femmes en post-partum à 10 femmes nullipares, observe un écartement moyen de 14 mm *versus* 9 mm, respectivement ($p < 0,001$) (NP4).

Le diastasis des muscles grands droits est défini par un écartement trop important des bords médiaux des muscles grands droits de l'abdomen sur la ligne médiane, sans que des normes soient disponibles. Les « seuils » énoncés au niveau de l'ombilic par différents auteurs, pour définir un diastasis des muscles grands droits en post-partum, sont de 1,5 à 2,5 cm au repos ou lors d'une manœuvre de relever de buste, à un ou plusieurs niveaux de la ligne médiane (NP4) ou de 2 travers de doigts pendant un exercice de relever de buste (NP4).

Prévalence du diastasis des grands droits de l'abdomen dans le post-partum, facteurs de risque

Cette prévalence est variable selon la définition retenue, la méthode de mesure utilisée, le nombre de points de mesure et leur localisation sur la ligne blanche.

Une étude transversale portant sur 40 femmes en post-partum immédiat (dans les 4 jours suivants l'accouchement) a observé par palpation, un diastasis d'au moins 2 travers de doigts chez 62 % des femmes (NP4). Dans cette étude, les auteurs ont observé une bonne reproductibilité inter-observateur de cette mesure (4 observateurs). Aucune de ces femmes ne se plaignait de douleurs.

Une autre étude transversale portant sur 84 primipares, en utilisant une autre valeur seuil (écartement > 16 mm à 2 centimètres au-dessus de l'ombilic) a observé une prévalence de diastasis des droits de 100 % à 35 SA, 52 % à 6-8 semaines du post-partum, 53 % à 12-14 semaines du post-partum et 39 % à 6 mois du post-partum (NP4).

Les facteurs de risques évoqués sont :

- la multiparité ;
- un âge supérieur à 34 ans ;
- une macrosomie fœtale ;
- une prise de poids importante pendant la grossesse ;
- une césarienne ;
- des grossesses multiples ;
- l'origine caucasienne ;
- le manque d'exercice pendant la grossesse ;
- la circonférence abdominale en fin de grossesse.

Les effectifs des études sont cependant faibles. Il n'y a pas d'analyse multivariée et les résultats en analyse univariée sont discordants.

La prévalence d'un diastasis des muscles grands droits de l'abdomen (défini comme un écartement supérieur à 2 travers de doigts), est de 50 à 60 % en fin de grossesse et dans le post-partum immédiat (premiers jours et premières semaines) (NP4) et persiste à 6 mois (39 %).

Évolution dans le post-partum

Une étude de cohorte portant sur 6 femmes enceintes a mesuré cliniquement l'écartement entre les grands droits (au niveau de l'ombilic, 4,5 cm au-dessus et 4,5 cm en dessous de l'ombilic) de 14 SA jusqu'à 40-50 semaines en post-partum (NP4). Ses auteurs ont observé une augmentation de cet écartement au cours de la grossesse jusqu'à l'accouchement. Puis, ils ont observé une diminution spontanée de cet écartement avec un retour aux valeurs normales 40-50 semaines après la grossesse. L'écartement moyen à 38 SA était de 62 mm au-dessus de l'ombilic, 47 mm au niveau de l'ombilic et 32 mm en dessous de l'ombilic.

Dans une étude transversale et en partie longitudinale, a été observé que la distance entre les deux bords médiaux des grands droits (mesurée par échographie) est significativement plus importante dans un groupe de femmes en post-partum par rapport à un groupe de femmes non enceintes (42 mm à J1 du post-partum *versus* 11 mm en dehors de la grossesse [$p < 0{,}001$]) (NP4). Les auteurs ont également observé dans le groupe de femmes suivies prospectivement en post-partum, que la distance diminue entre J1 et S8 (42 mm versus 22 mm ($p < 0{,}001$)) mais que la distance reste ensuite non modifiée entre S8 et M12.

Six mois après l'accouchement, la distance entre les grands droits chez des femmes en post-partum est donc supérieure à celle observée chez des femmes nullipares (NP4). À 12 mois du post-partum, cette distance n'a pas retrouvé sa valeur initiale (NP3).

Symptômes associés au diastasis des grands droits

Certains auteurs ont émis des hypothèses sur le retentissement du diastasis des muscles grands droits (douleurs lombopelviennes, préjudice esthétique, posture anormale). Toutefois, dans une étude portant sur 84 femmes à 6 mois du post-partum, il n'a pas été observé de différence de prévalence de douleurs lombaires ou pelviennes entre un groupe de femmes ayant un diastasis (défini comme un écartement de 16 mm à un niveau de 2 centimètres en dessous de l'ombilic, les mesures étant réalisées par échographie) et un groupe de femmes n'en ayant pas (NP3).

Dans une étude transversale (en partie longitudinale pour les femmes en post-partum) comparative portant sur 40 femmes en post-partum et 20 femmes dans le groupe de contrôle (appariées sur l'âge), l'écartement des grands droits a été mesuré par échographie en 4 points (marge supérieure et inférieure de l'ombilic, 2,5 cm au-dessus et en dessous de l'ombilic), 7 semaines après l'accouchement et 6 mois après (NP4). Il existe une différence d'écartement entre les femmes en post-partum et les nullipares ($p < 0,001$). Dans cette étude, les auteurs n'ont pas observé de corrélation entre l'écartement des grands droits et la force de contraction développée. La force a été évaluée par des relevés de buste contre la pesanteur en décubitus dorsal, le *testing* étant coté de 0 à 5, l'endurance statique évaluant la capacité à maintenir la position en secondes, l'endurance dynamique à répéter le mouvement dans sa totalité (décollement des omoplates). La force et l'endurance statique ont été améliorées entre la 7e semaine et le 6e mois, contrairement à l'endurance dynamique. La force à 6 mois reste inférieure comparée au groupe de contrôle. Les auteurs n'ont pas retrouvé d'association entre la largeur de la ligne blanche et la force développée. L'amélioration spontanée de la largeur de la ligne est corrélée à une amélioration de la fonction musculaire.

Intérêt de la rééducation pour le diastasis des grands droits

En 2014, une revue de la littérature met en évidence 4 études portant sur la rééducation abdominale du post-partum pour diastasis des muscles grands droits, mais 3 de ces études sont de simples études de cas isolés et, au final, il n'existe qu'un essai randomisé (publié en portugais) portant sur 25 femmes dans le groupe d'intervention et 25 dans le groupe de contrôle. Le protocole comprend 2 séances d'exercices abdominaux (sans précision) et d'exercices du plancher pelvien avec un kinésithérapeute à 6 et 18 heures après l'accouchement. La distance entre les grands droits est mesurée avant et immédiatement après ces séances de rééducation abdominale. À 18 heures ils ont observé un écartement de 2,9 cm en moyenne dans le groupe de contrôle *versus* 2,6 cm dans le groupe rééduqué (mesures prises à 4,5 cm au-dessus de l'ombilic), la différence n'étant ni cliniquement ni statistiquement significative. Aucune donnée clinique associée à cet écartement des muscles grands droits n'a été évaluée (aucun symptôme, aucune plainte).

Depuis cette revue de la littérature, une seule étude comparative (cas/témoins) est parue, portant sur 10 femmes dans les 6 premiers mois du post–partum, mais cette étude mesure simplement l'écartement pendant les exercices et pas à distance. Ses auteurs ont évalué l'effet des contractions abdominales isométriques sur la distance entre les muscles grands droits. La distance entre les grands droits est significativement diminuée pendant les contractions isométriques comparée à la position de repos. Aucune évaluation des symptômes associés ou de la gêne n'est mentionnée.

Rééducation abdominale du muscle transverse de l'abdomen

Des contractions concomitantes (« co-contractions ») des muscles transverses de l'abdomen sont observées lors de contractions volontaires des MPP (NP4). La cinétique d'activation des MPP par rapport aux muscles initiateurs de la toux et des efforts abdominaux est probablement un des facteurs participant à la continence urinaire à l'effort. Certains auteurs font donc l'hypothèse qu'une rééducation des muscles transverses de l'abdomen, en particulier lors de modifications posturales ou lors d'exercices respiratoires, pourrait prévenir ou traiter une IU.

Une étude s'intéresse aux co-activations des MPP et du transverse de l'abdomen pendant la grossesse et dans le post-partum. Cette étude transversale compare des femmes nullipares non enceintes (n = 20), des femmes nullipares enceintes (n = 25), des primipares venant d'accoucher (40 à 60 jours) par césarienne (n = 17) et des primipares venant d'accoucher par voie vaginale (n = 19). Les auteurs ont enregistré des « déprogrammations » de la co-activation abdominal transverse/MPP, mais toutes ces femmes sont continentes et sans symptôme urinaire. Il est donc peu probable qu'une « désactivation » de cette co-contraction soit suffisante pour entraîner des symptômes ; il n'y a donc rien de rationnel à proposer une rééducation de cette co-activation aux femmes incontinentes.

Rééducation abdominale hypopressive du post-partum

À notre connaissance, aucune étude n'a évalué la rééducation hypopressive dans le post-partum.

Discussion

Les deux principaux problèmes rencontrés pour élaborer ces recommandations ont été le nombre limité d'étude dans ce contexte du post-partum et leur hétérogénéité (critères d'inclusion, techniques de rééducation, nombre de séances, etc.). De nombreuses études sont donc à mener, en particulier en évaluant les pratiques actuellement observées en France (10 séances, bilan prérééducation, etc.).

En conséquence, les niveaux de preuve sont au final souvent limités.

Par ailleurs, si certains auteurs proposent une distinction entre éducation et rééducation périnéale, il n'existe aucune nomenclature concernant cette éventuelle distinction. « Éducation » serait la traduction littérale de *training* et « rééducation » *rehabilitation* ou de *physical therapy*. Dans la littérature, les deux termes sont utilisés indistinctement par tous les auteurs. Par exemple, Chantal Dumoulin dans ses études parle de *rehabilitation* ou de *physiotherapy* alors qu'il s'agit bien de PFMT (pour *pelvic floor muscle training*, entraînement des muscles du plancher pelvien), donc de *training*.

Synthèse finale

Les différents niveaux de preuve concernant l'efficacité de la rééducation du post-partum pour les différentes situations cliniques envisagées dans cet article sont synthétisés dans le tableau 10.6.

Tableau 10.6. Synthèse des niveaux de preuve et des recommandations pour la rééducation périnéale du post-partum.

	Traitement d'un symptôme présent en post-partum	Prévention d'apparition d'un symptôme à moyen/long terme chez une femme asymptomatique en post-partum
Intervention/symptôme ou pathologie	Rééducation guidée par le thérapeute *vs* rien ou de simples conseils écrits/oraux	Rééducation guidée par le thérapeute *vs* rien ou de simples conseils écrits/oraux
Incontinence urinaire	Supériorité de la rééducation (NP1) Recommandée (grade A)	Pas de donnée Non recommandée (accord professionnel)
Incontinence fécale/anale	Supériorité de la rééducation (NP3) Recommandée (grade C)	Pas de donnée Non recommandée (accord professionnel)
Prolapsus génital	Pas de supériorité de la rééducation (NP2) Non recommandée (grade C)	Pas de donnée Non recommandée (accord professionnel)
Dyspareunies/douleurs périnéales	Pas de supériorité de la rééducation (NP4) Non recommandée (grade C)	Pas de donnée Non recommandée (accord professionnel)
Dysurie/rétention urinaire	Pas de donnée Non recommandée (accord professionnel)	Pas de donnée Non recommandée (accord professionnel)
Périnée complet asymptomatique	–	Pas de donnée Non recommandée (accord professionnel)
Périnée complet avec incontinence fécale/anale	Pas de donnée* Non recommandée (accord professionnel)	–
Constipation/dyschésie	Pas de donnée Non recommandée (accord professionnel)	Pas de donnée Non recommandée (accord professionnel)

C : accouchement par césarienne ; NP : niveau de preuve ; t : moment de l'examen clinique dans le post-partum ; V : accouchement par voie vaginale.

* Il existe simplement des études comparant deux techniques de *biofeedback* entre elles.

Références

[1] Ahlund S, Nordgren B, Wilander E-L, Wiklund I, Fridén C. Is home-based pelvic floor muscle training effective in treatment of urinary incontinence after birth in primiparous women? A randomized controlled trial. Acta Obstet Gynecol Scand 2013;92:909-15.

[2] Viktrup L, Rortveit G, Lose G. Risk of stress urinary incontinence twelve years after the first pregnancy and delivery. Obstet Gynecol 2006;108:248-54.

[3] Boyle R, Hay-Smith EJC, Cody JD, Mørkved S. Pelvic floor muscle training for prevention and treatment of urinary and faecal incontinence in antenatal and postnatal women. Cochrane Database Syst Rev 2012;10:CD007471.

[4] Glazener CM, Herbison GP, MacArthur C, Grant A, Wilson PD. Randomised controlled trial of conservative management of postnatal urinary and faecal incontinence: six year follow up. BMJ 2005;330:337.

[5] Glazener CM, MacArthur C, Hagen S, Elders A, Lancashire R, Herbison GP, Wilson PD. ProLong Study Group. Twelve-year follow-up of conservative management of postnatal urinary and faecal incontinence and prolapse outcomes: randomised controlled trial. BJOG 2014;121:112-20.

[6] Hilde G, Stær-Jensen J, Siafarikas F, Ellström Engh M, Bø K. Postpartum pelvic floor muscle training and urinary incontinence: a randomized controlled trial. Obstet Gynecol 2013;122:1231-8.

[7] Wilson P, Herbison G. A randomized controlled trial of pelvic floor muscle exercises to treat postnatal urinary incontinence. Int Urogynecol J Pelvic Floor Dysfunct 1998;9:257-64.

[8] Yip SK, Sahota D, Chang AM, Chung TK. Four-year follow-up of women who were diagnosed to have postpartum urinary retention. Am J Obstet Gynecol 2002;87:648-52.

[9] Rogers RG, Leeman LM, Borders N, Qualls C, Fullilove AM, Teaf D, et al. Contribution of the second stage of labour to pelvic floor dysfunction: a prospective cohort comparison of nulliparous women. BJOG 2014;121:1145-53.

[10] Faltin DL, Otero M, Petignat P, Sangalli MR, Floris LA, Boulvain M, et al. Women's health 18 years after rupture of the anal sphincter during childbirth: I. Fecal incontinence. Am J Obstet Gynecol 2006;194:1255-9.

[11] Peirce C, Murphy C, Fitzpatrick M, Cassidy M, Daly L, O'Connell PR, et al. Randomised controlled trial comparing early home biofeedback physiotherapy with pelvic floor exercises for the treatment of third-degree tears (EBAPT Trial). BJOG 2013;120:1240-7. discussion 1246.

[12] Bø K, Hilde G, Stær-Jensen J, Siafarikas F, Tennfjord MK, Engh ME. Postpartum pelvic floor muscle training and pelvic organ prolapse-a randomized trial of primiparous women. Am J Obstet Gynecol 2015;2012. 38.e1-7.

CHAPITRE

11

Le nouveau-né en maternité et durant le premier mois de vie

Géraldine Gascoin

POINTS CLÉS

- La durée optimale de séjour en maternité est fonction de l'organisation de la sortie de la maternité, du suivi médical et de l'accompagnement ultérieur.
- L'hyperbilirubinémie sévère expose à un risque d'ictère nucléaire et doit être dépistée le plus tôt possible en cas de facteur de risque. La bilirubine transcutanée est corrélée à la bilirubine veineuse et permet le dépistage d'une hyperbilirubinémie. En cas de sortie précoce, une évaluation paraclinique de la bilirubine (transcutanée, capillaire ou veineuse) doit être réalisée à 24 heures de la sortie. Les professionnels en charge du suivi à domicile doivent donc faire l'acquisition d'un bilirubinomètre ou alors la « mesure » doit être organisée dans un centre équipé ; sinon, la sortie doit être différée (après 72 heures).
- Les nouveau-nés asymptomatiques, avec des facteurs de risque d'infection, doivent être surveillés attentivement en maternité pendant les 48 premières heures de vie.
- L'examen clinique avec auscultation cardiaque et palpation des pouls fémoraux fait partie du dépistage systématique en maternité et doit être renouvelé à 24 heures de vie en cas de sortie précoce et à chaque examen clinique de l'enfant durant le premier mois en raison du délai de fermeture du canal artériel.

- L'examen clinique répété par un clinicien entraîné (pédiatre, médecin, sage-femme) de tout enfant jusqu'à l'acquisition de la marche est recommandé pour dépister et traiter précocement une dysplasie congénitale de hanches. Toutes les autres stratégies de dépistage (échographie, radiographie) n'ont pas montré leur efficacité en matière de dépistage primaire.
- Le dépistage néonatal sanguin sur carton buvard doit être réalisé entre 60 et 84 heures de vie ; il peut être avancé si besoin entre 48 et 60 heures de vie, mais en aucun cas avant 48 heures.
- Le dépistage de la surdité permanente néonatale doit être proposé systématiquement avant la sortie de maternité.
- Toutes ces informations doivent être reportées sur le carnet de santé de l'enfant.

Introduction

Adaptation à la vie extra-utérine

L'adaptation à la vie extra-utérine s'étend sur un minimum de 3 à 5 jours, permettant les adaptations métaboliques (rénale avec filtration glomérulaire et fonction tubulaire induisant une augmentation des pertes hydrosodées jusqu'à J4), hépatique (pic d'hyperbilirubinémie entre J4 et J5), énergétiques (risques d'hypoglycémie jusqu'à J3), respiratoires (ajustement de la commande ventilatoire entre J2 et J3), circulatoires (fermeture fonctionnelle du canal artériel autour de J2, baisse des résistances vasculaires pulmonaires complète à J3-J4), digestives (mise en place du transit et constitution de la flore intestinale sur 4 jours). Dans des conditions normales, l'autonomie de ces grandes fonctions peut être acquise dans des délais de 3 à 5 jours. Toute rupture dans la surveillance de l'enfant durant cette période peut être cause d'un retard de diagnostic et de prise en charge.

Santé périnatale en France et organisation des soins en pré- et post-natal : données épidémiologiques

Les enquêtes nationales périnatales montrent que l'organisation des soins en période périnatale s'est modifiée entre 2003 et 2010 [1]. Le nombre total de consultations prénatales a augmenté de manière importante, la proportion de femmes qui ont eu 10 consultations ou plus étant passée de 28,3 % à 45,1 % ; la contribution des différents professionnels à la surveillance prénatale s'est diversifiée, avec une participation plus grande des généralistes et surtout des sages-femmes, le pourcentage de femmes qui ont consulté une sage-femme en maternité est passé de 26,6 % à 39,4 % et une sage-femme hors maternité de 5,0 %

à 19,8 %. Les accouchements ont eu lieu plus souvent en secteur public (de 61,2 % en 2003 à 64,5 %) et surtout dans des services de plus de 2 000 accouchements par an (de 35,8 % à 48,0 %), résultat des fermetures et des fusions de maternités de plus petite taille. L'allaitement au sein a augmenté de manière très importante au cours des 15 dernières années : la proportion d'enfants nourris entièrement au sein est passée de 40,5 % en 1995 à 45,0 % en 1998, 55,4 % en 2003 et 60,2 % en 2010 [2] (NP3). L'étude Épifane a retrouvé que, parmi les enfants allaités à la naissance (74 %), la moitié l'était encore à 15 semaines, la médiane de l'allaitement exclusif ou prédominant étant estimée à 3 semaines et demie [3]. En 2010, la durée de séjour en maternité après la naissance est en moyenne de 4,4 jours ; si on se limite aux accouchements par voie basse, près de la moitié des femmes a eu un séjour de 4 jours et un quart des femmes a eu un séjour de 3 jours. Parmi les femmes qui ont un séjour de 3 jours ou moins, seulement 19,7 % sont dans une maternité qui propose un suivi à domicile en routine [4] (NP3).

Ressenti des femmes sur leur séjour en maternité

Si les femmes restent majoritairement satisfaites des suites de l'accouchement, 1 sur 5 juge la préparation à la sortie de la maternité, de la mère comme de l'enfant, insatisfaisante. Elles portent un jugement négatif, dans près de 2 cas sur 10, sur l'accompagnement de l'allaitement maternel (AM) (10 % plutôt pas et 7 % pas du tout satisfaites) ou les informations et conseils donnés sur l'alimentation artificielle (respectivement 9 % et 10 %). Ces reproches dans la préparation à la sortie de la maternité ne sont pas directement imputés à la durée de leur hospitalisation puisque les trois quarts des femmes estiment la durée de séjour à la maternité adéquate, 21 % trop longue et seulement 7 % trouvent leur sortie prématurée [5].

Problèmes soulevés par les sorties précoces de maternité

Enfin, le temps d'observation des enfants nés en maternité se trouve ainsi réduit, exposant à un risque plus important de résurgence de pathologies néonatales. L'Académie nationale de médecine a ainsi fait part de son inquiétude en 2010 concernant une résurgence possible de l'ictère nucléaire (encéphalopathie à bilirubine) qui avait disparu depuis 40 à 50 ans.

L'évolution des pratiques et de l'organisation des soins a donc conduit la Haute Autorité de santé (HAS) à proposer des recommandations sur les sorties de maternité, publiées en mars 2014, actualisant celles de 2004 sur les sorties précoces, dans le contexte du bas risque médicopsychosocial [6].

L'objectif de ce chapitre est de faire une mise au point sur les problématiques du nouveau-né « physiologique » (singleton, à terme, issu d'une grossesse de déroulement normal), en suite de couche et durant le premier mois de vie.

Modalités de surveillance post-natale d'un nouveau-né « à bas risque »

Durée de séjour

Les recommandations nord-américaines de 2010 de l'American Academy of Pediatrics (AAP) [7] ne fixent pas de durée de séjour « optimale » pour le nouveau-né après un accouchement, mais précisent que celle-ci doit être suffisamment longue pour permettre le dépistage de complications précoces ainsi que l'identification de facteurs de risque maternels et néonataux. La Society of Obstetricians and Gynaecologists of Canada (SOGC) a, de plus, publié en 2007 un énoncé de principe visant à garantir que les femmes sortant précocement et leur nouveau-né bénéficient de mesures appropriées pour que la continuité des soins soit assurée après leur sortie [8]. Plusieurs options de prises en charge sont évoquées : visites à domicile, centres de santé spécialisés dans l'allaitement, visites médicales précoces. Le rapport publié par la National Perinatal Epidemiology Unit (NPEU, Royaume-Uni) en 2010 [9] rapporte que la durée moyenne de séjour était de 2,4 jours pour les primipares et 1,6 jour pour les multipares. Quatre-vingt-dix-huit pour cent des femmes recevaient 3 à 4 visites à domicile d'une sage-femme après la naissance, et 95 % d'entre elles possédaient le numéro de téléphone d'une sage-femme qu'elles pouvaient contacter après la sortie. En moyenne, les primipares étaient suivies jusqu'au 19e jour en post-partum (16e jour pour les multipares) (NP3).

En France, les experts concluent que « la durée de séjour optimale en maternité est individuelle, spécifique à chaque couple mère-enfant, dépendant de facteurs médicaux, psychologiques, sociaux, économiques, organisationnels et, en particulier, de la qualité du suivi après la sortie ». Une fois le bas risque correctement défini, la durée de séjour à la maternité n'est pas discriminante (HAS, 2014, accord professionnel).

Ces mêmes experts ont défini 2 types de sortie :

- « standard » correspondant à un séjour d'une durée > 72 heures pour un accouchement par voie basse et > 96 heures pour un accouchement par césarienne ;
- « précoce » correspondant à un séjour d'une durée < 72 heures pour un accouchement par voie basse et < 96 heures pour un accouchement par césarienne ;
- seuls les nouveau-nés « à bas risque » pédiatrique (définis ci-dessous) peuvent prétendre à une sortie précoce, sous couvert d'une surveillance et d'un suivi adéquat mis en place (définis ci-dessous). (HAS, 2014, accord professionnel).

☑ *Synthèse*

L'analyse de la littérature ne permet pas de définir une durée de séjour optimale pour les nouveau-nés à « bas risque ».

« Il apparaît qu'une fois le bas risque correctement défini, la durée de séjour à la maternité n'est pas discriminante pour la sécurité de la mère et du nouveau-né. La durée optimale du séjour serait plutôt fonction de l'organisation de la sortie de la maternité, du suivi médical et de l'accompagnement ultérieur » (HAS, 2014, accord professionnel).

Définition et surveillance du nouveau-né « à bas risque »

La définition du bas risque comporte des conditions maternelles et des conditions pédiatriques (HAS, 2014, accord professionnel). Pour l'enfant, les principaux critères sont :

- une naissance à terme ;
- d'un enfant unique et eutrophe ;
- avec un examen clinique normal (réalisé impérativement 48 heures après la naissance et avant la sortie) ;
- une température centrale entre 36,5 °C et 37,5 °C ;
- une alimentation établie avec mictions et émissions spontanées des selles (si allaitement maternel : observation d'au moins 2 tétées assurant un transfert efficace de colostrum/lait reconnu par la mère) ;
- une perte de poids inférieure à 8 % par rapport au poids de naissance ;
- l'absence d'ictère nécessitant une photothérapie selon la courbe d'indication thérapeutique et mesure de la bilirubine transcutanée ou sanguine à la sortie rapportée au nomogramme (HAS, 2014) ;
- l'absence d'éléments cliniques ou paracliniques en faveur d'une infection.

Les dépistages néonataux doivent pour leur part avoir été réalisés en maternité ou être prévus (en cas de sortie précoce) ; le suivi du post-partum après la sortie doit avoir été organisé : une visite, de préférence à domicile, doit être prévue dans les 24 heures après la sortie en cas de sortie précoce et dans les 48 heures suivant la sortie en cas de sortie standard (HAS, 2014, accord professionnel).

Ce nouveau-né doit bénéficier de 2 examens à la maternité :

- dans les 2 heures suivant sa naissance et avant la sortie de la salle de naissance (par une sage-femme ou un pédiatre) ;
- par un pédiatre de façon optimale le plus proche de la sortie et impérativement après 48 heures de vie pour attester le bas risque pour une durée de séjour standard et le jour de la sortie en cas de sortie précoce (HAS, 2014, accord professionnel).

Une fois le bas risque attesté par un pédiatre, le suivi du nouveau-né peut être réalisé par un pédiatre, une sage-femme ou un médecin (HAS, 2014, accord professionnel). Le professionnel de santé doit attester travailler en réseau (HAS, 2014, accord professionnel).

Après la sortie de la maternité, un suivi post-natal comprenant un examen clinique de la mère et du nouveau-né doit être assuré, de préférence à domicile, par le professionnel « référent du suivi » qui peut être une sage-femme ou un médecin. En cas d'AM, il est recommandé que le professionnel « référent du suivi » soit formé en allaitement. Ce dernier est responsable de l'accompagnement post-natal de la mère et/ou de l'enfant dans les jours suivants le retour à domicile. Le professionnel de santé ayant suivi la femme en anténatal est à privilégier systématiquement (HAS, 2014, accord professionnel).

Dans le cadre d'une sortie précoce de la maternité, la HAS recommande la réalisation de 2 à 3 visites :

- la première est systématique et doit être réalisée dans les 24 heures après la sortie de la maternité. Le professionnel de santé doit pouvoir effectuer ou organiser en réseau l'évaluation du risque d'ictère par « mesure de la bilirubine transcutanée reportée dans le carnet de santé et rapportée aux courbes de référence » ainsi que la réalisation des dépistages néonatals et suivi de leur traçabilité (HAS, 2014). En cas d'impossibilité, la date de sortie doit être reportée ;
- la 2e visite est elle aussi systématique et est planifiée selon l'appréciation du professionnel référent (sage-femme ou médecin) ;
- la 3e est recommandée (HAS, 2014, accord professionnel).

Dans le cadre d'une durée de séjour standard en maternité, la HAS recommande la réalisation de 2 visites, de préférence à domicile :

- la première doit être systématiquement réalisée dans la première semaine de vie, si possible dans les 48 heures suivant la sortie ;
- la 2e visite est recommandée et planifiée selon l'appréciation du professionnel référent (sage-femme ou médecin) en charge du suivi de l'enfant et de sa mère (HAS, 2014, accord professionnel).

Dans les 2 cas, des visites supplémentaires peuvent être réalisées, en fonction des éléments médicaux à surveiller et/ou des besoins ressentis par la mère et/ou le couple (HAS, 2014, accord professionnel).

La HAS recommande également que le nouveau-né soit de nouveau examiné entre le 6e et le 10e jour, quelle que soit la durée de séjour. Cet examen est de préférence effectué par un pédiatre ou un médecin généraliste ayant l'expérience des pathologies du nouveau-né. Cet examen correspond généralement à la visite à faire dans les 8 premiers jours de vie (premier certificat de santé à remplir obligatoirement dans les 8 premiers jours de vie et obligatoirement par un médecin). Selon l'appréciation du professionnel de santé ayant réalisé cet examen, un autre examen peut être organisé entre le 11e et le 28e jour. Au cours de la 2e semaine de vie, l'examen du nouveau-né peut enfin être complété par la visite du professionnel référent du suivi (HAS, 2014, accord professionnel).

Indépendamment de la durée de séjour en maternité, il est recommandé pour chaque maternité d'avoir un ou plusieurs consultants en lactation formés qui n'exercent que cette activité sur la maternité. Il faut également s'assurer au moment de la sortie de la maternité que la mère sait reconnaître une tétée efficace (grande ouverture de bouche, avec une bonne portion d'aréole dans la bouche, déglutition, durée de la tétée, fréquence des tétées, jour et nuit, différence au niveau des seins avant et après les tétées), qu'elle a un rendez-vous avec un professionnel compétent en allaitement, dès la sortie pour une primipare ou en cas de difficultés, et après 5-6 jours si tout se passe bien. Il est également recommandé en maternité, avant la sortie, de vérifier les signes indirects de transfert correct (selles jaunes rapidement après l'évacuation du méconium, fréquentes, urines fréquentes et claires, bébé repu après avoir tété, plutôt les 2 seins au début), et les signes d'inconfort perçus par la mère, qui peuvent marquer le début de difficultés après le retour à la maison (accord professionnel).

En cas de sortie précoce, la surveillance de l'enfant doit comporter les paramètres suivants :

- la surveillance de la coloration et mesure de la bilirubine transcutanée ou sanguine reportée dans le carnet de santé et rapportée aux courbes de référence (risque d'ictère) ;
- l'auscultation et perception des pouls fémoraux (risque de cardiopathies) ;
- la mesure du poids associée à la surveillance de l'alimentation avec urines à chaque change et selles spontanées régulières (risque de déshydratation/ dénutrition) ;
- la mesure de la température, fréquence respiratoire et la recherche de troubles hémodynamiques (allongement du temps de recoloration cutanée) (risque infectieux) ;
- l'observation du comportement (tonus, éveil, contact) ;
- la supplémentation en vitamine D et/ou K (prise au 4e jour quel que soit le type d'allaitement et à 1 mois en cas d'allaitement maternel exclusif) ;
- la réalisation des dépistages néonatals et suivis de leur traçabilité.

Il est également recommandé de s'assurer que les soins de base sont bien compris par la maman, notamment les soins de cordon (HAS, 2014, accord professionnel).

Durée de séjour en maternité

- Pour une durée de séjour standard (> 72 heures pour un accouchement voie basse, > 96 heures pour une césarienne), le premier certificat de santé de vie est rempli par le pédiatre lors de l'examen de sortie de maternité. Il est recommandé que le suivi post-natal soit assuré par un professionnel référent et attestant travailler en réseau (sage-femme ou médecin). Un examen pédiatrique par un médecin (généraliste ou pédiatre) est recommandé entre le 6e et le 10e jour mais peut n'être réalisé qu'à 1 mois si le premier certificat de santé des 8 premiers jours de vie a été rempli en maternité et selon l'offre locale de soins et du souhait de la femme et du couple (accord professionnel).

- En cas de sortie standard, il est recommandé de vérifier la coloration des téguments et, si besoin, de réaliser une mesure transcutanée ou sanguine de la bilirubine (accord professionnel).
- Pour une sortie précoce (< 72 heures pour un accouchement par voie basse, < 96 heures pour une césarienne), un suivi post-natal est recommandé avec une première visite réalisée dans les 24 heures suivant la sortie, préférentiellement au domicile ou dans un lieu de soins approprié, par un professionnel référent et attestant travailler en réseau (sage-femme ou médecin). L'évaluation du risque d'ictère par mesure de la bilirubine transcutanée et la réalisation des dépistages néonatals doivent être organisées, suivis et tracés sur le carnet de santé. L'enfant doit être revu par un médecin (pédiatre ou généraliste) entre le 6e et le 10e jour pour établir le premier certificat de santé puis à 1 mois pour le suivi classique (accord professionnel).
- En cas de sortie précoce, si l'enfant présente les critères de « bas risque pédiatrique » et si l'organisation du suivi est mise en place, il est recommandé de surveiller la coloration des téguments et de réaliser une mesure transcutanée ou sanguine de la bilirubine le jour de la sortie et à 24 heures de la sortie, de la noter dans le carnet de santé et de la rapporter aux courbes de référence. Les professionnels en charge du suivi à domicile doivent donc faire l'acquisition d'un bilirubinomètre ou la « mesure » doit être organisée dans un centre équipé. Si la mise en place de ce suivi n'est pas possible, il est recommandé de différer la sortie à > 72 heures pour un accouchement par voie basse et > 96 heures pour une césarienne (HAS, 2014, accord professionnel).

Examen du nouveau-né en période néonatale

Les objectifs de surveillance sont :

- de dépister les pathologies néonatales fréquemment responsables de complications imposant une réhospitalisation après la sortie de maternité (ictère, pathologie infectieuse, cardiopathies ductodépendantes, déshydratation, dénutrition, etc.) ;
- de s'assurer de la mise en place d'un AM efficace et, le cas échéant, d'une alimentation par substituts du lait maternel bien instaurée ;
- en cas d'AM, de s'assurer que le transfert de lait se fait et que la mère reconnaît les signes de transfert de lait. Il n'est pas recommandé de peser systématiquement l'enfant avant et après la mise au sein (accord professionnel) ;
- d'effectuer ou de s'assurer de la réalisation des dépistages réglementaires et de leur acheminement au laboratoire dans des délais compatibles avec un suivi optimal (dépistages sanguins néonataux, dépistage surdité) ;
- de s'assurer de l'instauration d'un lien mère-enfant de bonne qualité.

L'examen du nouveau-né, somatique et neurologique, doit tenir compte des phases d'éveil et de disponibilité du nouveau-né ; l'évaluation ne doit pas être figée à un seul examen.

Examen cutané

La couleur de la peau doit être notée chez un enfant réchauffé au repos. Elle est normalement érythrosique, homogène. L'ictère physiologique n'apparaît pas avant la 24e heure. Une sécheresse, voire une desquamation, peut exister en cas de post-maturité. Un purpura est sans gravité s'il siège au niveau de la présentation ou qu'il est traumatique. Le milium, l'érythème toxique et la pustulose transitoire sont des manifestations fréquentes et bénignes.

Examen cardiovasculaire

Il faut profiter du calme initial de l'enfant pour évaluer l'état cardiovasculaire (auscultation, palpation des pouls). Le temps de recoloration cutané évalue l'état de la circulation périphérique et doit être de moins de 3 secondes. Les bruits du cœur doivent être réguliers, entre 80-180 bpm, sans souffle surajouté. L'affaiblissement ou la disparition des pouls fémoraux signent une coarctation de l'aorte ; l'hyperpulsatilité des artères périphériques fait suspecter la persistance d'un canal artériel. L'absence de perception des pouls fémoraux conduit à mesurer en urgence la pression artérielle aux 4 membres, la saturation pré et post-ductale (main droite et membre inférieur) et une consultation spécialisée (échographie cardiaque).

Examen pulmonaire

L'enfant respire essentiellement par le nez, avec une fréquence respiratoire entre 30 et 50, sans signe de lutte respiratoire. L'auscultation retrouve un murmure vésiculaire symétrique. L'encombrement rhinopharyngé peut donner des bruits respiratoires transmis. Aucun signe d'hypoxie (cyanose) ou d'hypercapnie (sueurs, tachycardie, agitation, etc.) n'est présent.

Examen de l'abdomen

Un léger ballonnement abdominal peut être observé mais avec un ventre souple et non douloureux à la palpation. Un diastasis des grands droits et une hernie ombilicale facilement réductible peuvent être observés, sans avis spécialisé nécessaire. L'absence d'inflammation de l'ombilic doit être contrôlée. Le foie et la rate doivent être palpés. Un débord hépatique d'1-2 cm au niveau de l'hypochondre droit en sous-costal peut s'observer. Mais la palpation du foie gauche au-delà de la ligne médiane doit faire suspecter une hépatomégalie. Un débord de quelques millimètres sous-costal gauche peut être palpé pour la rate. On parle de splénomégalie en cas de rate franchement palpable. Les fosses lombaires doivent être libres, sans contact ni douleur. Toute palpation pathologique justifie une échographie abdominale.

La palpation des aires herniaires doit être systématique, avec recherche d'une hernie inguinoscrotale chez le garçon et d'une hernie de l'ovaire au niveau de l'aine ou des grandes lèvres chez la fille. Ces 2 situations justifient un avis chirurgical.

L'émission du premier méconium (< 48 h) et des premières urines (< 12 h) doit être notée dans le dossier de soins de l'enfant.

Examen des organes génitaux

Chez le garçon, la longueur du pénis est mesurée en dégageant sa base de la graisse sus-pubienne. Sa longueur moyenne est de 3,5 cm (micropénis si longueur < 2,7 cm). Il faut vérifier la situation de l'orifice urétral (éliminer un hypospadias). Le calibre et la qualité du jet urinaire doivent être demandés ou observés (éliminer des valves de l'urètre postérieur). Le scrotum doit être bien plissé avec un raphé médian marqué ; les testicules sont normalement palpés au fond du scrotum ou alors à l'anneau inguinal mais doivent être facilement abaissables. Si 1 ou les 2 testicules ne sont pas palpés, on parle de cryptorchidie uni- ou bilatérale ; un avis spécialisé doit être pris rapidement en cas de cryptorchidie bilatérale avec réalisation d'un bilan hormonal. Un testicule de très petite taille justifie un avis chirurgical dans l'hypothèse d'une torsion anténatale conduisant à la fixation du testicule controlatéral.

Chez la fille, les petites lèvres et le clitoris sont habituellement augmentés de volume ; les grandes lèvres ne sont pas toujours parfaitement recouvrantes. La taille du clitoris ne doit pas dépasser 6 mm ; une hypertrophie du capuchon est sans signification pathologique et peut être prise par excès pour une hypertrophie clitoridienne. La distance anovulvaire normale doit être > 0,5 cm. Des sécrétions vaginales blanchâtres sont fréquemment observées. Une petite hémorragie génitale peut apparaître vers le 4e-5e jour.

Pour les 2 sexes, une tuméfaction des glandes mammaires avec parfois sécrétion lactée peut s'observer vers le 2e-3e jour.

Une anomalie des organes génitaux externes, en dehors d'un hypospade simple isolé, doit faire rechercher en urgence des signes d'insuffisance surrénalienne, réaliser une échographie du petit bassin (organes génitaux internes) et justifie un avis spécialisé rapidement (chirurgien viscéral, endocrinologue) et une déclaration de naissance retardée à l'état civil. Le terme « d'ambiguïté sexuelle » ne doit plus être employé et doit être remplacé, le cas échéant, par « anomalie du développement des organes génitaux ».

Examen ostéo-articulaire

Il est orienté en fonction des conditions d'accouchement.

Membres

On recherchera des lésions traumatiques possibles (surtout en cas de difficultés mécaniques à l'accouchement : dystocie des épaules, traction des bras) : impotence, douleur à la mobilisation, mobilité osseuse anormale. Il peut s'agir d'une fracture de la clavicule, de l'humérus, d'une parésie du plexus brachial.

La présence d'un pli palmaire unique isolé est non pathologique. Les anomalies des doigts sont souvent dépistées précocement (hexadactylie, phalanges surnuméraires). Une main fermée, des doigts chevauchés, un pouce adductus irréductible, des attitudes en hyperflexion doivent alerter. Il faut s'assurer de la capacité spontanée d'ouverture des doigts et du pouce.
Les malpositions du pied (varus, talus, etc.) sont souvent une conséquence de la contrainte *in utero* et de gravité variable. L'aspect réductible est fréquemment de bon pronostic. L'aspect irréductible justifie un avis orthopédique.
L'examen des hanches réclame que l'enfant soit calme et parfaitement détendu (± tétine, saccharose, doigts de l'enfant ou aide de la maman) et est préférablement réalisé en fin d'examen. Le craquement est souvent audible et perçu lors des manipulations de la cuisse. Il est habituellement retrouvé, toujours dans la même position, et n'a pas de valeur pathologique. Une hanche est dite « instable » lorsque la tête fémorale est sortie (luxée) ou peut sortir (luxable) en partie ou en totalité de la cavité cotyloïde.

Rachis et thorax

La fossette sacrococcygienne borgne ou le sillon interfessier bifide sont fréquents et ne nécessitent pas d'examen complémentaire. Des tuméfactions d'allure lipomateuse paravertébrales, une fossette profonde, une touffe de poils ou une anomalie cutanée doivent faire suspecter des anomalies osseuses ou médullaires et nécessitent la réalisation d'une échographie médullaire.

Tête

L'implantation des oreilles, la forme du pavillon, la présence de chondromes parfois pédiculés et de fistules pré-auriculaires doivent être notés. L'examen du palais est systématique, à la recherche d'une fente. La présence d'un frein de langue serré à l'examen de la bouche peut nécessiter sa section en cas d'AM. L'examen de la bouche recherche également une dent néonatale.
L'examen du crâne à la recherche d'une bosse sérosanguine ou d'un céphalhématome est réalisé. En cas de présentation céphalique, le crâne est dolichocéphale avec une allure dite « en pain de sucre ». Les sutures peuvent être chevauchées mais doivent être mobiles (éliminer une craniosténose). La fontanelle antérieure est de taille variable, normotendue. La fontanelle postérieure est virtuelle ou parfois mesurable mais petite. La mesure du périmètre crânien peut être renouvelée, surtout en cas de sutures et de fontanelles larges.
L'examen des yeux permet de vérifier les conjonctives, l'iris, la pupille, la taille des globes oculaires, le reflet cornéen et la lueur pupillaire.

Examen neurologique

Il s'effectue chez un enfant vigilant, à distance des tétées. On étudie le tonus passif et actif, la motilité active spontanée et provoquée, les réflexes de redressement, les réflexes primaires ou archaïques, la poursuite oculaire, le début des manifestations comportementales et relationnelles.

Problématiques rencontrées

Infections néonatales bactériennes

L'infections néonatales bactériennes (INB) est liée à la présence d'une bactérie chez la mère et à sa transmission à l'enfant par voie hématogène, amniotique ou génitale. Elle est définie par l'identification d'un ou plusieurs germes dans le sang ou dans le liquide céphalorachidien (LCR). Le caractère précoce varie selon les études entre 3 et 7 jours, sachant que 90 % des infections à streptocoque du groupe B se déclarent dans les 24 premières heures (NP3).

En France la définition diffère des autres pays du fait de la réalisation de prélèvements bactériologiques périphériques réalisés en salle de naissance :

- INB certaine (mise en évidence de germes dans le sang ou le LCR et, en général, de signes cliniques) ;
- INB probable (anomalie clinique et/ou biologique associée à l'isolement d'un germe dans les prélèvements bactériologiques périphériques) ;
- colonisation (isolement d'un germe dans les prélèvements bactériologiques périphériques sans anomalie clinique ou biologique) (ANAES, 2002, accord professionnel).

À partir d'une large cohorte américaine, 0,98 enfant pour 1 000 naissances vivantes a développé une infection néonatale bactérienne précoce (INBP), 43 % de streptocoque du groupe B (SGB ; surtout les nouveau-nés à terme) et 29 % d'*Escherichia coli* (surtout les prématurés), soit respectivement 0,41 et 0,28 pour 1 000 naissances vivantes. Seize pour cent des nouveau-nés infectés sont décédés, principalement d'INBP à *E. coli*, 2-3 % chez les nouveau-nés à terme et 20-30 % chez les prématurés. [10] (NP3). Une métaanalyse récente sur les INB à SGB chez les enfants âgés de moins de 3 mois retrouve une incidence à 0,53 ‰ naissances vivantes (IC95 % ; 0,44-0,62) dont 9,6 % de cas avec évolution vers le décès (IC95 % ; 7,5-11,8). L'incidence des INBP est de 0,43 ‰ naissances vivantes (IC95 % ; 0,37-0,49). Parmi les INBP, on dénombre 12,1 % de décès (IC95 % ; 6,2-18,3), soit 2 fois plus que les infections néonatales bactériennes tardives (INBT) [11] (NP2).

Si l'INBP est rare, la suspicion d'INBP est fréquente dans la pratique quotidienne et génère la réalisation d'examens complémentaires superflus et induit la prescription d'antibiotiques ainsi que des augmentations de la durée d'hospitalisation de la mère et du nouveau-né.

Streptocoque du groupe B

L'incidence des INB précoces (INBP) à SGB a été évaluée à 0,32 ‰ naissances vivantes. Parmi les enfants analysés, 85 % avaient eu un dépistage anténatal de portage maternel, 32 % avaient bénéficié d'une antibiothérapie perpartum, et 87 % des femmes porteuses de SGB et ayant accouché à terme avaient reçu une antibioprophylaxie [12] (NP3). Parmi les enfants infectés à SGB, 61 % étaient nés de mères avec un prélèvement vaginal négatif, et 13 % étaient nés de mères non dépistées [12] (NP3). Une prophylaxie antibiotique chez les mères porteuses de SGB réduit donc le risque d'une infection néonatale, mais ne l'élimine pas complètement. De plus, la majorité des INBP à SGB survient actuellement chez des nouveau-nés dont la mère avait un dépistage de portage vaginal à SGB négatif [12-14] (NP3).

L'antibioprophylaxie perpartum doit être administrée dans 4 situations :

- une colonisation à SGB connue chez la femme ;
- une bactériurie à SGB pendant la grossesse en cours ;
- une colonisation à SGB inconnue en début de travail et un âge gestationnel < 37 SA ou une température maternelle > ou égale à 38 °C pendant le travail ou une rupture prématurée des membranes > 18 h ;
- un antécédent d'INB à SGB [15-17] (accord professionnel).

L'antibioprophylaxie perpartum doit être considérée comme inadéquate si elle a débuté moins de 4 heures avant la naissance ou si l'antibiotique utilisé est différent de la pénicilline G, de l'ampicilline ou de la céfazoline. [15-17] (grade A, NP2). Les données sur les antibioprophylaxies utilisées en cas d'allergie à la pénicilline (érythromycine, clindamycine) en matière de bactéricidie sont limitées et suggèrent une moins bonne diffusion tissulaire. De plus, l'efficacité d'une telle alternative n'a pas été étudiée dans des essais randomisés, contrôlés [15].

Les nouveau-nés asymptomatiques, avec des facteurs de risque et pour lesquels une antibioprophylaxie recommandée en perpartum a été considérée comme inadéquate doivent être surveillés pendant les premières 48 heures de vie. La surveillance doit être conduite par une personne formée de façon appropriée et consiste en un contrôle des signes vitaux toutes les 4 heures, incluant la température et l'évaluation de la perfusion périphérique (temps de recoloration, couleur de la peau et température des extrémités) [15-17] (accord professionnel).

Il n'a pas été montré de réduction de la mortalité globale, ni de la mortalité secondaire aux INBP à SGB ou d'autres germes, ni des INBT à SGB dans le bras antibioprophylaxie. Une réduction des INBP à SGB (RR = 0,17 ; IC95 % 0,04-0,74) dans le groupe antibioprophylaxie a cependant été retrouvée, soit un nombre nécessaire de femmes à traiter de 25 (IC95 % 14-100) pour éviter un cas d'INBP à SGB. Il n'a pas été observé de différence significative en matière de devenir maternel et néonatal entre une antibioprophylaxie perpartum par ampicilline et une par pénicilline [18] (NP2).

Autres germes

Un nouveau-né de mère avec une infection confirmée (bactérie isolée à hémoculture ou examen cytobactériologique des urines [ECBU] ou liquide amniotique ou placenta ou chorioamniotite confirmée à l'examen anatomopathologique du placenta) a plus de risque d'avoir une INBP confirmée avec un OR de 6,6 (IC95 % 3,9-11,2) qu'un nouveau-né de mère non infectée. Un nouveau-né d'une mère colonisée a plus de risque d'avoir une INBP confirmée avec un OR de 9,4 (IC95 % 3,1-28,5) que les nouveau-nés de mères non colonisées. Les nouveau-nés de mères avec facteurs de risque d'infection (rupture prématurée des membranes, prématurité < 37 SA dans un contexte de rupture prématurée des membranes, rupture prolongée de la poche des eaux) ont également plus de risque d'INBP avec un OR de 2,3 (IC95 % 1,0-5,4) que les nouveau-nés sans facteur de risque d'infection [18] (NP2). Il n'y a pas de différence significative en matière de mortalité néonatale, d'INBP et d'hospitalisation en unité de soins intensifs, entre une antibioprophylaxie dès la naissance et une antibiothérapie sélective si l'enfant présente des signes cliniques et/ou biologiques d'infection, en cas de nouveau-né à terme asymptomatique à la naissance et né d'une mère présentant des facteurs de risque d'INBP [19] (NP3).

Infection néonatale bactérienne précoce (INBP)

L'INBP du nouveau-né à terme est principalement une infection à SGB, avec une incidence d'environ 1 ‰ des naissances vivantes, et un taux de mortalité pour les enfants infectés entre 2-10 %. L'antibioprophylaxie chez les femmes à risques permet de réduire l'INBP à SB avec un nombre de sujets à traiter de 25 pour éviter une infection mais ne l'élimine pas complètement (NP2). Les valeurs prédictives positives et négatives des différents paramètres de laboratoire investigués jusqu'à présent sont insuffisantes pour reconnaître précocement une infection néonatale et déterminer s'il est nécessaire de débuter une antibiothérapie. Les nouveau-nés asymptomatiques, avec des facteurs de risque, doivent donc être surveillés cliniquement et attentivement pendant les premières 48 heures de vie (accord professionnel).

Les dernières recommandations françaises en matière de « diagnostic et traitement curatif de l'infection bactérienne précoce du nouveau-né » dataient de 2002. Elles ont depuis fait l'objet d'une actualisation, « Prise en charge du nouveau-né à risque d'infection néonatale bactérienne précoce (≥ 34 SA) » (HAS), publiée en septembre 2017.

Ictère

Physiopathologie et ictère nucléaire

Une bilirubine libre trop élevée (soit au-delà de 250 à 300 µmol/L chez un enfant né à terme) provoque des lésions cérébrales et une atteinte des nerfs crâniens, notamment le VIII, définitives, en se fixant sur les noyaux gris centraux.

Une augmentation de l'hémolyse physiologique et/ou le retard (lié par exemple à une naissance prématurée) ou l'absence de mise en route des enzymes hépatiques nécessaires à la glycuroconjugaison de la bilirubine expliquent l'augmentation de cette dernière. L'élimination de la bilirubine par voie placentaire rend inutile la glycuroconjugaison *in utero*. Une incompatibilité fœtomaternelle explique la plupart du temps cette hyperbilirubinémie, d'où une augmentation de l'hémolyse. En cas de naissance prématurée, le faible poids faible du nouveau-né aggrave le risque d'une atteinte pour des taux plus faibles de bilirubine.

En Amérique du Nord et en Europe, l'incidence de l'ictère nucléaire est inférieure à 3 cas pour 100 000 naissances vivantes de plus de 35 SA, mais elle peut être jusqu'à 100 fois plus fréquente dans les pays en voie de développement [20] (NP1). L'ictère nucléaire tend à réapparaître dans la mesure où l'enfant n'est pas surveillé pendant sa première semaine de vie du fait des sorties de plus en plus précoces de la maternité. Le maximum du taux de bilirubine est en effet atteint vers le 3e ou le 4e jour après la naissance.

Il est estimé que la prévention correcte de l'allo-immunisation Rhésus dans un contexte d'incompatibilité ainsi que la prise en charge de l'hyperbilirubinémie néonatale auraient permis d'éviter 114 100 décès néonataux ou handicaps en 2010 [21] (NP2). Le risque d'hospitalisation pour une hyperbilirubinémie est supérieur pour les enfants nés entre 33 et 38 SA avec un pic à 36 SA (OR de 2,86 ; IC95 % 2,73-3) par rapport aux autres causes de réhospitalisation [23] (NP3).

Problématique en suites de couches et sur le premier mois

Soixante pour cent des nouveau-nés à terme et 80 % des prématurés présenteront un ictère dans la première semaine et 10 % des nouveau-nés allaités sont encore ictériques à 1 mois. La plupart de ces nouveau-nés ont un ictère « physiologique », cependant son dépistage reste nécessaire. L'ictère est une pathologie évolutive et doit donc être dépisté précocement dans un objectif de prise en charge optimale. Les recommandations s'appliquent essentiellement pour les ictères à bilirubine libre qui sont les plus fréquents. Il est nécessaire de s'assurer, dans le suivi d'un ictère, qu'il n'y a pas une part de bilirubine conjuguée supérieure à 30 % qui ferait envisager d'autres diagnostics et prises en charge par un dosage de la bilirubine totale, libre et conjuguée sur un prélèvement veineux.

L'AAP ainsi que le Royal College of Obstetricians and Gynaecologists (RCOG) ont publié respectivement en 2004 et 2010 des recommandations de bonne pratique clinique avec, notamment, l'élaboration de courbes de références des valeurs de bilirubine sanguine [23,24]. Elles comportent les taux de bilirubinémie pour lesquels un traitement est recommandé en fonction de l'âge gestationnel, de l'âge post-natal en heures puis en jours et en fonction de facteurs aggravants existants. En cas d'ictère à bilirubine libre, le taux de bilirubinémie totale est pris en compte (la bilirubinémie conjuguée ne doit pas être soustraite des calculs et le traitement est débuté sans délai). L'unité employée est généralement le µmol/L, mais certains résultats peuvent être en mg/L ou, dans les références, en mg/dL. Ces courbes n'ont pas été validées mais restent recommandées (accord professionnel).

Les facteurs de risque d'hyperbilirubinémie sévère d'après les recommandations de l'AAP et du RCOG et repris dans les recommandations des bonnes pratiques professionnelles (HAS, 2014) sont :

- un âge gestationnel inférieur à 38 SA ;
- un ictère survenant dans les 24 premières heures de vie ;
- un antécédent dans la fratrie d'ictère traité par photothérapie ;
- une bosse sérosanguine, ecchymoses et/ou hématomes (dont céphalhématome) ;
- une histoire familiale évocatrice de maladie hémolytique (incompatibilité fœtomaternelle, déficit en G6PD, etc.) ;
- des parents originaires d'Asie, d'Afrique ou des Antilles ;
- un AM exclusif et difficile et/ou une perte pondérale > 8 % ;
- une situation d'incompatibilité fœtomaternelle érythrocytaire (IFME) ABO ou autre (Rhésus RH1(D), RH4 [petit-c]) ou RAI maternelles positives dans le dernier trimestre de grossesse (responsable d'ictère précoce) [23,24] (accord professionnel).

Le dépistage de l'ictère repose sur l'examen systématique du nouveau-né par les soignants de la maternité, 2 à 3 fois par jour, au cours des 72 premières heures de vie. L'examen se fait sur le nouveau-né, à la lumière naturelle, avec examen des conjonctives, notamment chez les nouveau-nés de peau foncée. L'inspection visuelle ne permet pas d'évaluer le taux de bilirubine. Elle doit être systématiquement associée à une évaluation paraclinique régulière (bilirubine transcutanée ou capillaire ou veineuse) permettant d'évaluer la cinétique du taux de bilirubine. L'évaluation de l'hyperbilirubinémie par dosage de bilirubine au cordon ou un test de Coombs au cordon n'est pas fiable [23,24] (accord professionnel). La mesure de bilirubine veineuse urgente (au maximum dans les 2 heures) doit être réalisée pour tout ictère suspecté ou évident cliniquement dans les premières 24 heures de vie. Elle doit être contrôlée ensuite toutes les 6 heures pendant les 24 premières heures de vie jusqu'à ce qu'elle soit en dehors des zones de traitement, stable ou en décroissance [23,24] (accord professionnel).

La bilirubine transcutanée est recommandée et utilisée en routine dans les maternités pour les nouveau-nés de plus de 35 SA. La bilirubine transcutanée a été retrouvée bien corrélée à la bilirubine veineuse avec un coefficient de corrélation à 0,83 chez le prématuré quel que soit le site de mesure (IC95 % respectivement [0,80-0,86] [0,76-0,87] [0,72-0,90] front, sternum, abdomen), avec une bonne corrélation chez les moins de 32 SA (R = 0,89 ; IC95 % 0,82-0,93) [25] (NP2).

Ictère néonatal

L'hyperbilirubinémie sévère expose à un risque d'ictère nucléaire (NP1) et doit être dépistée de façon systématique et régulière par :

- la recherche de facteur de risque ;
- la mesure paraclinique du taux de bilirubine (bilirubine transcutanée ou capillaire ou veineuse) ;
- sa cinétique d'évolution, qui doit être reportée sur des courbes de référence afin d'orienter rapidement vers une prise en charge thérapeutique optimale (accord professionnel).

La bilirubine transcutanée est corrélée à la bilirubine veineuse (NP2) et permet le dépistage d'une hyperbilirubinémie. Elle doit être confirmée par une mesure veineuse afin de qualifier l'ictère (à bilirubine libre ou conjuguée) et de poser l'indication de traitement adapté (accord professionnel).

Cardiopathies congénitales

Prévalence et complications

Les cardiopathies congénitales ont une incidence de 9/1 000 naissances vivantes et appartiennent aux malformations congénitales les plus fréquentes. Environ un quart sont des cardiopathies sévères, définies par une nécessité de chirurgie ou cathétérisme interventionnel sur la première année de vie [26, 27] (NP3). La majorité de ces cardiopathies sont dépistées en anténatal, avec un taux de détection de 85 à 95 % dans les centres prénataux de type 3 avec échographistes référents [28] (NP3). Une étude en population à partir du registre parisien des malformations congénitales, réalisée entre 1983 et 2000, a retrouvé 1 982 cas de cardiopathies congénitales. Une amélioration du diagnostic prénatal a été observée avec un taux de dépistage passant de 23,0 % (IC95 % 19,0-27,4) entre 1983 et 1988, à 47,3 % (IC95 % 43,8-50,8) entre 1995 et 2000. La mortalité néonatale a diminué à moins d'un tiers entre 1995 et 2000 en comparaison avec la période 1983-1989, avec une nette diminution pour la transposition des gros vaisseaux diagnostiquée en anténatal (différence de risque de 15,4 % ; IC95 % 4,0-26,7) [29] (NP4). Le délai diagnostique pour les cardiopathies congénitales sévères influe sur les conditions préopératoires et donc la tolérance peropératoire et la survie postopératoire [30]. Le retard au diagnostic ou l'absence de diagnostic est associé à une augmentation significative de la morbidité, essentiellement liée aux lésions hypoxiques ischémiques cérébrales [31], et de la mortalité.

Problématiques en suites de couches et sur le premier mois

Le diagnostic post-natal durant les premiers jours de vie repose en général sur l'examen clinique. La présence d'un souffle cardiaque durant les premiers jours de vie nécessite la réalisation d'une échographie cardiaque mais sa valeur prédictive positive est faible. L'examen néonatal permet de détecter 44 % des malformations cardiaques et si un souffle systolique est perçu, il correspond à une malformation cardiaque dans 54 % des cas [32] (NP3). En présence de pouls fémoraux faibles et simultanément de bons pouls brachiaux, il faut penser à des cardiopathies congénitales ductodépendantes. Cependant, des pouls fémoraux normaux ne permettent pas d'exclure une telle cardiopathie, car ils sont palpables aussi longtemps qu'un shunt droit-gauche au niveau du canal artériel garantit une bonne perfusion systémique de la moitié inférieure du corps [33].

L'utilisation systématique de la SpO_2 (oxymétrie de pouls et saturation en oxygène) est une méthode complémentaire efficace et simple. Elle permet de diagnostiquer de façon fiable et rapide une cardiopathie congénitale cyanogène. Un *screening* à l'aide de la SpO_2 chez tous les nouveau-nés au premier jour de vie associé à un examen clinique soigné est recommandé par le Secretary's Advisory Committee on Heritable Disorders in Newborns and Children (SACHDNC, agence américaine de dépistage) en collaboration avec l'AAP, l'American Heart Association (AHA) et l'American College of Cardiology Foundation (ACCF) [27, 34] pour diagnostiquer une cardiopathie congénitale complexe à un stade précoce (accord professionnel). Cette mesure doit être post-ductale, donc effectuée à un pied, au premier jour de vie, de préférence lorsque que le bébé dort ou est calme. Dès que l'onde pulsatile est bonne, la valeur maximale de SpO_2 est notée. La mesure se fait pendant 2 minutes au maximum. Une valeur de $SpO_2 > 95$ % est considérée comme normale. La sensibilité est évaluée à 69,6 % pour détecter une cardiopathie congénitale sévère avec une valeur prédictive positive de 47 % ; les faux positifs nécessitant une exploration complémentaire sont retrouvés chez seulement 0,035 % des enfants dépistés après 24 heures de vie [34, 35] (NP2). Le taux de fréquence du pouls avec oxymétrie est moins important que lorsque l'examen clinique seul est utilisé ; la moitié des faux positifs avec oxymétrie de pouls avait une autre pathologie (pulmonaire) [36] (NP3).

En France, le registre EPICARD (Épidémiologie des enfants ou fœtus porteurs de cardiopathies congénitales, concernant Paris et la grande couronne) et le registre des malformations congénitales de la région Bretagne ont chacun des résultats assez concordants ; le taux de dépistage anténatal est de 40 % pour Paris et 54 % pour la région Bretagne (NP4). Ce taux de dépistage est relativement superposable à celui de pays où le dépistage par oxymétrie a montré son efficacité, tels que le Royaume-Uni et l'Allemagne.

L'oxymétrie de pouls est donc une méthode simple, fiable et non invasive, avec une sensibilité entre 75 et 80 % qui peut monter à 90 % si elle est combinée à une échographie anténatale et un examen clinique. Il existe 10 % de faux négatifs qui sont surtout des cardiopathies par obstacle au cœur gauche (coarctation de l'aorte, interruption de l'arc aortique) dont le taux de dépistage par l'échographie anténatale et l'examen clinique de routine est également faible. Les faux-positifs sont essentiellement dus à des pathologies extracardiaques (hypertension artérielle [HTA] pulmonaire néonatale par persistance des résistances vasculaires pulmonaires élevées, pathologies pulmonaires, infection) nécessitant une hospitalisation en néonatologie (50-70 % des cas) ou alors des cardiopathies congénitales moins sévères nécessitant toutefois une prise en charge et un suivi. Une réflexion est donc à mener en France dans le contexte des sorties précoces. Un projet de recherche sur l'intérêt médicoéconomique d'une telle démarche est en cours d'élaboration par la Fédération de cardiologie pédiatrique et congénitale (FCPC) et la Société française de néonatologie (SFN). Dans l'attente des résultats de cette étude française, le recours systématique à la mesure par oxymétrie de pouls ne peut être recommandé en suites de couches, même si son utilisation en cas de sortie précoce après 24 heures de vie peut être intéressante.

Dépistage des cardiopathies congénitales

L'examen clinique avec l'auscultation cardiaque et la palpation des pouls fémoraux fait partie du dépistage systématique en maternité et doit être renouvelé à 24 heures de vie en cas de sortie précoce et à chaque examen clinique de l'enfant durant le premier mois en raison du délai de fermeture du canal artériel. Le taux de dépistage anténatal des cardiopathies congénitales est de 40 à 50 % en France. Le dépistage par oxymétrie de pouls et saturation en oxygène ne peut être recommandé de façon systématique en France en suites de couches, même si son utilisation en cas de sortie précoce après 24 heures de vie peut être intéressante au vu des données internationales et est en cours d'évaluation (accord professionnel).

Maladie luxante de hanches du nouveau-né

La prévalence de la dysplasie congénitale de hanche est de 1,3 (0,84-1,5) ‰ naissances vivantes. La prévalence du diagnostic de hanches instables par la manœuvre de Barlow ou d'Ortholani est de 1,6 à 28,5 ‰ enfants examinés. Le taux de traitement chirurgical varie entre 0,07 et 1,79 ‰ enfant avec maladie luxante de hanches selon les politiques de dépistage des différents pays [37] (NP2).

Aucune recommandation n'est établie sur le jour de l'examen des hanches en maternité. Il n'y a pas d'arguments pour proposer un examen précoce (à la naissance, par exemple, ou le lendemain de la naissance). L'argumentaire avancé est que la méconnaissance d'une hanche luxable, mais spontanément résolutive, n'entraîne pas de préjudice à l'enfant (90 % des hanches avec ressaut sont normales ultérieurement). Les facteurs de risque évalués sont les antécédents familiaux similaires (RR = 1,7), la naissance par le siège (RR = 7), le sexe féminin (RR = 4,6) [38] (NP3). L'examen des hanches permet de déterminer si les hanches sont stables, instables ou luxables (ressaut, piston), luxées réductibles ou irréductibles, avec limitation de l'abduction (< 80°). La mise en place d'une action de santé ou de techniques de diagnostic peut empêcher une recherche de qualité, entraînant une incertitude prolongée [37] (NP1). La prévalence de hanches luxables à l'examen du nouveau-né en maternité varie de 1,6 à 28,5 ‰ enfants examinés. Cette large différence de prévalence est due aux différences de laxité entre enfants, à l'expérience de l'examinateur et à la répétition d'examen par des opérateurs différents et dépend de l'âge ; elle diminue dès la première semaine de vie par augmentation du tonus musculaire [37] (NP1). Le dépistage permet d'éviter le traitement retardé, associé à des déformations ultérieures du bassin, des démarches anormales et de l'arthrose. La problématique principale du dépistage est son taux important de faux positif avec une augmentation du traitement, lequel peut se compliquer de nécrose avasculaire par anomalie de perfusion, 5-60 % après traitement chirurgical et 0-14 % après traitement non chirurgical [4037] (NP1). L'échographie ciblée des enfants à risque n'augmente pas significativement le taux de traitement mais ne réduit pas non plus significativement le taux de diagnostic tardif de dysplasie ni de chirurgie, raison pour laquelle il n'y a pas de recommandations claires. En effet, les hanches stables en période néonatale restent en général stables et plus de 90 % des hanches « immatures » sur l'échographie s'améliorent spontanément à l'âge de 3 mois [37] (NP1). La radiographie de bassin est indiquée lorsque le diagnostic de hanches instables, luxables ou luxées est réalisé autour de 4 mois. Pour les enfants avec des hanches luxables ou luxées, retarder le traitement de 2 à 8 semaines réduit la nécessité de traitement sans augmentation significative du taux de dysplasie ou de chirurgie. L'examen clinique répété par un clinicien entraîné de tout enfant jusqu'à l'acquisition de la marche permet de diminuer le taux de chirurgie de 1-2 à 0,2-0,7 ‰ et reste la recommandation unanime par l'ensemble des revues récentes sur le sujet (NP1). Toutes les autres stratégies de dépistage (échographie, radiographie) n'ont pas montré leur efficacité en matière de dépistage primaire (NP1). L'Académie nationale de médecine a souligné dans un communiqué récent l'importance de l'examen répété de la mobilité de hanche pour tous les nourrissons dans les premiers mois de la vie et qu'il figure à chaque examen dans le carnet de santé. La découverte d'une anomalie justifie alors le recours à un échographiste compétent et à un orthopédiste pédiatre [39].

Dépistage de la luxation congénitale de hanche

L'examen clinique répété par un clinicien entraîné (pédiatre, médecin, sage-femme) de tout enfant jusqu'à l'acquisition de la marche permet de diminuer le taux de chirurgie pour dysplasie congénitale de hanches. Toutes les autres stratégies de dépistage (échographie, radiographie) n'ont pas montré leur efficacité en matière de dépistage primaire (NP1). Ces examens sont cependant à réaliser en cas d'anomalie décelée par un clinicien entraîné.

Dépistages néonataux

Le dépistage néonatal systématique consiste à repérer les nouveau-nés à risque de développer une maladie dans l'ensemble de la population en l'absence de tout risque individuel identifié. Il est basé sur les critères de l'Organisation mondiale de la santé (OMS), établis par Wilson et Jungner publiés en 1968, mais doit pouvoir s'adapter aux progrès médicaux et technologiques ainsi qu'aux demandes de la population. Le nombre de maladies dépistées varie selon les pays, de seulement 2 au Royaume-Uni à plus de 50 dans certains États américains.

Dépistages sanguins néonataux

Le dépistage néonatal à partir de gouttes de sang déposées sur un papier buvard spécial, appelé test de Guthrie, a été mis en place officiellement en France en 1972. Ses principes et son organisation, confiée à l'Association française pour le dépistage et la prévention des handicaps de l'enfant (AFDPHE), sont les mêmes depuis le début avec 3 objectifs : égalité (accès identique de tous les nouveau-nés au dépistage et à la prise en charge thérapeutique), utilité (bénéfice direct pour l'enfant malade) et efficacité (bonne sensibilité et spécificité).

En France, 5 maladies font actuellement l'objet d'un dépistage néonatal systématique par des tests biologiques. Ces maladies, dont la liste est fixée par arrêté ministériel (du 22 janvier 2010), sont la phénylcétonurie (PCU), l'hypothyroïdie congénitale, la drépanocytose chez les enfants à risque, l'hyperplasie congénitale des surrénales et la mucoviscidose. Les parents ont la possibilité de refuser ce test mais les professionnels ont l'obligation de le proposer avec les informations nécessaires et suffisantes pour éviter tout refus (0,02 % en 2013). La couverture du dépistage néonatal est ainsi supérieure à 99,99 %.

Ce prélèvement doit être réalisé autour de 72 heures de vie (± 12 heures, soit entre la 60e et la 84e heure). Des dosages récents réalisés en tenant compte de la problématique des sorties précoces ont permis une tolérance entre la 48e et la 72e heure. Mais ce prélèvement ne peut en aucun cas être avancé avant la 48e heure : cela engendrerait trop de faux positifs et donc serait difficilement gérable en matière de politique de dépistage national. Le prélèvement peut être fait en capillaire ou en veineux, sans répercussion sur la qualité de l'examen, mais le prélèvement sanguin ne doit jamais être collecté dans un tube avant d'être déposé sur le buvard (chélateurs présents dans les tubes perturbant les résultats) (AFDPHE, accord professionnel).

Il permet le dosage de marqueurs dont la valeur sera interprétée comme normale ou anormale. Les algorithmes sont facilement applicables pour le nouveau-né à terme normal mais nécessitent des adaptations pour tout nouveau-né hospitalisé, surtout en cas de prématurité extrême ou de petit poids de naissance (sources de faux positifs ou faux négatifs). Il est donc important que toutes les indications inscrites sur le buvard soient bien remplies (terme, poids de naissance, transfusions sanguines) afin de pouvoir interpréter correctement le résultat.

Si le dépistage est fait trop tôt, il entraîne un risque accru de faux négatifs (cas de la phénylcétonurie), car les anomalies biochimiques qui permettent ce dépistage n'ont pas toujours le temps de se révéler. De même, le dépistage trop précoce de l'hypothyroïdie et de la mucoviscidose expose à des faux positifs obligeant à faire un contrôle et à réaliser un nouveau prélèvement pour le nouveau-né et, à l'inverse, le dépistage de l'hyperplasie congénitale des surrénales ne doit pas être tardif (avant le 5e jour) pour obtenir un résultat avant la complication éventuellement mortelle (syndrome de perte de sel) survenant au cours de la 2e semaine de vie [40].

Si la sortie de maternité a lieu avant la réalisation du dépistage, c'est-à-dire avant 72 heures, celui-ci doit être organisé par la maternité et sa traçabilité assurée (AFDPHE, accord professionnel).

Dépistage de la surdité néonatale

Plus de 80 % des surdités de l'enfant existent dès la naissance, mais ne peuvent être identifiées que par un dépistage à l'aide de méthodes objectives. La prévalence globale de la surdité néonatale en population générale rapportée dans les études internationales est de 0,6 (dans les études les plus anciennes) à 1,3 enfant pour 1 000 nouveau-nés (dans les études plus récentes) en cas de déficience auditive bilatérale supérieure à 40 décibels (dB). La prévalence de la surdité néonatale serait jusqu'à 10 fois plus importante chez les nouveau-nés hospitalisés en unité de soins intensifs néonataux que chez les enfants séjournant en maternité. À 3 ans, la prévalence des surdités sévères et profondes est de 3/1 000 (www.has-sante.fr) [41].

En l'absence de dépistage, l'âge moyen au moment du diagnostic de surdité bilatérale permanente est compris entre 12,5 et 36 mois ; il existe une relation inverse entre le degré de déficience auditive et l'âge de la détection. Ce délai est toujours long mais c'est nettement abaissé ces 20 dernières années en France avant même l'ère du dépistage systématique en maternité [42].

Le dépistage de la surdité permanente néonatale (examen de repérage des troubles de l'audition) doit être proposé systématiquement avant la sortie de maternité depuis l'arrêté du 23 avril 2012. Deux techniques sont proposées : les otoémissions acoustiques automatisées (OEAA) et les potentiels évoqués auditifs automatisés (PEAA). La mise en place d'un dépistage systématique en maternité nécessite donc un équipement adapté à la taille de la maternité, du personnel dédié et formé et un parcours de soins pour les familles dont l'enfant a un dépistage positif. Ce dépistage peut être fait dès le 2e jour de vie.

Les OEAA sont un test de dépistage simple, rapide, dont la performance au 3e jour de vie est soumise aux conditions de réalisation. Le taux de faux positifs sur les appareils de première génération non automatisé varie de 0,7 à 8,8 % et le taux de faux positifs suspectés sur les appareils automatisés en considérant qu'un premier test positif est répété une fois est de 0,7 % (évaluation en cours par l'AFDPHE). Les PEAA peuvent aussi générer des faux positifs. La réalisation d'une séquence test-retest en cas de positivité du premier test diminue le taux de faux positifs, qui passe alors de 3,5 % lors du premier test à des valeurs comprises entre 0,2 et 0,8 % lors du second test.

Les PEAA sont pertinents dans le cadre d'un dépistage systématique de la surdité néonatale car ils sont réalisables après 24 heures de vie et sont sensibles aux surdités centrales (en particulier aux neuropathies auditives) ; ils génèrent moins de faux positifs que les otoémissions acoustiques (OEA) ; leur sensibilité est légèrement supérieure à celle des OEA ; les taux de tests positifs obtenus avec les PEAA sont moins importants qu'avec les OEA. Par contre, la durée des tests avec les PEAA est approximativement 2 fois plus longue que celle des tests avec les OEA. En cas de sortie précoce, avant 72 heures de vie, il est très difficile de réaliser la séquence test-retest avec des OEA : dans ce cas, les PEAA sont à privilégier.

Même si le dépistage est systématique depuis 2012, il pourrait être licite de repousser une sortie précoce en cas de non-réalisation de cet examen chez les enfants avec facteur de risque de surdité. Le Joint Committee on Infant Hearing (JCIH, États-Unis) a recommandé en 2007 le dépistage de la surdité chez les nouveau-nés ayant au moins un des facteurs de risque suivants, facteurs de risque repris par l'HAS en 2007 [42] :

- une infection *in utero* connue comme pouvant entraîner des troubles auditifs (rubéole, cytomégalovirus, toxoplasmose congénitale, syphilis congénitale, herpès) ;
- des anomalies crâniofaciales ;
- un poids de naissance inférieur à 1,5 kg ;
- une hyperbilirubinémie nécessitant une exsanguinotransfusion ;
- des médicaments ototoxiques ;
- une méningite bactérienne ;
- un score d'Apgar de 0-4 à 1 minute ou de 0-6 à 5 minutes de vie ;
- une ventilation mécanique prolongée pendant plus de 10 jours ;
- des antécédents familiaux de surdité profonde néonatale ;
- la présence de signes cliniques associés à un syndrome connu comportant une surdité.

Synthèse

Le dépistage néonatal sanguin (ou test de Guthrie) consiste en la réalisation d'un prélèvement sanguin, veineux ou capillaire, sur carton buvard spécifique, afin de dépister la phénylcétonurie, l'hypothyroïdie congénitale, la drépanocytose chez les enfants à risque, l'hyperplasie congénitale des surrénales et la mucoviscidose. Il doit être idéalement réalisé entre la 60e et la 84e heure, mais peut être avancé si besoin entre la 48e et la 60e heure, mais en aucun cas avant la 48e h (accord professionnel).

Ce dépistage doit être organisé par la maternité, même en cas de sortie précoce et sa traçabilité doit être assurée (accord professionnel).

Le dépistage de la surdité permanente néonatale doit être proposé systématiquement avant la sortie de maternité et en cas de sortie précoce, les PEAA sont à privilégier (accord professionnel).

En cas de facteur de risque de surdité, il est recommandé de décaler la sortie si le dépistage ne peut être réalisé sur la maternité (accord professionnel).

Conclusion

Les conditions d'une sortie de maternité réussie, impliquent d'en discuter dès le 3e trimestre de la grossesse, d'assurer une continuité des soins (fiche de liaison, contact téléphonique), d'identifier un professionnel référent de maternité et un professionnel référent de suivi, en privilégiant l'organisation en réseau.

Références

[1] Blondel B, Lelong N, Kermarrec M, Goffinet F. Coordination nationale des enquêtes nationales périnatales La santé périnatale en France métropolitaine de 1995 à 2010 : résultats des Enquêtes Nationales Périnatales. J Gynecol Obstet Biol Reprod (Paris) 2012;41:151-66.

[2] Coulm B, Blondel B. Durée de séjour en maternité après un accouchement par voie basse en France. J Gynecol Obstet Biol Reprod (Paris) 2013;42:76-85.

[3] Salanave B, de Launay C, Boudet-Berquier J, Castetbon K. Durée de l'allaitement maternel en France (Épifane 2012-2013). Bull Epidémiol Hebd 2014;27:450-7. Disponible en ligne : http://invs.santepubliquefrance.fr/beh/2014/27/2014_27_2.html.

[4] Danet S, Olier L, Moisy M. Direction de la recherche et des études de l'évaluation et des statistiques. La santé des femmes en France. Paris : La Documentation française; 2009. Disponible en ligne : www.drees.sante.gouv.fr/IMG/pdf/sante_femmes_2009.pdf.

[5] Haute Autorité de santé (HAS). Sortie de maternité après accouchement : conditions et organisation du retour à domicile des mères et de leurs nouveau-nés. 2014. Disponible en ligne : www.has-sante.fr/portail/jcms/c_1290110/fr/sortie-de-maternite-apres-accouchement-conditions-et-organisation-du-retour-a-domicile-des-meres-et-de-leurs-nouveau-nes.

[6] American Academy of Pediatrics (AAP). Committee on Fetus and Newborn. Hospital stay for healthy term newborns. Pediatrics 2010;125:405-9.

[7] Cargill Y, Martel MJ. Society of Obstetricians and Gynaecologists of Canada. Postpartum maternal and newborn discharge. J Obstet Gynaecol Can 2007;29:357-63.

[8] Redshaw M, Heikkila K. Delivered with care: a national survey of women's experience of maternity care. Oxford: National Perinatal Epidemiology Unit (NPEU); 2010. Disponible en ligne : www.npeu.ox.ac.uk/downloads/files/reports/Maternity-Survey-Report-2010.pdf.

[9] Stoll BJ, Hansen NI, Sánchez PJ, Faix RG, Poindexter BB, Van Meurs KP, et al. Eunice Kennedy Shriver National Institute of Child Health and Human Development Neonatal Research Network. Early onset neonatal sepsis: the burden of group B Streptococcal and E. coli disease continues. Pediatrics 2011;127:817-26.

[10] Edmond KM, Kortsalioudaki C, Scott S, Schrag SJ, Zaidi AK, Cousens S, Heath PT. Group B streptococcal disease in infants aged younger than 3 months: systematic review and meta-analysis. Lancet 2012;379:547-56.

[11] Van Dyke MK, Phares CR, Lynfield R, Thomas AR, Arnold KE, Craig AS, et al. Evaluation of universal antenatal screening for group B streptococcus. N Engl J Med 2009;360:2626-36.

[12] Puopolo KM, Madoff LC, Eichenwald EC. Early-onset group B streptococcal disease in the era of maternal screening. Pediatrics 2005;115:1240-6.

[13] Pulver LS, Hopfenbeck MM, Young PC, Stoddard GJ, Korgenski K, Daly J, et al. Continued early onset group B streptococcal infections in the era of intrapartum prophylaxis. J Perinatol 2009;29:20-5.

[14] Verani JR, McGee L, Schrag SJ. Division of Bacterial Diseases, National Center for Immunization and Respiratory Diseases, Centers for Disease Control and Prevention (CDC). Prevention of perinatal group B streptococcal disease–revised guidelines from CDC, 2010. MMWR Recomm Rep 2010;59:1-36.

[15] Polin RA. Committee on Fetus and Newborn. Management of neonates with suspected or proven early-onset bacterial sepsis. Pediatrics 2012;129:1006-15.

[16] Stocker M, Berger C, McDougall J, Giannoni E. Taskforce for the Swiss Society of Neonatology and the Paediatric Infectious Disease Group of Switzerland. Recommendations for term and late preterm infants at risk for perinatal bacterial infection. Swiss Med Wkly 2013;143:w13873.
[17] Ohlsson A, Shah VS. Intrapartum antibiotics for known maternal Group B streptococcal colonization. Cochrane Database Syst Rev 2014;6:CD007467.
[18] Ungerer RL, Lincetto O, McGuire W, Saloojee H, Gulmezoglu AM. Prophylactic versus selective antibiotics for term newborn infants of mothers with risk factors for neonatal infection. Cochrane Database Syst Rev 2004;4:CD003957.
[19] Fan Y, Yu JL. Umbilical blood biomarkers for predicting early-onset neonatal sepsis. World J Pediatr 2012;8:101-8.
[20] Bhutani VK, Zipursky A, Blencowe H, Khanna R, Sgro M, Ebbesen F, et al. Neonatal hyperbilirubinemia and Rhesus disease of the newborn: incidence and impairment estimates for 2010 at regional and global levels. Pediatr Res 2013;74(Suppl 1):86-100.
[21] Ray KN, Lorch SA. Hospitalization of early preterm, late preterm, and term infants during the first year of life by gestational age. Hosp Pediatr 2013;3:194-203.
[22] American Academy of Pediatrics Subcommittee on Hyperbilirubinemia. Management of hyperbilirubinemia in the newborn infant 35 or more weeks of gestation. Pediatrics 2004;114:297-316.
[23] National Collaborating Centre for Women's and Children's Health (UK). Neonatal Jaundice. London: RCOG Press, 2010.
[24] Nagar G, Vandermeer B, Campbell S, Kumar M. Reliability of transcutaneous bilirubin devices in preterm infants: a systematic review. Pediatrics 2013;132:871-81.
[25] Hoffman JI, Kaplan S. The incidence of congenital heart disease. J Am Coll Cardiol 2002;39: 1890-900.
[26] Kemper AR, Mahle WT, Martin GR, Cooley WC, Kumar P, Morrow WR, et al. Strategies for implementing screening for critical congenital heart disease. Pediatrics 2011;128. e1259-67.
[27] Nelle M, Raio L, Pavlovic M, Carrel T, Surbek D, Meyer-Wittkopf M. Prenatal diagnosis and treatment planning of congenital heart defects-possibilities and limits. World J Pediatr 2009;5:18-22.
[28] Khoshnood B, De Vigan C, Vodovar V, Goujard J, Lhomme A, Bonnet D, et al. Trends in prenatal diagnosis, pregnancy termination, and perinatal mortality of newborns with congenital heart disease in France, 1983-2000: a population-based evaluation. Pediatrics 2005;115:95-101.
[29] Brown KL, Ridout DA, Hoskote A, Verhulst L, Ricci M, Bull C. Delayed diagnosis of congenital heart disease worsens preoperative condition and outcome of surgery in neonates. Heart 2006;92:1298-302.
[30] Mahle WT, Tavani F, Zimmerman RA, Nicolson SC, Galli KK, Gaynor JW, et al. An MRI study of neurological injury before and after congenital heart surgery. Circulation 2002;106:I109-14.
[31] Ainsworth S, Wyllie JP, Wren C. Prevalence and clinical significance of cardiac murmurs in neonates. Arch Dis Child Fetal Neonatal Ed 1999;80:F43-5.
[32] Coceani F, Baragatti B. Mechanisms for ductus arteriosus closure. Semin Perinatol 2012;36:92-7.
[33] Mahle WT, Newburger JW, Matherne GP, Smith FC, Hoke TR, Koppel R, et al. American Heart Association Congenital Heart Defects Committee of the Council on Cardiovascular Disease in the Young, Council on Cardiovascular Nursing, and Interdisciplinary Council on Quality of Care and Outcomes Research; American Academy of Pediatrics Section on Cardiology and Cardiac Surgery, and Committee on Fetus and Newborn. Role of pulse oximetry in examining newborns for congenital heart disease: a scientific statement from the American Heart Association and American Academy of Pediatrics. Circulation 2009;120:447-58.
[34] Mahle WT, Newburger JW, Matherne GP, Smith FC, Hoke TR, Koppel R, et al. American Heart Association Congenital Heart Defects Committee of the Council on Cardiovascular Disease in the Young, Council on Cardiovascular Nursing, and Interdisciplinary Council on Quality of Care and Outcomes Research; American Academy of Pediatrics Section on Cardiology and Cardiac Surgery, and Committee on Fetus and Newborn. Role of pulse oximetry in examining newborns for congenital heart disease: a scientific statement from the American Heart Association and American Academy of Pediatrics. Pediatrics 2009;124:823-36.

[35] de-Wahl Granelli A, Wennergren M, Sandberg K, Mellander M, Bejlum C, Inganäs L, et al. Impact of pulse oximetry screening on the detection of duct dependent congenital heart disease: a Swedish prospective screening study in 39,821 newborns. BMJ 2009;338:a3037.
[36] Dezateux C, Rosendahl K. Developmental dysplasia of the hip. Lancet 2007;369:1541-52.
[37] Clinical practice guideline: early detection of developmental dysplasia of the hip. Committee on Quality Improvement, Subcommittee on Developmental Dysplasia of the Hip. American Academy of Pediatrics. Pediatrics 2000 ;105 :896-905.
[38] Jean Dubousset. Concernant la recrudescence de découverte de luxations congénitales de hanche après l'âge de la marche. Académie nationale de médecine Communiqué du 17 mars 2015. Paris : Académie nationale de médecine, 2015. Disponible en ligne : www.academie-medecine.fr/articles-du-bulletin
[39] Roussey M. Principes et organisation du dépistage néonatal en France. Arch Pediatr 2008;15: 734-7.
[40] Roussey M, Delmas D. Plus de 40 ans de dépistage néonatal en France : des données épidémiologiques majeures pour plusieurs maladies rares. Bull Epidémiol Hebd 2015;15-16:230-8. Disponible en ligne : http://invs.santepubliquefrance.fr//beh/2015/15-16/2015_15-16_1.html.
[41] François M, Hautefort C, Nasra Y, Zohoun S. Evolution of age at diagnosis of congenital hearing impairment. Eur Ann Otorhinolaryngol Head Neck Dis 2011;128:59-63.
[42] American Academy of Pediatrics (AAP), Joint Committee on Infant Hearing (JCIH). Year 2007 position statement: Principles and guidelines for early hearing detection and intervention programs. Pediatrics 2007 ;120 :898-921.

CHAPITRE

12

Les troubles psychiques du post-partum

Dépistage et prévention après la naissance

Sarah Bydlowski

POINTS CLÉS

- La période qui suit une naissance est à risque sur le plan psychique en matière de mortalité et de morbidité maternelles. Le *blues* du post-partum, transitoire et spontanément résolutif, est à distinguer d'une dépression post-natale, souvent associée à des troubles anxieux.
- Les facteurs de risque psychosociaux de dépression du post-partum sont nombreux ; ils se potentialisent les uns avec les autres et sont d'autant plus à prendre en considération qu'ils s'accumulent et/ou s'intriquent.
- La dépression du post-partum, au travers de l'impact négatif sur le fonctionnement relationnel de la mère, conduit à des désajustements dans la qualité et la sensibilité des interactions mère-bébé. Ceci peut avoir des effets délétères sur le développement émotionnel, cognitif et social de l'enfant.
- En pratique, il est recommandé d'avoir une vigilance importante pour les femmes à risque lors des rencontres cliniques post-natales avec les professionnels de terrain. Pour les femmes en difficulté, des visites à domicile et un soutien plus important doit pouvoir s'organiser. Lorsqu'une femme paraît déprimée, l'avis d'un spécialiste doit pouvoir être sollicité.

Introduction

La grossesse est un événement majeur dans la vie d'une femme. La transition vers la maternité s'accompagne de changements d'importance sur le plan psychique, social et somatique. Les processus et les remaniements psychiques qui y participent conduisent souvent à des réactivations de conflits anciens, parfois oubliés, que les femmes vont surmonter de façon variable selon leur fonctionnement psychique, le contexte et l'environnement de l'arrivée de l'enfant. C'est une période sensible pour les futurs parents ; des difficultés psychologiques surviennent fréquemment, témoignant du travail d'ajustement à ces modalités nouvelles auxquelles ils ont à faire face.

L'adaptation au nouveau rôle de mère, ses importantes responsabilités, conduisent à un certain déséquilibre psychologique qui est un phénomène tout à fait habituel en post-partum, notamment en cas de première grossesse. Cependant, la santé mentale maternelle peut s'altérer à la naissance d'un enfant et certaines femmes rencontrent à cette période des troubles psychiatriques importants. C'est une des raisons pour lesquelles les troubles psychologiques, notamment ceux qui ne sont pas de la lignée psychotique, font partie des pathologies les plus fréquemment retrouvées en post-partum. Ils comprennent la dépression post-natale, sur laquelle de nombreuses recherches se sont penchées, et les troubles anxieux, dont le trouble de stress post-traumatique (TSPT). Les psychoses puerpérales appartiennent à des séries de troubles plus sévères. Ils peuvent tous conduire à des perturbations de la relation mère-enfant. Dans les formes les plus graves, qui représentent de très rares situations, ces difficultés psychiques peuvent conduire au suicide et, plus rarement encore, à des tentatives d'infanticide.

Habituellement, la période du post-partum concerne celle qui va de la naissance à la fin de la première année de vie de l'enfant. Dans ce chapitre, nous nous sommes centrés sur les trois premiers mois du post-partum, dans la mesure où la consultation gynécologique d'après naissance a lieu dans cet intervalle.

Mortalité maternelle et santé mentale

Les difficultés psychiques représentent la cause principale de mortalité maternelle au cours de la première année du post-partum : environ 25 % des décès liés à une maladie psychiatrique avérée, à des violences domestiques ou un abus de substance, ces diverses causes étant fréquemment cumulées.

Un suicide après la naissance, événement rare, est habituellement associé à une dépression sévère ou à une psychose, survenant *de novo* (psychose du post-partum) ou préexistante à la naissance [1], ainsi qu'à un taux élevé d'infanticides [2]. Le risque de suicide est 70 fois plus élevé dans la première année post-natale après une hospitalisation pour un épisode psychiatrique sévère, comparativement aux autres périodes de la vie d'une femme.

La prévalence de suicide chez les femmes qui viennent juste d'accoucher n'est pas significativement différente du taux de suicides féminins dans la population générale [3].

Cependant, l'évaluation limitée aux six premières semaines du post-partum conduit probablement à une sous-estimation de la mortalité maternelle par suicide, qui survient parfois plus tardivement. Ainsi, les décès maternels dont la cause est psychologique, le plus souvent par suicide, sont aussi fréquents que les décès par troubles hypertensifs de la grossesse quand on étend le recueil des données aux 12 mois du post-partum [4].

Les mères adolescentes de moins de 17 ans ont un risque plus élevé de décès, par suicide ou abus d'alcool, que les mères âgées de plus de 20 ans [5].

Morbidité maternelle du post-partum

Les troubles psychiatriques du post-partum sont très divers. Ils peuvent survenir pour la première fois dans cette période ou constituer une récidive de difficultés préexistantes (tableau 12.1).

Blues du post-partum

Le *blues* du post-partum est extrêmement fréquent : il survient chez près de 50 % à 80 % des femmes dans les jours qui suivent immédiatement la naissance [6]. Ce syndrome est caractérisé par les symptômes les plus fréquents suivants : une labilité de l'humeur oscillant entre euphorie et détresse, une hypersensibilité, des pleurs sans tristesse, une agitation, une faible capacité à se concentrer, une anxiété et une irritabilité. Un sommeil perturbé, une déréalisation et un détachement du bébé ont aussi été rapportés.

Le pic de survenue du *blues* se situe entre le 3e et le 5e jour du post-partum ; il est habituellement transitoire et spontanément résolutif sans intervention spécialisée [7]. Cependant, chez certaines femmes, une dépression plus durable et sévère se développe. Les symptômes les plus sévères du *blues*, notamment le fait de rapporter des sentiments dépressifs précoces, les idées noires ou l'incapacité à s'arrêter de pleurer, doivent faire envisager le développement ultérieur d'une dépression [8].

La coïncidence de survenue du *blues* avec les changements hormonaux majeurs du post-partum a conduit à rechercher des associations biologiques à ce phénomène clinique, mais les résultats se sont généralement révélés peu concluants quant à ces corrélations [9].

Dépression du post-partum

La dépression du post-partum (DPP) est un épisode de dépression mineure ou majeure survenant après la naissance d'un enfant [10]. Un début dans le

Tableau 12.1. Principales caractéristiques cliniques des syndromes cliniques les plus fréquents du post-partum.

Principaux syndromes cliniques du post-partum	Principales caractéristiques cliniques
Blues du post-partum Prévalence : 50 à 80 % des naissances	Extrêmement fréquent Survenue dans les jours qui suivent immédiatement la naissance Labilité de l'humeur Hypersensibilité Irritabilité Spontanément résolutif et sans gravité
Dépression post-natale Prévalence : environ 13 % des naissances	Assez fréquente Survenue précoce ou plus tardive dans le post-partum Humeur triste, découragement Culpabilité, autodépréciation vis-à-vis de soi-même et de l'enfant Ralentissement psychomoteur Anhédonie Anxiété Troubles du sommeil et de l'appétit Nécessite un traitement avant tout relationnel *Urgence du fait de l'impact négatif sur les interactions mère-bébé et le développement de l'enfant*
Psychose puerpérale Prévalence : 1 à 2 cas pour 1 000 naissances	Trouble sévère et rare Début brutal dans les jours ou semaines du post-partum Agitation Troubles délirants Variations affectives extrêmes de type maniaques ou mélancoliques *Urgence psychiatrique du fait des risques suicidaires et d'infanticide*
Troubles anxieux Prévalence : environ 13 % des naissances	Trouble panique Trouble obsessionnel compulsif Phobies Syndrome de stress post-traumatique Anxiété sociale

mois qui suit la naissance est spécifique d'une dépression du post-partum, mais la sémiologie clinique n'est pas différente d'un épisode de dépression habituel [11].

Une revue systématique s'est penchée sur les études de prévalence et d'incidence de la DPP en pays développés et a comparé ces taux avec ceux des femmes déprimées en dehors de la période périnatale. Elle montre que la prévalence de la DPP dans sa forme épisode dépressif majeur est de 4 à 7 % dans les 3 premiers mois du post-partum [12]. Si l'on inclut les dépressions mineures, elle passe à 13 % [12]. Une dépression sévère, nécessitant une hospitalisation, survient chez 3 à 7 % des femmes [13].

Trente-trois pour cent des DPP débutent en réalité pendant la grossesse et 27 % avant celle-ci [14]. La plupart des femmes déprimées dans le post-partum guérissent en quelques mois, mais environ 30 % sont toujours déprimées au-delà de la première année de vie de l'enfant [15]. Par ailleurs, il existe un risque élevé, autour de 40 %, de récidive de DPP, ainsi que de dépression non post-natale [16].

Une dépression du post-partum est caractérisée par la persistance durant au moins 2 semaines des symptômes cognitifs et affectifs suivants : humeur triste, culpabilité, découragement, autodépréciation, sentiment d'incapacité et de culpabilité vis-à-vis de l'enfant qui n'entraîne pas la joie et le plaisir escomptés, anhédonie, ralentissement psychomoteur, difficultés de concentration, irritabilité, anxiété importante, ruminations, retrait social. Les symptômes somatiques concernant la fatigue, les troubles du sommeil et de l'appétit sont également présents, mais sont fréquents dans le post-partum. Cependant, ces symptômes sont plus fréquents chez les femmes déprimées en post-partum, ce qui suggère qu'ils peuvent constituer des marqueurs valides de DPP.

De nombreuses dépressions post-natales passent inaperçues pour deux raisons principales : l'existence de manifestations anxiodépressives normales (*blues* du post-partum) qui accompagnent les remaniements psychologiques en période périnatale, la superposition des symptômes somatiques de la dépression avec les manifestations fonctionnelles subjectives de cette période (fatigue, modification de l'appétit, etc.). En outre, la difficulté à accepter la naissance comme un événement difficile, du fait de la honte et de la culpabilité ressenties, ne favorise pas la verbalisation de leur malaise par les femmes.

Psychose puerpérale

Un faible pourcentage de femmes (autour de 1 à 2 pour 1 000 naissances) développe une psychose aiguë dans les premiers mois du post-partum [17]. Il s'agit du plus sévère trouble psychiatrique associé à la naissance. La plupart des épisodes débutent dans les 2 premières semaines qui suivent l'accouchement. Les caractéristiques cliniques comprennent un début brutal et des variations affectives extrêmes, avec une manie, une excitation et une euphorie, de même qu'une tristesse, des troubles délirants, des hallucinations, des troubles du comportement et une confusion [18]. Il s'agit souvent d'épisodes de brève durée. Les psychoses puerpérales sont souvent interprétées comme des épisodes cycliques de maladie affective ; les épisodes psychotiques schizophréniques sont rares après la

naissance [18]. Le risque de récidive aux grossesses suivantes est extrêmement élevé, puisqu'il est de 51 à 69 % [18].
Dans les bons cas, grâce au maintien du lien entre la mère et l'enfant, à une prise en charge clinique adaptée et aux antipsychotiques appropriés la guérison clinique est obtenue en quelques semaines [19]. Dans 10 à 15 % des cas, la psychose puerpérale est le premier épisode d'un trouble chronique : psychose chronique ou trouble bipolaire. Quand il s'agit d'un épisode isolé, non associé à d'autres troubles mentaux ou de la personnalité sévères, et qu'il est bien soigné, le pronostic pour la femme comme pour la relation à l'enfant est de bonne qualité [19]. Il s'agit néanmoins d'une urgence thérapeutique, notamment en cas de risque suicidaire et d'infanticide, qui nécessite un avis psychiatrique spécialisé immédiat.
La psychose puerpérale a été associée à la primiparité de façon significative [20], à des antécédents personnels et familiaux de psychose affective [21], à des antécédents de trouble bipolaire, au fait de ne pas être légalement mariée ou d'avoir des difficultés conjugales et à un antécédent de mort périnatale [22]. Le rôle des facteurs psychosociaux est donc bien moindre que pour les autres troubles du post-partum. Cinquante pour cent ou plus des femmes qui développent une psychose du post-partum n'ont aucun antécédent [23].
Avant de porter ce diagnostic, il est essentiel d'éliminer d'autres troubles cérébraux ou systémiques organiques, tels que l'éclampsie, un sevrage alcoolique, des troubles thyroïdiens ou infectieux [24].

Troubles anxieux

Les troubles anxieux au cours de la période périnatale sont souvent négligés, mais ils sont fréquents. Ils comprennent le trouble panique, le trouble obsessionnel-compulsif, les phobies, le TSPT et l'anxiété sociale.
La prévalence en est de 13 % dans le post-partum [25], avec une forte association aux troubles dépressifs [26].
Les troubles anxieux généralisés sont moins fréquents que les autres troubles anxieux dans l'évolution de la grossesse et du post-partum [27].
Il existe un risque plus élevé de trouble obsessionnel compulsif dans le post-partum [28]. Les ruminations peuvent concerner la crainte de nuire au bébé (phobies d'impulsion).
Le TSPT peut faire suite à différentes expériences traumatiques au cours de la grossesse, de la naissance ou précédant la conception [29]. La prévalence après l'accouchement est autour de 1 à 2 %. De nombreuses études sous-estiment la prévalence totale du TSPT en post-natal, ne tenant compte que des TSPT liés aux expériences traumatiques autour de la naissance. Des taux plus élevés sont retrouvés pendant la grossesse quand diverses expériences traumatiques sont incluses (6 à 8 %) [30]. Le TSPT est, de plus, fortement associé à la dépression [30].

Facteurs de risque

En dépit de nombreuses recherches sur les facteurs de risque des troubles psychiques périnataux, surtout dépressifs, il y a peu de revues systématiques et d'études utilisant des mesures diagnostiques, une approche longitudinale et des groupes de comparaison. Les études excluent souvent les femmes ayant des antécédents psychiatriques ou appartenant à des groupes spécifiques, comme celles infectées par le VIH ou présentant une maladie chronique, ce qui restreint notre compréhension des recoupements des risques et comorbidités.

Cependant, des antécédents de difficultés psychopathologiques ou psychosociales de tout type, incluant tout ce qui concerne un faible soutien social et des abus, sont prédicteurs de troubles mentaux en post-partum, avec peu de spécificité diagnostique et doivent conduire à la prévention, l'identification et éventuellement à un traitement.

Les études sur la DPP sont les plus nombreuses avec des revues systématiques, contrairement aux autres troubles.

Alors que la plupart des facteurs ne sont pas spécifiques de la période périnatale ou de pathologies particulières, certaines études [16] montrent un sous-type reproductible de dépression, caractérisée par une sensibilité particulière aux changements hormonaux liés à la reproduction, et une augmentation du risque de DPP en cas d'antécédents personnels et familiaux de DPP.

Facteurs de risque biologiques, somatiques et obstétricaux

Les études systématiques sur le sujet concluent que, même si certaines femmes sont plus vulnérables psychologiquement aux changements hormonaux, un lien direct entre hormones ou autres agents neurochimiques ne peut être démontré avec la DPP [31].

Deux situations médicales contribuent à altérer l'humeur après la naissance. Tout d'abord, le trouble thyroïdien, dont l'incidence est élevée dans les 6 premières semaines du post-partum [31]. Ensuite, une hémorragie du post-partum et l'allaitement sont associés à une anémie ferriprive, qui contribue à la fatigue et à une humeur triste.

Une étude montre l'absence de corrélation entre grossesse suite à une assistance médicale à la procréation (AMP) et risque de DPP [32].

Il n'y a pas de corrélation entre la cumulation d'interventions obstétricales et l'humeur [33], mais certains modes d'accouchement, en particulier les interventions instrumentales par voie vaginale et la césarienne, peuvent avoir des effets adverses sur le plan psychologique. Cependant, le mode d'accouchement n'est pas un facteur de risque indépendant de DPP quand les autres facteurs de risque sont pris en compte [34]. Une urgence chirurgicale au cours de la naissance, notamment une césarienne, peut induire des réactions d'angoisse intenses et perturber

la première rencontre entre mère et nouveau-né. Les événements autour de la naissance peuvent conduire à des troubles anxieux post-traumatiques, mais l'effet n'en est pas direct et apparaît modéré par la qualité des soins et le soutien du personnel. De plus, étant associée à une plus longue durée de guérison et de fatigue, la chirurgie peut compromettre le développement de la confiance maternelle.
Une mauvaise santé physique après la naissance contribue à une mauvaise santé mentale. Le risque de DPP est considéré comme moyen en cas d'atteinte maternelle par une maladie chronique [35]. Des problèmes physiques liés à la naissance peuvent persister durant des mois et sont souvent non diagnostiqués et traités.
L'absence d'allaitement a été associée à une augmentation de DPP [36] et peut être un indicateur précoce de vulnérabilité [36]. Une profonde fatigue est répandue chez les mères de nouveau-né, mais est souvent considérée comme normale ou peu importante, malgré ses effets adverses sur le fonctionnement quotidien. Un épuisement peut conduire à la dépression chez les femmes dont la charge de travail n'est ni reconnue ni partagée [37]. Les grandes enquêtes de surveillance n'ont pas trouvé d'effet de la sortie précoce de la maternité, mais 20 % des femmes qui sont admises dans un service de soins parents-bébés considèrent que leur séjour en maternité a été trop court [37].

Facteurs de risque psychosociaux

Ils ne peuvent pas être interprétés comme des facteurs étiologiques. La DPP ne peut être attribuée à un seul facteur, mais est probablement le résultat d'une interaction entre facteurs de risque et facteurs de protection [38].
Des antécédents personnels de troubles de l'humeur, une hospitalisation en psychiatrie, des troubles anxieux et dépressifs pendant la grossesse ont été identifiés comme facteur de prédiction d'une DPP [39,40]. Des antécédents familiaux de maladie psychiatrique semblent à faible risque de DPP [39,40]. Des études montrent une augmentation de prévalence de maladies psychiatriques, en particulier des troubles de l'humeur et une dépendance à l'alcool, dans les familles d'origine des femmes [41]. Une carence de soins parentaux, notamment maternels, des négligences dans l'enfance [42] et des abus sexuels et physiques dans l'enfance, contribuent à une DPP. Les femmes qui ont été sexuellement abusées dans l'enfance sont plus anxieuses concernant la sécurité de leurs propres enfants et sont inhibées dans l'intimité des soins avec leurs enfants [42].
De mauvaises relations conjugales sont un facteur de risque majeur de DPP [39,40], qu'il s'agisse de conflits conjugaux, d'une moins grande disponibilité du père et d'un moins bon soutien pratique, d'un faible soutien émotionnel, d'un mauvais ajustement ou de souffrance, d'une insatisfaction, d'un investissement insuffisant des soins à l'enfant ou d'une attente rigide de la répartition traditionnelle des rôles dans le couple [38]. Les relations avec le partenaire influencent également significativement le temps de guérison.

Les femmes déprimées sont plus irritables et socialement en retrait et, pour ces raisons, sont plus en difficulté avec leur partenaire ou perçoivent leurs relations comme mauvaises.
Les violences conjugales, qu'elles soient physiques ou psychologiques, ont également été démontrées comme à risque de DPP [35]. Chez les femmes ayant subi des violences domestiques, des scores plus élevés à l'échelle de dépression postnatale d'Édimbourg (EPDS, pour *Edinburgh postnatal depression scale*) ont été retrouvés 2 à 3 jours après l'accouchement, 1 à 2 jours après la sortie de la maternité et à 6 semaines du post-partum.
D'autres facteurs sociaux sont également associés à une DPP : un faible soutien social, une insatisfaction générale [39,40], être une femme jeune et seule [43], avoir un premier enfant après 30 ans [33], une immigration récente, surtout en cas d'impossibilité à parler la langue locale et à comprendre et obtenir les services sociaux [37], un statut socioéconomique défavorisé.
Des études internationales ont également montré qu'un défaut de soutien pratique dans le quotidien familial est plus souvent rapporté par les femmes déprimées dans le post-partum [44]. Quand ce soutien existe, il est protecteur sur le plan psychologique. Des relations conflictuelles avec la belle-famille, notamment avec la belle-mère, sont plus fréquentes chez les femmes déprimées.
Les groupes les plus susceptibles de développer une DPP sont les suivants : femmes sans emploi ou de niveau socioprofessionnel défavorisé [45], celles qui n'ont pas de travail à la suite du congé de maternité et celles qui doivent reprendre le travail plus vite qu'elles ne le souhaiteraient ou travaillent plus d'heures que souhaité. Les femmes vivant dans la précarité socioéconomique, qui ont le plus faible niveau d'éducation et peu d'accès à l'emploi, risquent plus de DPP [39,40].
Les événements de vie stressants coïncidant avec la naissance, tel qu'un deuil, une maladie sévère dans la famille, des conflits avec ses amis ou de sérieux problèmes financiers peuvent favoriser une DPP. Dans les pays développés, un deuil ou une maladie sévère dans la famille, l'absence de ressources du partenaire, des difficultés de logement, vivre dans un logement avec de nombreuses autres personnes et un manque d'intimité sont autant de réalités associées à des taux élevés de DPP.
L'angoisse associée à une grossesse non désirée peut favoriser une DPP. Les liens entre des violences sexuelles ou des viols dans les ces de grossesses non désirées et la DPP n'ont pas été étudiés.
Certains aspects de la personnalité sont impliqués comme facteur de risque de DPP : un fonctionnement névrotique, une hypersensibilité aux opinions des autres, le fait de se tourmenter pour plaire, un manque de confiance en soi et une timidité, une obsessionalité et des préoccupations anxieuses [46]. Une faible estime de soi est un facteur de risque indépendant de DPP.
Le tableau 12.2 résume les principaux facteurs de risque psychosociaux et biologiques.

Tableau 12.2. Principaux facteurs de risque (FDR) psychosociaux et biologiques de dépression du post-partum [223].

FDR sociaux	Violence domestique	1
	Antécédent de mauvais traitements et d'abus sexuels, notamment dans l'enfance	1
	Événements de vie stressants	2
	Faible soutien social	2
	Faible soutien du compagnon et difficultés conjugales	2
	Immigration	2
	Faible statut socioéconomique	3
FDR psychologiques	Dépression et absence de bonheur en cours de grossesse	2
	Anxiété pendant la grossesse	2
	Antécédent de dépression	2
	Fonctionnement névrotique	3
	Abus de substances	3
	Antécédent familial de trouble psychiatrique	4
FDR médicaux	Multiparité	3
	Grossesses multiples	3
	Maladie chronique	3
	Prématurité et faible poids de naissance du bébé	4

Précisons pour cette évaluation des FDR qu'elle est semi-qualitative et que nous ne disposons pas d'*odds ratio*

1. FDR élevés quand ils sont systématiquement retrouvés dans les études comme fortement corrélés, de façon significative
2. FDR moyens à élevés quand ils sont systématiquement retrouvés dans les études comme moyennement corrélés
3. FDR moyens quand ils sont systématiquement retrouvés dans les études comme moyennement, modérément corrélés ou de rang intermédiaire
4. FDR faibles quand les corrélations des études sont systématiquement faibles, non suffisamment significatives

Facteurs liés à l'enfant

La naissance prématurée et l'arrivée d'un enfant présentant un handicap sont des événements angoissants pouvant favoriser une DPP [47]. Les femmes à grossesse multiple ont des risques plus élevés de problèmes de santé, de fausse couche ou de prématurité ou de chirurgie à l'accouchement, facteurs qui tous sont associés à une élévation de l'anxiété en cours de grossesse. De fait du surcroît de charge de soins, les naissances multiples sont aussi associées à un risque plus élevé de DPP [40,48].

Des études de cohorte ont montré que les mères déprimées rapportent significativement plus de pleurs de leur enfant, des troubles du sommeil et de l'alimentation, que celles qui ne sont pas déprimées [49]. Certains auteurs ont interprété ce résultat comme un indicateur que le comportement des mères déprimées augmente les perturbations comportementales de l'enfant [49]. D'autres reconnaissent que les soins à un enfant difficile, pleurant beaucoup, difficile à apaiser, au sommeil perturbé, peuvent altérer la confiance maternelle et son bien-être et peuvent favoriser une DPP et les perturbations des interactions mère-bébé [50].

À la naissance, les nouveau-nés ont des caractéristiques propres qui les différencient, ce qui exerce des effets significatifs sur leurs interactions avec leur environnement, en particulier avec les personnes qui prennent soin d'eux. Les données les plus sensibles sont notamment : l'activité motrice, la régularité des rythmes de sommeil et d'alimentation, la réponse à une personne non familière ou à un stimulus, la facilité d'adaptation au changement, l'intensité des réactions émotionnelles, le seuil de réactivité, l'humeur en général, la distractibilité, l'endurance. Hopkins *et al.* [51] ont comparé 25 mères déprimées à 6 semaines avec 24 mères non déprimées du même âge, statut socioéconomique et affiliation religieuse. Ils montrent que les enfants de mères déprimées ont plus de complications néonatales et sont moins capables d'adaptation, sont plus irritables.

Des pleurs inconsolables, un comportement dysrégulé et une résistance à l'apaisement sont des indicateurs de bébés présentant des difficultés qu'il est difficile d'attribuer exclusivement à des données neurophysiologiques et génétiques, dites « d'équipement », ou liées à l'environnement. Les mères peuvent se sentir incompétentes ou impuissantes face à un bébé inconsolable. La confiance peut rapidement diminuer et elles ne perçoivent pas leur bébé comme source de gratification [52]. Des pleurs excessifs du bébé sont associés à un arrêt précoce de l'allaitement, de fréquents changements de lait maternisé, une irritabilité maternelle, des relations mère-bébé de mauvaise qualité, une altération de l'environnement émotionnel familial et un risque de maltraitance sur l'enfant. Les difficultés d'alimentation conduisent fréquemment à un sommeil perturbé pour les parents, du fait de réveils nocturnes pour manger, et à des pleurs persistants. Les parents d'enfants inconsolables sont peu gratifiés par leur bébé et sont plus exposés à des cercles vicieux de mauvais ajustements avec leur enfant. Ceci peut diminuer leur confiance dans leurs capacités parentales et favoriser une DPP. Des études longitudinales ont montré que les difficultés de sommeil des bébés précédaient la DPP [53].

Facteurs de risque de troubles anxieux

Les facteurs de risque de troubles anxieux sont : des antécédents de troubles anxieux, le peu de soutien social, un passé de mauvais traitements dans l'enfance, y compris sexuels, et un stress perçu concernant la grossesse, l'accouchement et le post-partum [27].

Le TSPT est associé à des complications obstétricales, surtout celles ayant une morbidité sévère : la prématurité, un haut taux de stress ressenti subjectivement et des complications de l'enfant [54].

La psychopathologie (en particulier la dépression et l'anxiété) pendant la grossesse est associée fortement à un risque augmenté de TSPT et peut augmenter le stress maternel pendant le travail [54]. Des facteurs additionnels ont été identifiés tels que des expériences traumatiques antérieures et un faible soutien pendant l'accouchement [54].

Santé mentale maternelle, développement de l'enfant et interactions mère-bébé

La DPP au travers de l'impact négatif sur le fonctionnement relationnel de la mère, conduit à des désajustements dans la qualité et la sensibilité des interactions mère-bébé. Ceci peut avoir des effets délétères sur le développement émotionnel, cognitif et social de l'enfant, surtout quand la DPP survient dans la première année de vie de l'enfant [50]. La DPP réduit la sensibilité, la chaleur, l'adaptation et la réceptivité maternelle [55].

Des observations comportementales des interactions en face-à-face de bébés avec leur mère déprimée ont rapporté moins d'expressions faciales positives, plus d'expressions négatives et de protestations, plus de retrait et d'évitement, plus d'agitation et une absence d'affects positifs. Des bébés de 2 mois dont les mères sont déprimées ont de plus haut taux de comportements dysrégulés et évitent plus facilement le contact avec leur mère [55]. Les effets sont d'autant plus marqués dans les populations désavantagées d'un point de vue socioéconomique, en particulier chez les adolescentes et les femmes seules, et pour les garçons. Dans les populations moins à risque, les différences sont moins marquées dans les interactions mère-bébé [55].

Indépendamment des effets délétères de la pauvreté, des mauvaises conditions de vie et des maladies infectieuses, la DPP contribue à altérer la croissance et le développement de l'enfant.

Prévention et traitement des troubles psychiques maternels

La période périnatale est propice à l'éducation à la santé, en raison de la fréquence des contacts avec les professionnels de santé. Les futurs et nouveaux parents sont souvent en recherche de soutien au bon développement de leurs enfants et à la diminution potentielle des dysfonctionnements familiaux intergénérationnels. La période périnatale fournit ainsi aux cliniciens une occasion unique d'aborder la santé psychologique, sociale et physique de leurs patients et d'envisager l'évaluation psychosociale systématique comme partie intégrante des soins à cette étape de leur vie. Le dépistage précoce et le traitement de la morbidité psychosociale sont particulièrement importants en ce qui concerne le fonctionnement de la famille et la relation parents-enfant, avec de plus un impact positif potentiel sur la santé de la génération suivante.

La prévention, le dépistage et le traitement des troubles psychiques du post-partum reposent sur une approche complémentaire englobant différents abords : prise en compte des aspects somatiques de la mère et de l'enfant, approche psychothérapique, éventuellement prescription médicamenteuse, etc. Il est essentiel d'accompagner ces femmes et leurs bébés en mettant en lien et en œuvre tous les acteurs disponibles : professionnels de maternité et de PMI (Protection maternelle et infantile), pédiatres, médecins et sages-femmes libéraux, psychiatres et psychologues de liaison, services de secteur de psychiatrie de l'enfant et de psychiatrie générale, assistantes sociales, groupes d'entre-aide, associations, etc. En cas de difficulté avérée, l'abord psychothérapique est toujours au centre du traitement.

Dépistage de la dépression du post-partum

Alors qu'il existe des traitements effectifs, moins de la moitié des femmes avec DPP est dépistée en pratique clinique de routine [56].

Il y a peu de données systématiques concernant l'efficacité de stratégies préventives et thérapeutiques [57]. La plupart des DPP mineures disparaissent dans la première année, les mères s'expérimentant et leur confiance augmentant. Dans ces situations, le soutien familial, quand il existe, et des professionnels de première ligne (sages-femmes, pédiatres, médecins traitants, professionnels de PMI, etc.) suffit le plus souvent. Cependant, les DPP sévères peuvent persister, devenir chroniques et récidivantes [16]. Elles requièrent alors l'intervention de professionnels plus spécialisés, conjointement aux intervenants de terrain.

La méthode de dépistage la plus fréquemment utilisée au cours de la première année de vie de l'enfant est l'échelle EPDS. C'est le seul questionnaire de ce type qui ait une spécificité reconnue liée à la période périnatale. Il s'agit d'un autoquestionnaire comportant 10 items [58], traduit et validé dans de nombreux pays. La valeur prédictive positive de la DPP est de 9 à 64 % (score seuil entre 9 et 10) ou entre 17 et 100 % (score seuil entre 12 et 13). L'importance des écarts constatés dépend de la population, de la prévalence, de la traduction et du score seuil. En post-partum immédiat, les scores d'EPDS sont souvent plus élevés du fait de la prévalence du *blues* du post-partum et de l'absence de distinction par ce questionnaire entre *blues* et DPP, requérant un véritable entretien clinique. En dehors de cette période particulière, la performance diagnostique de l'EPDS est bonne dans la plupart des études.

Même si des études suggèrent que de très brefs dépistages pourraient être efficaces dans l'identification de la DPP et des troubles anxieux du post-partum, des recherches supplémentaires sont nécessaires pour proposer une généralisation en soins courants de ce type de dépistage.

Myers *et al.* [59] ont pratiqué une revue systématique de 40 études publiées entre 2004 et 2012, dont certaines randomisées sur des échantillons contrôlés, évaluant l'efficacité d'instruments de dépistage de la DPP, les avantages et inconvénients d'un tel dépistage et son impact sur la mise en œuvre d'actions efficientes à la suite. Seules 5 études comparatives montrent une efficacité clinique, mais modeste, du dépistage dans la réduction de la morbidité de la DPP [59]. Les programmes associant d'une manière intégrative dépistage et stratégies thérapeutiques par des professionnels de santé entraînés paraissent particulièrement efficients [60].

Les questionnaires de dépistage administrés en cours de grossesse afin d'identifier les femmes à risque de DPP ont une faible valeur prédictive positive ; il n'existe pas suffisamment de preuves pour introduire un dépistage de routine dans les soins anténataux [57]. Cependant, les résultats d'évaluations coût-efficacité montrent que des méthodes d'identification formalisée de la DPP peuvent être rentables [60] : la plupart des femmes et des professionnels estiment le dépistage comme acceptable, même si parfois des sentiments de stigmatisation et d'intrusion sont rapportés.

Le problème de la non-identification et donc du non-accès à des soins efficaces doit être mis en balance avec les problèmes associés au dépistage (mauvais diagnostic, risque d'étiquetage et de stigmatisation), en particulier si une décision clinique sur la présence ou l'absence de trouble mental repose sur la seule base du résultat du test. Aussi est-il essentiel de rappeler que les tests de dépistage ne sont pas faits pour diagnostiquer des troubles psychiques, mais permettent néanmoins d'identifier les femmes pour lesquelles une attention particulière sur le plan psychosocial et clinique doit être portée. Un entraînement particulier est donc nécessaire pour les professionnels de santé.

L'entretien prénatal précoce (EPP), dit « du 4e mois », est l'une des mesures phare du Plan périnatalité 2005-2007 : distinct d'une consultation médicale, il est tout particulièrement centré sur le repérage des vulnérabilités psychiques et des dépressions périnatales et sur l'accompagnement des femmes et des couples devant faire face à des difficultés psychosociales. L'évaluation de ce plan [61] et le rapport réalisé par l'Inserm en 2011 [62] ont tous deux mis en évidence une mise en œuvre très partielle des mesures concernant le suivi de la santé émotionnelle des couples pendant la grossesse. L'EPP est encore peu diffusé (21,4 % des femmes) et a souvent lieu après le 4e mois de grossesse (52,9 % des cas). Sa mise en place a été moins appuyée dans les maternités de type 3 et particulièrement difficile à mettre en place dans les établissements en sous-effectif soignant. Il semble qu'il ait favorisé l'augmentation de la participation aux préparations à la naissance. Les résultats sont positifs en matière de satisfaction pour les femmes ayant bénéficié de l'EPP comme pour les professionnels l'ayant mis en œuvre. D'une façon générale, une approche favorable à l'amélioration de la prise en compte de la dimension humaine, et non strictement médicale de la périnatalité, s'est développée. Les mesures de ce plan ont contribué à faire émerger et à diffuser la nécessité de la prise en charge médicopsychosociale de la grossesse et de l'accouchement. Cependant, les prises en charge restent fort disparates pour les femmes en situation de vulnérabilité, les mesures du plan ayant davantage développé des conditions favorables qu'amélioré directement la situation. Elles ont joué un rôle limité dans le renforcement de la prise en charge des femmes et des couples les plus en difficultés [61]. Au total, ces mesures sont trop récentes pour avoir pleinement déployé leurs impacts et nous ne disposons pas encore d'évaluations de terrain suffisamment abouties.

L'entretien post-natal précoce a pour objectif d'accompagner, d'écouter et de soutenir les femmes, les couples et les nouveau-nés. Son intérêt serait d'être réalisé après l'accouchement, en maternité, en ville ou à domicile, afin de prévenir les difficultés éventuelles liées au retour à la maison et d'identifier les besoins spécifiques de la famille. Il permettrait d'accompagner les soins du bébé et l'allaitement, de favoriser les liens mère-enfant, de s'assurer du développement psychomoteur du bébé, d'ajuster le suivi de la mère et de l'enfant en fonction de leurs besoins. Sa réalisation a été soutenue lors de l'évaluation en 2010 du plan périnatalité 2005-2007 [61]. L'agence régionale de santé (ARS) d'Île-de-France recommande sa réalisation en 2012, entre le 8e et le 15e jour, et le distingue de la consultation médicale post-natale plus tardive [63]. En 2014, la Haute Autorité de santé (HAS) recommande la réalisation de cet entretien en appui sur les ressources des réseaux de santé en périnatalité, avec comme objectif majeur le dépistage de la DPP [64]. Le Collectif interassociatif autour de la naissance (CIANE) souligne, dans ses enquêtes menées auprès de 5 460 sujets en 2010 et dans les suites de 5 417 naissances en 2012, l'importance d'une écoute attentive de l'expérience émotionnelle entre mère et bébé dans le post-partum [65,66]. Sa mise en œuvre n'a pas été pour le moment évaluée et sa pratique est loin d'être actuellement généralisée, faute de moyens mis en œuvre.

Les données probantes fondant le dépistage de la DPP ont été largement examinées au cours de l'élaboration des recommandations de pratique clinique en 2013 au Royaume-Uni (National Institute for Health and Care Excellence, [NICE]), en 2012 en Écosse (Scottish Intercollegiate Guidelines Network [SIGN]) et en 2011 en Australie [67], qui sont toutes étayées par des revues systématiques de la littérature. Ces 3 recommandations varient dans leurs niveaux de recommandation pour ou contre l'utilisation de l'EPDS : les directives australiennes recommandent son usage systématique dans un programme de dépistage intégré ; les directives écossaises et britanniques recommandent son utilisation uniquement comme un complément à la pratique clinique. Une revue systématique de l'Agency for Healthcare Research and Quality (AHRQ, États-Unis) [59] conclut que même si les instruments actuels de dépistage de la DPP sont assez sensibles et spécifiques pour la détecter, le niveau de preuve reste insuffisant pour permettre que les avantages et les inconvénients du dépistage soient équilibrés ou pour déterminer si l'utilisation d'outils/de stratégies spécifiques d'évaluation permettrait d'obtenir de meilleurs résultats.

Prévention

Tous les guides de pratique professionnelle actuels recommandent aux obstétriciens et aux sages-femmes d'identifier les femmes, de préférence le plus tôt possible au cours de leur grossesse, qui présentent des antécédents de troubles mentaux sévères ou des troubles actuels, incluant la schizophrénie et autres psychoses, les troubles bipolaires, une dépression même modérée, un antécédent de traitement psychotrope, un antécédent familial de trouble psychiatrique périnatal [68,69]. Les femmes dépistées à risque doivent être adressées à un spécialiste de santé mentale périnatale pour de plus amples investigations, des interventions spécifiques et les traitements nécessaires pour la grossesse et le post-partum.

Dépression du post-partum

Une revue systématique retrouve 28 essais contrôlés randomisés (n > 16 000 femmes) comparant des interventions préventives psychosociales ou psychologiques de DPP *versus* une prise en charge habituelle au cours de la grossesse, du séjour à la maternité ou en post-partum, chez des femmes à risque de DPP et chez des femmes indemnes de risque de DPP [70]. Dans tous ces essais, les femmes ayant bénéficié d'une intervention psychosociale ou psychologique développent significativement moins de DPP que celles bénéficiant de soins habituels. Les femmes identifiées à risque de DPP ont été aidées de façon préventive. Les interventions préventives protectrices comprennent des visites à domicile très régulières et individualisées par des infirmières ou des sages-femmes, un soutien téléphonique par des pairs et une psychothérapie. Les interventions par des professionnels et celles par des pairs sont toutes deux efficaces pour réduire le risque de développer une symptomatologie dépressive. Les interventions individuelles réduisent la symptomatologie dépressive à la dernière évaluation, de même que les interventions de groupes. Les interventions initiées dans le post-partum réduisent significativement le risque de développer une DPP. Cependant, il n'existe pas d'effet préventif significatif sur la symptomatologie pour les interventions de type *debriefings* psychologiques structurés ou les thérapies cognitives et comportementales.

Il existe des essais contrôlés et randomisés sur les traitements de la DPP, mais la plupart sont limités en raison du taux élevé de perdues de vue dans le suivi, une courte période de suivi ou des biais potentiels du fait des refus de participation [71,72]. Les traitements pharmaceutiques comme psychologiques réduisent la sévérité des symptômes et la durée de la DPP. La décision de prescrire un traitement médicamenteux, habituellement un antidépresseur, doit être évaluée au regard du risque fœtal et infantile, en raison du passage placentaire et par le lait maternel.

Un essai randomisé comparatif a montré une amélioration rapide de l'humeur maternelle avec tous les traitements (conseil, thérapie cognitivocomportementale, psychothérapie d'orientation psychanalytique et soins courants primaires) chez des femmes déprimées traitées comparées à des témoins non soignées. Cependant, dans une étude, seule la psychothérapie d'orientation psychanalytique réduit significativement la DPP [73]. En revanche, aucun des bénéfices du traitement n'est observé à 9 mois ; le traitement ne prévient pas les épisodes suivants de DPP et les effets à long terme ne sont pas supérieurs à la rémission spontanée [73]. Mac Arthur *et al.* [74] ont montré que des professionnels spécifiquement formés effectuant des visites à domicile peuvent mettre en œuvre des traitements pour les mères qui réduisent les taux de DPP à 4 mois, en les comparant à des mères soignées par des professionnels non formés. Les bénéfices à court terme sont apparents, dans une étude pilote d'un essai randomisé, d'un soutien renforcé par les pairs de femmes à risque de développer une DPP [75]. Les mères auxquelles a été enseignée la façon de calmer leur enfant et de l'apaiser pour le sommeil, que ce soit en clinique ou durant des visites à domicile, améliorent leur humeur [76]. Il est généralement admis qu'une approche d'équipe, associant des professionnels de soins primaires, des professionnels de santé et des spécialistes de santé mentale, de même qu'une série de facilités d'équipement de santé, est nécessaire.

Alors que de nombreux essais ont étudié le traitement de la DPP, peu ont évalué l'impact développemental sur l'enfant. Murray *et al.* [77], comparant des visites à domicile par des professionnels formés à la mise en œuvre d'une psychothérapie pour mères déprimées, ont montré que des conseils non directifs favorisent le développement d'interactions plus ajustées, parmi les femmes qui ont des problèmes sociaux, par rapport à des thérapies d'orientation psychanalytique ou cognitivocomportementale. À 4 mois, les mères qui ont reçu des conseils rapportent moins de difficultés dans des aspects variés de leur relation avec leur bébé, comme le jeu, les séparations, les besoins d'attention de l'enfant, comparées à des femmes qui ont reçu des soins de routine primaires. Ce bénéfice est soutenu par des rapports maternels positifs sur le fonctionnement émotionnel et comportemental de l'enfant à 18 mois. Cependant, il n'y a pas d'impact de ces différents traitements sur le développement cognitif ou émotionnel ni sur l'ajustement comportemental à la maison ou à l'école quand l'enfant atteint l'âge de 5 ans [77]. Les groupes de préparation à la naissance en cours de grossesse ne préviennent pas la DPP, sauf quand les compagnons participent à au moins une séance, témoignant ainsi probablement d'une implication du futur père plus importante vis-à-vis de sa compagne comme de l'enfant [78]. Bien que la qualité des relations de la mère, en particulier avec son compagnon, soit centrale pour elle sur le plan de son bien-être émotionnel en cours de grossesse et après la naissance, peu d'interventions incluent les membres de la famille. Il est très probable que des actions incluant le compagnon seraient plus efficaces, mais elles doivent être argumentées et étudiées de façon appropriée.

Troubles anxieux

Bien moins de recherches sur les actions de prévention dans ce domaine existent que pour la DPP.

Deux essais de petite taille sur un groupe de thérapie cognitivocomportementale présentent des limitations méthodologiques et des résultats équivoques [79, 80]. Un autre essai contrôlé randomisé en double aveugle a montré l'efficacité de l'intégration d'une prévention basée sur l'approche cognitivocomportementale aux cours de préparation à la naissance pour des femmes à risque de troubles obsessionnels-compulsifs, par rapport à des femmes n'ayant reçu que des conseils psychoéducatifs [81]. À 1, 3 et 6 mois après la naissance, les femmes ayant bénéficié de la prévention présentent des taux significativement plus bas d'obsessions et de compulsions que les témoins. Un guide anténatal associé à un appel téléphonique hebdomadaire réduit les symptômes de DPP et d'anxiété chez des femmes anxieuses en cours de grossesse [82]. De même, une éducation prénatale des parents réduit l'anxiété post-natale et favorise l'ajustement conjugal dans une population de primipares [83].

Une controverse plane sur l'utilité d'un *debriefing* pour prévenir le TSPT. Le terme de *debriefing* est utilisé pour décrire une grande variété d'interventions depuis l'utilité de discuter des expériences d'accouchement, notamment quand ils sont perçus comme traumatiques, jusqu'à des interventions très structurées. Dans une revue [84], 8 essais contrôlés et randomisés et 7 études sont menés pour en évaluer l'efficacité au Royaume-Uni. Six essais ont montré l'inutilité des *debriefings* structurés, un essai a mis en évidence le risque de nuire, 2 essais ont montré une association positive avec une intervention psychologique. Il est utile pour les femmes de parler de leur accouchement, mais l'efficacité d'un *debriefing* structuré n'est pas démontrée.

Conclusion

Le post-partum est une période tumultueuse, riche en remaniements psychiques profonds, mais à risque sur le plan psychologique pour les parents, en raison des bouleversements auxquels ils doivent faire face. Cette situation de changements intenses peut révéler ou exacerber certaines fragilités psychiques. En raison de la souffrance maternelle qu'ils induisent et du retentissement fréquent sur les interactions précoces mère-bébé, ces troubles psychiques du post-partum constituent un enjeu majeur de santé publique.

La santé mentale est intriquée avec la mortalité et la morbidité maternelle, mais n'a pas fait l'objet d'autant d'attention. Dans le domaine de la santé mentale périnatale, l'accent a surtout porté sur l'identification des corrélations et des conséquences d'une mauvaise santé mentale maternelle et peu d'explorations se sont penchées sur le rôle du père, de la famille ou des facteurs sociaux, avec le risque d'une mauvaise attribution des causes [38].

Les facteurs de risque psychiques maternels devraient être recherchés en routine dans les prises en charge de santé périnatale. La recherche de difficultés psychologiques doit être conduite dès la grossesse. Une attention doit être portée dès le repérage d'un facteur de risque et notamment en cas d'antécédent personnel ou familial de psychopathologie. Il est essentiel d'être attentif à une pathologie mentale préexistante à la grossesse, à l'implication d'un psychiatre ou d'une équipe de psychiatrie. Toute femme repérée comme à risque doit pouvoir bénéficier d'un projet partagé par plusieurs équipes pour le suivi de sa grossesse et de la période post-natale.

Les troubles psychiatriques périnataux peuvent avoir des conséquences significatives sur l'évolution maternelle et infantile et provoquer une importante morbidité et mortalité. L'enjeu pour les professionnels de la naissance est d'identifier correctement les femmes en difficulté et de leur assurer des soins et traitements ajustés à leurs besoins.

Références

[1] Appleby L, Mortensen PB, Faragher B. Suicide and other causes of mortality after post-partum psychiatric admission. Br J Psychiatry 1998;173(9):209-11.

[2] Brockington I. Suicide in women. Int Clin Psychopharmacol 2001;16:S7-S19.

[3] Oates M, Suicide: the leading cause of maternal death. Br J Psychiatry 2003;183:279-81.

[4] Department of Health. Report of the Confidential Enquiries into Maternal Deaths. London: Department of Health; 1999.

[5] Otterblad Olausson P, Haglund B, Ringbäck Weitoft G, Cnattingius S. Premature death among teenage mothers. BJOG 2004;111:793-9.

[6] Pitt B. Maternity blues. Br J Psychiatry 1973;122:431-3.

[7] Bydlowski S, Lalanne C, Golse B, Vaivre-Douret L. The postpartum blues: A marker of early neonatal organization? Infant Ment Health J 2013;34:508-15.

[8] Sutter AL, Leroy V, Dallay D, Verdoux H, Bourgeois M. Post-partum blues and mild depressive symptomatology at days three and five after delivery. A French cross sectional study. J Affect Disord 1997;44:1-4.

[9] Steiner M. Further needs in clinical assessment – perinatal mood disorders: position paper. Psychopharmacol Bull 1998;34:301-7.

[10] Cox JL. Introduction and classification dilemnas. Cox JL, Holden J (eds). Perinatal psychiatry: use and misuse of the Edinburgh Postnatal Depression Scale. London: Gaskell, 1994:47-68.

[11] Paykel ES. Mood disorders: review of current diagnostic systems. Psychopathology 2002;35:94-9.

[12] Gavin NI, Gaynes BN, Lohr KN, Meltzer-Brody S, Gartlehner G, Swinson T. Perinatal depression: a systematic review of prevalence and incidence. Obstet Gynecol 2005;106:1071-83.

[13] O'Hara M, Zekoski E. Postpartum depression: a comprehensive review. Kumar R, Brockington IF (eds). Motherhood and mental illness. London: Butterworth and Co, 1988:17-63.

[14] Wisner KL, Sit DK, Mac Shea MC, Rizzo DM, Zoretich RA, Hughes CL, et al. Onset timing, thoughts of self-harm, and diagnoses in postpartum women with screen-positive depression findings. JAMA Psychiatry 2013;70:490-8.

[15] Goodman JH. Postpartum depression beyond the early postpartum period. J Obstet Gynecol Neonatal Nurs 2004;33:410-20.

[16] Cooper PJ, Murray L. Course and recurrence of postnatal depression: evidence for the specificity of diagnostic concept. Br J Psychiatry 1995;166:191-5.

[17] Munk-Olsen T, Laursen TM, Pedersen CB, Mors O, Mortensen PB. New parents and mental disorders: a population-based register study. JAMA 2006;296:2582-9.

[18] Pfuhlmann B, Stoeber G, Beckmann H. Postpartum psychoses: prognosis, risk factors, and treatment. Curr Psychiatry Rep 2002;4:185-90.

[19] Dayan J, Andro G, Dugnat M. Psychopathologie de la périnatalité. Paris : Masson, coll. « Les âges de la vie »;1999.

[20] Munk-Olsen T, Jones I, Laursen TM. Birth order and postpartum psychiatric disorders. Bipolar Disord 2014;16:300-7.

[21] Jones I, Craddock N. Familiality of the puerperal trigger in bipolar disorder: results of a family study. Am J Psychiatry 2001;158:913-7.

[22] Marks MN, Wieck A, Checkley SA, Kumar R. Contribution of psychological and social factors to psychotic and non-psychotic relapse after childbirth in women with previous histories of affective disorder. J Affect Dis 1992;29:253-64.

[23] Blackmore ER, Rubinow DR, O'Connor TG, Liu X, Tang W, Craddock N, et al. Reproductive outcomes and risk of subsequent illness in women diagnosed with postpartum psychosis. Bipolar Disord 2013;15:394-404.

[24] Cantwell R, Clutton-Brock T, Cooper G, Dawson A, Drife J, Garrod D, et al. Saving mother's lives: reviewing maternal deaths to make motherhood safer: 2006-2008. The Eight Report of the Confidential Enquiries into Maternal Deaths in the United Kingdom. BJOG 2011;118:1-203.

[25] Vesga-Lopez O, Blanco C, Keyes K, Olfson M, Grant BF, Hasin DS. Psychiatric disorders in pregnant and postpartum women in the United States. Arch Gen Psychiatry 2008;65:805-15.

[26] Wisner KL, Perel JM, Peindl KS, Hanusa BH. Timing of depression recurrence in the first year after birth. J Affect Disord 2004;78:249-52.

[27] Buist A, Gotman N, Yonkers KA. Generalized anxiety disorder: course and risk factors in pregnancy. J Affect Disord 2011;131:277-83.

[28] Russell EJ, Fawcett JM, Mazmanian D. Risk of obsessive-compulsive disorder in pregnant and postpartum women: a meta-analysis. J Clin Psychiatry 2013;74:377-85.

[29] Ayers S. Delivery as a traumatic event: prevalence, risk factors, and treatment for postnatal posttraumatic stress disorder. Clin Obstet Gynecol 2004;47:552-67.

[30] Seng JS, Rauch SA, Resnick H, Reed CD, King A, Low LK, et al. Exploring posttraumatic stress disorder symptom profile among pregnant women. J Psychosom Obstet Gynaecol 2010;31:176-87.

[31] Hendrick V, Altshuler L, Suri R. Hormonal changes in the postpartum and implications for postpartum depression. Psychosomatics 1998;39:93-101.

[32] Ross LE, McQueen K, Vigod S, Dennis CL. Risk for postpartum depression associated with assisted reproductive technologies and multiple births: a systematic review. Hum Reprod Update 2011;17:96-106.

[33] Astbury J, Brown S, Lumley J, Small R. Birth events, birth experiences and social differences in postnatal depression. Aust J Public Health 1994;18:176-84.

[34] Johnstone S, Boyce PM, Hickey AR, Morris-Yatees AD, Harris MG. Obstetric risk factors for postnatal depression in urban and rural community samples. Aust N Z J Psychiatry 2001;35(1):69-74.

[35] Ross LE, Dennis CL. The prevalence of postpartum depression among women with substance use, an abuse history, or chronic illness: a systematic review. J Womens Health (Larchmt) 2009;18:475-86.

[36] Ebherhard-Gran M, Eskild A, Tambs K, Samuelsen SO, Opjordsmoen S. Depression in postpartum and non-postpartum women: prevalence and risk factors. Acta Psychiatr Scand 2002;106:426-33.

[37] Fisher JRW, Feekery CJ, Amir LH, Sneddon M. Health and social circumstances of women admitted to a private mother baby unit. Aust Fam Physician 2002;31:39-58.

[38] Wilson LM, Reid AJ, Midmer DK, Biringer A, Carroll JC, Stewart DE. Antenatal psychosocial risk factors associated with adverse postpartum family outcomes. CMAJ 1996;154:785-99.

[39] Fisher J, Cabral de Mello M, Patel V, Rahman A, Tran T, Holton S, et al. Prevalence and determinants of common perinatal mental disorders in women in low- and lower-middle-income countries: a systematic review. Bull World Health Organ 2012;90:G139-49.

[40] Sawyer A, Ayers S, Smith H. Pre- and postnatal psychological wellbeing in Africa: a systematic review. J Affect Disord 2010;123:17-29.
[41] Stowe ZN, Nemeroff CH. Women at risk for postpartum-onset major depression. Am J Obstet Gynecol 1995;173:639-45.
[42] Douglas AR. Spotlight on practice. Reported anxieties concerning intimate parenting in women sexually abused as children. Child Abuse Negl 2000;24:425-34.
[43] Feggetter G, Cooper P, Gath D. Non-psychotic psychiatric disorders in women one year after childbirth. J Psychosom Res 1981;25:369-72.
[44] Mills EP, Finchilescu G, Lea SJ. Postnatal depression – an examination of psychosocial factors. S Afr Med J 1995;85:99-105.
[45] Rubertsson C, Wickberg B, Gustavsson P, Rådestad I. Depressive symptoms in early pregnancy, two months and one year postpartum: prevalence and psychosocial risk factors in a Swedish sample. Arch Womens Ment Health 2005;8:97-104.
[46] Boyce P, Mason C. An overview of depression-prone personality traits and the role of interpersonal sensitivity. Aust NZJ Psychiatry 1996;30:90-103.
[47] Kumar R, Robson KM. A prospective study of emotional disorders in childbearing women. Br J Psychiatry 1984;144:35-47.
[48] Fisher JRW, Stocky AJ. Maternal perinatal mental health and multiple births: implications for practice. Twin Res 2003;6:506-13.
[49] Righetti-Veltema M, Conne-Perreard E, Bousquet A, Manzano J. Postpartum depression and mother-infant relationship at three months old. J Affect Dis 2002;70:291-306.
[50] Murray L, Cooper PJ. Postpartum depression and child development. New York, London: Guilford Press; 1997.
[51] Hopkins J, Campbell S, Marcus M. Role of infant-related stressors in postpartum depression. J. Abnorm Psychol 1987;96:237-41.
[52] Beebe S, Casey R, Pinto-Martin J. Association of reported infant crying and maternal parenting stress. Clin Pediatr 1993;32:15-9.
[53] Lam P, Hiscock H, Wake M. Outcomes of infant sleep problems: a longitudinal study of sleep, behavior, and maternal well-being. Pediatrics 2003;111:E203.
[54] Andersen LB, Melvaer LB, Videbech P, Lamont RF, Joergensen JS. Risk factors for developing post-traumatic stress disorder following childbirth: a systematic review. Acta Obstet Gynecol Scand 2012;91:1261-72.
[55] Murray L, Fiori-Cowley A, Hooper R, Cooper P. The impact of postnatal depression and associated adversity on early mother-infant interactions and later infant outcome. Child Dev 1996;67:2512-26.
[56] Hearn G, Iliff A, Jones I, Kirby A, Ormiston P, Parr P, et al. Postnatal depression in the community. Br J Gen Pract 1998;48:1064-6.
[57] Lumley J, Austin M-PV. What interventions may reduce postpartum depression. Curr Opin Obstet Gynaecol 2001;13:605-11.
[58] Cox JL, Holden JM, Sagovsky R. Detection of postnatal depression. Development of the 10-item Edinburgh Postnatal Depression Scale. Br J Psychiatry 1987;150:782-6.
[59] Myers ER, Aubuchon-Endsley N, Bastian LA, Gierisch JM, Kemper AR, Swamy GK, et al. Efficacy and safety of screening for postpartum depression. Comparative effectiveness review 106. Rockville: Agency for Healthcare Research and Quality; 2013.
[60] Morrell CJ, Warner R, Slade P, Dixon S, Walters S, Paley G, et al. Psychological interventions for postnatal depression: cluster randomized trial and economic evaluation. The PoNDER trial. Health Technol Assess 2009;13:iii-iv, xi-xiii, 1-153.
[61] Ministère de la Santé et des Sports. Direction générale de la santé. Évaluation du plan périnatalité 2005-2007. Rapport final, mai 2010.
[62] Blondel B, Kermarrec M. Enquête nationale périnatale de 2010. Les naissances en 2010 et leur évolution depuis 2003. Rapport INSERM-DGS-DREES, mai 2011.

[63] Agence régionale de santé (ARS) Île-de-France. Synthèse. Projet régional de santé d'Île-de-France. Paris : ARS Île-de-France, 2012.

[64] Haute Autorité de santé (HAS). Sortie de maternité après accouchement : conditions et organisation du retour à domicile des mères et de leurs nouveau-nés. 2014. Disponible en ligne : www.has-sante.fr/portail/jcms/c_1290110/fr/sortie-de-maternite-apres-accouchement-conditions-et-organisation-du-retour-a-domicile-des-meres-et-de-leurs-nouveau-nes.

[65] Collectif interassociatif autour de la naissance (CIANE). Enquête sur les accouchements. Dossier n°3. Respect des souhaits et vécu de l'accouchement, août 2012. Disponible en ligne : http://ciane.net/wordpress/wp-content/uploads/2012/09/EtudeSouhaits.pdf.

[66] Collectif interassociatif ; autour de la naissance (CIANE). Enquête sur les accouchements. Dossier n°4. Sortie de maternité et bien-être des femmes, novembre 2012. Disponible en ligne : https://ciane.net/wordpress/wp-content/uploads/2012/11/DossierSortieMaterniteNov2012.pdf.

[67] Austin MP, Highet N. Guidelines Expert Advisory Committee. Clinical practice guidelines for depression and related disorders. Anxiety, bipolar disorder and puerperal psychosis – in the perinatal period. A guideline for primary care health professionals. Melbourne: Beyond Blue;2011.

[68] National Institute for Health and Clinical Excellence (NICE). Antenatal and postnatal mental health: clinical management and service guidance. NICE Clinical Guidelines, n° 192. Leicester, UK: British Psychological Society, 2014. Disponible en ligne : www.nice.org.uk/guidance/cg192.

[69] Austin MP, Middleton P, Reilly NM, Highet NJ. Detection and management of mood disorders in the maternity setting: the Australian Clinical Practice Guidelines. Women Birth 2013;26:2-9.

[70] Dennis CL, Dowswell T. Psychosocial and psychological interventions for preventing postpartum depression. Cochrane Database Syst Rev 2013;2:CD001134.

[71] Hoffbrand S, Howard L, Crawley H. Antidepressant drug treatment for postnatal depression. Cochrane Database Syst Rev 2001;2:CD002018.

[72] Ray KL, Hodnett ED. Caregiver support for postpartum depression. Cochrane Database Syst Rev 20022002 ; 4.

[73] Cooper PJ, Murray L, Wilson A, Romaniuk H. Controlled trial of the short and long term effect of psychological treatment of post-partum depression. Impact on maternal mood. Br J Psychiatry 2003;182:412-9.

[74] Mac Arthur C, Winter HR, Bick DE, Knowles H, Lilford R, Henderson C, et al. Effects of redesigned community postnatal care on women's health 4 months after birth: a cluster randomized controlled trial. Lancet 2002;359:378-85.

[75] Dennis CL. The effect of peer support on postpartum depression: A pilot randomized controlled trial. Can J Psychiatry 2003;48:115-24.

[76] Armstrong KL, Fraser JA, Dadds MR, Morris J. Promoting secure attachment, maternal mood and child health in a vulnerable population: a randomized controlled trial. J Paediatr Child Health 2000;36:555-62.

[77] Murray L, Cooper PJ, Wilson A, Romaniuk H. Controlled trial of the short and long term effect of psychological treatment of postpartum depression. Br J Psychiatry 2003;182:420-7.

[78] Elliot SA, Leverton TJ, Sanjack M, Turner H, Cowmeadow P, Hopkins J, et al. Promoting mental health after childbirth: a controlled trial of primary prevention of postnatal depression. Br J Clin Psychol 2000;39(3):223-41.

[79] Richter J, Bittner A, Petrowski K, Junge-Hoffmeister J, Bergmann S, Joraschky P, et al. Effects of an early intervention on perceived stress and diurnal cortisol in pregnant women with elevated stress, anxiety, and depressive symptomatology. J Psychosom Obstet Gynaecol 2012;33:162-70.

[80] Austin MP, Frilingos M, Lumley J, Hadzi-Pavlovic D, Roncolato W, Acland S, et al. Brief antenatal cognitive behavior therapy group intervention for the prevention of postnatal depression and anxiety: a randomized controlled trial. J Affect Disord 2008;105:35-44.

[81] Timpano KR, Abramowitz JS, Mahaffey BL, Mitchell MA, Schmidt NB. Efficacy of a prevention program for postpartum obsessive-compulsive symptoms. J Psychiatr Res 2011;45:1511-7.

[82] Milgrom J, Schembri C, Ericksen J, Ross J, Gemmill AW. Towards parenthood: an antenatal intervention to reduce depression, anxiety and parenting difficulties. J Affect Disord 2011;130:385-94.

[83] Midmer D, Wilson L, Cummings S. A randomized, controlled-trial of the influence of prenatal parenting education on postpartum anxiety and marital adjustment. Fam Med 1995;27:200-5.
[84] Rowan C, Bick D, Bastos MH. Postnatal debriefing interventions to prevent maternal mental health problems after birth: exploring the gap between the evidence and UK policy and practice. Worldviews Evid Based Nurs 2007;4:97-105.

Index

L

M

N

O

P

Q

R

Elsevier Masson SAS
65, rue Camille-Desmoulins,
92442 Issy-les-Moulineaux Cedex
Dépôt légal : août 2018

Composition : Thomson Digital

Imprimé en Pologne par Dimograf